国家卫生健康委员会"十四五"规划教材

全国高等学校教材

供预防医学类专业用　　新医

U0591695

公共卫生综合技能

Comprehensive Public Health Skills

主　　编 | **王建明　夏　敏**

副 主 编 | **许雅君　姚　平　聂继盛**

数 字 主 编 | **王建明　夏　敏**

数字副主编 | **许雅君　姚　平　聂继盛**

人民卫生出版社

·北　京·

图书在版编目（CIP）数据

公共卫生综合技能 / 王建明，夏敏主编. -- 北京 ：
人民卫生出版社，2025. 6. --（教育部公共卫生与预防
医学"101 计划"核心教材）. -- ISBN 978-7-117-38052-2

I. R1

中国国家版本馆 CIP 数据核字第 2025SQ9Q20 号

人卫智网	www.ipmph.com	医学教育、学术、考试、健康，购书智慧智能综合服务平台
人卫官网	www.pmph.com	人卫官方资讯发布平台

公共卫生综合技能

Gonggong Weisheng Zonghe Jineng

主　　编：王建明　夏　敏
出版发行：人民卫生出版社（中继线 010-59780011）
地　　址：北京市朝阳区潘家园南里 19 号
邮　　编：100021
E - mail：pmph @ pmph.com
购书热线：010-59787592　010-59787584　010-65264830
印　　刷：人卫印务（北京）有限公司
经　　销：新华书店
开　　本：850×1168　1/16　　印张：23
字　　数：680 千字
版　　次：2025 年 6 月第 1 版
印　　次：2025 年 6 月第 1 次印刷
标准书号：ISBN 978-7-117-38052-2
定　　价：95.00 元

打击盗版举报电话：**010-59787491**　**E-mail：WQ @ pmph.com**
质量问题联系电话：**010-59787234**　**E-mail：zhiliang @ pmph.com**
数字融合服务电话：**4001118166**　**E-mail：zengzhi @ pmph.com**

编 委 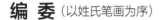（以姓氏笔画为序）

新形态教材使用说明

　　新形态教材是充分利用多种形式的数字资源及现代信息技术,通过二维码将纸书内容与数字资源进行深度融合的教材。本套教材全部以新形态教材形式出版,每本教材均配有特色的数字资源和电子教材,读者阅读纸书时可以扫描二维码,获取数字资源和电子教材。

　　电子教材是纸质教材的电子阅读版本,支持手机、平板及电脑等多终端浏览,具有目录导航、全文检索等功能,方便与纸质教材配合使用,随时随地进行阅读。

获取数字资源与电子教材的步骤

1 扫描封底红标二维码,获取图书"使用说明"。

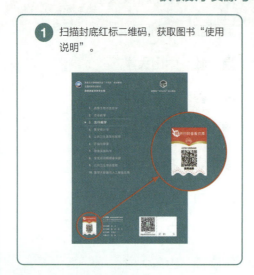

2 揭开红标,扫描绿标激活码,注册 / 登录人卫账号获取数字资源与电子教材。

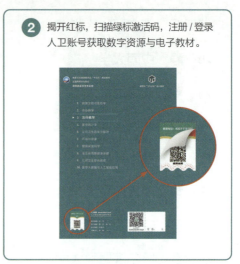

3 扫描书内二维码或封底绿标激活码随时查看数字资源和电子教材。

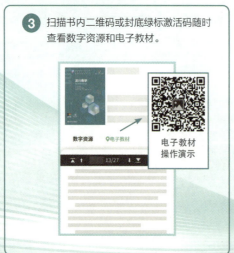

4 登录 zengzhi.ipmph.com 或下载应用体验更多功能和服务。

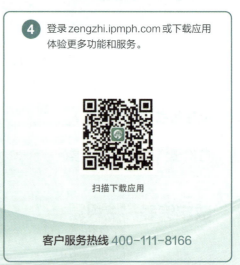

扫描下载应用

客户服务热线 400-111-8166

读者信息反馈方式

　　欢迎登录"人卫 e 教"平台官网"medu.pmph.com",在首页注册登录后,即可通过输入书名、书号或主编姓名等关键字,查询我社已出版教材,并可对该教材进行读者反馈、图书纠错、撰写书评以及分享资源等。

序 言

当今世界正经历百年未有之大变局,全球化进程持续加速、新发突发传染病频繁出现、人口老龄化不断加剧、健康不平等问题日益凸显,公共卫生事业面临着前所未有的复杂挑战。同时,以人工智能、大数据、基因组学、代谢组学等为代表的新兴技术蓬勃发展,正在深度改写医学与公共卫生的发展轨迹。在此复杂背景下,培养兼具全球视野、创新思维和实践能力的公共卫生和预防医学拔尖创新人才迫在眉睫,这既是国家实现公共卫生领域战略布局的关键需求,也是构建人类卫生健康共同体的核心支撑力量。

2023年,教育部在计算机领域试点的基础上,启动基础学科、新医科、新农科系列"101计划",重点任务是定位一流,推进"四个核心"建设:建设一批能反映国际学术前沿、具有中国特色的一流核心教材;打造一批具有高阶性、创新性和挑战度的一流核心课程;组建一支一流的核心教师团队;开展一批科教融汇、产教融合的一流实践项目。为落实国家对公共卫生与预防医学拔尖创新人才的培养要求,推进公共卫生与预防医学类"101计划"建设,本系列教材应运而生。

公共卫生与预防医学"101计划"核心教材秉持"立足中国、对标国际、交叉融合、引领未来"的编写理念,坚持面向世界科技前沿、面向经济主战场、面向国家重大需求、面向人民生命健康,旨在构建符合新时代公共卫生学科发展规律、适应国家公共卫生治理现代化需求的人才培养知识体系。

本套教材突破传统学科壁垒,以"解决真实公共卫生问题"为导向,将流行病学、卫生统计学等经典学科与健康大数据、人工智能等新兴领域进行整合,形成三大创新模块:

疾病防控与全生命周期健康管理基础:涵盖《病原生物与免疫学》《传染病学》《流行病学》《全生命周期健康保健》等教材,强化从病原体识别到群体防控的全链条知识体系。

环境与社会健康综合治理:融合《公共卫生政策与管理》《环境与健康》《健康实施科学》,聚焦环境风险、政策干预与社会因素对健康的影响。

公共卫生智能决策:通过《医学大数据与人工智能应用》《医学统计学》《公共卫生综合技能》等教材,构建"数据采集—分析建模—精准干预"的智能化能力培养路径。

本系列教材的编写具有三大特色：

其一，学科交叉的系统性重构。突破传统公共卫生教材以流行病学、卫生统计学、五大卫生等为核心的框架，推进学科整合，有机融入健康大数据分析、全球卫生治理、公共卫生应急管理、健康政策经济学等新兴领域，强化公共卫生与临床医学、信息科学、社会科学及工程技术的深度融合。

其二，前沿性与实践性并重。每册教材既引入国际前沿进展，又聚焦医防融合、健康促进等本土化场景，通过理论与实践交融、模拟与实操并用，培养学生的实战决策能力。

其三，价值引领与思维训练融合。在传染病防控、健康公平、生物安全等章节中嵌入伦理思辨与政策设计训练，引导学生从"技术执行者"向"战略思考者"进阶，培育其以"同一健康"理念为基础的健康协同治理系统思维。

本教材编写团队汇聚国内 20 余所"双一流"高校、高水平公共卫生学院的学科带头人，以及来自基础医学、临床医学、公共卫生、环境科学、社会科学、大数据和人工智能等多领域多学科专家，历时一年多时间完成知识梳理与教学资源开发。编写过程中深度对接"101 计划"公共卫生领域核心课程建设标准，确保理论体系与教学实践紧密衔接。特邀李立明等权威学者组成评审委员会，确保内容的科学性与前沿性。全套教材采用"纸质教材+数字资源"融合形态，配套 PPT、练习题、拓展案例、案例解析、虚拟仿真实验等，打造沉浸式学习场景，真正实现"学中用、用中学"。实现习近平总书记提出的"着力培养能解决病原学鉴定、疫情形势研判和传播规律研究、现场流行病学调查、实验室检测等实际问题的人才"的根本任务。

本套教材不仅是知识载体，更是创新思维的孵化器。在数据驱动、知识联动、多学科交叉的公共卫生新业态中，我们期待这套教材能成为公共卫生与预防医学拔尖创新人才培养的"新范式"，培养更多兼具科学精神与人文情怀、精通专业与创新引领的行业栋梁。助力中国公共卫生事业走向世界前列，为人类卫生健康共同体建设贡献中国智慧。

沈洪兵

2025 年 4 月 10 日

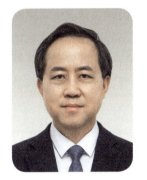

王建明

1972 年出生于江苏省扬中市。二级教授,博士生导师。南京医科大学公共卫生学院院长。中国医疗保健国际交流促进会公共卫生与预防医学分会常务委员兼秘书长,中华预防医学会行为健康分会常务委员,中华预防医学会流行病学分会常务委员,中国防痨协会理事。先后获得复旦大学流行病与卫生统计学硕士、博士学位,柏林夏里特医学院国际卫生硕士学位。美国得克萨斯州大学安德森癌症中心访问学者,美国加利福尼亚大学戴维斯分校访问学者。主持国家自然科学基金面上项目 7 项,以第一作者或通信作者发表学术论文 180 余篇。

从事教学工作 18 年。主编《公共卫生实践技能》《公共卫生 PBL 实践》《预防医学》《环境健康风险沟通》《全健康》等教材或专著。担任《南京医科大学学报(社会科学版)》副主编、《中华流行病学杂志》编委。"流行病学与循证医学"教育部课程思政教学名师和教学团队成员,全国高校黄大年式教师团队成员。获国家级教学成果奖一等奖、江苏省教学成果奖特等奖、中华预防医学会科学技术奖二等奖。

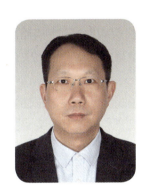

夏 敏

1976 年 11 月出生于安徽省巢湖市。二级教授,博士生导师。现任中山大学公共卫生学院院长。广东省营养膳食与健康重点实验室主任,兼任中国营养学会理事、中国营养学会基础营养学分会副主任委员、广东省营养学会副理事长,入选国家高层次人才特殊支持计划领军人才、科技部创新人才推进计划中青年科技创新领军人才、教育部重大人才计划青年人才。

从事教学工作 18 年。研究方向是营养膳食代谢与心血管代谢疾病防治。作为项目负责人主持多项科技部国家重点研发计划,国家自然科学基金重点项目、面上项目以及省部级的科研项目。在 *Nat Food*、*Circulation*、*Circ Res*、*Diabetes Care* 等期刊发表多篇学术论文。研究成果荣获广东省自然科学奖一等奖、教育部高等学校科学研究优秀成果奖。

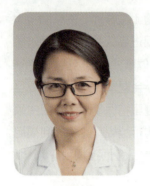

1976 年 7 月出生于河北省涿州市。现任北京大学公共卫生学院副院长，食品安全毒理学研究与评价北京市重点实验室副主任。兼任教育部农村义务教育学生营养改善计划专家委员会专家，中国营养学会营养与慢病控制分会副主任委员，中国环境诱变剂学会暴露组学与暴露科学专委会副主任委员，北京市营养学会副理事长等。

从事教学工作 20 年。主要研究领域为营养与健康。主持各类科研项目 50 余项，在国内外发表学术论文 160 余篇，获得科技成果奖 10 项。曾获北京市教学名师奖。2009 年获评"首都教育先锋科技创新个人"，2018 年获评"中国营养科学十大青年科技之星"。

许雅君

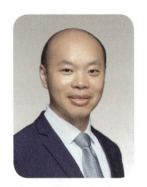

1971 年出生于湖北省安陆市。现任华中科技大学同济医学院公共卫生学院预防医学实验教学中心主任，营养与食品卫生学系教授、博士生导师，中国营养学会基础营养学分会常务委员兼湖北省营养学会常务理事，湖北省毒理学会、食品科学技术学会及健康促进与控制吸烟学会副理事长。

从事教学工作 27 年。主要致力于营养相关性疾病发病机制与营养干预等方面的研究。先后主持 7 项国家自然科学基金项目，参与 973 计划、科技支撑计划、重点研发计划等项目研究，在 *J Hepatol*、*J Nutr Biochem*、*Food Chem* 等专业期刊发表论文 60 余篇。获国家级教学成果奖二等奖、教育部自然科学奖二等奖及湖北省自然科学奖二等奖、湖北省高等学校教学成果奖一等奖。

姚 平

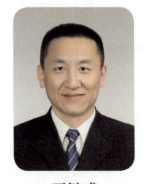

1975 年 4 月出生于山西省朔州市。教授，博士生导师，博士后合作导师，现任山西医科大学公共卫生学院副院长。兼任中国环境诱变剂学会理事、环境与神经退行性疾病专业委员会副主任委员，中国矿山安全学会职业医学专业委员会副主任委员，中华预防医学会煤炭系统分会常委，中国毒理学会理事、神经毒理专业委员会常务委员等。

从事教学工作 23 年。主要研究方向为煤炭环境与认知功能损害。主持国家自然科学基金等科研项目 10 余项，曾获山西省教学成果奖一等奖、山西省自然科学奖一等奖，中华预防医学会科学技术奖三等奖等。

聂继盛

公共卫生是通过有组织的社区努力来预防疾病、延长寿命和促进健康的科学与艺术。在公共卫生这一广阔领域中，实践技能发挥着关键作用，处于核心地位。公共卫生技能具有综合性特质，它整合了多学科知识与多样化实践能力，致力于全方位解决公共卫生问题，增进公众健康福祉。

在应对突发公共卫生事件时，专业人员只有具备扎实的实践技能，才能迅速做出响应。流行病学调查人员凭借精湛的专业技能，精准追踪密切接触者，以最快速度切断传播路径，为疫情防控争取关键时机；实验检测人员操作熟练，及时甄别病原体与感染者，为应急决策、疫情研判提供重要支撑；健康教育人员第一时间向公众普及防控知识，纠正错误认知，引导大众以科学、理性的态度应对疫情……这些切实行动，直接关系到抗疫防线的稳固。在日常疾病防控工作场景中，公共卫生实践技能同样至关重要。例如，精通环境卫生监测技能的工作人员，能够对水质、空气质量进行专业检测，敏锐察觉潜在污染风险，保障居民生产、生活环境安全；深谙食品卫生安全要点的人员，能够从食材源头到食品加工进行全程监督，守护民众"舌尖上的安全"；熟练掌握慢性病防控策略与方法的人员，一方面通过倡导合理饮食、适度运动、戒烟限酒、保持心理平衡等举措实施第一级预防，有效降低糖尿病、心血管疾病等慢性病的发病风险，另一方面借助疾病筛查落实早发现、早诊断、早治疗的第二级预防措施，以及通过促进康复、关注生命质量推进第三级预防。

为契合新时代卫生健康事业高质量发展的目标，满足人民群众日益增长的健康需求，补齐高校公共卫生教育短板，我们精心编写了这本《公共卫生综合技能》教材。本教材作为公共卫生与预防医学"101计划"核心教材之一，为提高预防医学专业学生的综合实践能力开辟了新路径，为高校公共卫生拔尖创新人才培养提供了急需的教学资源。

全书分为六篇二十二章。开篇聚焦公共卫生管理与沟通技能，助力学生搭建协同合作、信息互通的桥梁；第二篇为临床操作基本技能，夯实学生医学实践基础，提升现场急救水平；第三篇为公共卫生操作技能，深入公共卫生关键领域，锤炼个体防护、样品采集、现场检测、卫生处理等核心实操技能；第四篇为卫生应急检测技术，旨在赋予学生在紧急时刻洞察公共卫生危机的敏锐眼光；第五篇为现场调查与处置，帮助学生在第一时间奔赴突发公共卫生事件现场时，能够直击关键问题，高效开展现场调查、原因剖析、干预处置；第六篇为公共卫生案例分析，更是全书的点睛之笔，广泛涵盖突发公共卫生事件，包括传染病、慢性病、职业卫生与职业病、营养与食品卫生、环境卫生等诸多公共卫生议题，从调查、处置、预防到控制，全方位呈现应对策略。

本教材特色鲜明,紧密贴合公共卫生岗位胜任力要求,深度还原现实场景,摒弃空洞理论,将重点放在综合技能的精心雕琢上。编写过程中充分发挥新形态教材纸数融合优势,有机融合文字描述、操作流程与图片展示,同时辅以基本操作视频及练习题,力求生动形象、实操性强,让学生仿佛置身真实情境。所有案例均在本书数字资源中配备参考答案或要点提示,部分综合案例还额外提供模拟数据库,便于学生反复练习,强化统计分析综合应用能力。希望本教材不仅能有助于培养学生应对复杂公共卫生挑战的卓越能力,也能推动其在未来为卫生事业的发展注入强劲动力。

　　在教材编写过程中,尽管我们竭尽全力,但由于编者水平有限,疏漏与瑕疵在所难免,诚恳希望广大读者在使用过程中不吝赐教、批评指正。您的宝贵意见将成为我们持续改进、完善教材的动力和源泉,促使这本教材更好地服务于公共卫生教育事业,助力莘莘学子成长成才。

王建明

2025 年 1 月 1 日

目　录

第二篇　临床操作基本技能　　　　　　　　　　　　67

第六章　病史采集与体格检查 ━━━━━━━━━━━━━ 68

第一篇

公共卫生管理与沟通技能

第一章 ｜ 公共卫生领导力

公共卫生是通过有组织的社区努力来预防疾病、延长寿命和促进健康的科学和艺术。公共卫生领导者不仅应具有批判性思维和沟通交流、预见未来、正确决策并采取果断行动的能力，还应具备开展有效谈判和跨部门组织协调的能力，以及建设满足多方需求的卫生体系并实现共同目标的领导能力和动力。公共卫生领导力需要领导者具有一定岗位胜任力，善于利用机会并勇于冒险，具有足够远见和人格魅力，能够领导团队成功实现公共卫生目标。

第一节 ｜ 公共卫生领导力概述

公共卫生领导力（public health leadership）指在公共卫生领域中，通过发挥领导者的作用，引导和协调各方力量，实现健康促进、疾病预防和健康服务的目的。

一、公共卫生领导力的主要表现

公共卫生领导力在保障公众健康、应对突发公共卫生事件、推动公共卫生政策制定与执行以及促进国家公共卫生体系持续优化与发展等方面发挥着重要作用。

（一）政策制定与执行

公共卫生领导者应当具备制定并切实执行相关政策的能力，以此保护并改善公众健康状况。他们须依据公共卫生领域的现实情形，融合科学依据与专业知识，拟定行之有效的政策，同时保证这些政策得以高效落实。这就要求公共卫生领导者拥有扎实的专业基础知识，以及对卫生政策法规的深入了解。

（二）危机管理

公共卫生领导者需要具备优秀的危机管理能力，尤其在面对突发公共卫生事件时，要能快速适应错综复杂的情况，稳定各方情绪，及时谋划合理的应对措施，建立快速响应机制，确保信息传递和决策执行的高效性，并有效协调各相关部门协同合作。

（三）有效沟通与信息传播

在处置公共卫生应急事务，尤其是面对突发公共卫生事件时，公共卫生领导者必须确保信息传递的精准性与有效性，防止严重影响民众信任度的不实信息扩散。公共卫生领导者常常需要向公众传达关键信息，给予指导和支持，进而增强公众的信任和支持力度。这就要求领导者具备良好的信息传递和沟通技巧，能够与公众、媒体和其他利益相关者开展高效的沟通和交流。

（四）引领变革与创新

公共卫生领导者需要时刻留意公共卫生领域的新动态、新技术和新方法，并积极推动其在实践中的应用。借助创新手段，提升公共卫生服务的效率与品质，以契合公众日益增长的健康诉求。

（五）秉持道德准则与伦理原则

公共卫生领导者在履行自身职责期间，必须坚守道德准则和伦理原则，始终将公众利益置于个人或组织利益之上，积极回应社会各界的关切与质疑，对所犯错误予以坦诚的评估与深刻反思，并及时予以纠正。领导者的言行举止应当契合道德与伦理标准，借此塑造良好的形象与声誉。

（六）持续学习与自我提升

公共卫生领导力是不断发展和完善的。公共卫生领导者需要秉持持续学习的理念，不断更新自身的知识和技能,以适应不断变化的公共卫生环境。通过自我提升,强化自身领导力和决策能力,为公众提供更好的公共卫生服务。

二、公共卫生领导力在实践中的应用

公共卫生领导力在实践中的应用是多方面且相互关联的,旨在保障公众健康、促进健康公平,并应对各类公共卫生挑战。公共卫生领导者凭借自身决策能力、沟通协调能力以及社会责任感等多方面的综合优势,切实有效地发挥领导作用,推动公共卫生事业向前发展。以下是公共卫生领导力在实践中的一些具体应用。

(一) 制定公共卫生战略与政策

公共卫生领导者能够基于对当下公共卫生现状、疾病流行趋势以及社会经济发展特性的深刻洞察,拟定科学、合理的公共卫生战略与政策。这些战略和政策致力于预防与控制疾病,提升公众健康水平,推动社会可持续发展。

(二) 协调资源,提升公共卫生服务效率

公共卫生领导者需要协调各方资源,包括人力、物力、财力等,以确保公共卫生服务的有效实施。他们通过优化资源配置、提高资源利用效率,使公共卫生服务更加高效、便捷地惠及广大民众。

(三) 应急管理与危机应对

在突发公共卫生事件(如传染病疫情、自然灾害等)发生之际,公共卫生领导者需迅速激活应急响应机制,调集各方力量展开危机应对行动。他们借助实施应急预案、统筹协调救援资源等举措,力求在危机初现时,便能快速、高效地把控局势,减少突发公共卫生事件带来的损失。

(四) 推动公共卫生教育与宣传

公共卫生领导者重视公共卫生教育和宣传工作,通过举办讲座、培训、宣传活动等方式,提高公众对公共卫生问题的认识和重视程度。他们致力于普及健康知识,倡导健康生活方式,提高公众的健康素养和自我防护能力。

(五) 促进跨部门合作与信息共享

公共卫生领导者能够积极促进与其他政府部门、社会组织、科研机构等的合作与交流,共同应对公共卫生挑战。他们通过建立信息共享机制、加强沟通协调,确保各方在公共卫生工作中的协同作战,形成合力。

(六) 推动公共卫生科技创新与发展

公共卫生领导者高度重视科技创新在公共卫生领域的应用和发展。他们积极鼓励和支持科研机构、高校等开展公共卫生领域的研究和创新工作,着力推动新技术、新方法在公共卫生实践中的落地应用和广泛推广。

第二节 | 公共卫生领导力素养

公共卫生领导力素养是指在公共卫生领域中,领导者通过发挥其作用,引导和协调各方力量,实现健康促进、疾病预防和健康服务目标所应具备的素质和能力。这种领导力素养是公共卫生事业发展的关键要素,对于推动公共卫生体系的完善、提高公共卫生服务水平具有重要意义。

一、公共卫生领导力要素

(一) 拥有清晰愿景并据此制定切实可行的战略规划

身为公共卫生领导者,需精准清晰地阐述公共卫生的价值观与愿景,以此奠定自身领导力根基,引领团队紧密围绕领导者高效协作。公众期待公共卫生领域能明确传递公共卫生的核心价值,即保障人群健康、增进社会福祉以及推进健康公平。

（二）具备提升并充分发挥团队效能的能力

公共卫生领导者不但要善于借助团队力量，更要致力于挖掘团队潜能、助力团队成长，促使团队为了共同的理想和价值观去服务和发挥作用，齐心协力为达成公共卫生愿景而努力奋进。

（三）能够凝聚并鼓舞不同背景人员携手奔赴共同目标

公共卫生领导力要求着重强调团结与激励不同背景的个体，其根源在于公共卫生具有多学科、多专业交叉融合的特征。公共卫生团队成员构成多元，除预防医学专业人员外，还包括临床医学、基础医学、信息学、管理学、法学、生命科学等专业人员。如何将这些背景各异、知识架构不同、阅历有别的人员紧密团结，激发其内在能量，是衡量公共卫生领导力的关键维度。

需要通过持续学习、反复锻炼与躬身实践，稳步培养、持续积累并逐步提升上述三方面的能力与素养。

二、公共卫生领导力基本素养

公共卫生领导力应具备的基本素养包括以身作则、共启愿景、挑战现状和感召他人。

（一）以身作则

所谓以身作则就是行动与价值观一致，为他人树立榜样。子曰："其身正，不令而行；其身不正，虽令不从。"榜样的力量是无穷的，领导者知行合一，方能成为别人的榜样。提升公共卫生领导力，成为值得信任的领导者，必须具有坚定的公共卫生的价值观、原则、标准、伦理道德和理想，它们是驱动前进最重要的力量。追求人群健康、公平正义、公共安全等是公共卫生的核心价值。以身作则，需要做到以下几个方面。

1. 持续提升自我管理能力　自我管理能力是以身作则的根基，需养成独立思考、积极投入工作、秉持团队精神等习惯，形成自然的表率之举。

2. 发挥表率作用　有意识地树立典范，不仅能够实现自我的良好管控，还能对他人产生积极影响，助力他们实现自我管理。

3. 涵养优良品德　保持好学、善良、真诚、勤勉、进取、包容、正派的品质，做到言行一致，表里如一，这些品德既是走好人生道路的必要条件，也是实现领导力的重要条件。

4. 厘清职责并强化责任感　只有清晰知晓自身肩负的职责，并恪尽职守，方能更好地完成工作任务。责任感强有利于产生良好的工作成效。强烈的责任感和事业心是克服困难、解决问题、做好工作的前提和基础。

5. 秉持创新精神　在工作和事业发展进程中高标准、严要求，以创新思维驱动公共卫生实践，开辟全新发展路径。

（二）共启愿景

共启愿景就是感召他人为共同的美好愿望而奋斗。全民健康是所有人的共同追求，也是公共卫生致力于实现的目标。与团队和社会共启健康愿景是公共卫生领导力的基本素养。

具有卓越领导力的人善于经营梦想、播撒希望。梦想将人们组织起来，梦想和愿景是创造未来的关键力量。未来是不确定的，领导者凭借高瞻远瞩的能力，拨开迷雾，为人们勾勒出美好的未来蓝图。

愿景绝非领导者的专属，领导者的关键职责是携手众人共启愿景，而不是宣扬个人理想。领导者需要找到共同的目标，充分调动他人参与的积极性，让他人成为实现愿景的重要组成部分。一旦愿景深深扎根于心，为众人共享，就能吸引更多的人来共同攻坚克难，实现目标。

人们内心深处渴望投身于一项意义非凡的伟大事业，绝非仅仅局限于某个阶段性的计划或短暂的活动，领导者要为人们找到为之奋斗和努力的理由。

在前行的道路上，想象力的驱动力远比智力更为强大。诸多研究显示，那些着眼于未来的领导者，更有能力吸引并激发追随者的潜力，动员并凝聚团队力量，带领团队成员披荆斩棘，出色地完成艰巨任务，进而实现宏伟目标。

（三）挑战现状

因循守旧是制约发展的障碍。培养与时俱进的意识和精神,养成系统思维和批判性思维的习惯,有助于挑战传统、突破现状。打破常规和挑战现状不仅是科技创新所需,更是诸多领域发展所需的态度和精神。在公共卫生领域,如果缺乏创新思维、理念、知识、技术和能力,便难以妥善应对健康挑战,无法满足社会的期待。

（四）感召他人

感召力是让他人追随的能力,它是领导者吸引和鼓舞被领导者的一种力量,是领导者通过持续完善自身,所形成的独特内在吸引力和鼓舞力。通常情况下,领导者的感召力越强,吸引和鼓舞的被领导者就越多。

具备感召力需要具备以下四个方面的特质:①拥有远大的愿景和坚定的信念;②善于把坚定的信念表达出来,让足够多的人听见并理解;③个人具有独特的人格魅力;④能力卓著,敢于迎接挑战。

公共卫生领导者肩负着凝聚人心和智慧的责任,要让不同专业和背景的人共同为实现全民健康而努力奋斗。具体而言,公共卫生领导力主要体现在以下几个方面:①需要感召政府和相关部门,促使政府更加充分地认识到公共卫生的重要性,更加支持公共卫生发展,推动健康融入相关政策并得到有效落实;②需要感召社会和民众,动员社会、家庭和个人积极参与到健康促进行动中;③需要感召医疗卫生同仁,激励不同类型、不同层次的同行们为健康中国建设贡献力量。

第三节 | 公共卫生领导力的培养

培养公共卫生领导力是一项多维度的任务,依据公共卫生领导力素养的基本要求,可以从深化专业知识与技能、提升沟通与协作能力、强化战略思维与目标导向、强化实践锻炼、培养领导力与责任担当精神以及参与政策制定与咨询等多个方面入手。

一、深化专业知识与技能培育

1. **聚焦细分领域精研** 锁定传染病防控、慢性病防控、卫生政策等细分方向,通过专业学习和实践训练,形成对该领域的专业见解和解决方案。

2. **投身科研学术活动** 主动融入科研团队,深度参与科研工作,发表高质量学术成果;积极参与国内、国际学术会议和研讨活动,与同行切磋交流,拓宽专业视野。

3. **量身定制培训课程** 开设领导力培训课程,内容包括管理技巧、沟通技巧、团队合作和危机应对等模块内容,助力学员提升领导能力,更好地应对公共卫生领域的复杂问题。

二、提升沟通与协作能力

1. **锤炼语言表达功底** 通过读书、写作、演讲等多种形式,提升表达能力和语言流利度,确保与公众、同行和政策制定者进行有效沟通。

2. **有涵养地倾听与反馈** 良好的沟通不仅是说话有技巧,还包括倾听他人意见。应尊重多元观点,虚心听取他人建议,并将反馈应用于工作实践。

3. **加强跨文化沟通** 在多元化社会环境中,要学习跨文化沟通技巧,理解并包容文化差异,有助于与不同背景的公众和合作伙伴进行沟通。

4. **提升团队协作能力** 学会与他人合作,共同完成任务。以团队建设、定期会议等为抓手,增进成员之间的合作精神和凝聚力,携手攻克难关。

三、强化战略思维与目标导向

1. **提升战略格局** 加强政治理论学习,深刻领悟党的创新理论蕴含的马克思主义思想和工作方法,不断涵养战略格局。

2. 明确价值目标　公共卫生工作践行"人民至上、生命至上"的价值目标,以此为基,保障危机应对行动科学有效。

3. 实施目标导向行动　践行目标导向,落实防控信息公开、新闻及时发布、舆情正向引导、双向风险沟通等措施。

四、强化实践锻炼

1. 积攒实战经验　寻找与专业相关的实习机会或参与跨机构合作项目,增加实践经验。在实践中了解公共卫生工作的实际运作机制和面临的挑战。

2. 精研案例　引入全球典型公共卫生案例,课堂组织模拟分析。通过分组讨论,制定防控策略,评估实施效果,撰写翔实报告,全方位锻炼分析、决策和协作能力。

3. 一线考察实习　组织前往社区卫生服务中心、疾病预防控制中心、医院等一线卫生机构实地考察实习。体验公共卫生管理流程,感受一线公共卫生人员的艰辛,激发自身职业热忱并能担当使命。在实习期间,深度参与疫苗接种规划、突发公共卫生事件应急处置等项目,持续锻炼实践能力。

五、培养领导力与责任担当精神

1. 承担领导职责　在公共卫生机构、医疗机构或科研单位中,主动承担项目管理、团队领导等职责,通过实践,提升领导与管理能力。

2. 强化使命担当　始终把人民群众的健康利益放在首位,切实履行工作职责。面对公共卫生危机,能够勇于担当、积极作为。

六、参与政策制定与咨询

1. 洞察政策生态　密切关注公共卫生政策动态,了解政策环境和发展趋势。

2. 参与政策咨询　利用专业知识和实践经验,为政策制定者出谋划策。深度参与政策制定过程,提升话语权和领导力。

七、学习借鉴与经验分享

1. 汲取先锋经验　邀请资深公共卫生领军人才、专家学者、一线骨干进校讲学或开设工作坊,分享智慧和思维方式,搭建学习平台。

2. 开展经验分享　积极参与学术会议、研讨会等活动,与同行交流经验,分享心得,拓宽视野,增长见识,锤炼公共卫生领导力。

八、拓宽国际视野

1. 深化国际合作交流　积极拓展与海外院校或机构的合作与交流,创造国际学习和实践机会。借助国际合作项目、学术交流会议等活动,熟悉各国公共卫生管理体系和成功范例,提升国际视野和跨文化交流能力。

2. 引入前沿教育理念　借鉴国际先进的公共卫生教育理念和方法,结合本土实情创新应用。通过与国际接轨的教育模式和课程设置,培育全球视野和国际竞争力。

培养公共卫生领导力属于多维度的过程,需全方位入手,保障领导者切实引领公共卫生领域的变革与创新。在高等教育层面,应设立完备且系统的公共卫生领导力课程体系。针对在职的公共卫生从业者,持续开展专业培训是提升领导力的关键举措。同时,应激励专业人员踊跃投身各类公共卫生项目,持续累积实践经验。

(许雅君)

本章数字资源

第二章 风险沟通

　　风险沟通是专家、管理者与面临生存、健康、经济及社会福祉等方面危险或威胁的群体之间,进行实时信息、建议与意见交互的行为过程。在突发公共卫生事件的应急处置情境中,风险沟通聚焦于卫生应急风险管理,即各利益相关方共同探讨并决策管理、预防、降低风险的举措。该过程强调所有相关部门的协同参与,旨在达成广泛共识,推动统一行动落实,实现高效的风险管控。其核心目的是针对人们普遍面临的潜在且不确定的健康风险问题,以传递精准信息为主要手段,依托科学依据展开有效的沟通交流。在突发公共卫生事件处置过程中,卫生部门如何与政府、其他职能部门、媒体和公众进行有效沟通,是正确处理事件的关键。

第一节 媒体沟通技巧

　　媒体是与公众实现有效沟通的关键渠道。在突发公共卫生事件发生后,各类信息会迅速扩散,引发公众的高度关注,媒体也会迅速搜集各方信息。此时,突发公共卫生事件应急处置部门需及时与媒体沟通,传播真实权威的主流信息,引导公众进行科学的疾病防控。若无法与媒体良好沟通,非主流信息甚至谣言可能肆意传播,致使公众产生恐慌,对政府部门采取的措施产生误解和不配合,从而对突发公共卫生事件的处置造成不利影响。因此,熟悉媒体特性,积极主动与媒体进行高效沟通,并合理利用媒体力量,能够在事件处置过程中事半功倍。通常情况下,新闻媒体涵盖报刊、广播、电视等形式。伴随互联网的蓬勃发展,新媒体平台得到广泛应用并发挥着重要作用。媒体沟通方式主要有两类:一类是接受记者的采访,如领导或专家接受广播、电视等新闻媒体的专题访谈;另一类是新闻发布,包括发布新闻稿、召开新闻发布会、举办媒体通气会和组织媒体集中采访等。

一、应对媒体采访

(一)接受媒体采访的基本原则

　　1. **开诚布公**　与媒体交往,诚信至关重要。在突发公共卫生事件的处理过程中,如因合法原因无法透露实情,建议坦诚向记者说明,绝不可故意说谎,以免引发其他风险或危机。

　　2. **积极配合媒体**　接受采访时,应与记者充分交流,积极配合并满足合理要求。语言应通俗易懂,避免使用过于专业的术语。提供给媒体的稿件应简洁且重点突出,讨论角度应适宜,避免赘述。应主动向媒体提供信息与新闻素材,及时通报突发公共卫生事件的动态,争取正面报道。在实际采访中,若记者提问超出约定范围,被采访者需迅速评估能否回答及是否属于职责范畴,若不能回答,应坦诚说明原因。

　　3. **紧扣主题**　接受采访时要将话题引向自己熟悉的专业领域,必要时巧妙回避。例如可以说:"您提出的问题非常重要,但较为复杂,鉴于时间有限,我们还是先围绕原定主题继续交流,如果后续有时间,我很乐意再回答您刚才的问题。"对于涉密内容,应委婉拒绝回答。

　　4. **树立良好形象**　若期望记者接受所陈述的观点与事实,首先要赢得对方的信任与好感。无论情况如何,面对记者时都要保持礼貌,让记者感受到尊重,同时展现自信、诚恳和幽默的态度。即便记者提出的问题难以回答,也要心平气和,并及时纠正谈话中的失误。

　　5. **避免争执**　如果有记者突然造访,即便对方态度不友好,也要妥善安排,以避免冲突。对待所有前来采访的记者应一视同仁,可安排专人陪同,以便随时了解其需求并及时满足合理要求,防止出

NOTES

7

现厚此薄彼的情况。

应对时需掌握的技巧如下。

（1）冷静：面对不友善的采访，冷静是最佳应对方式。在这种情况下，建议先暂停片刻，深呼吸，避免愤怒，有理有据地回答问题。

（2）引导：关键在于避免将对方直指称为充满敌意的"你"，以免使自己与对方对立。此外，当记者询问负面问题时，使用阻隔和转折用词效果更佳，例如"这样说并不完全正确，事实上……""在这个问题上，值得注意的是……""这个观点很新颖，我们可以进一步探讨"等。通过这种方式，可以为自己争取几秒的思考时间，然后从容地传达关键信息，给出提前准备的答案。使用阻隔和转折用词时要保持真诚，避免被视为逃避问题。面对采访人的敌意，受访者应集中注意力向公众传达事实或信念，避免任何可能激发情绪的语言和举止。

（3）回应：永远不要回答"没意见"或"没看法"。建议这样回答："我们已经向大家报告了最新情况，相关工作仍在进一步调查处置中，也将尽快向大家通报进展情况，给大家一个圆满的答案。"这样至少没有拒绝回答问题。或者说"我真的不了解这个部分，但是我所知道的是……"从而将访问引向自己期望的方向。

（二）受理媒体采访的程序

在突发公共卫生事件发生期间，工作人员往往会非常繁忙，并可能随时面临媒体的采访请求。如果未能及时且妥善地进行采访安排，不实信息便可能迅速传播。因此，在接受采访时，务必要遵循媒体沟通的常规流程。

受理媒体采访主要流程包括：受理采访申请并获得授权，明确媒体采访的主要需求，准备应答口径并提炼关键信息，选择适宜的采访地点，进行采访前预演，接受采访以及事后关注等。

1. 受理采访申请并获得授权 应急处理人员在接受采访前，务必获得单位或上级领导的明确授权。同时，应急人员是以机构工作人员的身份接受记者采访，采访话题应严格限定在授权范围、自身业务领域以及专业知识范畴内，不能超越自身职权、业务范围和专业背景随意发表言论。这是代表机构与媒体沟通时必须坚守的原则。如果媒体未经上级或相关部门许可直接联系采访，被采访者应保持友好态度，向媒体作出解释，并协助媒体向有关部门提交采访申请，待获得批准后，尽快安排采访。

2. 明确媒体采访的主要需求 无论记者是预约采访还是临时到访，被采访人员都应索要采访提纲，以了解采访意图与关键需求。收到提纲后，可以从以下方面准备相关材料并进行思考：媒体为何选择从该角度进行报道？记者计划采访哪些单位和专家？已采访了哪些对象？已发表了哪些观点？对于采访问题，需明确自己哪些能够回答，哪些无法回答。能够回答的问题应做到科学精准且通俗易懂；对于无法回答的问题，可以为记者推荐其他合适的采访人选。

3. 准备应答口径并提炼关键信息 接受采访前，应根据记者的采访提纲准备背景资料，并邀请相关人员制定简要的应答口径，在采访过程中据此与媒体进行交流。采访人员需结合事件的发生与处理进程，提炼出期望告知记者的关键信息，即希望在最终报道中呈现的核心内容。采访前宜提炼1~3条关键信息，信息过多则可能导致报道重点分散、影响力削弱。

4. 选择适宜的采访地点 建议将采访地点选择在工作现场或办公室，确保环境干净、安静且整洁。如果有摄影师随行，需提前确定采访与拍摄的具体位置，最好选择带有本机构显著标志的背景。

5. 进行采访前预演 若时间允许，尽量在采访前安排一次预演，尤其是在接受电视媒体采访前，可邀请媒体朋友、合作伙伴或同事扮演记者和听众，让他们针对自己所回答内容、语音语调提出意见和建议，以便及时调整应答口径并优化表达方式。

6. 准备录音设备 为留存采访资料，建议接受采访时自行携带录音设备，录制记者的提问和自己的回答。这有助于保存原始采访记录，避免出现断章取义或无意识的理解偏差。

7. 审核稿件 对于较为敏感的话题，应要求记者在发表前将稿件发给被采访者进行审核确认，以确保报道的准确性，避免被歪曲。

8. 关注事后反应　采访信息报道后,需及时关注媒体和公众的反应,分析并总结采访过程中出现的问题,为后续采访活动积累经验。

二、新闻通稿与新闻发布会

主动发布突发公共卫生事件的进展以及大众关注的信息,是媒体沟通的主要原则之一。在突发公共卫生事件的处置过程中,除了及时接受媒体的采访,还应针对事件的处理进展,主动发布新闻。主动发布的形式一般有发布新闻通稿和实时举办新闻发布会。

(一) 新闻通稿

在突发公共卫生事件发生和处理的过程中,实时发布新闻通稿,是常用的媒体沟通方式之一,也是新闻发布会必须准备的材料。

1. 预测媒体问题　要准备好新闻通稿,首先需了解媒体和公众目前急需了解的问题。有些问题是突发公共卫生事件发生时媒体、利益相关者及公众经常会提出的,应针对这些问题准备相关的新闻通稿。

2. 新闻通稿内容　新闻通稿所描述的是单位和机构最希望被媒体报道的重点信息。一般而言,仅说清一个新闻事实即可,避免出现多个新闻事实或角度。新闻通稿应包含6个基本要素:①发生了什么事件? ②事件发生的时间? ③事件发生地点? ④事件相关人物? ⑤事件发生原因? ⑥事件是如何发生的? 新闻通稿的篇幅一般不宜太长,要确保其内容是最希望传递出的信息。相关部门还需要全面、准确、主动、及时地向公众介绍卫生工作的法律法规、方针政策,以及其执行情况、取得的成效。

(二) 新闻发布会

1. 准备新闻发布会　召开新闻发布会前,应考虑两个问题:待发布的消息是否具有新闻价值? 在当前情况下,是否适合向公众传达该信息? 只有当这两个问题的答案均为肯定时,才能召开新闻发布会。在筹备新闻发布会时,需要从主体、内容、形式、辅助等多方面进行全面规划。新闻发布会的七个基本筹备要点如下。

(1) 新闻口径:发布信息的简明摘要。在新闻发布会进行期间,可以多次重复这一内容,作为标题、总结或在内容中提及。

(2) 数据统计:记者通常需要引用确切数据,因此在准备材料时,务必搜集有用的统计数值,以支持所表达的观点。

(3) 视觉效果:应多考虑记者所需的画面。合适的视频及图片有助于传达信息,使报道更便于大众理解和接受。

(4) 问题准备:在初步资料准备完成后,建议咨询相关媒体专业人员,找出记者可能提出的问题,并做好相应准备。

(5) 提前彩排:要求有关工作人员共同进行彩排,提出模拟的问题,确保个人意见或回应的一致性。

(6) 媒体告知:在新闻发布会前,提前通知相关评论团体及舆情监测部门,以关注新闻发布会效果和媒体及公众的反应,并及时评估新闻发布活动。

(7) 会议材料准备:为新闻发布人员准备的材料,包括主持人的主持稿、发言人的发言稿、答问参考口径,以及所需的数据、背景介绍、展示品等辅助材料。给现场记者准备的材料,包括新闻通稿、新闻事实资料、背景资料、问答资料、专家名单等。

2. 回答提问的基本技巧　在新闻发布会上回答提问是新闻发布会的关键环节,作为突发公共卫生事件处置的专家,需要掌握以下基本技巧。

(1) 回答每个问题前,稍作思考,确保回答的准确性。

(2) 要对陈述的内容表现出负责任的态度。

（3）尽早传达最重要的信息，将所有的回答与之联系起来。

（4）首先陈述结论和可供记者引用的句子，然后用大量事实进行论证。

（5）熟悉并善于利用事实数据，特别是统计资料，以增强新闻报道的可信度。

（6）强调积极面。面对负面问题时，应迅速转回正面话题。

（7）及时澄清任何错误信息。

（8）避免透露不希望被媒体发布的信息。

（9）若记者未提出主要问题，应主动介绍相关情况。

（10）在采访接近尾声时，总结重要信息。

（三）总结评估

如果条件许可，为了扩大发布会的传播效果，必要时可进行现场网络直播，直播的文字要请相关业务部门工作人员现场审核。发布会结束后，要及时将发布会实录报发言人审核；按程序审核后，上载到有关的官方机构网站以及新媒体平台。发布会后一周内，要搜集监测媒体对发布会的报道，进行评估和分析，并形成文字材料报有关部门和领导。新闻发布会形式与流程见图2-1。

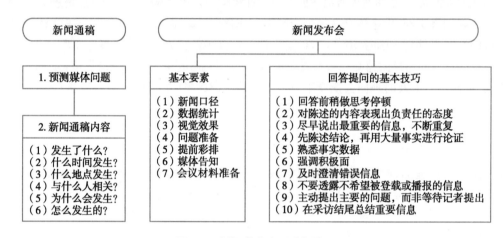

图 2-1　新闻发布会形式与流程

第二节 ｜ 公众沟通技巧

在风险沟通中，媒介的作用至关重要。不同的沟通渠道会产生不同的效果。由于个体对于突发公共卫生事件的认知大多不是基于直接经验，而主要依靠信息的传播与沟通，因此选择恰当、适宜的渠道和平台进行风险沟通显得尤为关键。如果使用公众不信任的沟通渠道，可能会导致沟通适得其反，使公众产生心理困惑，进而引发信任危机。

一、开展公众沟通的技巧

1. 综合选择沟通渠道　公众沟通的渠道应依据目标受众的需求调查结果来确定，在选择沟通渠道时，既要考虑其覆盖范围，又要关注目标人群的偏好。通常，公众沟通并不局限于单一渠道，可综合运用大众传播、社区层面的传播和人际传播等多种手段。

2. 营造良好的沟通氛围　应为沟通双方营造一个人性化、互动性强、有益且易于接触的氛围，以促进沟通的顺利进行。

3. 秉持谦恭、诚实的态度　与沟通对象交流时，应保持周到、谦恭的态度，并提供直接、完整的答复，以增强沟通效果和信任度。

4. 承认自身知识的局限　即使是专家，也并非无所不知。对于一些问题，尤其是科学研究尚无定论的内容，专家也可能无法给出明确答案。承认自己不了解，更有助于建立彼此之间的信任。

5. 尊重对方并换位思考 应关注公众所关心的焦点问题,以及他们对风险事件的看法和价值观等,设身处地为对方考虑,以更好地进行沟通。

二、常用沟通渠道

1. 通过大众传播开展沟通

(1)通过传统媒体传递信息:传统媒体主要包括电视、广播和报纸等。通过传统媒体发布信息具有便捷的特点,信息接收者众多,信息量大,覆盖范围广。可通过发布新闻通稿、传真、电话、电子邮件等形式向媒体提供信息,也可采用专家访谈、联合采访、新闻发布会、媒体通气会、电话连线采访等方式进行沟通。此外,还可举办与突发公共卫生事件相关的主题宣传活动,邀请媒体参与和报道。

(2)通过政府或专业机构网站发布信息:当前,我国各级政府和相关专业机构均设有官方网站,能够及时发布突发公共卫生事件的核心信息,借助政府部门的公信力或专业机构的学术权威,可以赢得公众信任。通过政府或专业机构网站发布信息的优点是权威、快速、易于获取,但其缺点是这种沟通方式更适用于网络信息发达地区(如城市),而对广大农村地区则不太适用。网站发布的信息须经过审核批准,可直接使用针对媒体的信息通稿,也可增加使用与事件相关的网址链接与阅读材料。此外,还需注意及时更新完善相关信息。

(3)通过新媒体传递信息:在针对公众的风险沟通中,随着互联网技术的快速发展和迭代升级,新媒体应用愈发受到关注和重视。新媒体以数字信息技术为基础,具备互动传播的特点,具有创新形态。与报刊、广播、电视等传统媒体相比,新媒体被形象地称为"第五媒体",具有交互性、即时性、海量性、共享性、多媒体、超文本、个性化、社群化等特征。人们使用新媒体的目的和选择性更强,媒体使用与内容选择更加个性化,目标人群也更明确。

(4)发放健康传播资料:在设计和制作健康传播资料时,必须分析目标受众的基本情况及对资料形式的偏好,充分体现资料的可理解性、可接受性、可行性和可说服性,以有效发挥宣传资料的作用。健康传播资料制作简便,发放容易,尤其适合在人群密集的社区、学校、企事业单位等场所或突发公共卫生事件的核心地区进行宣传。

(5)利用宣传栏进行传播:宣传栏是一种较为常见的传播形式,广泛应用于企事业单位、街道、广场、社区出入口、活动中心、学校、医疗机构等公共场所。其具有成本低、版面灵活、更新频率快等优点,但信息获取相对被动。制作宣传栏时,应考虑公告栏内容的尺寸。宽度一般应以招贴画宽度的整数倍再增加十几厘米,以更有效地利用宣传空间。宣传栏高度一般以中心距地面1.5~1.6m来设置,以便于阅读。特殊情况下,黑板可作为替代工具。此外,车站、商场、广场等公共场所的电子显示屏和医院候诊大厅的电视也可作为宣传栏使用。

2. 通过人际传播开展沟通

(1)电话咨询热线:电话咨询是一种由经过专门训练的咨询人员通过电话为来访者提供咨询建议的沟通形式。其优点在于可直接解答个人关心的问题,帮助准确获取信息、缓解心理压力。咨询快速及时,不受时间和距离限制,方便易行。咨询双方不见面,有助于消除咨询对象的顾虑。此外,咨询热线电话还可作为舆情监测的重要途径之一,用于收集公众的舆情信息。政府或专业机构开通咨询热线电话后,应通过多种渠道向公众公布并宣传该电话。咨询人员必须经过培训,确保具备良好的沟通技巧,并能按照既定的信息内容进行回答。热线一旦开通,一般需提供24小时的咨询服务。

(2)健康科普讲座:健康科普讲座是一种常用的公众沟通形式,由权威人士或专业人员针对某一议题有组织、有准备地与目标受众进行沟通。这种形式能够使多个目标受众同时接收信息,信息传递直接、迅速。由于讲座是经过精心准备的,具有明确目的和组织规划,因此论证严密、条理清晰,具有较强的说服力。演讲者需具备扎实的知识基础,深入全面地了解核心信息,并具备良好的科普演讲技能。健康科普讲座的场地可包括社区、学校、企事业单位等。

（3）面对面沟通：这是最基础、信息传递最直接的沟通方式，主要包括健康咨询和个别劝导等。健康咨询由专业人员为咨询者解答疑问，帮助其澄清观念并做出行为决策。尤其在突发公共卫生事件中，健康咨询可快速指导公众行为。个别劝导则是指专业人员根据受者的具体情况，通过讲授健康知识、传递核心信息，劝说其改变相关态度。从宏观角度看，面对面直接沟通需要大量的人力和时间投入，效率相对较低。但从个体角度而言，面对面直接沟通通常能取得良好的效果。在进行面对面直接沟通时需注意以下几点：①最好由专业机构、权威人士来开展沟通；②沟通场所应避免给沟通对象造成压力；③开展面对面沟通前，最好先与沟通群体中有影响力的人进行重点交流，以发挥其影响力；④争取公众对政府应对危机的信任，增强公众面对危机的信心，激发公众参与应对危机的主动性；⑤掌握良好的沟通技巧，如学会倾听，富有同情心，坦诚面对公众的不同意见和情绪，保持沟通语气平和，语言通俗易懂，尽量避免使用专业术语，诚实、直率地传递真实信息，澄清不实传闻。

三、沟通渠道的选择

不同目标受众在突发公共卫生事件中的处境各异，其特征和关注内容也存在差异，因此在沟通渠道的选择上应有所不同。一般而言，位于突发公共卫生事件区域内的公众，由于面临直接威胁，可能是事件的受害者或受害者家属，因此他们寻求信息的积极性更高。在这种情况下，人际沟通能够帮助他们及时获取所需信息，面对面的直接沟通最为有效。此外，健康科普讲座、健康传播资料、宣传栏和电话咨询热线也是有效的辅助沟通渠道。对于邻近事件区域的公众，他们更关注自身及家人的健康是否会受到威胁，通常会积极主动地寻求相关信息。可采用的沟通渠道包括通过传统媒体发布核心信息、利用新媒体进行传播、发放健康传播资料以及设置宣传栏等。必要时，还可考虑开通电话咨询热线和举办健康科普讲座。对于事件发生发展感兴趣的一般公众，由于威胁距离较远，可采用传统媒体和新媒体发布和传递核心信息。

第三节 │ 政府及部门间沟通技巧

一个具备良好沟通意识和能力的卫生应急管理部门，能在风险来临时及时获得系统外部各方的理解、配合与支持，从而有效整合各方资源，协同开展卫生应急处置工作。通过风险沟通，将单一部门掌握的信息转化为所有相关部门的共享信息。相关部门在了解整体情况后，牵头部门将获得充分的理解和必要的配合，这将有助于有效开展联动处置。

一、沟通对象

突发公共卫生事件应急处置机构、疾病预防控制中心等应当与各利益相关方积极沟通。沟通对象涵盖：同级和事发地人民政府的办公厅、应急管理办公室、新闻办公室、外事办公室等；检验检疫、公安、生态环境、药品监督管理、教育、水务、红十字会、爱国卫生运动委员会办公室等联动处置部门；发展和改革委员会、经济委员会、财政、民政、科学技术委员会、人力资源和社会保障、交通、运输、通信等保障部门；安全监管、农业、武警部队、铁路、民航、旅游、住房和城乡建设等其他行业主管部门。

二、沟通信息

参与突发公共卫生事件处置的单位和部门因职责各异，所需信息各不相同。例如，除事件基本情况外，政府部门通常还需了解处置力量的投入与配合状况、事件对社会公众可能造成的影响等信息。根据部门职责分工和对信息的不同需求，针对性地选取所需的关键信息进行风险沟通，从而提升沟通效率。

（一）政府及部门间沟通的重要信息

突发公共卫生事件发生后，与政府及其他部门风险沟通的内容包含：事件性质，原因分析，病例数与波及范围,危害程度(如临床症状等);卫生健康部门的医疗救治与实验室检测能力;事件发生发展趋势研判;国家防控要求与本地区防控措施;其他国家和地区的事件发生情况及应对策略;各行业部门内的防控措施;防控所需人力、物力、财力及相关部门的支持配合事宜;卫生健康部门即将发布的新闻信息等。

(二)卫生部门需要政府及相关部门支持配合的重要信息

1. **应急物资**　重大突发公共卫生事件发生后,卫生健康部门为保障救治药品、疫苗、检测试剂和消杀药剂等应急物资的及时供应与充足储备,应依据工作预案,主动与同级人民政府相关部门沟通,协商落实应急物资的调用与储备工作。

2. **宣传教育**　为普及公众的突发公共卫生事件应急知识,引导公众科学应对,卫生健康部门应编制健康教育内容,并与同级人民政府新闻宣传主管部门沟通,借助广播、影视、报刊、互联网、手册等多种形式,及时报道事件信息,正确引导舆论,强化健康教育、心理危机干预和防病知识的普及,尤其要重视社会化媒体信息发布的管理与引导。

3. **病例隔离**　依据《中华人民共和国传染病防治法》,在发生甲类传染病或乙类传染病参照甲类管理的疫情时,依法对确诊病例、疑似病例、集中医学观察对象实施隔离措施。若出现隔离对象不配合的情况,各级卫生部门应及时与同级公安部门沟通,由公安部门依法执行强制隔离措施。

4. **经费保障**　卫生行政部门应主动与同级人民政府财政管理部门沟通,申请本部门应急处置工作经费。财政部门依据工作预案,收集、汇总、论证各部门(单位)经费需求、安排经费,并监督管理工作经费和捐赠资金的使用。同时,卫生部门作为牵头单位,还应与人力资源和社会保障部门沟通,制定伤病员医保支付政策,落实应急医疗救治费用;与民政部门沟通,实施困难群众应急救助方案,保障贫困人口获得必要的医疗救治服务。

5. **废弃物处置**　在突发公共卫生事件防控中,除医疗卫生机构产生的医疗废弃物外,机场、铁路、航运等交通运输工具和集中医学观察点也会产生医疗废弃物。卫生健康部门应与环保部门沟通,由其协调相关运输和处置单位,确保废弃物的集中收集、规范运输和无害化处理。

6. **协同防控**　突发公共卫生事件发生后,卫生健康部门不仅要与直接参与防控的政府部门进行沟通,还需与可能对传染病传播、防控产生间接影响的行业主管部门(如教育、军队、公共服务等)沟通,要求其依据预案中的应急防控措施,加强本行业或系统内的宣传教育并落实防控措施。

7. **交通保障**　协调交通部门,保障医疗救护等应急处置车辆的快速通行,同时协调空港和铁路等部门,做好病人转运、医疗救援队伍和应急医疗物资的运输工作。

三、沟通方式

(一)同级人民政府间的沟通

1. **正式沟通**　通常采用公文沟通、会议沟通等方式,其中以请示、报告、简报等公文沟通为主。突发公共卫生事件发生时,向同级人民政府的报告分为初报和续报。初报注重时效性,需简洁明了地报告事件的基本情况、影响范围、原因、处理进展和医疗卫生救援情况等。续报则强调连续性,详细报告事件处置进展、原因、性质、现状、风险评估结果、后续应急处置和应对措施调整情况,以及需要政府支持和协调解决的问题。对于复杂的突发公共卫生事件,还需通过专题会议向政府和相关部门详细汇报交流。

2. **紧急情况下的沟通**　在紧急情况下,可先采取非正式沟通,再进行正式沟通。接受同级人民政府非书面指令(如电话、口头、短信指令)时,要详细记录,包括指令发布部门、人员、时间、内容、联系人、联系方式、记录人以及拟办意见、负责人意见、领导意见和处理结果等,以防指令遗漏或失真。

3. **通信保障**　有条件的地区应建立统一高效、先进适宜的指挥通信系统,在大范围现场联动处置时,配置相关装备进行实时沟通,确保现场应急沟通渠道畅通,避免手机通信线路拥堵的问题。

（二）政府部门间的沟通

1. 正式沟通　主要采用公文沟通、会议沟通等方式。

（1）公文沟通：与政府部门进行公文往来时，公函是主要方式之一。通过公函，可以及时传达需告知的信息及请求支持配合的事项。一方面，公函的正式性能引起其他政府部门重视；另一方面，其规范的格式便于后续归档与查阅。此外，公函通常涉及对方部门多个职能科室，正式行文有助于信息在内部顺畅流转与沟通。工作简报、事件专报也是常用公文沟通手段。工作简报直观地呈现各政府部门在特定阶段的工作动态，涵盖各级部门自主开展工作及相互协作的情况；事件专报则多用于应急场景，定期向相关部门抄报事件进展。

（2）会议沟通：主要包括工作例会、联席会议、座谈会、专家咨询会、通气会等形式，构成日常及应急状态下风险沟通的关键平台。各部门通过面对面交流，有助于明确职责分工、强化协同联动。其中，联席会议相对正式，召开频次固定，每次围绕特定工作议题进行讨论、决策，会议结束后通过会议纪要确保会议精神的落实。

2. 制订预案，明确部门职责　面对日益增多的风险挑战，及时制订工作预案与方案至关重要。尽管此类文件编制周期较长，涉及多个政府部门和社会团体，但编制过程可以搭建良好的沟通桥梁，促进卫生健康部门与其他部门相互了解，熟悉彼此的工作职责、内容与方法，增强默契度和配合支持力度。通过预案与方案制订，能有效梳理突发公共卫生事件处置中各部门的工作关系，清晰界定职责，杜绝推诿现象，弥补应急处置的漏洞。部分突发公共卫生事件总体及专项预案，需由同级人民政府下发，以增强预案权威性与执行力。

3. 加强部门横向交流　政府部门间签署的合作备忘录，基于双方或多方在特定工作上的充分沟通，需固化工作任务、要求、流程、规范等内容。这些文本将由双方各自留存，作为后续合作依据，保障相关工作的有序、规范推进。

4. 建立联席会议机制　联席会议通常由某一政府部门牵头，针对具体工作召集相关部门定期交流。通过定期会议，聚焦特定工作事项展开讨论、解决问题、推动落实，强化部门间联系与沟通，促进经验互鉴，深入探索工作中的热点和难点。

5. 建立联防联控机制　新冠疫情防控期间，国务院牵头多部门、单位组建联防联控机制，共同应对疫情，遏制其蔓延。该机制下设综合、口岸、医疗、保障、宣传、对外合作、科技、畜牧兽医等工作组及防控专家委员会，通过高效的风险沟通构建起疫情处置"防火墙"，协同推进防控任务。

6. 建立重特大突发公共卫生事件集中办公的机制　重特大突发公共卫生事件通常持续时间长、波及范围广、危害程度大，在应对时，各部门协同作战必不可少。然而，由于各部门办公地点分散，依赖传统沟通手段，容易导致信息传递时效差、交流反馈低效，甚至可能延误应急处置。为此，面对此类突发公共卫生事件，可设立集中办公机制，组建工作专班，相关部门人员集中在一起，进行面对面沟通，以便快速互通信息、及时反馈，凝聚共识、协同行动。同时，这种机制便于统一指挥协调，促使同级政府部署要求迅速落实，从而提升突发公共卫生事件的应对效率。

四、沟通技巧

在突发公共卫生事件发生后，与同级人民政府展开沟通通常较为顺畅。然而，与其他政府部门沟通，常因多种因素，导致信息无法及时、精准地传达。其根源在于，与同级人民政府的沟通建立在日常工作之上，彼此熟悉工作流程与节奏，而与其他政府部门间缺乏这种常态化的互动基础。因此，开展与其他政府部门日常风险交流，增进对彼此工作职责和机制的理解，确保沟通渠道顺畅无阻，是解决紧急状况下沟通困境的关键举措。

（一）如何与同级人民政府进行有效的风险沟通

1. 提早准备，主动应对　鉴于突发公共卫生事件在时间、地点、性质、规模以及危害程度等方面充满不确定性，且常需要迅速启动紧急医疗卫生救援行动，卫生行政部门务必要未雨绸缪。应建立值班值守和备勤制度,一旦发现和报告突发情况,必须第一时间与同级人民政府取得联系,主动汇报工作进展。同级人民政府依据各渠道汇集的风险信息,统筹考量、统一安排、协同处置。

2. 精准表意,通俗易懂 信息沟通所采用的语言及传递的内容能被沟通对象理解,才能实现有效的信息传递,体现沟通的价值。同级人民政府部门的工作人员大多对医疗卫生领域的专业术语相对陌生,沟通时易发生信息误读,从而影响指挥决策的科学性。因此,沟通过程中应采用通俗易懂的语言阐释专业内容,避免直接运用晦涩的医学术语,以消除沟通障碍。

3. 专家会商,权威支持 根据突发公共卫生事件的特性,召集不同专业领域的专家,组织专家研讨会。充分发挥专家的专业优势与公众影响力,为应急处置工作提供决策参考与技术指导,必要时可将专家研讨形成的意见作为与同级人民政府沟通的有力依据。

在与同级人民政府沟通时,要注意以下几方面。

1. 强化主动报告意识 面对复杂的突发公共卫生事件,如需请求同级人民政府协调其他部门协同处置,卫生健康部门及时、主动地报告,将有助于同级人民政府精准把握突发公共卫生事件的发展态势、应对策略以及联动需求,促使其充分理解卫生部门的工作建议与协调需求,从而提供迅速、有力的支持保障。

2. 变被动为主动沟通 卫生健康部门向同级人民政府报送相关报告时,可同步抄送同级党委、人大、政协等部门,使更多部门了解卫生健康部门的应对措施与救援成果,将被动沟通转化为主动展示。

(二)如何与其他政府部门进行有效的风险沟通

1. 定期沟通 建立健全有助于沟通的渠道,如工作例会、联席会议、咨询委员会等。但此类沟通机制只有在沟通双方地位平等且沟通主体具备高超沟通技巧时,方能发挥理想效果,实现信息的高效互通。

2. 主动沟通 卫生健康部门需要树立主动沟通的理念,不仅要在应急时刻强化与其他政府部门的风险沟通,更要将日常沟通视为重点,加深其他政府部门对自身工作的认知,应急时赢得理解与支持,持续提升突发公共卫生事件处置中的协同作战能力。

3. 归口管理 为规避信息在层层传递中出现遗漏与失真,风险沟通工作应实行归口管理。明确专门部门负责统一收集、汇总本部门及其他政府部门经核实的各类风险信息,整理完备后统一对外沟通,以确保信息的准确性与一致性。

4. 沟通有据 与其他政府部门沟通前,首先要明晰各部门的分工与职责,通过清晰划定权责边界,强化责任担当,督促各部门认真履职尽责、落实工作任务。具体操作中,应严格依据各类突发公共卫生事件应急预案的相关条款行事,既不推诿本部门的职责,也不盲目包揽非职责范围内的工作,更不能越界指挥协调。在突发公共卫生事件应对处置全程中,卫生健康部门应坚守分工原则,同时秉持协同大局观。

在与其他政府部门沟通时,还需关注以下细节。

1. 保持沟通渠道畅通 应具有与其他政府部门保持日常风险沟通的工作机制,确定固定的沟通对接人,实现部门间需求信息的实时共享,构建良好的互动信任关系。定期更新联络方式,确保在应急情况下能够迅速、有效地开展风险沟通,尽早赢得其他政府部门的理解、协助与配合。

2. 专业术语通俗转换 由于不同部门人员专业背景差异大,其他政府部门工作人员对医疗卫生术语可能不够熟悉,因此,在与其他政府部门沟通尤其是口头交流时,应尽量避免直接使用晦涩的医学术语,而应使用通俗易懂的表述来解释专业含义,以降低因专业隔阂导致的信息错漏、失真与误解风险。

3. 留存沟通痕迹 不同政府部门间的风险沟通必须详细记录。特别是在涉及部门职责界定、任务分配、要求落实、完成时限及协同举措等关键议题的重要会议中,务必做好会议签到与纪要撰写,以便沟通主体与参会人员后续联络,并依据会议精神跟进督办。会议纪要还可为日后查阅提供依据,防止因人员更迭、时间久远等因素影响日后查阅。电话沟通同样需要做好记录。

政府及部门间相关沟通技巧及流程见图2-2。

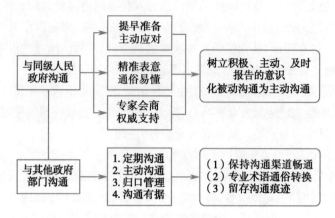

图 2-2　政府及部门间相关沟通技巧及流程

第四节 ｜ 传染病暴发期间的风险沟通

一、启动应急响应期间风险沟通

在暴发调查的早期,存在诸多不确定因素,易导致人们紧张和焦虑,如暴发的持续时间、哪些群体为受威胁最严重的人群以及是否会演变为更大范围的公共卫生事件等。为在应急启动阶段进行有效沟通,需做好一定准备,主要包括明确角色和职责、情形认知以及完善沟通策略。

（一）明确职能与责任

在公共卫生事件初期,关键在于明确各参与方和机构的职能与责任,尤其是指定负责向医疗专业人员、媒体和公众发布信息的人员。需清晰界定每个参与者的责任,包括决定由谁来就特定议题与公众和新闻界沟通。现场调查团队和风险沟通专家应促进各相关机构和组织间的有效协作与协调。

（二）情形认知

在调查初期,现场工作人员的首要任务是分析现状,识别问题并提出解决措施,边调查、边处置。第一,应识别受影响或可能受影响的群体,即目标受众,如哪些人群面临最大威胁、哪些群体最脆弱需优先关注等。第二,识别可能导致风险的行为模式,如哪些行为会增加人群风险,是否有预防措施可降低风险。若风险不明,是否可以向公众和媒体通报调查工作以确定风险因素。第三,迅速识别对控制疫情至关重要的关系网络。如哪些医疗工作者能迅速接触受影响人群,哪些社区领导者能影响这些人群,公众是否会向特定合作伙伴寻求建议或指导。第四,识别可能影响沟通的社区因素,倾听社区成员意见,关注他们的担忧和反馈。在发布指导前尽可能与社区成员讨论,同时了解社区的语言、文化和社会经济特点,以优化沟通策略。第五,制定有针对性的健康建议或指南,并使用简洁明了的语言,便于理解和遵循。第六,与社区内关键人员建立稳固联系,发挥其在控制疫情和提供持续建议方面的作用。最后,确保传播的信息能引起媒体和公众共鸣,沟通团队应依靠可靠信息源持续评估社区现状,根据反馈调整决策。

（三）完善沟通策略

在应急响应期间,与公共事务专家、风险沟通专家、媒体专家和健康传播专家等合作至关重要。应组建沟通团队,制订并实施有效的沟通计划,以确保信息覆盖目标受众及其合作伙伴。以下是疫情暴发时常用的沟通资源,沟通团队需根据疫情具体情况调整沟通策略。

1. **官方机构网站**　应对疫情暴发时,专门的网站是传播信息的有效途径。该网站应成为其他沟通渠道的信息基础,能提供实时更新信息,并作为公共卫生部门与公众沟通的重要平台,以助于控制疫情传播并减少焦虑和恐慌。网站应包含以下关键内容:疫情数据,提供最新病例数量和相关统计数据,让公众了解疫情规模和严重程度、公众如何预防、如何配合政府部门等;地理分布,通过地图展示疫情影响地区,帮助人们识别高风险区域;目标群体指南,为受影响的民众、前往该地区的旅行者及医疗工作者提供专门指导和建议;最新动态,设专区突出显示最新疫情信息和更新内容,确保公众快速获取资讯;多媒体资源,包含视频、音频和图像等,以满足不同用户需求。

2. **电话服务中心**　旨在回应民众及医疗专业人员的咨询。

3. **新媒体平台**　根据网站内容创建形式多样的健康信息,沟通人员应定期监测,发现并消除虚假和错误信息。

4. **临床医生宣传**　可通过举办网络研讨会、与合作组织开展线上会议、向医疗社群提供指导视频、提出问题并组织临床医生讨论等方式进行。

5. **新闻媒体的数字新闻包**　包含照片、视频、发言人语录、最新数据或信息(如图表、地图)以及采访信息获取的指南。

6. **定制沟通资源**　某些响应措施可能需针对特定受众进行翻译或定制。

7. **沟通材料**　可使用图片、简单线条图、短信、视频或社区活动等向特定受众传播重要信息。

二、应急响应期间风险沟通

(一) 传播信息应从表达同理心开始

信息交流应以共情为核心。与受疫情影响的公众、社区团队或新闻机构沟通时,无论是口头还是书面形式,首先要表达对他们所承受压力和不安的深刻理解,并传达同情和支持。

(二) 识别并阐述公共健康风险

应清晰阐述所掌握的相关信息,包括风险源头、可能受威胁的群体及其面临的风险因素,接着提供指导建议,涵盖防范损害和寻求援助的具体措施。需意识到受影响者可能恐慌,并对自身可靠性和控制力产生怀疑,因此应承认事态的不确定性,避免做出不切实际的保证或承诺。

(三) 阐述目前已掌握和尚未明确的信息

应提供详细数据和预计的时间框架,信息不完整时要坦诚承认,描述正在采取的能帮助获取更多信息的措施,并给出大致时间表,以便公众知晓何时能获得确切结果。疫情暴发或调查初期,即便信息有限,也可向公众传达"目前我们所掌握的信息有限,但正积极寻求答案",同时说明团队正在采取的行动,以最大程度减少对受影响或潜在受影响群体的风险和伤害。

(四) 阐述当前实施的公共卫生策略及其背后的原因

明确参与应对工作的各个组织及其承担的角色与责任,清晰说明调查流程,包括已执行和未执行的措施,以及不采取某些措施的理由。例如可以表述"我们决定不撤离该区域的居民,因为目前情况稳定,人们可安全地继续日常活动"。讨论公共卫生行动方案时,向公众解释决策背后的利弊分析等,并预测疫情发展中可能出现的情况。

1. **告知困境**　承认特定情境下公共卫生决策可能导致负面结果,需进行利弊分析或解决难题,以确保建议有效执行,对基于不完善信息做出的决策,应坦诚相待。

2. **预告可能事件**　向公众和媒体透露决策过程中的假设前提、考虑因素和思考逻辑,包括变更策略的可能性,提前通知公众相关措施在短期内可能进行调整。

(五) 突出对控制局势的坚定信心

传递迅速采取行动管理当前情况的信号,告知公众可通过哪些渠道获取最新信息,以及下一次信息更新的时间表,例如,"我们将在明天的上午提供最新进展"。

传染病暴发期间的风险沟通技巧及流程可参考图2-3。

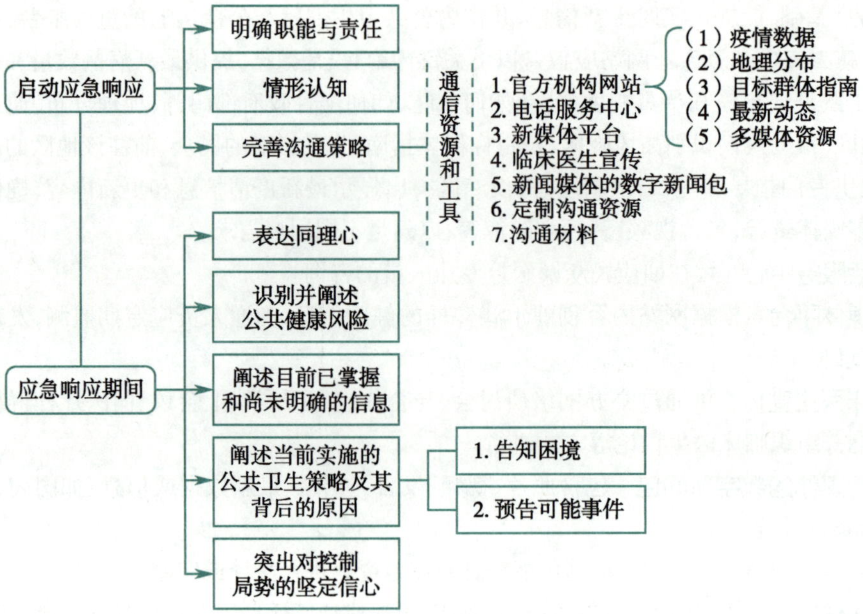

启动应急响应 → 明确职能与责任

启动应急响应 → 情形认知

启动应急响应 → 完善沟通策略

通信资源和工具：
1. 官方机构网站
2. 电话服务中心
3. 新媒体平台
4. 临床医生宣传
5. 新闻媒体的数字新闻包
6. 定制沟通资源
7. 沟通材料

（1）疫情数据
（2）地理分布
（3）目标群体指南
（4）最新动态
（5）多媒体资源

应急响应期间 → 表达同理心

应急响应期间 → 识别并阐述公共健康风险

应急响应期间 → 阐述目前已掌握和尚未明确的信息

应急响应期间 → 阐述当前实施的公共卫生策略及其背后的原因
  1. 告知困境
  2. 预告可能事件

应急响应期间 → 突出对控制局势的坚定信心

图 2-3 传染病暴发期间的风险沟通技巧及流程

三、风险沟通案例

（一）案例 2-1：甲型 H1N1 流感疫情期间的风险沟通

2009 年 3 月至 4 月期间，甲型 H1N1 流感疫情在墨西哥等国家暴发，并迅速扩散至全球。截至 2009 年 11 月 6 日，我国共报告甲型 H1N1 流感确诊病例 54 927 例，其中重症 176 例，死亡 16 例。流感监测数据显示，甲型 H1N1 流感占当时流感病例的 80%。尽管当时防控形势严峻，但因采取了有效的风险沟通和管理措施，我国在生产和生活方面均未受到明显影响，总结原因如下。

一是风险沟通全面且充分。2009 年，自甲型 H1N1 流感疫情暴发以来，卫生部组织了多次视频会议，进行疫情沟通、动员与部署工作，并举办相关新闻发布会，开展超 10 场健康传播活动，持续公布疫情信息、防控工作进展及传播防控知识。同时，全国 12320 公共卫生公益电话管理中心及各地卫生热线积极参与防控宣传和知识传播，提供咨询服务，为公众答疑解惑。通过这些举措，构建了政府、公众与媒体间理性沟通的桥梁，准确传递疫情信息，普及科学知识，提升公众健康意识和自我防护能力，有效消除公众疑虑，防止社会恐慌。

二是建立了系统的信息发布机制。通过确立部级机关及各省新闻发言人名单，卫生部完善新闻发布制度与体系，多次召开新闻发布会、媒体通气会，协调专家与卫生部新闻发言人接受权威媒体集中采访，确保信息的权威性和一致性。此外，在中央人民政府门户网站及社交媒体等平台开展在线访谈，并在卫生部官方网站设立甲型 H1N1 流感防治专题，持续更新防控工作进展、知识及技能，强化信息透明度和可及性，保障信息发布的及时性和全面性。

（二）案例 2-2：埃博拉疫情期间的风险沟通

2014 年 9 月 30 日，美国本土确诊首例埃博拉病毒感染者，该患者为利比里亚裔，确诊前有旅行史，为其护理的护士成为第二例确诊病例，且两名参与救治的工作人员在观察期内违规出行，导致疫情扩散。此案例暴露了当时美国在埃博拉疫情初期风险沟通工作的不足，总结原因如下。

一是风险警告不足。美国政府虽拉响埃博拉疫情最高警报，但本国医院未做好应对准备。例如，美国首位患者首次就诊被误诊为普通疾病患者，直至第二次就医才被隔离，而其就医医院的医护人员未正确使用防护服接触确诊患者，导致护士感染。这些事例表明，美国政府对疫情估计不足，相关部门风险培训不到位，致使人员风险意识不足，疫情发生时无法按标准流程处置。

二是对专业部门的信任度不足。有研究指出，美国疾病控制与预防中心在信息传递、指导和沟通方面表现不佳,导致地方政府和紧急管理人员对其信任度下降。如疫情发生地机构负责人称,疾控中心先是通知某人无风险,后又派人清洁学校,当地紧急管理人员报告信息流变化过快,几乎每 15~25 分钟就变化一次,大部分混乱源于快速变化的程序,几乎没有时间处理信息。受访者普遍认为,疾控中心、医疗官员和组织整体响应速度慢,矛盾信息造成混乱,且更新信息不及时。由于疾控中心指导不足,地方政府和公众对相关机构信任度下降,影响公众对官方信息的接收和遵循。

三是信息共享不足。首先,地方政府间的沟通存在隔阂,小城市政府与州、联邦政府之间沟通中断,协调不足,影响疫情控制。例如,疫情发生地达拉斯市与上一级机构沟通不佳,需通过其他组织获取信息更新。其次,信息共享机制的限制。由于健康保险流通与责任法案(HIPAA)和家庭教育权利和隐私法案(FERPA)等联邦法规限制患者信息共享以保护隐私,紧急管理协调员无法与同事共享被监控公民名单,各辖区卫生部门仅与本辖区相关部门分享密接者名单,而不与邻近辖区共享,紧急管理人员无法及时获取和分享关键信息,影响疫情监控和响应。

因缺乏有效沟通和协调机制,美国本土埃博拉疫情初期,应急资源未均衡分配至最需之处,降低了危机应对效率。

在突发公共卫生事件发生时,有效的风险沟通可避免恐慌,促进公众参与和合作。公共卫生工作者应明确沟通目标、核心信息、目标受众、与媒体及公众的互动模式、评估信息和材料效果的手段等,遵循风险沟通准则和最佳实践,有效提高公共卫生事件的处置效率。

(王 庆)

NOTES

第三章 | 健康教育与健康传播

健康教育和健康传播是提升全民健康素养水平的重要措施,二者相辅相成,又各有侧重。健康教育与健康传播的目的本质相同,均为提升全民健康素养,消除或减轻影响健康的危险因素,预防疾病,促进健康以及提高生命质量。二者的不同之处在于,健康教育旨在提升人们对健康素养的认知,促使其自觉采纳有益于健康的行为和生活方式,重点在于行为改变。而健康传播则是将专业的研究成果转化为人们易于接受的健康知识,潜移默化地影响或改变各类受众群体,进而提高公众健康素养,其重点在于信息传播。由此可见,健康教育需借助健康传播方法来传递信息,以实现行为和健康生活方式的改变,达成健康教育知、信、行的目的。从这个角度来说,健康教育包含健康传播。

第一节 | 健康教育项目设计与实施

健康教育(health education)是在调查研究的基础上,通过健康信息传播和行为干预等措施,促使人群或个体自觉地采纳有益于健康的行为和生活方式的系统的社会活动。健康教育的核心是利用人类行为与健康之间的相互作用规律,促进健康行为和健康生活方式的养成。因此,健康教育工作以项目形式开展时,涉及五个基本步骤:健康教育诊断、健康教育项目方案制订、健康教育项目实施、健康教育项目质量控制及健康教育项目评价。

一、健康教育诊断

健康教育诊断是指面对人群健康问题时,通过系统调查、测量收集各种相关事实资料,并对这些资料进行归纳、分析、推理、判断,明确与健康问题相关的行为和生活方式及其影响因素,结合健康教育干预措施的可行性,为确定健康教育干预目标、策略和措施提供基本依据。它是后续开展健康干预研究的基础和前提。

(一)健康教育诊断的基本理论

格林模式,又称PRECEDE-PROCEED模式,是由美国著名流行病学和健康教育专家劳伦斯·格林于1980年提出的具有代表性且被广泛认可的健康教育诊断基本思路。该模式将健康促进计划分为两个策略,第一个策略为诊断策略,即PRECEDE阶段。在此阶段,研究者通过社会诊断、流行病学诊断、行为与环境诊断、教育与生态诊断、管理与政策诊断,由果溯因,对某些健康问题进行诊断和评价,归纳倾向因素、促成因素和强化因素,进而明确最优的干预目标因素。此阶段重点在于回答"为什么要干预"以及"具体干预哪些因素"。第二个策略是执行策略,即PROCEED阶段,指研究者对健康教育干预方案的实施和评价。格林模式框架图见图3-1。

健康教育诊断过程涉及格林模式理论的前五个环节:①社会诊断。从目标人群或目标社区的生活质量入手,明确影响人群生活质量的主要健康问题,同步收集相关的社会环境信息,使健康教育项目能更好地符合人群的健康需求。②流行病学诊断。运用流行病学的理论和方法,进一步明确这些健康问题的严重性和危害性,从而明确目标对象最主要的健康问题,指引健康干预项目的设计和实施。③行为与环境诊断。目的是确定影响健康状况的行为与生活方式因素以及非行为因素,并确定这些因素的优先次序。④教育与生态诊断。是在前期确定了要干预的行为与环境因素后,对导致行为与环境因素变化的影响因素进行系统的调查和分析,为制订健康教育干预措施提供依据。⑤管理与政策诊断。主要是评价开展干预项目涉及的组织与管理能力,以及项目执行过程所需资源、政策等

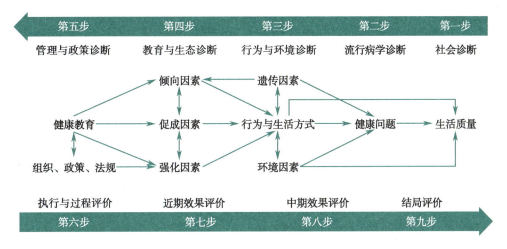

图 3-1 格林模式框架图

的匹配情况。

(二)健康教育诊断的具体步骤

健康教育诊断涉及多种基础理论模型,它们并非独立存在,健康教育项目设计阶段需依据实际情况,综合运用多个模型开展诊断。无论运用何种理论,基本参考以下步骤进行健康教育诊断。

1. **制订健康教育诊断方案** 科学合理地制订方案是项目顺利实施的前提和基础。①依据社区和人群的整体状况,结合现有人群特征资料,确定目标对象范围,聚焦人民群众急需且能够解决的健康问题,细分研究群体,避免贪大求全。②对健康教育诊断涉及的部门组织、人员队伍、经费支持、政策支持、信息资源等进行综合评估,在有限资源下优先解决重大健康问题,考虑不同利益群体关系,扩大群众基础,形成统一战线。③依据项目要求和实际情况,确定合适的理论模型和诊断方法,重视工作效率和成本核算。④将公共卫生伦理融入健康教育和促进活动,获伦理审查委员会批准,保护受试者知情权。

2. **明确主要健康问题** 依据前期制订的健康教育诊断方案,运用流行病学方法研究目标社区或人群的健康问题。优先参考国家、政府机构等已有的健康信息及文献资料,但要注意用全国数据推导局部地区情况的不确定性。在此基础上,围绕特定需求设计调查问卷,开展预调查和正式调查,获取目标人群的原始数据和第一手资料,通过数据分析明确健康问题及其时间、空间、人群分布特征等,为干预项目提供依据。

3. **评价可干预的主要因素** 影响健康问题的因素众多,需综合运用社会学、流行病学、心理学、行为学等多学科方法技术,区分行为与生活方式因素以及非行为因素,依重要性和可及性分级排序,选出重点行为,进一步明确影响该行为的个体因素和环境因素,为制订健康教育方案提供依据。对于某些健康问题,部分重要行为因素无法通过健康教育改善,则不利于开展项目。此外,不同干预措施所需资源和成本不同,应优先选择重要、效果好、易实施的干预因素。

二、健康教育项目方案制订

任何健康教育与促进项目的开展都离不开科学的设计、严谨的实施和系统评价。要在健康教育诊断基础上,针对需优先解决的健康问题,对干预活动的具体内容、方式和实施过程进行项目设计,核心是确立干预目标和对策。

(一)健康教育项目设计原则

1. **整体性原则** 健康教育项目应与健康中国建设等国家重大战略及当地卫生发展规划相契合。
2. **目标性原则** 针对关键健康问题进行干预,目标需具体、可量化、可评价。
3. **前瞻性原则** 考虑项目实施中人群、资源、环境等因素的变化,倾向选择风险可控项目,并准备

21

应对风险的方案。

4. 参与性原则　项目设计要实现多维联动、多措并举,让各方人员积极参与,确保项目顺利实施。

5. 可行性原则　项目设计要结合目标社区和人群实际情况,考虑风土人情和经济状况,合理选择健康干预项目。

(二)健康教育计划的实施步骤

一般而言,健康教育计划主要包括以下步骤:确定优先项目、制订计划目标、确定干预策略和框架、确定组织结构和人员分工、确定评价方案和项目预算等。

三、健康教育项目实施

项目实施前需制订实施方案,从全局和整体利益出发,将目标要求、工作内容等各环节落实到细节,做到重点突出、内容清晰、权责明确、井然有序。其中,人员安排和经费支持是关键。人员安排可分为领导委员会、执行委员会、咨询委员会、协作委员会、质控委员会,明确各参与人员职责。为确保项目顺利进行,需对项目人员进行有针对性的培训,使其了解项目目标、意义、过程、监管和考核情况。经费支持是项目开展的基础,要加强预算管理和经费使用监督,严格按计划执行,非特殊情况未经管理委员会审核,不得擅自更改预算和使用计划。健康干预项目要按预定方案执行,加强过程监管和人员配合,推进项目顺利实施。

四、健康教育项目质量控制

质量控制贯穿健康教育项目实施全过程,以便及时掌握实施过程和效果,发现问题并调整方案,保证实施质量。质量控制常用方法有:项目记录和报告、现场考核、定期组织工作推进会、审计、专项调研。质量控制内容如下。

1. 进度监测　项目时间管理是高质量实施的关键,应严格按方案进度推进工作,统一部署、协调共进,防止某个环节影响整体进程。

2. 质量监测　监测项目进度时要重点考核实施质量,平衡时间进度和工作质量,发挥项目团队领导核心作用,及时发现整改问题,确保项目顺利实施。

3. 人员监测　人是决定项目成败的核心因素。通过监测项目成员,考核其项目的知识掌握,以及态度、信念和行为,确保项目实现,同时评价目标人群参与情况,以便及时调整。

4. 经费使用监测　项目实施中要保证预算执行合法合规,评价各环节与经费预算的吻合度,必要时调整预算,控制总经费额度。

五、健康教育项目评价

健康教育项目评价是将项目计划方案、执行情况及执行效果与既定标准比较,检验项目的科学性、可行性、有效性,贯穿健康教育全过程。效果评价不仅能了解项目实施效果,还能监测、控制和保障项目实施进程与质量,是项目取得预期效果的关键。与其他工作类似,效果评价需制订计划方案,明确评价目的,其可早于健康教育诊断环节,评价项目必要性和可行性;也可在项目执行中,分析数据,评价项目或环节进展;还可在项目结束时,评价项目对预期目标的完成程度。

不同评价目的对应不同评价时间和内容。常用设计方法有:不设平行对照的自身前后设计、简单时间系列设计、非等同比较组设计、复合时间系列设计、随机对照实验设计等。

在效果评价阶段,项目组会明确效果测量指标,评价干预项目实施对目标人群健康水平和生活质量的影响,是否达到健康教育诊断阶段明确的目标。这些测量指标一般包括:①决定因素的测量指标,如健康相关知识的知晓率、信念持有率、高危人群态度转变程度等;②行为目标的测量指标,如行为改变率、行为流行率等;③健康水平和生活质量的测量指标,如生理和心理指标、疾病和死亡指标、患病率、生活质量指数等。

评价方案完成后,即可具体实施,主要涉及数据采集、管理、分析和结果解读。数据采集依据测量指标要求获取定性和定量资料,保证数据真实、准确、高效、合法。要重视数据核查和管理,避免数据缺失、错误、未保存等问题。随着技术发展,智能化数据采集和管理系统有助于获取和管理海量数据。然后用统计分析软件处理数据,科学处理异常值和缺失值,客观解读和严谨分析结果,结合专业知识阐明结论,并融入健康决策和项目实施中。

六、健康教育项目案例

 案例 3-1 ————

某区位于长江中游江汉平原东南部边缘地带,属亚热带季风气候。2023 年该区总人口 82 万人,男女性别比为 0.96:1,出生率为 6.89‰,老年人口系数为 20.5%。全区社会消费品零售总额 500 多亿元,比上年增长 2.4%。近几年,全区推进惠民工程,有文化站 142 个,图书馆 1 所,每年新增、更新健身器材 350 余件。全区共有各级各类医疗卫生机构 500 多家,各级各类医疗机构共有执业(助理)医师 8 700 余人,开设床位 1.2 万张。目前,全区管辖 16 个街道办事处,1 个社区管委会,共有基层自治组织 140 个。

(一)开展健康教育诊断

通过查阅大量文献资料,明确心脑血管疾病、癌症、慢性呼吸系统疾病、糖尿病等慢性非传染性疾病高发,给个人、家庭和社会带来沉重负担,威胁社会和谐稳定和经济发展。调研省级卫生健康管理部门得知,该省 18 岁及以上居民高血压患病率为 33%,高于全国水平;居民糖尿病和高血脂患病率接近全国水平;全省肿瘤发病率和死亡率均低于全国平均水平。

在此基础上,设计流行病学调查问卷,采用多阶段整群随机抽样方法,抽取 3 000 名 18 岁及以上居民进行调查,明确人群人口学特征和生活行为,包括年龄、性别、婚姻、家庭、经济收入、职业、吸烟、饮酒、锻炼、饮食等。结果显示:全区高血压患病率为 33.4%,与全省居民高血压患病率相似,但低于五年前患病率。居民高血压知晓率为 62.6%,高血压患者控制率为 60.3%。居民吸烟率为 16.5%,被动吸烟人群占 54.8%,过量饮酒率为 61.7%,参加体育锻炼率为 18.1%,平均每日食盐摄入量为 5.96g。

(二)确定需求并制定目标

目标设定需有总体目标和具体目标,重视远期健康收益和可操作性,可量化、可评价性。从前期健康教育诊断结果可知,全区居民高血压患病率高,危害大,但知晓率和控制率有待提高,且存在多种不健康生活行为。

1. 总体目标 通过开展健康干预项目,改善全区居民健康生活方式,提高高血压防治知晓率,有效控制居民高血压,提升居民健康素养和生命质量。

2. 具体目标 ××××年××月,居民对高血压防治的知晓率达到 90% 以上;1 年后,居民中等强度锻炼的比例达到 35%;居民吸烟和饮酒率降低到 20% 以下;3 年后,居民每日盐的摄入量降低到 5g 以下……

3. 目标人群 一级人群为全区 18 岁及以上居民,含流动人口;二级人群为卫生保健工作人员、基层医生、高血压人群亲属等;三级人群为街道负责人、物业负责人等。

(三)制订干预策略和措施

项目设计时,需评估目标人群行为及影响因素,参考合适干预理论,常需综合运用多个理论设计干预策略和方法。

1. 政策倡导 将慢性病防控与年度重点工作结合,区政府出台系列卫生政策,建设领导小组,规范联络员工作制度,创新建设慢性病综合防控示范区,加大资金和人员投入,形成共建共享的慢性病防控格局。区政府可将高血压防控纳入每年"10件惠民实事",加强组织领导等,确保年度目标任务完成。

2. 个体干预 针对高血压群体开展个体干预。社区卫生服务机构依据居民电子健康档案,对高危人群开展健康教育,提供健康咨询指导,做好相关管理和随访工作。例如通过手机小程序推送餐食建议、报告食物信息、评选健康小达人等,还可发放运动器械,督促居民运动。

3. 社会动员 举办大型社会活动并广泛宣传,如社区咨询、义诊活动,制作宣传折页、宣传栏、宣传片,举办"社区大家庭,健康健步行"等活动;加强烟草控制工作,加大控烟宣传教育力度,推行公共场所禁烟,党政机关等率先成为无烟单位。

4. 环境支持 以社区为单位,营造运动健身环境,提供锻炼器材和场地,加强体育活动指导,提高公共体育设施利用率;打造健康小屋,提供健康监测设备,反馈监测结果,督促居民重视健康。

(四)落实项目计划

1. 明确职责 明确项目具体执行单位和协调单位,分工明确,责任到人。充分考虑项目实施细节,以专业人员为主,吸纳多部门人员参与。

2. 明确经费预算 依据项目内容,合理合规进行经费预算,并按计划执行,包括会议费、材料费、设备费、人员费、咨询费等。

3. 明确项目节点 细化落实各项工作任务、负责人员、评估指标、经费预算、特殊需求等。必要时建立人员培训制度和协调办公机制,设立统一领导小组办公室,专人协调和考核项目推进情况。

(五)项目评估

1. 评估指标 严格按照项目目标逐条开展评估。

2. 评估方式 过程评估采用常规监测评价和定期考核方式,定期考核由项目实施领导小组办公室组织,结合考核目标要求对部分指标进行考核,及时反馈考核意见以便改进工作。效果评估指标分为年度递增指标和长远规划指标,年度递增指标依据每年监测评估,长远规划指标通过长期监测和时点专题调查评估。

3. 评估报告撰写 由项目领导小组办公室完成最终评估报告,并将评价结果反馈给各参与单位,利于后续工作调整和开展。

第二节 | 健康传播活动策划与实施

健康传播是应对日益增长且复杂的健康挑战的有力工具。健康传播(health communication)作为传播学的一个分支,由美国学者埃弗里特·罗杰斯(Everett M. Rogers)在1994年提出,它是一种将医学研究成果转化为大众易读的健康知识,通过改变大众的态度和行为,以降低疾病的患病率和死亡率,有效提高一个社区或国家生活质量和健康水平为目的的行为。从公共卫生实践来讲,健康传播是以提升健康素养为目的,通过研究和使用传播策略,影响个人乃至社区的健康相关知识、态度和行为的科学。随着社会发展与技术创新,健康传播的概念和内涵不断演变,事实上,一切与健康相关的信息传递、交流和分享活动都属于健康传播的研究范畴。

一、健康传播常见模式

人类社会的信息传播具有明显的过程性和系统性。健康传播是一个有结构的连续过程,且由多个相互联系、相互作用的要素组成,因而既受内部因素制约,又受外部环境影响。在健康传播项目设计时,可应用一些经典的传播模式,提高健康相关信息的传递、交流和分享效率。

(一)拉斯韦尔五因素传播模式

美国学者H. D. 拉斯韦尔1948年提出"5W模式",即:谁(who)、说什么(says what)、通过什么渠道(in which channel)、向谁说(to whom)、产生什么效果(with what effect)。他首次指出传播过程受传播者、传播内容、传播渠道、传播对象和传播效果五个因素影响,该模式对传播学发展起到重要推动作用,开创了传播学科方法研究的先河。然而,该模式也存在局限性。首先,它是单向线性传播模式,忽略"反馈"因素的重要性,认为传播者发出信息必然对受众产生影响;其次,未重视健康传播目的,难以适应不同群体细分需求;最后,轻视受众作为信息接收者和反应者的重要性,未考虑受众反馈和互动。

(二) 两级传播模式

美国社会学家 P. F. 拉扎斯菲尔德于 20 世纪 40 年代提出两级传播模式。该模式指出,大众传播过程中,因教育或文化等差异,信息先经媒介传至意见领袖,再由其传至大众群体。意见领袖指与大众媒介接触多、在特定领域对他人有显著影响者,会对信息重新解读以便传播。此模式强调意见领袖的中介核心作用,但在新媒体时代,受众不再被动接收信息,单一或社交媒体难以垄断信息实现单向传播,意见领袖的中介角色模糊弱化,信息传播链条逐步简化。

(三) 施拉姆双向传播模式

1954 年施拉姆提出双向传播模式,认为传播过程中传播者和受众无主客之分,角色非固定,且强调双方对信息的编码、释码及译码处理,突出传播互动性。其不足之处在于片面强调传播者和受众的平等性,而人类传播活动受多种社会因素制约。

(四) 马莱茨克的大众传播场模式

德国学者马莱茨克 1963 年提出大众传播场模式,将大众传播视为包括社会心理因素在内的各种社会影响力交互作用的"场",系统各主要环节是这些因素或影响力的集结点。此模式表明传播是复杂的社会行为,是多因素共同作用的复杂过程,单一传播因素难以解释大众传播全部效果。

二、健康传播项目计划制订

健康传播项目计划制订是项目顺利实施的前提和关键。计划方案包含:项目目标的制订,受众群体的定位,传播主题的确定,传播者的确定,传播媒介的选择,传播策略的确定,时间、人员、经费支持评价等。

(一) 项目目标的制订

项目目标的制订是项目计划方案的核心,为健康传播提供方向、准则和效果评价依据。传播需有明确目的,健康传播活动要契合目标社区和人群需求。目标制订一般遵循 SMART 原则:①明确性(specific,S),总体目标要提纲挈领、清晰简洁无歧义,分目标要详细,覆盖多维度、多种路径,健康传播项目宜多管齐下、潜移默化传播信息;②可衡量性(measurable,M),传播方式多样,但分目标应含可衡量指标,且相关数据可获取,以评价进度成果;③可实现性(achievable,A),健康传播目标应可通过项目实施达成,设定时要评估项目人员、经费等资源落实及支持环境和困难,合理预期传播工作;④相关性(relevant,R),分目标制订要聚焦总目标,相互联系又各有侧重,包括短长期目标、不同传播任务策略、任务目标与经费目标、过程效果产出目标等;⑤时效性(time-bound,T),不同传播媒介时效性不同,要依实际情况制订项目目标,新媒体时代健康传播时效性要求增强,突发公共卫生事件更要求快速传播以减少危害、消除恐慌。

(二) 受众群体的定位

受众是健康传播中信息的接收者和反应者。受众群体定位准确是健康传播活动成功的关键,因此制订健康传播方案时要细分受众群体,定位清晰。常见区分标准有:①依据人口学特征,如年龄、性别、教育程度、经济收入、地域分布等;②依据传播目标,如政策宣讲、公众教育、特殊群体教育等;③根据健康状况,如按疾病潜伏期、前驱期、症状明显期、转归期区分。必要时可通过定量方法(如问卷调查等)和定性方法(如一对一访谈、小组访谈等)深入了解受众情况。

(三) 传播主题的确定

健康传播主题是受众获得的关键信息和内容,倾向于认知重构核心要点而非具体创意表达或文案信息。好的健康主题要与目标一致,且立意新颖、简单明了、易于传播。如针对疫苗接种率偏低问题,传播目标是提升公众对疫苗接种的科学认知,主题可为"回顾疫苗接种史,筑牢健康屏障墙"。4月7日是世界卫生日,2025年世界卫生日的主题为"健康起点,希望未来",旨在倡导加大努力保障母婴健康,减少孕产妇和新生儿死亡,并优先关注妇女的长期健康与福祉。国家卫生健康委将中国宣传主题定为"保障母婴健康 呵护祖国未来"。

(四) 传播者的确定

传播者是传播行为的引发者,在传播中可以是个人、群体或组织。健康传播活动复杂,传播者需综合运用策略将健康信息告知受众,影响其健康知识、态度和行为。传播者可信度是影响传播效果的关键因素,包括信誉(受众对其提供健康信息的认可程度)和专业权威性(对特定健康信息的发言权和资格)。卫生健康信息关乎群众切身利益,对传播者可信度要求高,因此传播者需具有高度权威性和专业性,明确主体责任,加强人员管理审核,维护专业亲民形象,争取受众信任,以保证传播效果。

(五) 传播媒介的选择

确定受众群体和传播主题后,选择适宜的传播媒介至关重要。媒介是传播内容的载体,按作用方式可分为听觉、视觉、视听媒介;按出现顺序可分为符号、语言、文字、印刷、电子、网络媒介;从受众与传播者关系角度可分为自有媒介、付费媒介和赢得媒介。传播媒介选择应从传播目标和对象出发确定,在目标和预算允许时尝试新渠道。

(六) 传播策略的确定

明确传播主题和媒介后,传播内容、元素和方法基本确定。健康传播具有复合性,常需多级传播、多种媒介及多层次反馈交流。健康传播策略有自我传播、人际传播、群体传播、组织传播和大众传播等。新媒体时代,视频成为大众获取信息的重要媒介,立体化、矩阵化传播策略成为热点,普通个人可自由发表言论,人际传播在健康传播中作用显著。很多政府机构和医疗单位转变传播策略,配置新媒体设备和宣传团队,从传统单方向、广撒网宣传向多方互动、精细化传播转变,细分受众需求,重视互动,多维度推进健康信息传播。如今,健康传播已融合多种传播特点为一体。

(七) 评价

健康传播项目计划中,时间、人员、经费支持的评价也很重要。明确时间节点如同确定传播过程的锚点,可保证项目按计划有序推进。预算不仅包括直接传播经费,还涵盖项目组内部可调用资源及对人力、物力投入的全面评价。

三、健康传播项目材料制作

健康传播项目材料是健康信息载体和辅助宣传手段,其立足点是受众群体,需有影响力和说服力,让受众产生共鸣以获得健康知识。健康传播项目材料的原则性要求包括:①坚持正确政治方向、舆论导向、价值取向,符合伦理规范;②内容科学准确,具有可靠的科学证据,符合现代医学进展与共识;③契合项目主题,语言文字通俗易懂,核心信息凝练,行为建议明确,表现形式易被公众理解、接受和参与;④基本要素齐备,有明确来源、作者、发布时间、适用人群等;⑤信息内容适宜目标人群生活环境和文化背景。

健康传播项目材料形式多样,有印刷材料,如海报、折页、传单、宣传册等;影音材料,如广播、录音、电影、电视、幻灯片、新媒体材料;实物材料,如人体模型及其他健康传播实物等。

若有现成材料,需评价其是否满足项目目标、主题及传播策略,可适当修改,必要时重新开发制作。制作过程中,需制订计划,调查分析目标人群特征,评价现有传播不足,确定新材料核心内容,组织制作团队,评价经费预算,明确制作方案(含媒介设计、内容设计、视觉设计)和进度安排,形成初稿,视情况开展预实验,完成修改、定稿,配备数据来源、信息出处、审稿专家等信息,提高材料可信度。

四、健康传播项目实施

健康传播项目实施是传播计划的终端环节,确定传播策略和材料后,需制订完善项目进度表,指导活动按时执行或按时发布内容,包括执行细节、具体流程、不同平台传播时间、频率及周期等。实施中要加强组织领导,强化部门协作,推动任务落实,鼓励社会各界参与监督,加强组织者、传播者与受众的交流沟通,及时报告、澄清和纠正负面材料(或纠正活动方案的不足),构建健康信息发布传播规范管理的良好环境。为保证实施效果,可视情况开展项目材料、传播策略或整个项目的预实验,优化完善项目方案。

五、健康传播项目效果评价

健康传播项目效果评价是判断项目是否达到预期目的、评价项目不足以促进健康信息传播的重要环节。与健康教育项目类似,健康传播项目效果评价建议遵循 SMART 原则,从工作流程看,可分为制订评价方案、收集数据信息、分析统计数据、提交和反馈等步骤(图 3-2)。

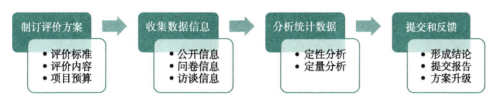

图 3-2　健康传播项目效果评价流程图

一个理想的效果评价方案,除评价目标明确外,关键要有明确合理的评价标准。一般在以公众教育或健康促进为目的的传播计划中,常从受众认知、态度、行为方面分层级设立评价标准,考察传播对象对信息的知晓率、态度认同及是否形成预期健康行为生活方式。以政策倡导为目标的传播计划中,政策改变是长期宏观目标,需分解为短期评价标准,评价各传播周期目标完成度及对总目标的贡献。效果评价贯穿健康传播全过程,除项目评价外,也可对传播者确定、受众选择及传播材料等进行效果评价。

在效果评价方案指导下,通过定性与定量研究结合,按计划完成数据获取、管理和分析,目的是回答本次健康传播活动是否达到预期目标,最终以评价报告呈现分析结果。评价结果反馈要及时、准确、有效,将评价报告提交相关部门指导后续传播决策后,健康传播活动才算完成闭环,进而实现优化升级。

六、健康传播项目案例

 案例 3-2

某区管辖 16 个街道办事处、1 个社区管委会,共有基层自治组织 140 个,总人口 82 万。其中居民高血压患病率 33.4%,高于全国水平,且知晓率为 62.6%,控制率为 60.3%,成为危害居民健康的重大问题。拟开展有针对性的健康传播项目。

(一)确定活动目标

高血压是心脑血管疾病重要危险因素及死亡主要因素,《健康中国行动—心脑血管疾病防治行动实施方案(2023—2030 年)》明确指出,到 2030 年,30 岁及以上居民高血压知晓率达到 65%,基层规范管理服务率达到 70%,对吸烟、饮酒等危害的认识有效提升。本项目总目标为通过一系列健康血压传播活动,提升居民对高血压危险因素认识,减少不良生活行为方式,提高生命质量。分目标为居民高血压患病率下降 X%,高血压知晓率达到 X%,基层规范管理服务率达到 X%,对传播内容和方式的满意度达到 X%。

（二）明确受众群体

基于全区人口学特征和疾病发生发展规律,本次活动以 30 岁及以上居民为主,重点是 60 岁以上居民,同时借助学校健康科普活动,在青少年中提早形成高血压预防理念。

（三）确定传播主题

好的主题要与目标一致且具有新颖性、简洁性和传播性。如 2023 年全国高血压日主题是"健康生活,理想血压",2024 年世界高血压日主题是"精准测量,有效控制,健康长寿",针对高血压健康生活干预还可设"盐多必失,正确识盐""健康饮食,呵护你我""笑对生活每一天,幸福安康长寿年"等主题。

（四）确定传播策略和媒介

针对不同受众群体特征,中青年人群可采用新媒体(公众号、电视、短视频、有声书)、宣传材料(海报、折页)及发放水杯、雨伞等实物媒介的方式;60 岁以上居民在此基础上增加现场面对面咨询、电话咨询、讲座培训、集中体育活动等;中小学师生可增加参与性游戏、科普课堂、自制手工作品、自编曲艺活动等。

新媒体传播是当前健康传播重要模式:①通过合作媒体,将图形化的《中国高血压防治指南》投放到企事业机关、学校、医疗机构、住宅楼、商场的电梯媒体或大屏幕循环播放;②专业医师入驻有影响力的新媒体,开设科普公众号,通过现场直播、图文咨询、自编短剧播放、脱口秀等形式提高公众认识,倡导健康生活方式;③将实物发放与新媒体技术结合,推出"网红产品",融合实物与科普宣传(如印有宣传语/图片,或印有二维码的水杯、台历、T 恤衫等实物产品,扫码即可阅读科普书籍或听讲座),从而提高居民对高血压防控知识知晓率;④随着人工智能(AI)大模型推广,从聊天机器人到虚拟助手,可通过对话式 AI 感知受众心理和行为习惯,未来经大模型训练的产品可从知识库推送健康科普知识,从而实现健康传播。

此外,现场专题传播策略也很重要,可通过现场专题培训、社区宣传、现场咨询义诊、互动集市等活动传播高血压防控知识。组织现场活动可分为:①筹备期,发动基层组织力量,加强前期宣传,鼓励居民参与,做好应急风险评估和准备,从受试群体角度走流程,体会其感受需求;②活动现场,通过视觉、听觉和参与体验加深感受;③活动结束后,做好宣传报道,提升知名度,重视信息反馈;④复盘及感谢,总结不足与收获,指导今后健康传播工作,短期内可再开展大范围宣传活动,加深受试群体认识,推进全区健康传播工作。

（五）落实项目计划

项目实施中,要对项目负责人、执行人和辅助人员分工,保证项目按计划实施,发动群众参与,执行人员要重视与受众沟通技巧,具备共情和表达能力,做到有理有据有节,以情动人,以理服人,同时严格按预算开展工作,把握项目进度和节点,合理合规操作。

（六）效果评估

项目进展阶段和结束后要及时开展效果评估,依据分目标细化评估指标,包含受众认知、态度、行为改变,评价方法可采用问卷调查和现场访谈。

健康传播活动能降低健康信息获取门槛,提高群众健康素养,但存在持续时间短、后续管理缺失、受众黏性不强等问题。因此需将品牌理念引入健康传播领域,打造针对目标人群主要健康问题的系列传播活动,形成有影响力、受关注的品牌阵地,增强受众黏性,为健康促进与健康教育工作提供重要支撑。

（荆 涛）

04章
本章数字资源

第四章 | 实验室安全与管理

实验室及其安全管理是公共卫生领域的重要环节。实验室在科研、教学等诸多方面都有着至关重要的作用,不同类型的实验室能够满足不同学科和项目的需求。实验室特定的功能定位与布局,以及所包含的各类设施及专业仪器设备,为开展相应的实验研究提供了基础条件。

第一节 | 实验室概述

实验室是专门用于开展科学研究、实验测试、技术开发以及创新探索等活动的场所,是人类为了认识自然、改造自然,利用自然界中与人类生产生活相关的物理、化学、生物等各种因素,依据科学规律进行实验的场所。它一般配备有先进的仪器设备、专业的实验工具以及充足的实验材料,为科研人员和学生营造了良好的工作和学习环境。

一、实验室的发展

我国实验室的发展历经了多个阶段,且各阶段均呈现出不同特点。新中国成立初期,第一代实验室以"场所制胜"为特点,其特征表现为"水泥台子+简单的实验仪器";20世纪90年代以后,随着我国经济实力的不断增强,国内各科研机构、高校、企业等大量购置进口实验仪器设备,第二代实验室则以"仪器制胜"为主要特征;之后,科研人员逐渐重视实验室建筑的建设,期望在水、风、电、气等设备管网完备的专业实验室中工作,同时兼顾安全、健康等以人为本的要素,故而第三代实验室以"系统制胜"为特点;随着学科的持续发展,科研活动的探索性和尝试性又使实验室建筑需求具有未知性和不确定性,实验室既要满足当下的实验需求,又要能够适应未来科研内容的变化与发展,因此第四代实验室以"远见制胜"为特征。

新时代的实验室,一方面朝着功能极度专业化、现代化的方向发展,另一方面则呈现出功能消解的趋势。例如近年来较为常见的公共通用实验室或共享实验室。这类实验室因其具有万能通用的均质空间,能够作为支撑体系灵活划分,既节省空间又节约成本,是未来发展的趋势之一。此外,一些为适应全新科研活动、面向未来的新概念实验室,如智慧化实验室、移动实验室、物联网+实验室等,不断出现在人们的视野中,并逐渐走向成熟。

二、实验室类型

(一) 物理实验室

物理实验室是进行物理教学与研究的场所,涵盖物理实验仪器室、物理实验准备室以及教学用物理实验室等。它侧重于研究力学、热学、电学、光学、电磁学等方面的现象和规律,常用于验证物理学科的定理和定律。

(二) 化学实验室

化学实验室是提供化学实验条件、开展科学探究的重要场所,主要从事化学反应、物质合成与分析等工作,涉及有机化学、无机化学、分析化学等领域。化学实验室还可能包含多个分室,如原子吸收室、光谱分析室等,以满足不同类型实验的需求。

(三) 放射实验室

放射实验室是专门用于开展涉及放射性物质研究、检测、应用和防护等相关工作的特殊实验室。

NOTES

由于放射性物质具有一定的辐射危险性,放射实验的安全防护要求更高,其实验室的设计建设必须符合相关的安全防护要求。通常,墙壁、地板和天花板会采用含铅或其他防辐射材料,并设有专门的屏蔽室。并且,要制定严格的准入制度,只有经过专门培训、获得授权的人员才可进入。针对放射性废弃物,还需进行分类、收集、储存和处理,遵循严格的环保要求。放射实验室的常用设备包括辐射测量仪器、防护衣、辐射源等。整个辐射防护研究体系主要应用于辐射防护与放射医学、核环境科学、核应急与核安全、核设施退役与废弃物治理四个领域。

(四) 生物实验室

生物实验室是专门用于进行生物学实验和研究的场所。其研究领域广泛,包括细胞生物学、分子生物学、基因工程、遗传学、生物化学等。生物实验室更专注于生命科学的研究,如细胞培养、基因工程、病原微生物研究等。科学家和研究人员通过在实验室开展相应的实验和研究,不断探索生命的奥秘,推动生物科学的发展与应用。2021年4月15日,《中华人民共和国生物安全法》正式实施,对病原微生物实验室生物安全作出了明确规定。

三、实验室组成部分

(一) 实验区域

实验区域作为开展实验操作的关键核心部位,配备实验台、通风橱以及生物安全柜等专业设施。实验台上摆放各类实验仪器与试剂,通风橱和生物安全柜则专门用于处置那些可能会产生有害气体或物质的实验流程,切实保障实验操作人员的人身安全以及周遭环境的健康。

(二) 仪器设备区域

仪器设备区域存放各类专用和通用的实验仪器设备,如显微镜、离心机、分光光度计、PCR仪等。这些仪器设备根据其功能和使用频率进行合理摆放和存储。

(三) 试剂储存区域

试剂储存区域是专为存放化学试剂、生物样本以及实验耗材所设立的特定区域。此区域通常有着严苛的温度、湿度以及通风管控标准,确保试剂与样本质量与稳定性。例如,部分对低温环境有要求的试剂会被放置在冰箱内,而那些易燃易爆的试剂不仅配有特殊的储存装置,还带有醒目的安全标志用以警示。

(四) 数据处理区域

一些实验室会单独规划出数据处理区域,该区域配备有计算机、打印机以及其他用于数据分析处理的专业设备,主要承担实验数据的记录、深入分析以及后期处理等工作任务。实验人员能够在此运用专业软件对数据进行统计分析,撰写实验报告。

(五) 安全设施区域

安全设施区域涵盖了消防器材(如灭火器、灭火沙等)、紧急淋浴装置、洗眼器及通风系统等关键设施,以应对各类潜在的突发紧急状况。

(六) 办公区

办公区是供实验人员进行研讨、查阅资料、书写报告等工作的专属场地,配备桌椅、书架、文件柜等办公家具。

(七) 辅助设施区域

鉴于部分实验室自身所具备的特殊性质与独特使用需求,会特别增设一些辅助设施区域,诸如更衣室、休息室、卫生间等,力求为实验人员打造便利、舒适的工作环境。

第二节 ｜ 实验室安全要求

一、实验室安全风险因素

实验室所面临的安全风险涵盖消防、用电、化学、辐射以及生物安全等多方面因素。在我国，实验室安全工作主要遵循国家在消防、环境保护、卫生健康、职业卫生、化学品、生物安全等领域的相关法律法规。从标准层面来看，我国有关实验室建筑设计与实验设备的标准相对完备，包含《科研建筑设计标准》（JGJ 91—2019）、《移动实验室设计原则及基本要求》（GB/T 29475—2012）、《实验室家具通用技术条件》（GB 24820—2009）等，另外还有一系列实验室仪器与设备安全规范等。

二、化学安全管理

化学安全管理是指对化学物质、化学过程和化学相关活动进行全面的规划、组织、协调、控制和监督，以确保人员安全、环境保护和财产不受损害的一系列管理活动。以下重点介绍关于化学品安全管理的内容。

化学品安全管理严格遵循国家发布的一系列法律法规及标准，涵盖《中华人民共和国安全生产法》《危险化学品安全管理条例》《中华人民共和国监控化学品管理条例》《使用有毒物品作业场所劳动保护条例》《突发公共卫生事件应急条例》《危险化学品目录》等。

（一）危险化学品的定义及分类

依据《危险化学品安全管理条例》，危险化学品指具有毒害、腐蚀、爆炸、燃烧、助燃等特性，对人体、设施、环境具有危害的剧毒化学品和其他化学品。但凡具备不同程度的燃烧、爆炸、毒害、腐蚀、放射性等危险属性的物质，在受到摩擦、撞击、震动，接触火源、日光曝晒，遇水受潮、温度起伏或遭遇性能相悖的外界因素干扰时，引发燃烧、爆炸、中毒、灼伤等人身伤亡事故，或致使财产损毁的物质，皆属于危险化学品范畴。

参照联合国《关于危险货物运输的建议书规章范本》，国家质量监督检验检疫总局与国家标准化管理委员会于 1986 年拟定国家标准《危险货物分类和品名编号》，并在 2012 年对其修订，即《危险货物分类和品名编号》（GB 6944—2012），该标准将危险品划分为 9 个类别：第 1 类为爆炸品；第 2 类为气体；第 3 类为易燃液体；第 4 类为易燃固体、易于自燃的物质、遇水放出易燃气体的物质；第 5 类为氧化性物质和有机过氧化物；第 6 类为毒性物质和感染性物质；第 7 类为放射性物质；第 8 类为腐蚀性物质；第 9 类为杂项危险物质和物品，包括危害环境物质。此为传统的危险化学品分类架构。

鉴于化学品种类与数量的持续递增，为促使世界各国统一化学品分类及标记制度，国际劳工组织、经济合作与发展组织、联合国危险货物运输专家委员会协同制定了《全球化学品统一分类和标签制度》（GHS）。2003 年 7 月，经联合国经济社会委员会决议，正式启用 GHS，并授权将其译成联合国官方语言，在全球范围推广运用。

依照 GHS，我国制定了对应的国家标准《化学品分类和危险性公示　通则》（GB 13690—2009）及《化学品分类和标签规范》（GB 30000—2013），依危险性将化学品细分为 28 类，其中涵盖 16 个物理危险类别、10 个健康危害类别以及 2 个环境危害类别。

（二）危险化学品的储存

危险化学品的储存应符合《危险化学品仓库储存通则》（GB 15603—2022）规范，同时依据不同省市针对危险化学品的管理细则落实当地标准。所购置的危险化学品必须依规定存放于专用储存室（柜）内，安排专人（务必是接受过专业培训的在职人员）负责管理。结合所储存危险化学品的类别与危险特性，在储存场地配备诸如防盗、监测、监控、通风、防晒、调温、防火、灭火、防爆、泄压、防毒、中和、防潮、防雷、防静电、防腐、防泄漏以及防护或隔离操作等系列安全设施、设备，并定期对这些安全设施、设备予以检测、维护，保障其稳定运行。走廊等公共区域严禁存放危险化学品。

大量危险化学品的存放需严格遵照《危险化学品安全管理条例》要求,安置于专用仓库。各机构通常还会出台更为详尽、贴合自身实际的化学品安全管理制度,实验室内少量危险化学品同样要遵循机构内部的相关规定进行存放。

(三)危险化学品的使用

存有危险化学品的实验室,应构建本实验室的危险化学品目录与动态台账。动态台账可选用手工纸质记录,或者借助化学品管理平台录入等形式登记使用详情,且务必及时更新,确保纸质版与化学品管理平台信息的一致性。使用危险化学品的单位必须依法取得相应的许可资质,对涉及危险化学品使用的人员进行全面培训。使用前要对危险化学品使用场所进行检查。使用过程规范,严格遵循操作规程,做好个人防护。

三、生物安全管理

(一)相关法律法规

生物安全相关法律法规包括《中华人民共和国生物安全法》《中华人民共和国传染病防治法》《突发公共卫生事件应急条例》《医疗废物管理条例》《病原微生物实验室生物安全管理条例》以及《实验动物管理条例》等。相关国家标准与行业标准包含《实验室 生物安全通用要求》(GB 19489—2008)、《生物安全实验室建筑技术规范》(GB 50346—2011)、《病原微生物实验室生物安全通用准则》(WS 233—2017)、《生物安全柜》(GB 41918—2022)(2025年11月1日起实施)等。

(二)病原微生物的分类

国家根据病原微生物的传染性、感染后对个体或者群体的危害程度,将病原微生物分为四类。

第一类病原微生物,是指能够引起人类或者动物非常严重疾病的微生物,以及我国尚未发现或者已经宣布消灭的微生物。

第二类病原微生物,是指能够引起人类或者动物严重疾病,比较容易直接或者间接在人与人、动物与人、动物与动物间传播的微生物。

第三类病原微生物,是指能够引起人类或者动物疾病,但一般情况下对人、动物或者环境不构成严重危害,传播风险有限,实验室感染后很少引起严重疾病,并且具备有效治疗和预防措施的微生物。

第四类病原微生物,是指在通常情况下不会引起人类或者动物疾病的微生物。

第一类、第二类病原微生物统称为高致病性病原微生物。

(三)生物安全实验室分级

生物安全实验室,又称生物安全防护实验室,是借助防护屏障与管理举措,能够规避或管控被操作的有害生物因子所带来的危害,以契合生物安全标准的生物实验室及动物实验室。生物安全实验室通常由主实验室、其他实验室以及辅助用房构成。我国参照实验室针对病原微生物的生物安全防护水平,并依据国家标准的相关规定,将实验室划分为一级、二级、三级和四级。

(四)全流程管控与体系建设

应从病原微生物的采集、运输、实验活动、保存、销毁、废弃物处置等全流程进行管理。设立机构应建立生物安全管理组织架构并制定相应管理制度,构建生物安全管理体系与文件,定期开展风险评估,持续推进监督检查与培训工作,不断强化生物安全管理。从业人员必须具备相应能力与水平,经培训获取上岗资质。在开展实验活动时,要着重强化生物安全管理,杜绝感染事件的发生。

四、辐射安全管理

"辐射"一词涵盖内容极为广泛,从微波通信系统,到紫外线、激光、X射线,乃至亚原子的释放以及放射性物质中的颗粒等,均涉及"辐射"概念。当个体暴露于辐射环境下,即可能对人体带来潜在危害,例如紫外线、激光、微波等可造成灼伤,而且辐射还可能增加患癌风险。在我国,主要依据《放射性同位素与射线装置安全和防护条例》对放射性同位素、射线装置的安全与防护实施监督管理。

(一)辐射的种类

1. **核辐射** 通常也称作放射线,它存在于所有物质当中,这是亿万年来的客观事实,属于正常现象。核辐射是原子核从一种结构或能量状态转变为另一种结构或能量状态过程中所释放出的微观粒子流,因其能使物质发生电离或激发,所以又称电离辐射。

2. **放射源** 是拟用作致电离辐射源的任何量的放射性物质。放射源一般用所制成放射性核素的活度来表明其强弱,也可用射线发射率或注量率来标识。通常,无损探伤、放射治疗、辐射处理所使用的高活度或高射线发射率的放射源习惯上被称作辐射源(radiation source)。以放射源为基础的射线应用技术在工业、农业、医学、资源、环境、军事等诸多领域有着广泛应用。

3. **微波** 指频率介于300MHz至300GHz的电磁波,具有易于聚集成束、高度定向以及直线传播的特性,可用于在无阻挡的视线自由空间传输高频信号,由于其频率比一般的无线电波频率高,故而通常也被称为"超高频电磁波"。

4. **电磁辐射** 是因同向振荡且相互垂直的电场与磁场在空间中以波的形式传递动量与能量,其传播方向垂直于电场与磁场构成的平面,电场与磁场的交互变化产生电磁波,电磁波向空中发射传播便形成电磁辐射。

(二)辐射防护与注意事项

一是防止有害的确定性效应发生。例如,致使眼晶状体混浊进而影响视力的剂量当量在15Sv以上,为保护视力、避免这一确定性效应出现,需确保工作人员眼晶状体的终身累积剂量当量不超过15Sv。二是限制随机性效应的发生并将其降低至可接受水平。辐射防护的目的在于使由人为因素引发的辐射所致的各类恶性疾患的发生率,低到可被自然发生率的统计涨落所掩盖。三是消除各种不必要的照射。

五、设备安全管理

(一)常规仪器设备的安全管理

常见的仪器设备涵盖玻璃仪器、特殊玻璃仪器、加热设备、制冷设备、振动设备、高速设备,以及贵重精密仪器与大型设备。在仪器设备的安全管理与使用方面,除严格遵循国家相关法律法规以及实验室有关规章制度外,还需着重依据仪器设备自身特性,严格依循标准操作规程操作,保障使用安全。

(二)特种设备的安全管理

1. **特种设备的运用与管理** 需依照国家一系列法律法规执行,其中包括《中华人民共和国特种设备安全法》(简称特种设备安全法)、《特种设备安全监察条例》及《特种设备目录》。特别要指出的是,特种设备安全法明确规定使用单位对特种设备的使用安全负主体责任,且有对特种设备的报废处理义务,一旦发生事故造成损害,需依法承担赔偿责任。

2. **特种设备的分类** 依据特种设备安全法,特种设备是指对人身和财产安全有较大危险性的设备,以及法律、行政法规所规定的其他特种设备,可细分为承压类特种设备与机电类特种设备。实验室里常见的承压类特种设备有高压灭菌锅、反应釜、气瓶等,机电类特种设备有起重机械、叉车等。

3. **安全使用特种设备** 在使用过程中必须严格遵循标准操作规程。

(1)设备运行前,需全面细致地开展各项运行前检查工作,包括电源电压、各开关状态、安全防护装置以及现场操作环境等。一旦察觉异常,应即刻处理,严禁未经检查便强行启动设备运行。

(2)设备运行时,要按规定如实记录运行状况,依要求定时检查设备运行状态并按需进行必要检测;秉持经济实用原则,将设备调试至最佳工况,以减少能源消耗。

(3)如设备突发故障,应立即停机,并同步上报主管领导,尽快组织排除故障或实施抢修,确保正常工作秩序不受影响。严禁设备带"病"运行。

(4)若因设备安全防护装置启动致使设备停机,需及时进行相应故障排查处理。若短时间内难以处置,在上报领导的同时,应组织专业技术人员深入排查故障根源,并依据排查结果对故障设备展开抢修。禁止在故障原因不明的情形下强行送电运行。

（5）当设备遭遇紧急情况，可能对人身安全构成威胁时，操作人员在采取必要控制措施后，应迅速撤离操作现场，避免人员伤亡事故发生。

（三）严格管理流程

设备的大修、改造、移动、报废、更新及拆除等操作，必须严格落实国家相关规定，依循单位内部逐级审批流程，并向特种设备安全监察部门办理对应手续。严禁私自对未经批准或不符合国家规定的设备进行大修、改造、移动、报废、更新及拆除操作，一经查实，除对责任人予以严肃惩处外，责任人还需承担由此引发的事故责任。

六、废弃物处置

实验活动会产生相应的废弃物，实验室废弃物种类繁多，包括化学性废弃物、感染性废弃物、放射性废弃物等。应当依据种类有针对性地收集与处理，防止由危险性废弃物引发的安全问题。

（一）实验室废弃物的定义

实验室废弃物可划分为一般废弃物和危险废弃物。通常，按照实验室危险废弃物的存在形态，能够将其简单分为废气、废液和固体废弃物三类。依据《中华人民共和国固体废物污染环境防治法》规定，危险废弃物是指列入国家危险废物名录或者依据国家规定的危险废物鉴别标准和鉴别方法认定的具备危险特性的固体废弃物，它们具有毒性、腐蚀性、易燃性、爆炸性、反应性或感染性等特性。

（二）废弃物相关法律法规及标准

废弃物相关的法律法规及标准包含《国家危险废物名录》、《大气污染物综合排放标准》（GB 16297—1996）、《中华人民共和国固体废物污染环境防治法》、《道路危险货物运输管理规定》、《危险化学品安全管理条例》、《危险废物贮存污染控制标准》（GB 18597—2023）等。

（三）废弃物的分类收集与储存

1. 化学实验废弃物　化学实验废弃物需依照相关规定分类，于实验室指定的储存容器内收集，不相容的化学实验废弃物要分别储存。易燃、易爆、剧毒等化学物品在使用过程中及使用后的废渣、废液，必须及时妥善处理，分类倒入指定容器内，严禁随意丢弃、乱放。实验室应制定完整的废弃物清单，涵盖未能用尽的试剂及其包装、实验过程的副产品与泄漏物、实验结束后的清理物，依据化学品和实验废弃物的理化特性，实施分类收集管理。

2. 生物危险废弃物　①未经有害生物、化学毒品及放射性污染的实验动物尸体、肢体和组织，需用专用塑料密封袋密封，放置在专用冰室或冰箱冷冻保存，并做好相应记录。②经有害生物、化学毒品及放射性污染的实验动物尸体、肢体和组织，要先当作需消毒灭菌的废弃物处理，再用专用塑料封袋密封，贴上有害生物废弃物标志，放置在专用冰室或冰箱冷冻保存，并做好相应记录。③生物实验器材与耗材，塑料制品应用特制的耐高压超薄塑料容器收集，定期灭菌后回收处理。④其他生物废液，能够进行消毒灭菌处理的，在处理确保无危害后按生活垃圾处理；若不能进行消毒灭菌处理，则用专用塑料袋分类收集，贴上有害生物废弃物标志，放置在专用冰室或冰箱冷冻保存，并做好相应记录。

3. 电离辐射危险废弃物　①废放射源、液态放射性废弃物和废弃放射装置应当按照国家有关标准做好分类、记录与标识，内容涵盖种类、核素名称等。②废放射源应单独收集，依据生态环境部相关要求密封收集，实施屏蔽和隔离处理，存放地点要有明显辐射警示标志，做到防火防盗，专人保管。③长半衰期放射性废弃物以及经环保部门检测认定为解控水平以上的短半衰期放射性废弃物，须经所在单位辐射防护小组审核并向环保部门递交处理申请，依照环保部门要求处理；经环保部门检测认定为解控水平以下的短半衰期放射性废弃物，可按一般废弃物处理；液态放射性废弃物须由环保部门聘请的专业人员固化后再处理。④废弃放射装置在报废前须经环保部门核准，由专业人员取出放射源，再按照放射性废弃物的处理方式处置。

（四）废弃物的处置

实验室废弃物的处置至关重要,关乎环境保护、人员安全等多方面,应遵循分类管理原则、减量化原则、无害化原则、安全原则、环保原则、可追溯原则等。废弃物应交由有资质的机构进行收运,集中处置。

第三节 ｜ 实验室管理体系

实验室管理体系是确保实验室有效运作的一套综合架构,它涵盖管理方针与目标,为实验室工作指明方向。在人员管理层面,明确人员职责与能力要求,确保实验操作具备专业性。在设备管理方面,规范设备采购、校准、维护等流程,保障实验设备精准无误。在文件控制环节,保证实验方法、记录等有效规范。借助内部审核与管理评审持续查缺补漏、优化提升,进而提供可靠的实验数据与服务,筑牢实验室安全防线。

一、管理体系的建立

（一）管理体系概念及构成

管理体系是组织在构建方针、目标以及实现这些目标的过程中,相互关联、相互作用的一组要素,它明确了组织的结构、岗位、职责、策划、运行、方针、目标等内容,以及达成这些目标的具体过程。其核心作用在于保障实验室活动符合国家相关法律法规、标准指南以及安全管理规定要求,促使实验室能够自主发现问题、及时纠正、持续改进,最终达成实验室安全发展的目标,预防、降低、消除与控制相关风险。

实验室管理体系建设包括组织结构设置、发展方针和管理目标确定、体系文件编制以及运行与持续改进等。在建设过程中,尤其注重体系的系统性、全面性、有效性与适用性,同时充分考量各要素间的衔接与统一,使其成为有机整体。

（二）管理体系建立的依据和原则

1. 管理体系建立的依据

（1）法律法规要求:法律法规作为实验室管理的纲领性文件,是实验室管理体系文件编写的根本法律依据。

（2）安全管理需求:实验室首要的任务是构建有效的安全管理体系,倘若缺乏健全、行之有效的管理体系,即便配备再高端的硬件设施,也难以充分发挥其安全保障功效。实验室硬件是根基,制度是保障,即便硬件存在短板,也可依靠相关制度加以弥补。

2. 管理体系建立的原则

（1）风险评估优先原则:需精准识别实验室可能潜藏的风险因素,考量实验室能够承担的工作量或工作强度,探究对实验环境有无特殊诉求等,展开全方位风险评估。

（2）科学合理实用原则:实验室安全管理应因地制宜,做到科学合理、贴合实际、科学防护。同时,要定期对管理体系进行修订完善,以顺应内外部环境变化以及安全管理新要求。

（3）严格规范管理原则:严格依循相关法律法规、标准及部门规章,对实验室实施分级分类管理。

（三）管理体系组织架构设置

适宜的组织架构是保障实验室安全、平稳运行的前提。管理体系应清晰展现实验室全体人员的责任与权限关系,明确管理层级与管理范畴,将职权合理分配至各个层级与部门,并细化不同部门、人员的具体职责。

实验室设立单位的最高管理者需指定所有关键职位代理人,包括安全负责人、技术负责人、每项实验活动的项目负责人、安全监督员等,明晰不同人员的岗位职责。同时,应明确职能部门专职负责实验室安全日常监督管理工作。如有必要,可组建安全生产委员会,负责实验室安全的决策、咨询、指导、评估与监督事宜。

NOTES

二、管理体系文件与制度

(一) 管理体系文件编写原则

以国家法律法规、标准指南为基石,尽可能囊括实验室安全管理的全要素,高度关注各层级文件间的关联性。结合实验室自身特性与实际状况,使之与实验室规模、活动复杂程度以及风险程度相适配。

(二) 管理体系文件框架

以生物安全管理体系文件编写为例,通常其文件框架分为四个层次。

1. 生物安全管理手册属于纲领性、政策性文件,对本单位生物安全管理工作进行全面擘画与设计,并提出相关要求。

2. 程序文件作为生物安全管理手册的支撑性文件,将管理手册中的原则性要求予以细化、落地。

3. 作业指导书亦称标准操作程序,用于指导生物安全管理工作的具体流程,详细描述技术细节,具备可操作性。如生物安全柜操作规程、安全管理制度、安全应急手册、应急预案、风险评估报告等皆属此类。

4. 记录表格是为已完成的活动或达成的管理目标、结果提供客观凭证的文件,记录可细分为安全记录、技术记录、证书类及标识类记录。如实验室安全检查表、危险品安全数据单、压力锅使用记录表、医疗废弃物交接单等。

三、管理体系运行与持续改进

(一) 体系文件的审查和批准发布

以生物安全管理体系文件为例,负责文件编制的部门应组织相关部门负责人,对文件展开审查。管理手册的审查由实验室管理层、职能部门及后勤保障部门负责人协同进行;程序文件的审查由安全负责人牵头,组织各部门负责人会审;作业性文件的审查由管理体系运行责任部门负责,组织相关的部门负责人及人员参与审查。体系文件审查完毕后,所有审查人员均须在相关文件的审查记录表上签字确认。

(二) 依体系文件培训

实验室管理体系正式运行前,务必让体系覆盖的所有部门人员深入学习,透彻理解文件要求。结合实际情况,可采取集中学习与自学相结合、依岗位学习分类的知识内容等多种方式开展培训。

培训对象面向全体人员,重点聚焦管理人员(实验室管理层、部门负责人)、执行人员、监督人员。培训内容依据体系文件对各岗位人员应掌握知识进行合理编排。通用的管理要求可由职能管理部门统一组织集中培训,技术类、设备类知识可由各部门有针对性地开展专题培训。还可举办体系文件或生物安全知识竞赛、考试等活动。

(三) 日常管理与运行记录

实验室日常管理的运行记录举足轻重。记录应具备溯源性、即时性、充分性、重现性与规范性。需明确各类记录格式的编制、审核,以及记录的填写、更改、识别(编号)、收集、存档、借阅、处置等规范要求。

要确保每一项实验室活动或管理活动的记录充分,便于有效溯源。一旦记录出现差错,严禁随意涂改,应遵循记录更改原则,对错误之处进行划改,不可擦除。务必保证记录的修改能够追溯至前一版本或原始观察结果。各类记录须依规定及时存档,并按要求保存一定年限。

(四) 实验室内务管理

实验室应制定内务管理程序,安排专人负责管理、监督内务,时刻维持工作环境的整洁、有序与安全。内务管理涵盖:实验室人员与物品出入管控规定,人员良好工作习惯与行为准则,实验室及设备、工作台面的日常整理、清洁与消毒,清洁剂与消毒灭菌剂选用,个人防护装备要求与使用,实验材料管理以及水、火、电使用安全等方面。

实验室内严禁存放与实验无关的物品,须始终保持工作区整洁有序。实验室工作人员在污染区域及可能受污染区域完成安全处置后,方可开展实验活动与内务工作。

(五) 实验活动管理

实验活动是实验室安全管理的关键环节,也是最易引发安全事故的节点。以生物实验室为例,开展病原微生物实验时,可能导致人员感染,病原微生物扩散、泄漏、失窃等风险。特别是涉及高致病性病原微生物的实验活动,必须依法依规经过审批后方可开展,严禁从事国家明令禁止的实验活动与研究。

1. **项目准入** 实验室主任负责实验活动项目准入审批,对于从事病原微生物实验活动的实验室,还需生物安全委员会对材料进行审核,最终由最高管理者对实验项目准入进行决定。

2. **实验活动的审批** 实验人员依相关要求拟定实验室活动计划,并提交审批申请,由实验室主任对实验活动计划进行审批。

3. **全过程监管** 实验活动启动前,应充分了解实验活动涉及的各类危险,实验室主任或项目负责人要确保实验人员熟知良好工作行为规范,并给予正确使用安全防护设施、精准选择与使用个体防护装备的指导。实验活动进行中,工作人员必须严格按照实验技术规范、作业指导书与操作规程操作,并落实好个人防护措施。

(六) 安全监督检查

监督检查是实验室安全管理的关键环节与有力手段,通过监督检查推动年度安全计划、管理规定以及其他临时性工作任务切实落地、有效执行,保障各项工作有条不紊、保质保量完成,及时察觉存在的问题或安全隐患,做到早发现、早预防、早改进,防患于未然。

以病原微生物实验室为例,监督检查的内容包含但不限于:病原微生物菌(毒)种和样本操作的规范性与保管的安全性,设施的功能与状态,报警系统、应急装备、消防装备、危险物品的使用及安全存放,废弃物处理及处置的安全性,人员能力及健康状态,年度安全计划的实施,实验室活动的运行状态,针对不规范操作的整改措施落实情况,所需资源是否满足工作要求等。

(七) 持续改进

持续改进是提升管理体系有效性的核心手段。既要重视日常点滴改进,发现问题及时纠正,深挖问题根源,采取行之有效的纠正措施,减少错误发生,让改进活动常态化,也要聚焦重大改进活动,如对管理体系文件中不合理要素进行调整优化,对管理体系的适宜性、充分性与有效性展开全面评估等,促使管理体系不断完善。

第四节 | 实验室运行管理

实验室需构建专门的管理组织机构,拟定切实可行的管理体系文件,并落实相应的运行工作,保障体系文件切实发挥作用。

一、实验室人员管理

在实验室的各类实验活动中,人员素质起着决定性作用,人员管理既是实验室安全管理的核心要点,也是实验室安全的关键保障。在影响实验室安全的诸多要素里,人是最为核心、最为重要的资源。实验室务必高度重视人员管理与培养,依据实验室发展需求,甄别并构建人力资源需求与管理机制。实验室应参照自身规模,实验活动种类、性质以及难易程度设置不同岗位,同时依据安全管理需求设置安全管理岗位,辅助实验室负责人落实实验室日常安全监督管理工作。需着重把控相关岗位人员的专业背景、岗前培训以及实验活动规范性等关键节点。对于因教学需求开展实验活动的学生而言,带教老师的作用举足轻重。

（一）人员职责与具体要求

实验室应依据规模设定不同的岗位分工,包括管理人员、实验人员、辅助人员、后勤及维保人员。

1. 管理人员 实验室管理人员包括设立单位的法人代表、主管实验室安全的分管领导、职能部门负责人以及实验室负责人等。实验室管理者的主要职责是:保障实验室正常、安全运行。最高管理者应由实验室所在单位的主要负责人担当,其主要职责在于为人力资源、设施等硬件资源提供保障并予以协调,组织制定相关管理制度与体系文件,拟定年度工作目标与计划等全局性事务,并针对实验室重大问题进行决策。实验室负责人的主要职责为:负责实验室日常运行与管理,制定实验室人员技术与安全培训计划并加以实施,管控实验环境与设施条件,推动实验室能力建设等;依据实验室组织机构设置与岗位关联,组织制定各类人员培训计划并落地执行,组织开展实验室内部审核,负责分析评估实验室生物安全偏差与事故,制定预防措施并推进实施等。

2. 实验人员 实验人员主要依据自身职责开展实验活动,包括实验室在职员工、聘用员工、带教人员、进修人员以及学生等。

3. 辅助人员 主要负责样品受理与处理、试剂配制、相关器具洗涤与消毒、试剂管理、设备维护、废弃物处理等事务。

4. 后勤及维保人员 主要负责实验室设施的维护、保养、维修工作。

（二）人员管理方法

实验室应组建一支团队,进行科学合理的岗位设置与分工,明确各岗位职责,依据专业要求配置相应专业人员,同时设置必要的辅助岗位,并对人员提出原则性要求。人员管理方法如下。

1. 人员准入 实验室应对每位工作人员的人事档案、教育背景、培训及考核结果、工作能力以及人员健康状况予以审核与管理,并依据上述背景资料对员工、进修人员、学生等实行准入制度。实验室负责人应向每位工作人员充分告知所从事工作可能潜藏的风险,必要时签署知情同意书。准入条件可依据不同对象分类设定要求。

2. 人员培训 培训属于基础性工作,对保障实验工作圆满完成以及实验室安全至关重要,以生物安全实验室相关人员培训为例,主要涵盖岗前培训(如生物安全与专业技术)、继续教育、专项(题)培训等。

（1）岗前培训:通常针对实验室生物安全与专业岗位准入必备的基本内容开展系统且基础性的培训,主要内容包含实验室生物安全、消防安全以及相关法律法规、国家标准等,考核合格者颁发上岗证书,获取准入资格,此为正式上岗前的强制性要求。

（2）继续教育:是面向学校教育之后,针对管理人员、专业技术人员展开的知识更新、补充、拓展以及能力提升的高层次追加教育。在专业方面,主要涉及与所从事专业相关的专业技术、操作规范以及业务技术发展动态等内容。

（3）专项(题)培训:重点围绕一个主题,针对某项专业技能与知识进行集中培训,如在新型冠状病毒感染、猴痘等传染病威胁之际,为应对疫情暴发,针对这两类疾病的相关技术与知识实施专项培训。借助专项培训强化与提升实验室人员在相关领域的技术与知识水平。

（4）培训效果评估:指培训结束后需对人员的专业知识与实际操作进行考核。培训效果评估可采用书面问答与技能操作考核相结合的方式。

（三）健康管理与档案

实验活动存在一定风险,可能危及实验人员的健康与安全。因此,需对实验人员健康加以管理,保障实验人员健康与生命安全。健康管理主要包含健康体检、健康监测、建立个人健康档案以及预防措施落实等,并为实验人员提供必要的免疫保护或其他安全防护。

1. 健康档案 主要记录员工身体素质、免疫状况、基础疾病、从事岗位工作以及健康体检相关指标与数据等。特殊实验室设立单位应建立实验人员健康档案,留存本底血样,定期组织体检。体检结果与病史应归入工作人员健康档案。职工、研究生以及进修人员的健康档案与本底血样,至少保存至工作中接触病原体所致疾病的最长潜伏期之后。

2. 健康体检 通过定期体检,能够及时了解人员健康状况,保障实验相关人员健康安全。工作人员每年至少应进行一次健康体检。

3. 免疫接种 免疫接种是行之有效的健康风险控制手段,接种与实验活动相关的病原体免疫制剂,可发挥预防保护功效。从事病原微生物实验活动的工作人员,在开展病原微生物实验前,可依据工作需求与评估结果进行疫苗接种。接种疫苗的必要性与种类应由专业人员评估论证。免疫接种工作应由实验室设立单位统一组织。接种免疫制剂后,应依据需求定期进行加强免疫或采取临时性预防措施,确保免疫效果持续有效。

4. 健康监测 是针对实验活动人员健康与安全的重要预防性举措,通过健康监测能够及时察觉实验室感染,避免实验人员发病或向周边人群传播扩散。重点监测对象为从事高致病性病原微生物实验活动的相关人员,尤其是从事通过空气或气溶胶传播的病原微生物的实验活动的人员。健康监测可通过对重点人员实验期间每日体温监测、体征询问、自我不适报告等途径进行。一旦发现实验人员出现发热或与从事实验活动的病原体所致疾病相关的症状,应采取必要处理措施,如居家观察或医学观察;若出现典型临床症状,则应进行医学观察或隔离观察等。

5. 人员档案管理 实验室设立单位应建立实验室工作人员个人技术档案,对于部分高风险岗位的职工,还应建立专门的健康档案。个人技术档案主要涵盖学历材料(毕业证书、学历证明等)、人员录用材料(招聘、转正、定级等)、技术职称评定、技术能力证明、获奖证明、处分决定与解除决定、培训记录、岗位聘用审批表等。技术材料需依据实际情况持续补充完善。

二、实验室活动管理

实验室活动管理是整个实验室安全管理的重中之重,亦是把控实验室意外事件或事故发生的关键环节。实验室务必构建完备的管理制度与安全管理体系,对实验活动全程予以精细管理与严格控制,设立相应的审批、准入制度,同时指定专人负责管理与监督工作。在开启实验活动前,需组织专业人员开展风险评估,拟定标准操作规程,对实验人员进行规范、有效的系统培训,力求将实验活动风险控制在可承受范围内,降至最低限度,使之达到安全允许的水平。此外,还应制订相应的应急预案,一旦遭遇突发状况,实验室人员便能依据预案迅速做出妥善处置。

(一)人员职责

实验室需明确各岗位人员职责,力求详尽具体,并厘清业务线条间的关联。

(二)实验方法

应优先选用国家或行业标准,或是官方提供的标准方法开展实验活动。倘若没有标准方法,则应选取由权威技术机构公布,或已在相关科学文献、期刊上发表的方法,并编制标准操作流程。对于涉及病原微生物,尤其是高致病性病原微生物的新技术、新方法,在投入使用前,必须对其技术可靠性与安全性展开充分论证,上报至国家卫生健康委员会国家病原微生物实验室生物安全专家委员会审批通过后,方可启用。

(三)实验活动

1. 实验活动管理 各实验室负责人负责安排实验室内的日常事务。实验室负责人对工作人员的安全负有直接责任,同时监督工作人员的行为。

2. 一般程序 开展实验活动前,必须进行全面风险评估,包括风险等级、危害因素、潜在风险及防控措施、个人防护要求等内容,得出风险评估结论,并提出开展实验活动的合理化建议;制定实验活动的程序文件与标准操作程序,配备适宜的实验条件,开展相关培训与考核,达标后批准开展实验活动;实验室负责人对实验活动进行监督指导,并提供必要保障。

(四)意外事件处置

实验活动进程中,化学试剂泄漏、操作病原微生物时发生洒溢、实验操作引发火灾等意外时有发生。倘若这些突发状况得不到及时处理,极有可能引发严重后果,故而需重点关注。因此,实验室应建立有针对性的应急预案,定期对相关人员进行培训和演练,做好应急物资储备。

（五）案例

 案例 4-1

化学试剂泄漏

1. 事件描述　在化学实验室里,一个装有浓盐酸的试剂瓶被不慎碰倒,浓盐酸倾洒在实验台上,并顺势向地面流淌。(浓盐酸腐蚀性极强,会对人员及实验设备造成严重损害)

2. 处置过程

（1）人员疏散:事发瞬间,实验人员应立即呼喊周围人员远离泄漏区域,防止接触泄漏的浓盐酸,同时迅速通知实验室安全负责人。

（2）防护装备:快速穿戴好适配的防护装备,如耐酸碱手套、防护眼镜以及化学防护服。

（3）泄漏控制:取用吸附材料(如沙子或专用化学吸附剂)覆盖泄漏的浓盐酸,阻止其进一步蔓延。针对实验台上的浓盐酸,用大量清水冲洗稀释后,排入废水处理系统。需注意,冲洗水不可直接排入下水道,以防腐蚀管道。

（4）清理与修复:将吸附浓盐酸的材料收集至专门的危险废弃物容器,依照实验室危险废弃物处理流程处置。随后,对受腐蚀的实验台与地面进行清理、修复,并检查周边设备有无受损。

 案例 4-2

感染性材料洒溢

1. 事件描述　在生物安全二级实验室,因实验人员疏忽,装有感染性材料的试管掉落,管内物质溢出,且实验人员随后不慎被针刺伤皮肤。

2. 处置过程　当培养物等感染性物质破碎、溢出时,应即刻用含消毒液的无纸屑纸巾覆盖,并倾倒消毒剂,至少30分钟后,清理无纸屑纸巾与破碎物品(碎片需用合适工具清理),接着用消毒剂擦拭污染区域,用于清理的实验物品应置于废弃容器内,进行高压处理;若实验表格或其他打印、手写材料遭污染,需将信息拷贝至其他载体,原件放入污染废弃物容器。发生意外注射、刺伤、切伤或擦伤时,应立即停止手头工作,对伤口消毒。若手部受伤,先脱去手套避免二次污染,挤压创口尽量挤出鲜血,用生理盐水冲洗创口,简单包扎后,在他人的协助下撤离实验室,由专人陪同迅速前往医院处理,并向医生详述受伤缘由及涉及的病原微生物,必要时依医嘱行事,保留完整、恰当的医疗记录。

 案例 4-3

火灾事件

1. 事件描述　在有机化学实验室,因加热设备突发故障,致使放置在加热套上的有机溶剂着火。有机溶剂燃烧迅猛,且产生大量有毒烟雾。

2. 处置过程

（1）报警与疏散：第一时间触发实验室火灾警报器，通知楼内全员撤离。同步拨打消防电话，清晰准确告知火灾发生地点与火势状况。

（2）灭火操作：火势较小时，实验人员可选用合适的灭火器（如二氧化碳灭火器，适用于扑灭有机溶剂火灾）灭火。灭火时，操作人员应站在上风方向，规避吸入有毒烟雾，且保持冷静，依照灭火器使用说明规范操作。

（3）配合消防人员：消防人员抵达后，实验室安全负责人须向其提供实验室布局、储存危险化学品等关键信息，助力消防人员快速控制火势，防止火灾向其他区域蔓延。火灾扑灭后，要对实验室损失开展评估，涵盖仪器设备损毁、化学品损耗等，同时彻查事故成因，以防再发生类似事故。

三、实验设施维护管理

硬件设施是实验室建设的基础，也是最为重要的环节之一。设计符合国家标准规范的硬件设施，是保障实验室安全以及实验活动得以正常开展的前提条件。因此，确保硬件设施能够科学、有效地安全运行，并做好维护保养工作就显得尤为关键。尽管不同实验室的设计方案、建设规模各异，在建筑结构、工艺平面布局、通风空调、自动控制以及水、电、气供应等诸多方面均有自身特性，在运行管理模式、手段以及人力、物力投入等层面也不尽相同，然而都必须遵循一项原则：契合国家安全要求，保证各系统处于良好的技术状态，进而实现安全可靠运行。

（一）日常维护保养

实验室设施的日常运行与管理，以实验室自身作为首要责任主体，联合本单位的相关部门，诸如后勤保障部门、实验室管理职能部门等协同负责。构建设施运行管理的组织体系，拟定设施运行管理制度，以此确保并维持实验室正常、安全运转。实验室设施的日常使用及维护保养由实验室成员负责，这属于一项常态化任务。实验室领导应授予成员操作设施的相应权限，操作人员需依照既定程序与操作规程，开展实验室设施的使用及维护保养操作。

（二）定期检查与预防性维护保养

日常维护与定期保养，对于维持设施良好的技术状态、延长其使用寿命起着关键作用。部分实验室因人员配备不足，仅设置少量设施操作岗位，仅能满足设施的基本使用操作要求，却缺少具备检查、检测、维护保养以及检修技能的专业人员，难以对实验室设施实施全面检修维护保养工作。此时通常会委托专业工程企业承担实验室设施的维修与保养事务。如实验室自动控制系统、生命支持系统、正压防护服、化学淋浴消毒系统以及污水处理系统等关键防护设备，构造较为复杂，其系统设计与设备均为供货商的专有技术或专利产品，一旦系统出现故障，应由供货商（施工单位）负责提供配件或实施维修。

（三）定期检测

在实验室设施施工完毕、验收之前，部分设施需经由具备专业检测资质或检测能力的机构进行强制性检测，另有一些则需由设施生产厂家或其授权代理机构检测。认可机构在对实验室进行年度认可评审时，同样要对部分设施的运行工况予以现场验证，针对实验室所使用的生物安全柜、压力蒸汽灭菌器等关键防护设备展开年度检测与评价。一般而言，对于需要定期检测的设施，其维护保养可委托专业维保公司承担，而关键防护设施的检测宜由具备专业检测资质或检测能力的机构负责。

（四）档案管理

实验室仪器设备除定期维护与保养等常规活动外，还应建立维护保养台账与档案，详尽记录维护保养的时间、操作人员、操作内容以及操作结果等相关信息。借助建立台账与档案，进一步强化实验室对仪器设备维护工作的组织、开展、检查、溯源以及预告等环节。

四、监督检查

监督检查是保障实验室各项政策与规定切实有效落实、执行的关键举措,通过监督检查能够察觉现存问题以及有待改进之处,及时整改,进而杜绝安全事故的发生。实验室及其设立单位应开展"全过程、全要素、全覆盖"的实验室安全检查,持续排查安全隐患,确保实验室安全运行。

(一) 监督检查计划

实验室所在单位或实验室需制订监督检查计划,包括年度检查、定期检查、抽查、专项检查等类别。具体监督检查的频次可依据实验室实际情况确定,有的按季度开展,有的每半年组织一次。除单位组织的定期监督检查外,实验室可自行制订计划定期自查,部分实验室每月定期开展一次实验室安全管理情况自查。

(二) 监督检查形式

包含内部体系运行检查、专项检查、外部评审及上级部门的监督检查等。监督检查可采用定期、不定期检查等方式。一般应运用标准化检查表格,必要时可与实验室人员面谈或考核,以了解实际情况。

(三) 监督检查职责

实验室负责人应承担日常检查工作;实验室管理部门应定期或不定期开展监督检查;每位实验室工作人员在实验过程中应相互提醒、彼此监督。

(四) 监督检查内容

监督检查需从组织架构、体系文件、标准操作程序、实验活动开展、废弃物处置、特种设备以及人员的从业资质、技术能力、行为规范、安全意识等多方面着手。重点可聚焦于人员培训的有效性、操作的规范性等,尤其要关注实验活动是否严格遵循管理规定、标准操作程序。

实验室作为公共卫生关键基础设施,是科研、教学、卫生分析检测等工作的核心支撑。在实验室事务中,安全管理是关键,是一切活动的前置条件。

(魏 强)

第五章 | 公文写作

现代社会的各类组织和机构中,公文扮演着至关重要的角色。它作为一种用于表达信息、处理事务、规范行为以及记录情况的书面文件,是组织管理和公务活动不可或缺的工具。公文的作用广泛而深远,它如同纽带一般,连接着各级机关单位,确保信息在不同部门、不同层级之间准确、高效地传递,确保了政务活动的有序进行,维护了政令的统一与权威。在政府部门,公文能够传达政策指令,使各项方针政策得以贯彻落实,保障国家机器的正常运转;在企业组织中,公文有助于规范内部管理流程,明确职责分工,促进工作的有序开展;对于社会组织而言,公文也是交流协作、记录活动的重要手段。在公共卫生领域,公文也发挥了重要作用,日常它用于发布政策、规划,规范卫生工作开展;应急时,能迅速下达防控指令,汇总传递疫情信息,辅助决策,还能借宣传类公文引导公众,科学应对,守护公众健康。

第一节 | 概 述

公文是各级各类法定机关或其他社会组织在公务活动中所使用的具有直接效用和一定体式的文书,是传达贯彻党和国家的路线、方针、政策,公布法规、规章,指导、布置和商洽工作,协调沟通相关情况的重要工具,为保证国家和社会的正常运行起到了十分重要的作用。公文分为广义和狭义两种。广义公文是指党政机关、社会团体、企事业单位等法定组织在处理公务时按规定程序形成和使用的具有直接效用和一定体式的各类文书,是处理公务、传递信息、表达思想、指导实践的工具。狭义公文通常指法定公文,主要指党政机关公文。

一、公文的特点

1. **由法定作者制作** 公文的法定作者必须是依法成立并能以其名义行使权利和承担义务的合法组织及其代表人。

2. **具有法定的现实执行效用** 公文的信息对受文单位有强制性的影响。如在规定的时间、范围之内,强制执行、强制阅读、强制复文。

3. **具有规范的体式** 国家有关机构以法规、标准等形式对公文的文体、结构及格式都做了统一的规范,为维护公文的权威性、准确性,公文的制发者必须遵循相关规范。

4. **具有鲜明的政治性和法定的权威性** 首先,公文直接反映国家政权的意志和根本利益,因而具有鲜明的政治性和极强的政策性。其次,公文由法定作者根据其法定职权制发,表达的是法定作者的意志,是受文机关处理公务的依据,因而具有法定效力和权威性。但公文的权威性和效力强弱与法定作者层级的高低、权力的大小、内容重要程度、行文方向等因素密切相关。

二、公文的功能

公文能够突破时间与空间的限制,有效地传递公务活动所需要的信息,是机关在公务活动中行使职权的重要工具。公文的功能主要体现在以下四个方面。

1. **领导和规范作用** 党政机关通过制发公文贯彻落实党和国家的路线、方针、政策,实施各项法律、法规、规章等,实现有效领导。法律、法规、规章类公文经批准发布后即成为具有强制效力的行为准则,任何机关和个人必须认真贯彻执行或严格遵守。

2. 交流和联系作用 公文是公务活动中交流和联系的重要媒介,发挥着联系公务、沟通信息、协调关系,以及上情下达、下情上报的重要作用。有些公文在全社会范围内进行传播和交流,有些公文则主要在机关内部或机关之间运行。

3. 宣传和教育作用 公文不仅是党和国家的方针政策的载体,而且也是进行宣传、教育工作的工具。很多公文都会告诉受文对象该做什么,不该做什么,该怎么做,不该怎么做,目的是提高认识、统一思想、协调行动。

4. 依据和凭证作用 公文体现发文机关的意图,具有法定的效力,是受文机关处理公务、部署工作、解决问题、办文办事的依据。公文一旦处理完毕并归档保存,便成为反映机关活动的历史资料,为现实工作提供可资借鉴和参考的凭据。

第二节 | 公文种类及格式

一、公文种类

(一) 公文分类

1. 根据公文作者所属系统 分为党政机关公文、人大常委会机关公文、军事机关公文、司法机关公文、企事业单位公文、社会团体公文等。

2. 根据公文的传递方向 分为上行文、下行文及平行文。公文的传递方向,指发文机关向收文机关传递公文的方向。上行文是指向有隶属关系的上级领导、指导机关报送的公文;平行文是指向同一组织系统的同级机关或非同一组织系统的任何机关发送的公文;下行文是指向所属被领导、指导的下级机关发送的公文。

3. 根据公文传递和办理的缓急程度 分为特急件、加急件和平件。特急件是指要求以最快速度传递和办理的公文,一般应随到随办。加急件是指要求以较快速度传递和办理的公文,办理时限一般不超过 3 日。平件是指以正常速度传递和办理的公文,其办文时限可根据文件内容的复杂程度适当调整,但前提是保障办文效率。

4. 根据公文涉密程度 分为绝密件、机密件、秘密件和普通件。绝密件指一旦泄露会使国家安全和利益遭受特别严重损害的文件。机密件指一旦泄露会使国家安全和利益遭受严重损害的文件。秘密件指一旦泄露会使国家安全和利益遭受损害的文件。普通件是指不涉及秘密等级的文件。

5. 根据公文使用范围 分为通用公文和专用公文。通用公文是指各级党政机关、社会团体、企事业单位在处理公务活动中普遍使用的公文,如通知、报告、请示、计划、总结等通用的法定公文和一般事务类公文。专用公文是指在一定的业务范围内因特殊需要专门使用的公文,如司法公文中的调解书、判决书等,外交公文中的国书、照会等,军事公文中的通令、指示等。

6. 根据公文来源 分为收文和发文。收文是指各级各类单位收到的,来自有直接领导、指导关系的上下级和不相隶属单位的来文。发文是指各级各类单位以自己单位名义印制的,向有直接领导、指导关系的上下级和不相隶属单位发送的公文。

7. 根据公文处理方式 分为阅件和办件。阅件是指需要知晓相关内容,掌握情况的公文,如报告类公文、周知性通告、知照性通知等。办件是指需要进行具体办理的公文,如请示、工作性通知、指导性意见、商洽函等。

(二) 通用公文文种

2012 年,中共中央办公厅、国务院办公厅印发《党政机关公文处理工作条例》,指出公文种类主要有:决议、决定、命令(令)、公报、公告、通告、意见、通知、通报、报告、请示、批复、议案、函和纪要等,共15 种。

二、公文格式

(一)公文格式要素

公文格式要素一般由份号、密级和保密期限、紧急程度、发文机关标志、发文字号、签发人、标题、主送机关、正文、附件说明、发文机关署名、成文日期、印章、附注、附件、抄送机关、印发机关和印发日期、页码等组成。每个要素都承载着特定的信息,共同构建了公文的规范架构。

1. **份号**　公文印制份数的顺序号。涉密公文应当标注份号。

2. **密级和保密期限**　公文的秘密等级和保密的期限。涉密公文应当根据涉密程度分别标注"绝密""机密""秘密"和保密期限。

3. **紧急程度**　公文送达和办理的时限要求。根据紧急程度,紧急公文应当分别标注"特急""加急",电报应当分别标注"特提""特急""加急""平急"。

4. **发文机关标志**　由发文机关全称或者规范化简称加"文件"二字组成,也可以使用发文机关全称或者规范化简称。联合行文时,发文机关标志可以并用联合发文机关名称,也可以单独用主办机关名称。

5. **发文字号**　由发文机关代字、年份、发文顺序号组成。联合行文时,使用主办机关的发文字号。

6. **签发人**　上行文应当标注签发人姓名。

7. **标题**　由发文机关名称、事由和文种组成。

8. **主送机关**　公文的主要受理机关,应当使用机关全称、规范化简称或者同类型机关统称。

9. **正文**　公文的主体,用来表述公文的内容。

10. **附件说明**　公文附件的顺序号和名称。

11. **发文机关署名**　署发文机关全称或者规范化简称。

12. **成文日期**　署会议通过或者发文机关负责人签发的日期。联合行文时,署最后签发机关负责人签发的日期。

13. **印章**　公文中有发文机关署名的,应当加盖发文机关印章,并与署名机关相符。有特定发文机关标志的普发性公文和电报可以不加盖印章。

14. **附注**　公文印发传达范围等需要说明的事项。

15. **附件**　公文正文的说明、补充或者参考资料。

16. **抄送机关**　除主送机关外需要执行或者知晓公文内容的其他机关,应当使用机关全称、规范化简称或者同类型机关统称。

17. **印发机关和印发日期**　公文的送印机关和送印日期。

18. **页码**　公文页数顺序号,方便公文的装订、查阅与管理。

(二)公文格式文面区域的划分

分为版头、主体、版记三部分。公文首页红色分隔线以上的部分称为版头;公文首页红色分隔线(不含)以下、公文末页首条分隔线(不含)以上的部分称为主体;公文末页首条分隔线以下、末条分隔线以上的部分称为版记。页码位于版心外(图 5-1,图 5-2)。

1. 版头

(1)份号:如需标注份号,一般用 6 位三号阿拉伯数字,顶格编排在版心左上角第一行。

(2)密级和保密期限:如需标注密级和保密期限,一般用三号黑体字,顶格编排在版心左上角第二行;保密期限中的数字用阿拉伯数字标注。

(3)紧急程度:如需标注紧急程度,一般用三号黑体字,顶格编排在版心左上角;如需同时标注份号、密级和保密期限、紧急程度,按照份号、密级和保密期限、紧急程度的顺序自上而下分行排列。

(4)发文机关标志:由发文机关全称或者规范化简称加"文件"二字组成,也可以使用发文机关

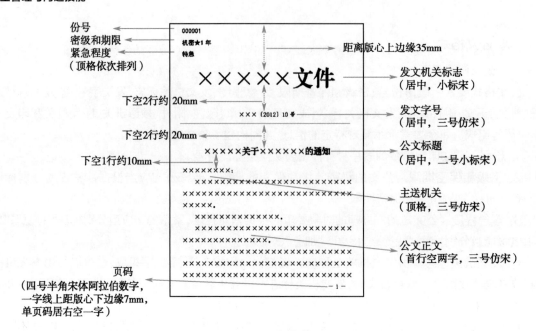

图 5-1　公文格式 1

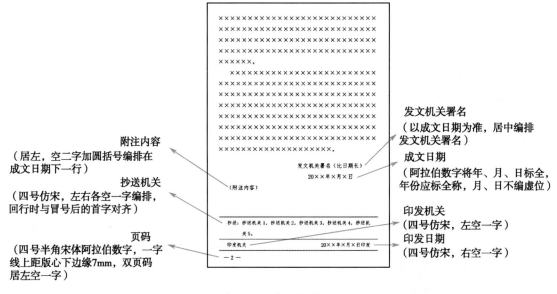

图 5-2　公文格式 2

全称或者规范化简称。发文机关标志居中排布,上边缘至版心上边缘为 35mm,推荐使用小标宋体字,颜色为红色,以醒目、美观、庄重为原则。联合行文时,如需同时标注联署发文机关名称,一般应当将主办机关名称排列在前;如有"文件"二字,应当置于发文机关名称右侧,以联署发文机关名称为准,上下居中排布。

(5)发文字号:编排在发文机关标志下空两行位置,居中排布。年份、发文顺序号用阿拉伯数字标注;年份应标全称,用六角括号"〔〕"括入;发文顺序号不加"第"字,不编虚位(即 1 不编为 01),在阿拉伯数字后加"号"字。上行文的发文字号居左空一字编排,与最后一个签发人姓名处在同一行。

(6)签发人:由"签发人"三字加全角冒号和签发人姓名组成,居右空一字,编排在发文机关标志下空两行位置。"签发人"三字用三号仿宋体字,签发人姓名用三号楷体字。如有多个签发人,签发人姓名按照发文机关的排列顺序从左到右、自上而下依次均匀编排,一般每行排两个姓名,回行时与上一行第一个签发人姓名对齐。

（7）版头中的分隔线：发文字号之下4mm处居中印一条与版心等宽的红色分隔线。

2. 主体

（1）标题：一般用二号小标宋体字，编排于红色分隔线下空两行位置，分一行或多行居中排布；回行时，要做到词意完整，排列对称，长短适宜，间距恰当，标题排列应当使用梯形或菱形。

（2）主送机关：编排于标题下空一行位置，居左顶格，回行时仍顶格，最后一个机关名称后标全角冒号。如主送机关名称过多导致公文首页不能显示正文时，应当将主送机关名称移至版记，标注方法见版记抄送机关。

（3）正文：公文首页必须显示正文。一般用三号仿宋体字，编排于主送机关名称下一行，每个自然段左空二字，回行顶格。文中结构层次序数依次可以用"一、""（一）""1.""（1）"标注；一般第一层用黑体字、第二层用楷体字、第三层和第四层用仿宋体字标注。

（4）附件说明：如有附件，在正文下空一行左空二字编排"附件"二字，后标全角冒号和附件名称。如有多个附件，使用阿拉伯数字标注附件顺序号（如"附件：1.××××"）；附件名称后不加标点符号。附件名称较长需回行时，应当与上一行附件名称的首字对齐。

（5）发文机关署名、成文日期和印章：根据是否加盖公章、签发人签名章等，格式要求有所不同。

加盖印章的公文：成文日期一般右空四字编排，印章用红色，不得出现空白印章。单一机关行文时，一般在成文日期之上、以成文日期为准居中编排发文机关署名，印章端正、居中下压发文机关署名和成文日期，使发文机关署名和成文日期居印章中心偏下位置，印章顶端应当上距正文（或附件说明）一行之内。联合行文时，一般将各发文机关署名按照发文机关顺序整齐排列在相应位置，并将印章一一对应、端正、居中下压发文机关署名，最后一个印章端正、居中下压发文机关署名和成文日期，印章之间排列整齐、互不相交或相切，每排印章两端不得超出版心，首排印章顶端应当上距正文（或附件说明）一行之内。

不加盖印章的公文：单一机关行文时，在正文（或附件说明）下空一行右空二字编排发文机关署名，在发文机关署名下一行编排成文日期，首字比发文机关署名首字右移二字，如成文日期长于发文机关署名，应当使成文日期右空二字编排，并相应增加发文机关署名右空字数。联合行文时，应当先编排主办机关署名，其余发文机关署名依次向下编排。

加盖签发人签名章的公文：单一机关制发的公文加盖签发人签名章时，在正文（或附件说明）下空两行右空四字加盖签发人签名章，签名章左空二字标注签发人职务，以签名章为准上下居中排布。在签发人签名章下空一行右空四字编排成文日期。联合行文时，应当先编排主办机关签发人职务、签名章，其余机关签发人职务、签名章依次向下编排，与主办机关签发人职务、签名章上下对齐；每行只编排一个机关的签发人职务、签名章；签发人职务应当标注全称。签名章一般用红色。

成文日期中的数字用阿拉伯数字将年、月、日标全，年份应标全称，月、日不编虚位（即1不编为01）。当公文排版后所剩空白处不能容下印章或签发人签名章、成文日期时，可以采取调整行距、字距的措施解决。

（6）附注：如有附注，居左空二字加圆括号编排在成文日期下一行。

（7）附件：附件应当另面编排，并在版记之前，与公文正文一起装订。"附件"二字及附件顺序号用三号黑体字顶格编排在版心左上角第一行。附件标题居中编排在版心第三行。附件顺序号和附件标题应当与附件说明的表述一致。附件格式要求同正文。如附件与正文不能一起装订，应当在附件左上角第一行顶格编排公文的发文字号并在其后标注"附件"二字及附件顺序号。

3. 版记

（1）版记中的分隔线：版记中的分隔线与版心等宽，首条分隔线和末条分隔线用粗线（推荐高度为0.35mm），中间的分隔线用细线（推荐高度为0.25mm）。首条分隔线位于版记中第一个要素之上，末条分隔线与公文最后一面的版心下边缘重合。

（2）抄送机关：如有抄送机关，一般用四号仿宋体字，在印发机关和印发日期之上一行、左右各空一字编排。"抄送"二字后加全角冒号和抄送机关名称，回行时与冒号后的首字对齐，最后一个抄送机关名称后标句号。如需把主送机关移至版记，除将"抄送"二字改为"主送"外，其他编排方法同抄送机关。既有主送机关又有抄送机关时，应当将主送机关置于抄送机关上一行，之间不加分隔线。

（3）印发机关和印发日期：印发机关和印发日期一般用四号仿宋体字，编排在末条分隔线之上，印发机关左空一字，印发日期右空一字，用阿拉伯数字将年、月、日标全，年份应标全称，月、日不编虚位（即 1 不编为 01），后加"印发"二字。版记中如有其他要素，应当将其与印发机关和印发日期用一条细分隔线隔开。

4. 页码　一般用四号半角宋体阿拉伯数字，编排在公文版心下边缘之下，数字左右各放一条一字线；一字线上距版心下边缘 7mm，单页码居右空一字，双页码居左空一字。公文的版记页前有空白页的，空白页和版记页均不编排页码。公文的附件与正文一起装订时，页码应当连续编排。

第三节 ｜ 公文写作方法

公文是对履行公务的机关（单位）的意志所作的正式的内容表述，因此公文的撰写具有较强的规范性和稳定性。

一、明确行文目的与要求

行文目的就是作者试图通过制发公文而实现的结果，行文要求是指为实现这一结果而由作者向受文者提出的愿望。因此，无论是领导，还是撰稿人，首先都必须对行文目的、行文要求有统一的认识，否则难保公文的质量和发文单位向受文者表达的愿望的实现。

二、确立主题

主题是公文的灵魂，表达了发文机关对有关公务办理的立场、观点。确定公文的主题应该做到：①要符合党和国家的政策法令：《党政机关公文处理工作条例》第十九条明确公文起草应"符合党的理论和路线方针政策和国家法律法规"。②要符合机关领导意图。③要单一、鲜明，有强烈的针对性：单一，就是一篇公文只能有一个主题。鲜明，就是肯定什么、否定什么、赞扬什么、批评什么、提倡什么、制止什么，不能含糊不清。强烈的针对性，就是主题所包含的意见、主张、办法、措施，是为何人、何事、何问题而提出的，清清楚楚，便于人们理解、把握、贯彻、执行。

三、选择文种

文种是公文标题的重要组成部分，作用主要在于概括表明文件的性质、用途与发文机关的职权范围，为公文的撰写提供便利。

正确选择文种的三个依据：①根据作者与受文者之间的工作关系来选择上行、平行、下行文种。上行文用于向上级机关报送公文，如"报告""请示"；平行文用于同级或不相隶属机关之间发送公文，如"函""议案"；下行文用于向下级机关发送公文，如"命令""决议""决定""通知"等。②根据作者的法定权限选择文种。如"命令"只能由法律明确规定有权发布命令的机关使用。③根据行文目的和行文要求以及表现主题的需要选择文种。如"报告"用于汇报情况或反映问题，但不能用于请示事项；"请示"用于请求指示或批准，但不能单纯汇报工作情况。

四、安排结构

一篇完整的公文，有开头（缘由）、主体（事项）、结尾三部分。

（一）公文开头方式

讲究"直"，禁忌"曲"，开门见山，直话直说，用简要的文句说明全文的目的或结论。

1. **概述式**　在开头简单叙述事件基本情况,为下文的详细分析作铺垫。常用于通报、报告等。

2. **引据式**　依据政策或法规进行说明,明确文件来源。常用于报告、通知等文种。

3. **原因式**　在开头阐明文件形成的原因或背景,交代事件发生的缘由,为提出措施或政策奠定基础。常用于报告、决定等文种。

4. **结果式**　将事情的结果直接摆在开头,以引起读者对原因和分析的关注,为接下来的探讨设置悬念。常用于报告、通报等文种。

5. **目的式**　通过说明文件或措施的目的,明确制定的初衷,引导读者理解下文内容的核心。常用于通知、命令(令)等文种。

6. **直入式**　开门见山,直接进入主题或核心问题,突出文件的主旨,适用于内容简明扼要的公文。常用于决定、命令(令)、通告等文种。

7. **说明式**　在开头通过背景介绍或分析工作意义,为后续内容提供铺垫和依据。常用于通知、报告等文种。

8. **举文式**　在开头引用具体文件或来文,表明批复或转发的内容和态度,适用于正式通知或批复文件。常用于批复、通知等文种。

9. **起时式**　从事件的发生时间开始描述,按照时间线展开叙述,适用于事件性报告或简报。常用于通报、纪要等文种。

10. **直述式**　直接点明文件针对的现状或问题,让读者迅速掌握文件撰写的现实依据和切入点。常用于通报、通知、意见等文种。

11. **按语式**　通过先概括问题的重要性或紧迫性,引出核心内容,使读者对文件内容形成整体印象。常用于意见、通知、报告等文种。

12. **综合式**　结合两种或多种开头方式,既说明背景和法律依据,又明确文件目的和意义,适用于内容复杂的文件。常用于综合性通知等文种。

(二) 公文主体方式

1. **按事物发展的时间顺序排列**　通报、报告、纪要常用。

2. **按事件构成要素的逻辑次序排列**　即按时间、地点、人物(单位)、过程、原因、结果、善后等逻辑次序组织正文。报告、通报、通知常用。

3. **按提出问题—分析问题—解决问题的事理逻辑层次排列**　大多数公文可用。

4. **按构成事物总体的各"部分"的性质及相互关系排列**　规范性文件、指导性文件常用。

(三) 公文结尾方式

除了公告、决定、通告、通知、函没有专门的开头、结尾部分外,常见的公文结尾有几种方式。

1. **期请式**　即在结尾处写上期望、请求一类的话。请示、报告、函常用。

2. **总结式**　用揭示主题、总括全文主要意见的话结束全文。通报、报告常用。

3. **说明式**　即把需要补充说明的内容写在文末。法规性公文、指导性公文常用。

4. **号召式**　公文最后结束时发出号召、提出要求。决定、通告、通报、通知常用。

5. **首尾照应式**　隔着主体,互相照应,给人一种完整的感觉,又收到概括全文、突出主题、加深读者印象的效果,有"凤头豹尾"之说。请示、报告、意见以及法规性公文、指导性公文常用。

第四节 | 常用公文写作要求

一、决议

决议是重要的下行文。它是党和国家机关、企事业单位、社会团体就重大问题、重大事项经正式会议讨论并通过有关重大决策事项后,要求下级机关贯彻执行该重大决策事项而下发的指挥性公文。

决议的写法要求如下。

NOTES

（一）标题明确简洁

决议的标题应当准确反映决议的主要内容，一般由发文机关或会议名称、事由和文种构成。例如《××市人民代表大会关于加强医疗卫生服务体系建设的决议》。标题要简洁明了，让人一眼就能看出决议的主题。

（二）表明决议日期和会议

在决议文本的开头或结尾部分，要清楚地注明提出该决议的日期和会议名称。日期要具体到年、月、日，会议名称要完整、准确。比如"××××年××月××日，经××××会议审议通过"。

（三）正文内容严谨规范

1. 开头部分　简要说明决议的背景和目的。例如，在医疗卫生相关决议中，可以提及当前医疗卫生领域存在的问题，从而引出决议的必要性。

2. 主体部分　这是核心内容，应明确、具体地阐述决议事项。对于比较复杂的议题，可分条列项进行说明。以医疗卫生资源配置为例，可以包括加大对基层医疗设施的投入金额、医护人员的调配方式、医疗机构的布局调整等具体内容。语言表达要准确、严谨，避免模糊不清或产生歧义的表述。

3. 结尾部分　可适当强调决议的重要性、实施要求或期望达到的效果。比如，"本决议自发布之日起生效，各相关部门应严格按照决议要求，积极落实各项措施，确保医疗卫生服务质量得到显著提升"。

（四）语言准确、庄重、得体

1. 准确性　用词要精准，概念要明确。在医疗卫生决议中，涉及专业术语（如"医保支付方式""分级诊疗"等）必须符合专业规范，数据要准确无误。

2. 庄重性　决议是具有权威性的文件，语言风格要庄重、严肃。避免使用口语化、随意化的词语和表述方式。

3. 得体性　根据决议的适用对象和范围，选择合适的语言语气。对上级机关要尊重，对平级机关要客观公正，对下级机关要明确要求但不失礼貌。

（五）符合法定程序和权限

决议的提出必须经过合法的会议讨论和表决程序。在写作时，要确保决议内容在发布机关的权限范围内，没有超越职权行事。例如，地方人大的决议不能违反国家法律法规和上级机关的政策规定。

（六）"决议"范例

第十三届全国人民代表大会第四次会议关于政府工作报告的决议
（2021 年 3 月 11 日第十三届全国人民代表大会第四次会议通过）

第十三届全国人民代表大会第四次会议听取和审议了国务院总理李克强所作的政府工作报告。会议高度评价"十三五"时期我国经济社会发展取得的历史性成就，充分肯定国务院过去一年的工作，同意报告提出的"十四五"时期主要目标任务和 2021 年经济社会发展的总体要求、主要目标和工作部署，决定批准这个报告。

会议号召，全国各族人民更加紧密地团结在以习近平同志为核心的党中央周围，高举中国特色社会主义伟大旗帜，以习近平新时代中国特色社会主义思想为指导，全面贯彻党的十九大和十九届二中、三中、四中、五中全会精神，增强"四个意识"、坚定"四个自信"、做到"两个维护"，坚持稳中求进工作总基调，立足新发展阶段，贯彻新发展理念，构建新发展格局，以推动高质量发展为主题，以深化供给侧结构性改革为主线，以改革创新为根本动力，以满足人民日益增长的美好生活需要为根本目的，坚持系统观念，巩固拓展疫情防控和经济社会发展成果，更好统筹发展和安全，扎实做好"六稳"工作、全面落实"六保"任务，保持经济运行在合理区间，促进经济社会持续健康发展，同心协力、拼搏进取、扎实工作,确保"十四五"开好局起好步,以优异成绩庆祝中国共产党成立 100 周年。

（来源于中华人民共和国中央人民政府网站）

二、决定

决定是行政机关普遍使用的一种下行文,它具有稳定性和约束性的特点,一般可分为知照决定和指挥性决定两大类型。

决定的写法要求如下。

（一）标题要完整、规范

决定的标题,一般应写明发文机关、事由、文种,而且要规范、准确,特别是事由要准确概括出来。下面几个标题写得不规范:如《关于召开发改委第六次全体会议的决定》,"发改委"应是"国家发展和改革委员会"。又如,《关于召开中共××省第×次党代会的决定》,"中共"即"中国共产党"的简称,与后面的"党代会"重复,规范的应是《关于召开中国共产党××省第×次代表大会的决定》或《关于召开中共××省第×次代表大会的决定》。作为党的代表大会,一般不用简称,要全称,以示庄重,党的委员会全体会议名称则常用简称。又如《××省人民政府关于教育工作的决定》,此标题事由过于简略、表意含糊,应该写成《××省人民政府关于加强教育工作的决定》。

（二）时间标注要准确

决定的时间标注要注意两个问题:一是成文日期要以会议通过的日期或领导人签发日期为准,不能以起草或打印的时间作为成文时间。二是决定的时间一般要标注在标题下方,可用括号括起来。决定的时间不能标在文尾,因为决定一般不写抬头和落款。

（三）缘由要准确、合理

决定的缘由是事项的依据、理由。写作时要注意交代清楚,简明扼要,有理有据,令人信服。泛泛而谈、根据不足、说理不清的缘由是没有说服力的。

（四）事项要明确、清楚

一般来说,内容比较复杂的决定,事项要一条一条地表述,把主要的、重要的放在前面,次要的放在后面。结构要合理,层次要分明,内容要合乎逻辑。

（五）"决定"范例

国家卫生健康委关于宣布失效第五批委文件的决定

国卫办发〔2024〕3 号

各省、自治区、直辖市及新疆生产建设兵团卫生健康委,委机关各司局,委直属和联系单位:

根据国务院关于进一步深入推进依法行政、加快建设法治政府的决策部署和文件清理工作要求,我委决定,对主要内容与现行法律法规的规定和精神不一致的,或者明显不适应现实需要的,或者已有新规定、不需要继续执行的第五批委文件宣布失效。

国家卫生健康委

2024 年 1 月 22 日

（来源于中华人民共和国国家卫生健康委员会网站）

三、命令（令）

命令,简称令,是领导机关颁发的具有强制执行性质的指挥性公文。它具有权威性、指挥性和强制性的特点。就行政系统而言,国家最高领导人、国务院及其所属部委、乡级以上地方各级人民政府,有权发布命令。其最常用的有:发布令、行政令、任免令、嘉奖令、批准授予和晋升衔级令。

命令的写法要求如下。

（一）发文主体资格明确

1. **法定职权要求**　命令（令）的发布主体必须是具有法定职权的行政机关或领导人。在医疗卫生领域，通常是国家卫生健康委员会、地方各级卫生健康行政部门等经过法律授权的机构。这些主体根据宪法、法律和行政法规的规定，有权发布具有强制执行力的命令。例如，国家卫生健康委员会可以就全国性的医疗卫生政策实施、公共卫生事件应急处置等重大事项发布命令；省级卫生健康行政部门则可以在本辖区内就医疗卫生资源调配、医疗服务质量监管等事务发布命令。

2. **职责范围限定**　发布命令的内容必须在发文机关的职责范围之内。不能超越自身的行政管理权限发布命令。比如，县级卫生健康部门不能发布涉及全国性药品审批等超出其职责范围的命令，只能就本县范围内的医疗机构管理、公共卫生服务等事务发布相关命令。

（二）标题简洁准确

1. **要素完整**　命令的标题一般由发文机关名称、事由和文种组成。例如《国务院关于授予和晋升×××等37名同志海关关衔的命令》，这样的标题能让受文者快速了解命令的发布者和主要内容。

2. **简洁明了**　标题应简洁而准确地反映命令的核心内容。避免冗长、复杂的表述，使受文者能够迅速抓住主题。如在公共卫生事件应急期间，发布的命令标题可以是《××市卫生健康局关于紧急调配医疗物资的命令》。

（三）正文内容严谨规范

1. **缘由阐述清晰**　命令正文开头部分要清楚地说明发布命令的原因、目的和依据。在医疗卫生相关命令中，这可能包括引用相关法律法规、政策文件，以及说明当前医疗卫生领域的实际情况。例如，"鉴于当前……的严峻形势，依据《中华人民共和国传染病防治法》和国家突发公共卫生事件应急预案，为有效控制疫情传播……"

2. **事项明确具体**　主体部分是命令的核心内容，要明确、具体地规定要求执行的事项。对于医疗卫生工作的安排，如医疗资源调配、医疗服务规范、人员职责等内容，要详细列出。可以采用分条列项的方式，使内容条理清晰，便于执行。例如，"一、各级医疗机构必须设立专门的发热门诊，发热门诊的设置应符合以下标准：（一）位置独立，与其他门诊区域保持一定距离……"

3. **执行要求明确**　要明确命令的执行要求，包括执行的时间、范围、方式等。例如，"本命令自发布之日起立即生效，全市所有医疗卫生机构应在3日内完成相关工作部署，并将执行情况及时上报市卫生健康委"。

（四）语言风格庄重严肃

1. **措辞严谨准确**　命令的语言要求严谨、准确，避免使用模糊、有歧义的词语。在医疗卫生命令中，涉及专业术语和具体数据时，要确保用词精准。例如，在规定药品剂量时，必须明确具体的数量、单位和使用频次；对于医疗操作规范，要使用符合医学专业标准的术语。

2. **语气坚决果断**　命令的语气要坚决、果断，体现出强制性。通常使用"必须""应当""严禁""不得"等带有强制意味的词语。例如，"各级医疗机构必须严格按照国家规定的医疗废弃物处理标准进行操作，严禁任何单位和个人随意丢弃医疗废弃物"。

（五）格式规范完整

1. **编号规范**　命令一般有编号，编号的编制要符合发文机关的规定。通常按照发文机关代字、年份和序号的顺序编写。例如，"国卫令〔20××〕×号"。

2. **落款准确**　命令的落款包括发文机关名称和日期。发文机关名称要全称，日期要准确填写发布命令的年、月、日。落款位置一般在正文右下方。

（六）时效性和稳定性相结合

1. **把握发布时机**　命令要根据实际情况及时发布。在医疗卫生领域，对于突发公共卫生事件的应急处置、重大医疗政策的推行等情况，要迅速发布命令，使相关措施能够及时得到执行。例如，在疫情暴发初期，及时发布医疗物资调配和防控措施的命令，对于控制疫情至关重要。

2. 确保内容稳定　虽然命令需要及时应对变化的情况,但也要确保内容的相对稳定性。避免频繁修改命令内容,使执行者无所适从。在发布命令前,应充分考虑各种因素,确保命令在一定时期内能够有效执行。

(七)"命令(令)"范例

中华人民共和国国家卫生健康委员会令

第 12 号

《卫生健康统计工作管理办法》已经 2023 年 9 月 28 日第 1 次委务会议审议通过,现予公布,自公布之日起施行。

主　任　×××

2023 年 11 月 13 日

(来源于中华人民共和国国家卫生健康委员会网站)

四、公报

公报是公开发布重要决定或重大事件的告知性文件。其具有内容的公开性和重要性、发布机关的权威性。常用的公报类型有:①会议公报;②统计公报;③联合公报。

公报的写法要求如下。

(一) 内容的真实性和准确性

1. 数据要真实可靠　在医疗卫生领域的公报中,无论是疾病监测数据、医疗资源统计数据,还是医疗服务质量评估数据等,都必须真实、准确。这些数据通常是经过严格的调查、统计和审核流程得出的。例如,在发布关于传染病疫情的公报时,确诊病例数、疑似病例数、治愈人数等数据要与实际情况相符,不能有丝毫虚假。

2. 事实描述要客观　对于医疗卫生事件、政策执行情况等内容的描述要客观公正。避免夸大或缩小事实,应基于事实本身进行陈述。如在报道医疗改革成果的公报中,要如实说明改革措施带来的实际变化,包括医疗机构服务能力的提升程度、患者医疗费用的实际降低比例等。

(二) 发布主体的权威性

1. 官方身份要明确　公报的发布主体一般是具有权威性的政府卫生行政部门或相关机构。如国家卫生健康委发布的全国性医疗卫生工作公报,地方卫生健康局发布的本地区医疗卫生情况公报等。这些发布主体凭借其官方地位和职责,能够获取全面、准确的信息,保证公报内容的可信度。

2. 要代表官方立场　公报所传达的信息代表了官方对于医疗卫生事务的立场和观点。例如,在公共卫生事件期间,政府卫生部门发布的公报内容体现了政府对于事件性质的判断、应对策略以及对公众健康安全的关切,具有很强的引导性。

(三) 正文内容严谨规范

1. 标题要醒目　标题要能够准确概括公报的主要内容,让读者快速了解公报的主题。例如,《××市卫生健康局关于 20××年全市医疗卫生服务质量公报》,通过标题就能了解此公报是关于特定年份本市医疗卫生服务质量方面的内容。

2. 开头部分要明确主旨　开头一般简要介绍公报的目的、范围和主要内容。例如,在医疗资源统计公报的开头可以说明:"本公报旨在向社会公布我市截至××××年××月××日的医疗资源分布情况,包括医疗机构数量、床位数量、医护人员配备等主要信息。"

3. 主体内容要条理清晰　主体部分是公报的核心,要按照一定的逻辑顺序组织内容。如果是多项内容的公报,可以采用分类、分版块的方式进行阐述。如在医疗卫生工作综合公报中,可以分为医疗服务体系建设、公共卫生工作成效、医疗保障情况等几个版块依次介绍,每个版块内再详细说明相关内容。

4. 结尾部分要适度总结或展望 结尾可以对公报内容进行简要总结,或者对未来工作进行适当展望。例如,在年度医疗卫生工作公报结尾处可以提到:"本年度我市医疗卫生工作取得了一定成绩,但仍面临诸多挑战,未来将继续加强工作力度,提升医疗卫生服务水平。"

(四) 语言的间接性和规范性

1. 用词要简洁明了 公报应使用简洁、易懂的语言,避免冗长、复杂的句子和晦涩难懂的词语。在传达医疗卫生信息时,要让普通公众也能够轻松理解。例如,在介绍疾病防治知识时,要用通俗易懂的语言解释专业术语。

2. 语言要符合规范 严格遵守公文语言规范,避免使用口语化、随意性的语言。使用规范的医学术语和行政公文用语,确保语言的准确性和专业性。如在说明医疗操作规范时,要使用正确的医学专业词汇来描述。

(五) 时效性要求

1. 要及时发布信息 对于医疗卫生领域的重要信息,如突发公共卫生事件动态、新的医疗政策实施情况等,要及时发布公报,让公众第一时间了解相关情况。例如,在疫情期间,及时发布每日疫情数据公报,对于稳定公众情绪、指导公众做好防护措施具有重要意义。

2. 更新内容要适时 随着医疗卫生工作的进展和情况的变化,公报内容要适时更新。对于长期项目或持续性工作的公报,可以定期发布,如年度、季度医疗卫生工作公报等,以反映最新的工作进展和成果。

(六) "公报" 范例

中国共产党第二十届中央纪律检查委员会第四次全体会议公报

(2025 年 1 月 8 日中国共产党第二十届中央纪律检查委员会第四次全体会议通过)

中国共产党第二十届中央纪律检查委员会第四次全体会议,于 2025 年 1 月 6 日至 8 日在北京举行。出席这次全会的有中央纪委委员 131 人,列席 247 人。

中共中央总书记、国家主席、中央军委主席习近平出席全会并发表重要讲话。李强、赵乐际、王沪宁、蔡奇、丁薛祥、李希等党和国家领导人出席会议。

全会由中央纪律检查委员会常务委员会主持。全会深入学习贯彻习近平新时代中国特色社会主义思想,全面贯彻落实党的二十大和二十届二中、三中全会精神,总结 2024 年纪检监察工作,部署 2025 年任务,审议通过了李希同志代表中央纪委常委会所作的《深入推进党风廉政建设和反腐败斗争,以全面从严治党新成效为推进中国式现代化提供坚强保障》工作报告。

……

全会号召,要更加紧密团结在以习近平同志为核心的党中央周围,凝心聚力、奋发进取,以永不懈怠的精神状态推进新时代新征程纪检监察工作高质量发展,为以中国式现代化全面推进强国建设、民族复兴伟业提供坚强保障。

(来源于中华人民共和国中央人民政府网站,有删减)

五、公告

公告是机关、团体向公众宣布重要事项的告知性文件。具有的特点包括:发布的公开性、事项的重要性和操作的严肃性。按照其内容的性质可以分为两大类:涉及法定事项的公告、知照性公告。

公告的写法要求如下。

(一) 发文主体具有法定权威性与职责关联性

公告的发文主体通常是较高级别的行政机关或法定授权的组织。在医疗卫生领域,一般是国家卫生健康委员会、省级卫生健康行政部门等。这些机关在发布涉及重大医疗卫生政策、公共卫生事件等信息时才使用公告,以体现权威性和公信力。例如《国家卫生健康委员会医师资格考试委员会公告》,因其代表国家层面的政策导向,所以具有很高的权威性。

　　发布公告的主体必须与公告内容所涉及的医疗卫生事务密切相关,是依法履行职责的体现。比如,地方卫生健康局发布的关于本地区医疗机构设置审批结果的公告,就是其履行医疗资源管理职责的体现。

(二)标题制作简单明了,突出关键信息

　　标题应简洁准确地概括公告的主要内容,使受众能够快速了解公告的主题。通常采用"发文机关+事由+公告"的格式。标题避免冗长复杂,要让人一目了然。

　　将公告中最核心的信息体现在标题中,能够吸引受众的注意力。例如,在公共卫生事件期间,标题突出疾病名称、防控措施变化等关键内容,能让公众迅速判断该公告与自己的相关性。

(三)正文内容符合要求

　　1. 开头明确公告目的和依据　　正文开头部分要清晰地阐述发布公告的目的和依据。目的是让受众明白为什么发布此公告,发布依据则体现了公告的合法性和严肃性。在医疗卫生公告中,依据可能是相关法律法规、政策文件或上级指示。例如,"为加强医疗废弃物的安全管理,依据《中华人民共和国固体废物污染环境防治法》和《医疗废物管理条例》,现将有关事项公告如下"。

　　2. 主体内容准确完整　　主体内容是公告的核心,要准确、完整地阐述公告事项。如果是政策类公告,要详细说明政策内容、适用范围、执行时间等;如果是事件类公告,要清晰地告知事件的性质、情况、影响和应对措施等。例如,在药品召回公告中,要说明药品名称、召回原因、召回范围(包括批次、销售区域等)、召回方式等具体内容。

　　3. 语言规范严谨　　使用规范的行政公文语言和专业的医疗卫生术语,确保表达准确无误。避免模糊、有歧义的表述,特别是在涉及医疗技术、药品信息、疫情数据等内容时。例如,在发布医疗器械注册审批公告时,对于医疗器械的名称、型号、性能参数等内容的表述要严格按照标准规范进行。

　　4. 结尾明确执行要求并告知联系方式　　结尾部分应明确公告的执行要求,如"请各医疗机构严格按照本公告要求执行",并告知受众如有疑问该如何联系咨询。联系方式包括联系部门、电话、邮箱等,方便公众进一步了解信息或反馈问题。

(四)语言简洁明了,符合规范

　　公告应使用简洁、易懂的语言,避免冗长、复杂的句子和晦涩难懂的词语。在传达医疗卫生信息时,要让普通公众也能够轻松理解。例如,在介绍疾病防治知识时,要用通俗易懂的语言解释专业术语。

　　严格遵守公文语言规范,避免使用口语化、随意性的语言。使用规范的医学术语和行政公文用语,确保语言的准确性和专业性。如在说明医疗操作规范时,要使用正确的医学专业词汇来描述。

(五)发布渠道正规广泛,严格把握时效性

　　公告应通过正规、广泛的渠道发布,以确保信息能够及时、准确地传达给目标受众。在医疗卫生领域,可通过政府官方网站、新闻媒体、专业医疗机构网站等多种渠道发布。例如,疫情防控公告会在政府卫生健康部门官网、主流新闻媒体平台同时发布,保证公众能够获取信息。

　　公告要根据实际情况及时发布,对于时效性强的医疗卫生信息,如突发公共卫生事件的紧急处置措施、药品不良反应预警等,要在第一时间发布公告。同时,要明确公告的有效期或执行期限,有些公告可能是一次性告知,有些则在一定时期内有效。例如,临时调整医院就诊流程的公告要注明有效时间,以便公众和医疗机构合理安排。

(六)"公告"范例

关于阿拉伯木聚糖等 8 种"三新食品"的公告

2024 年　第 3 号

　　根据《中华人民共和国食品安全法》规定,审评机构组织专家对阿拉伯木聚糖等 3 种物质申请作

为新食品原料、羟基酪醇等 4 种物质申请作为食品添加剂新品种，"2,2-二甲基-1,3-丙二醇与对苯二甲酸、乙二醇、间苯二甲酸、1,2-丙二醇、氢化二聚（C_{18}）不饱和脂肪酸、1,6-己二醇和三羟甲基丙烷的聚合物"申请作为食品相关产品新品种的安全性评估材料进行审查并通过。

特此公告。

国家卫生健康委

2024 年 7 月 25 日

（来源于中华人民共和国国家卫生健康委员会网站,附件略）

六、通告

通告是机关单位广泛使用的一种公文文种。通告的写法要求如下。

（一）标题

通告的标题一般有三种写法。一是写明发文机关、事由、文种,如《中华人民共和国工商行政管理总局、海关总署关于打击走私、投机倒卖进出口物品的通告》;二是省略了事由,只写明发文机关和文种;三是省略了发文机关、事由两项,只写《通告》。一般来说,上级机关发布比较重要事项的通告,标题都应用前两种;事项比较具体,重要程度较低的,可用第三种。总之,用哪种标题,要根据内容来定。

（二）正文

通告的正文包括缘由、事项、结尾三部分。

缘由,是发布通告的原因、根据、目的,回答为什么发此通告。

事项,即通告的具体内容。内容比较简单、单一的,可不分条目来写;如果内容比较多,则应分条列项写作。

结尾,也叫结语,一般写"特此通告"等,以示强调,提起注意。有些通告不用结语。

通告是对公众的,一般不用写抬头,标题已有发文机关,并已在标题下方标明日期,则可不用落款,如果标题没有发文机关,也没有日期,落款必须注明发文机关名称和日期。

（三）通告写作注意事项

1. 勿将"通告"写成"通知" "通告"与"通知"是两种不同的公文,其特点、作用和受文对象范围等也不相同,不能混用。

2. 发文目的要明确 发布通告的目的或原因一般要在缘由部分简明扼要地交代清楚,让人们一看就知道为什么要发此通告。

3. 通告事项要符合政策规定。

4. 通告语言要通俗简洁。

通告是一种周知性公文,一般以张贴和登报的方式发布,使公众知道通告的内容。因此,要注意语言通俗和简洁,简单明了,篇幅不宜过长,便于张贴和阅读。

（四）"通告"范例

关于发布推荐性卫生行业标准

《全国公立医疗卫生机构药品使用监测管理标准》的通告

国卫通〔2024〕7 号

现发布推荐性卫生行业标准《全国公立医疗卫生机构药品使用监测管理标准》,编号和名称如下:

WS/T 841—2024 全国公立医疗卫生机构药品使用监测管理标准

该标准自 2024 年 11 月 1 日起施行。

特此通告。

国家卫生健康委

2024 年 5 月 8 日

（来源于中华人民共和国国家卫生健康委员会网站）

七、意见

意见作为国家行政机关的公文,是国务院 2000 年 8 月发布《国家行政机关公文处理办法》时正式确立的。

意见的写法要求如下。

（一）作为上行文意见的结构和写法

1. 标题　上行文意见,其标题由发文机关、事由和文种三部分组成。一般可以省略发文机关。例如,《关于切实解决市县财政拖欠工资问题的意见》,是省财政厅上报省人民政府的上行意见,标题省略了发文机关"××省财政厅"。

2. 主送机关　上行文意见一般有主送机关,俗称抬头,表明意见要上报给哪个机关。如果意见没有标明主送机关,一般要在意见前面加上报告或报送上级机关。下行文意见因为一般用通知批转或印发,所以意见的主送单位和落款可有可无。

3. 正文　正文一般包括缘由、具体意见和结尾三部分。缘由是开头部分,又叫导语,一般是概括地写明针对什么问题、根据什么精神、实现什么目的等。具体意见是正文的核心内容,要对重要问题提出建议、主张、处理办法等。上行文意见的结尾经常使用"以上意见,请审阅""以上意见如无不妥,请批转××××执行"等习惯用语。

4. 日期和落款　上行文意见如果独立行文,成文日期标在正文之后,一般有抬头、有落款,落款可用印章代替。如果与报告搭配使用,以报告为载体上报意见,则意见部分可以省略抬头、落款和成文日期。

独立行文的上行意见,如果上级机关同意批转,可以与通知搭配使用,行文下发,意见部分保留抬头、落款和日期,也可以没有抬头、落款和成文日期。

（二）作为下行文意见的结构和写法

1. 标题　独立行文的下行意见,标题由发文机关、事由和文种三部分组成。与通知搭配行文的下行意见,意见的标题可省略发文机关。

2. 正文　下行意见的正文一般包括缘由、具体意见两个部分。缘由的写法与上行意见大致相同。具体意见是全文的主体内容,针对重要问题提出解决办法和具体要求。结尾部分一般使用"按照执行"或"参照执行"。有的虽无明确要求,但对下级机关有指导和参照的作用。

与通知搭配行文的下行意见,抬头、落款和成文日期在通知中体现。意见部分则不再有抬头、落款和日期。

（三）作为平行文意见的结构和写法

平行文意见的标题、抬头、落款的写法与上行文相似,标题有时可省略发文机关,一般都有抬头和落款。结尾部分一般使用"以上意见,供参考"等用语。

（四）"意见"范例

国务院办公厅关于提升中药质量

促进中医药产业高质量发展的意见

国办发〔2025〕11 号

各省、自治区、直辖市人民政府,国务院各部委、各直属机构:

为加快提升中药质量、促进中医药产业高质量发展,经国务院同意,现提出以下意见:

一、总体要求

以习近平新时代中国特色社会主义思想为指导,全面贯彻党的二十大和二十届二中、三中全会精神,以提升中药质量为基础,以科技创新为支撑,以体制机制改革为保障,实现常用中药材规范种植和稳定供给,加快构建现代化产业体系,形成传承创新并重、布局结构合理、装备制造先进、质量安全可靠、竞争能力强的中医药产业高质量发展格局,更好增进人民健康福祉和服务中国式现代化。

……

(二十一)加强资金支持。统筹多渠道资金支持中药产业发展,加强相关产业政策集成。鼓励银行业金融机构结合中药产业特点创新金融服务,丰富信贷产品供给,优化贷款审批流程,提高金融服务质效。积极支持符合条件的中药企业通过发行债券等方式融资。加大对中药材种植、新药研发等重点环节保险保障力度。

国务院办公厅

2025 年 3 月 15 日

(来源于中华人民共和国中央人民政府网站,有删减)

八、通知

通知是最常用的一种公文,使用频率很高,运用范围广泛。通知的写法要求如下。

(一)标题

通知的标题有完全式和省略式两种,完全式标题发文机关、事由、文种齐全。省略式标题则根据需要省去其中的一项或两项。省略式标题有如下三种情况。

1. **省略发文单位**　如果标题过长,可省略发文机关。如××省人民政府发出《关于县级市经济管理权限的通知》,这个标题省略了发文单位"××省人民政府"。省略发文机关的通知标题很常见。如果是两个单位以上联合发文的,一般不能省略,如《中共××省委、××省人民政府批转〈全省稳定山权林权、落实林业生产责任制试点工作座谈会议纪要〉的通知》。

2. **省略文种**　公文的标题一般是不能省略文种的。有时由于被批转、转发的公文标题中已有"通知"二字,或者被批转、转发的公文标题过长,这时通知的标题一般可省略文种,即可省去"通知"二字,如:国家卫生健康委、人力资源社会保障部、财政部《关于改善一线医务人员工作条件切实关心医务人员身心健康若干措施》的通知。这种情况,如果不省略文种,就会出现"……的通知的通知"的现象,标题就显得很长,读起来也拗口。有时,也会因层层转发而出现长标题的情况,如:××县人民政府关于转发《××市关于转发〈省政府关于转发国家外事办关于认真做好外事接待工作的通知〉的通知》。这个标题有四个层次,用了三个"关于转发",两个"的通知"。对这个长标题,应改为《××县政府转发国家外事办关于认真做好外事接待工作的通知》。

3. **省略发文事由**　如果通知发文范围很小,内容简单,甚至张贴也可,这样的通知标题可以省略发文机关和事由,只有文种,即"通知"二字。例如在单位内部的会议通知、政治学习通知、简单的工作通知等。

(二)正文

通知的正文包括缘由、事项、要求三部分。主体在事项部分。下面分别介绍几种通知正文的写法。

1. **转发性通知**　可以把批转通知称为"批语",把被发布、批转的文件看作是通知的主体内容,批语表明发文机关的态度,提出贯彻执行的要求,一般起提示、按语的作用。

2. **事项性通知**　正文一般分三部分。第一部分是开头,一般是通知的缘由和目的,说明为什么要发此通知,目的是什么。第二部分是正文的主体部分,即事项部分,把通知的具体内容一项一项列出来,把布置的工作或需要周知的事项阐述清楚,讲清目的、要求、措施、办法等。这类通知多数用于布置工作,因此也有称其为"工作通知"。第三部分是结尾,提出贯彻执行要求,如"请遵照执行""请认真贯彻执行""请研究贯彻"等,也有的通知结尾没有习惯用语。

写事项性通知,要开门见山。在叙述通知时,要突出重点,把主要的、重要的写在前面。根据需要,主要的内容可详写,讲清道理,讲明措施;次要的内容,尽量简明扼要。在语言表达方面,通知的语言主要以叙述为主,以对下级单位提出要求。

3. **会议通知及任免通知**　这两种通知的内容没有转发性通知、事项性通知那么复杂,比较单一,篇幅简短,知照性强。会议通知的内容一般包括:会议名称,会议时间、地点、内容、参加人员,报到的时间、地点,需带材料、文件等。会议通知的格式比较固定,只把以上内容写清楚即可。任免通知的写作比会议通知更为简单,一般有固定格式,按任免决定表述清楚即可。

(三)"通知"范例

2024 世界传统医药大会媒体推介会通知

2024 世界传统医药大会组委会定于 2024 年 11 月 7 日(周四)上午 10:00 召开 2024 世界传统医药大会媒体推介会,有关负责同志将出席推介会,介绍 2024 世界传统医药大会有关情况。

现场名额有限,请参会记者提前报名并经工作人员确认后参会。当天 9:00 开始签到,请携带本人记者证参会。

地点:国家中医药管理局新闻发布厅(××市××区×××路×号,地铁××××站东南侧×口出,沿×××路向东行至×××路,继续向南约 300 米)。

报名电话:010—5995××××

国家中医药管理局综合司

2024 年 11 月 6 日

(来源于国家中医药管理局网站)

九、通报

通报适用于表彰先进、批评错误、传达重要精神或者情况。通报属下行公文。通报的写法要求如下。

(一)标题

通报的标题可省略发文机关,比较重要的通报则不省略。在拟通报标题时,特别要注意准确、简明地概括出事由。例如,《关于必须严肃处理党员干部中的违法乱纪案件的通报》,就省略了发文单位。而《国务院关于一份国务院文件周转情况的通报》则写明发文机关、事由和文种。

通报的署时可以在标题下方,这时,通报不需写抬头和落款;通报也可以有抬头、落款,时间在发文机关下面。这两种格式都是正确的。

(二)正文

不同类型的通报,其正文写法有所不同。下面分别介绍表扬性通报、批评性通报和情况通报的正文写法。

1. **表扬性通报**　表扬性通报的内容一般包括介绍事迹,分析评价事迹意义,概括主要经验,作出表彰决定,提出希望等。表扬性通报的正文,大致包括三个部分:①叙述事迹。事迹要典型,叙述时尽可能简明扼要。把人物、时间、地点、事情的主要经过和结果交代清楚。要根据篇幅,抓住主要特征和梗概来写,不必叙述全过程。通报还常在介绍事迹的基础上再加上简要的评价和意义分析,节省笔墨,点到即止。②表彰决定。凡表扬性通报都有表彰的具体决定。这部分一般略写,写清楚给予什么奖励即可。③希望和要求。发通报的目的是表彰先进,号召人们向先进单位和个人学习。通报的结尾部分一般有希望和号召的内容。

2. **批评性通报**　批评性通报将典型的不良行为、倾向,或重大事故公布出来,旨在使大家从中吸取教训,受到教育。其写法与表扬性通报大致相同,正文内容主要包括错误事实、根源和教训、处理决定、希望和要求四部分。①错误事实。批评性通报要实事求是地反映事实真相,不能夸大或缩小,因为这是批评的依据,必须真实。②根源和教训。对错误进行分析,指出错误的原因,点明危害。这部分要写得准确、中肯,实事求是,不能含含糊糊,模棱两可,或者故意夸大,无限上纲。③处理决定。在摆明事实、分析原因的基础上,恰如其分地提出处理决定,有理有据,令人信服。④希望和要求。这部分是通过对错误的处理,要求当事人如何对待错误,希望大家吸取教训,引以为戒。

3. 情况通报 情况通报是为使下级机关单位了解某阶段的工作情况,或某重大事件、活动的情况,为了指导工作,往往用通报将有关情况予以公布。情况通报具有很强的针对性,比如大家普遍关心的问题,或重大的事件和活动,对各单位都有一定的指导和参考意义。

(三) 写作通报的注意事项

1. 注意时效性 发通报必须有很强的时效性,要抓住时机,及时将先进典型和经验向社会宣传推广,对反面典型予以揭露,引起警戒,或对某些重大事项和重要情况,及时予以通报,以起到交流情况、信息,指导工作的作用。

2. 注意指导性 不是所有事项都要发通报,要选择有普遍指导意义的事项来发通报。因此,也应选择典型。先进的典型要能反映事物的本质特征,能揭示时代的本质,体现时代的精神。反面的典型,应有一定的代表性,有鉴戒的作用。

3. 注意真实性 通报中所涉及的事例,必须是客观存在的,经过反复调查,真实可靠的,绝不允许捏造和虚构。另外,事例的反映要准确,不能夸大或缩小,要实事求是。通报有时要在结尾部分提出希望和号召,也必须切合实际,不脱离现实,要有一定的针对性,使读者接受号召,受到启示。

(四) "通报" 范例

全国爱卫办关于 2020 年度全国健康城市建设评价结果的通报

全爱卫办发〔2021〕6 号

各省、自治区、直辖市及新疆生产建设兵团爱卫办:

近期,全国爱卫办组织对国家卫生城市(区)2020 年度健康城市建设工作开展了评价。根据评价结果,我办确定了 2020 年度健康城市建设样板市名单(地级及以上市和县级市)、健康城市建设进步最快城市名单(地级及以上市和县级市)、各省份健康城市建设样板市名单,对这些城市提出表扬。希望各地再接再厉,多措并举,进一步推进健康城市建设,为建成健康中国奠定坚实基础。

全国爱卫办

2021 年 12 月 31 日

(来源于中华人民共和国国家卫生健康委员会网站,附件略)

十、报告

报告是机关单位向上级机关陈述事项的上行文,是最常见、使用最多的文书之一。报告的写法要求如下。

(一) 标题

报告的标题可根据需要省略发文机关。事由和文种是不能省略的。另外,报告的标题容易出错的是事由。例如,某单位给上级的一份报告《关于××××共建文明单位和开展爱国卫生运动情况的报告》,把 "共建文明单位" 和 "爱国卫生运动" 两种不同性质的事项写在一个标题当中。又如一份报告的标题《××××人民政府关于认真贯彻落实××××政发(××)××号文件精神,积极动员群众大力开展抗旱播种保苗,保证今年农业夺取丰收的情况的报告》,这个标题冗长、啰嗦,不够明确,可改为《××××人民政府关于抗旱播种保苗的情况报告》。

(二) 缘由

缘由是开头部分,又叫导语。报告的缘由是事项的依据,一般写得比较概括,但要把有关情况写清楚,说明报告的原因。

导语要提出观点,说明情况,摆明依据,为下文叙述报告事项设立前提,增强报告的说服力和逻辑性。

(三) 报告的事项

报告的事项是正文的主体,也是报告的核心,是向上级机关报告的具体内容。在写作时,要抓住主要内容,突出重点,有层次、有条理地展开,用最准确、最简洁的语言,把报告的事项写出来。重要的详写,次要的略写,有点有面,点面结合,这样才能增加报告的说服力。

(四) 报告的结尾

一般报告结尾都有提出要求的习惯用语,根据报告的不同内容使用不同的习惯用语。如常用的有:"特此报告""以上报告如无不妥,请批转各地各单位执行""专此报告""请审阅"等。

报告属陈述性文件,或汇报工作,或反映情况,或提出建议,或答复上级的有关询问。汇报工作,反映情况,不能夹带请示事项。如需上级机关解决问题,应另外用"请示"行文,这样才能做到一文一事,专文专用,不能请示、报告不区分,更不能出现"请示报告"的文种。

(五)"报告"范例

2023 年××省卫生健康委员会部门决算报告

根据《××省财政厅关于批复 2023 年度省级部门决算的通知》(×财库〔2024〕7 号)的有关要求,我委整理汇总了委本级及委管预算单位 2023 年度部门决算,现按要求予以公开。

联系人:×××,联系电话:×××××××××××。

附件:2023 年××省卫生健康委员会部门决算

××省卫生健康委

2024 年 8 月 19 日

十一、请示

请示是一种上行文,早期的请示和报告是混用的,但目前已不能使用"请示报告"。

(一) 请示的结构与写法

请示包括标题、主送机关、正文和落款署时几部分。

1. **标题** 请示标题一般要写明发文机关、事由和文种,发文机关有时可以省略。

2. **正文** 请示的正文包括请示缘由、事项、结语三部分。①缘由:是请示事项和要求的理由及依据,要写在正文的开头,先把缘由讲清楚,然后再写请示的事项和要求,这样才能顺理成章,有说服力。②事项:指请示上级机关批准、帮助、解答的具体事项。一般包括方针、政策、办法、措施、主张、看法等。请示的事项,要符合国家法律、法规,符合实际,具有可行性、可操作性。因此,事项要写得具体、明白。③结语:请示的结语一般为"以上请示,请予批复"或"妥否,请批示"等。虽然是简单的一句话,但它是请示中必不可少的一项内容,不能遗漏,更不能含糊其词。

(二) 请示的写作原则

1. **一文一事** 一份请示只能写一件事,避免"一文多事",因为牵涉的单位越多,涉及的政策也越多,任何一个上级机关都很难答复,几个单位同时答复更不可能。

2. **不多头请示** 一份请示,只送一个上级领导机关或上级主管部门,不能同时主送两个及以上机关或部门,更不能分头报送多个领导。如有需要,有关的单位可用抄送的形式。这样,可以避免出现批复职责不明确的现象。

3. **不越级请示** 请示与其他公文一样,一般不越级请示,如果因特殊情况或紧急事项必须越级请示时,要同时抄送越过的机关。

4. **不得抄送下级机关** 请示是上行公文,行文时,不得同时发下级机关,更不能要求下级机关执行上级机关未批准和未批复的事项。

（三）"请示"范例

关于调整××区安全生产委员会组成人员的请示

区委：

根据《××区议事协调机构优化调整方案》的相关要求，××区应急管理局对××区安全生产委员会组成人员作如下调整（见附件）。如无不妥，拟提请区委发文。

当否，请批示。

附件：××区安全生产委员会组成人员名单

××省/市××区应急管理局
2024 年 8 月 23 日

十二、批复

批复一般篇幅不长，针对来文做出明确答复，同意、不同意或部分同意。批复的写法要求如下。

（一）标题

批复的标题一般要求写明事由和文种，格式是"关于××××的批复"；也有些重要的批复，标题要写明批复单位，格式是"×××关于××××的批复"。标题的事由要把请示事项概括出来。

（二）正文

批复的正文包括批复缘由和批复事项两部分。主体部分是批复事项。

1. 批复缘由　即指批复的原因和根据，一般在正文开头用一句话说明请示的日期、标题和发文字号以及收文情况。例如：××省侨联向省委报送了《关于召开××省第六次归侨、侨眷代表大会的请示》，省委批复的缘由为"×侨联党字〔1993〕3 号文收悉"。此例虽简洁说明收文情况，但未完整引述请示日期和标题。

2. 批复事项　即指批复的具体内容。批复事项必须紧扣请示事项，逐条批复。批复事项的内容包括：批复态度和批复意见。要求态度鲜明，意见具体，或完全同意，或部分同意，或不同意，有的批复还提出具体处理意见。总之批复不能含糊不清。

（三）写作要求

1. 全面掌握请示的内容　批复是针对请示来写的，要求写作人员认真研究请示的事项，是否符合近期的工作需要，以及党的方针政策，国家的法律法令等；还要研究请示事项的可行性，是否符合客观实际。

2. 态度鲜明，批复清楚　批复的内容要简单明了。对请示的事项哪些同意，哪些不同意，有什么具体要求，都要在批复中，不能含糊不清，也不能避而不答；如果不同意，要简单地讲清道理。

3. 语言精练准确，篇幅短小　批复的语言要精练准确，简明扼要，语气坚决、肯定，使请示单位一目了然。批复一般表明态度，提出具体要求，不需长篇叙述和说理，篇幅不宜过长。

（四）"批复"范例

国家卫生健康委关于××大学××医院医技综合楼工程初步设计和投资概算的批复
国卫规划函〔2024〕279 号

××大学××医院：

你院《关于报请审批医技综合楼工程初步设计和投资概算的请示》（×大××医院字〔2024〕113 号）收悉。经研究，批复如下：

原则同意你院医技综合楼工程初步设计和投资概算。该工程总建筑面积 7 000 平方米，其中，地上建筑面积 5 628 平方米，地下建筑面积 1 372 平方米。工程概算总投资 9 348 万元，资金来源为申请中央预算内投资和医院筹措资金共同解决。

请你院严格按照批复的初步设计和投资概算,抓紧组织开展下一步工作。工程建设过程中要按照《国家卫生健康委员会属(管)单位基本建设管理办法》等有关规定,落实项目法人责任制、项目招投标制、工程建设监理制和合同管理制,加强全过程监督概算管理,严格落实项目安全生产责任,强化全过程工程质量和安全监督管理,加强隐患排查,确保现场施工安全、消防安全等。每月 6 日前在国家重大建设项目库和我委建设装备审批监管系统中填报项目建设进展情况等信息,并在工程竣工后尽快办理竣工财务决算。

此复。

国家卫生健康委

2024 年 12 月 23 日

(来源于中华人民共和国国家卫生健康委员会网站,有修改)

十三、议案

议案是供各级人民代表大会和各级人民代表大会常务委员会在开会期间审议使用的一种书面文件。具有的特点包括:行文关系及办理程序的法定性与行文内容的单一性和可行性。议案可分为由职能机构提出的议案和由人民代表提出的议案。

议案的写法要求如下。

(一) 依据法律法规,遵循法定程序

议案的内容必须符合国家相关法律法规。在医疗卫生领域,无论是提出关于医疗服务体系建设、药品监管的议案,还是提出医保政策改革的议案,都要以宪法、卫生法、药品管理法、医保条例等法律法规为依据。例如,在提出关于调整医保报销范围的议案时,要确保建议内容不与现行医保法律法规相冲突,并且能够在法律允许的框架内进行合理的调整和优化。

议案的提出、审议和通过都需要遵循严格的法定程序。一般来说,议案要由法定的提案人(如人大代表或人大常委会组成人员等)在规定的时间、按照规定的格式和要求向同级人民代表大会或其常务委员会提出。例如,在地方人民代表大会会议期间,人大代表联名提出的医疗卫生相关议案,要经过议案审查委员会的审查,只有判断其符合法定程序和要求,才能进入正式的审议环节。

(二) 聚焦具体问题,目标明确清晰

议案应针对医疗卫生领域中具体的、亟待解决的问题。例如,可以提出"关于加强基层医疗卫生人才队伍建设的议案"。

不仅要指出问题,还要有明确的目标。目标可以是短期的,如解决当下某个医院的紧急医疗设备不足问题;也可以是长期的,如构建完善的区域医疗卫生协同发展体系。例如,提出《关于在三年内改善本市社区卫生服务中心医疗设备的议案》,就明确了时间范围和改善医疗设备的目标。

(三) 方案具备可操作性,资源能够得到保障

议案中提出的解决方案要具有实际可操作性。在考虑解决医疗卫生问题时,要结合实际的人力、物力、财力情况。例如,在提出《关于提高农村地区医疗服务水平的议案》中,建议加强农村医疗人才队伍建设,不能只简单地说明要引进大量高水平医生,而是要考虑到农村的实际吸引力等因素,提出诸如提高农村医生待遇、定向培养农村医疗人才、完善农村医疗基础设施等具体且可行的操作方案。

要考虑到实施议案所需的各种资源是否能够得到保障,包括资金、技术、人员等方面。例如,提出《国务院关于提请审议增加地方政府债务限额置换存量隐性债务的议案》,要考虑资金来源是财政拨款、社会资本投入还是两者结合,是否具备先进的医疗技术支持,人员方面是否能够招聘和留住足够的专业医疗和管理人才。

(四) 数据真实可靠,分析科学合理

议案中引用的数据和事实必须真实、准确。在医疗卫生领域,数据的准确性尤为重要,如疾病发

63

病率、医疗费用增长率、医疗资源利用率等数据。这些数据是支撑议案的重要依据,应来源于权威的统计部门、医疗机构或科研机构。例如,在阐述某种疾病对社会医疗负担的影响时,要引用卫生部门发布的该疾病的发病人数、治疗费用等准确数据来增强说服力。

对医疗卫生问题的分析要采用科学的方法和逻辑推理。例如,在分析医疗费用上涨的原因时,要从医疗技术进步、药品价格波动、人口老龄化等多个因素进行科学的因果分析,而不是凭借主观臆断。同时,对于提出的解决方案,也要进行科学的可行性和效益分析,预测可能出现的问题和应对措施。

(五) 标题规范,正文结构合理,署名及日期完整

标题一般采用"关于+事由+的议案"的格式,要准确、简洁地反映议案的核心内容。例如,《关于加强医疗卫生应急物资储备的议案》,能够让读者迅速了解议案的主题。

正文通常包括案由、案据和方案三个部分。案由部分要阐述提出议案的原因和背景,案据部分要提供支持议案的依据(如数据、实例、法律条文等),方案部分要详细说明解决问题的具体措施和建议。各部分之间要逻辑清晰、层次分明。

议案最后要注明提案人的姓名(或单位名称)和日期,以明确责任主体和时间顺序。如果是联名提案,要按规定的格式列出所有提案人的姓名。

(六)"议案"范例

关于提请审议《××市制定地方性法规条例(修订草案)》的议案

京常主字〔14届〕29号

市人民代表大会常务委员会:

为了适应地方立法工作的新形势、新任务,保障新修订的立法法在我市的贯彻实施,深入总结我市地方立法的实践经验,根据国家有关法律,结合本市实际情况,常务委员会法制办公室起草了《××市制定地方性法规条例(修订草案)》,经市十四届人大常委会主任会议第八十六次会议讨论,决定提请市人大常委会审议。

××市第十四届人民代表大会常务委员会主任会议

2016年6月23日

十四、函

函是不相隶属单位之间商洽工作,询问和答复问题,请求批准和答复审批事项的文书。

函和请示都有"请求批准"的用途,两者的区别在于,函主要用于平级单位之间、不相隶属单位之间以及有业务上的主管和被主管关系的单位之间。

(一) 函的结构与写法

1. 标题 函的标题有多种写法,一种是写明发文机关、事由、回复函对象和文种,如《国务院办公厅关于悬挂国徽等问题给湖北省人民政府办公厅的复函》,这是较重要复函常用的标题。另一种是只写事由、文种,省略发文机关,如《关于请求增拨设备维修费的函》《关于拨款举办"民间艺术节"的复函》,前例为发函标题,后例为复函标题。还有一种是省略事由的,如《××省高级人民法院函》,这种情形不多见。

2. 正文 函的正文包括缘由、事项、结语三部分。缘由指发出函的原因,一般简明扼要,一两句话说明即可。例如复函的缘由一般写:"你单位××××年××月××日关于×××××的来函收悉"等。事项指函的主体内容,根据需要把内容写出来,或商洽,或请求批准,或询问,或答复,等等。不管写哪种函,事项必须清楚、具体、明确、扼要。结语指函的结尾,一般使用公文术语,如:"专此函告""专此函达""请复""专此函复""此复"等。

（二）"函"范例

××省卫生健康委关于报送 2022 年省级财政资金绩效自评报告及相关材料的函

省财政厅：

根据《××省财政厅关于开展 2022 年省级财政资金绩效自评工作的通知》（粤财绩函〔2022〕4 号）要求，我委对本部门主管的 2021 年度省级财政资金绩效进行了自评，现将相关自评报告报送你厅，请审阅。

××省卫生健康委
2022 年 8 月 4 日

（附件略）

十五、纪要

纪要记载和传达会议主要精神与议定事项，是工作的指导和依据。在结构格式上与其他公文不同。纪要不写主送单位和落款，成文时间写在标题下方。

（一）"纪要"的结构与写法

1. **标题** 纪要的标题通常由发文机关名称、会议名称和文种构成，例如：《××省卫生健康委员会第一届医学伦理专家委员会第一次会议纪要》《××省食品安全协调委员会办公室关于食品安全风险监测工作协调会纪要》。

2. **正文** 纪要的正文由导言、主体和结尾三部分组成。导言即纪要的开头部分。一般是用比较简要的语言概括会议基本情况，包括会议的名称、目的、内容、时间、地点、规模、参加人员、主要议题和会议成果等。主体是纪要的核心部分。它根据会议的中心议题，按主次、有重点地写出会议的情况和成果，包括对工作的评价，对问题的分析，会议议定的事项，提出的要求，等等。结尾一般表达对与会者的希望和要求，但是在实际运用中，多数纪要没有专门结尾用语。

纪要应根据会议内容确定写法和篇幅，简明扼要。在语言表达上，尽可能语句简短、通俗，切忌长篇大论，应以叙述为主；在层次结构、段落安排上，要条理清楚，篇幅一般不宜过长。

3. **会议出席人员名单** 在正文或附件说明的下方，左空二字依序写出出席、请假、列席人员名单。

4. **发文机关署名、成文日期、印章** 发文机关署名署发文机关全称或者规范化简称（与标题一致），规范标注成文日期，并加盖公章。

（二）"纪要"范例

第二届食品安全国家标准审评委员会成立大会会议纪要

2019 年 7 月 12 日，第二届食品安全国家标准审评委员会（以下简称委员会）成立大会在×召开。委员会常务副主任委员、国家卫生健康委副主任××同志，委员会副主任委员××××部副部长×××同志，市场监管总局食品安全总监×××同志，委员会技术总师×××院士出席会议。会议由委员会秘书长、国家卫生健康委食品司司长×××同志主持，委员会秘书长、副秘书长，各专业分委员会主任委员、副主任委员、委员和单位委员代表参加会议。

会议宣读了×××同志批示、国际食品法典委员会秘书处贺信，宣读了委员名单、《第二届食品安全国家标准审评委员会主任委员、常务副主任委员、副主任委员、技术总师分工安排》和《第二届食品安全国家标准审评委员会秘书长、副秘书长、办公室主任分工安排》，颁发了聘书，审议通过《食品安全国家标准审评委员会章程》（以下简称《章程》）。委员会设立污染物、微生物、食品添加剂、食品产品、营养与特殊膳食食品、食品相关产品、标签、生产经营规范、理化检验方法与规程、微生物检验方法与规程、毒理学评价方法与程序、食品中放射性物质、农药残留、兽药残留等 14 个专业委员会，包括来自医学、农业、食品、营养、生物、环境等领域的委员以及各相关部门、中国消费者协会作为单位委员,负责审查本领域食品安全国家标准。

会议要求,深入贯彻落实习近平总书记关于"最严谨的标准"指示和《中共中央　国务院关于深化改革加强食品安全工作的意见》要求,切实依法履职,做好食品安全国家标准审查,确保食品安全标准科学合理、安全可靠。会议指出,委员会要按照《章程》,优化标准审查程序,提升标准审查效能;加强部门合作分工,注重专业委员会协作配合,协调推进标准审查、宣贯解读、跟踪评价等各环节工作;强化技术和行政两方面审查的互补、衔接,注重防范化解重大风险。会议强调,委员会要严明纪律,敢于担当,发挥正确导向作用,为打造最严谨的食品安全标准体系,助力健康中国作出贡献。

……

国家卫生健康委员会

2019 年 7 月 12 日

（来源于中华人民共和国国家卫生健康委员会网站,有修改）

公文写作技能与"医防管"复合型公共卫生人才培养要求高度契合。本章全面阐述了公文的特点、功能、分类、要素、格式、写作技巧,以及常见的 15 种公文基本写作要求与具体范例等要点。公文写作规范性强,写作时,需先明确公文种类与写作意图,依照公文要素、格式规范精心组织内容,保证语言简洁明了、逻辑严谨缜密、表达精准无误,确保公文文稿契合相关要求。

（夏　敏）

第二篇

临床操作基本技能

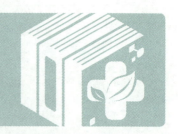

第六章 | 病史采集与体格检查

病史采集与体格检查,是医务人员与患者及相关人员,通过规范、全面的询问与交流,获取真实有效病史资料的医患互动过程。在病史采集与体格检查的全流程中,医务人员应始终坚持"以患者为中心"的职业理念,不断强化"医学人文关怀"的岗位胜任能力,切实遵循以人为本、因患施策、为患保密、与患共情、医患共商、规范沟通的基本原则,持续努力提升人民群众就医的获得感与满意度,增强医务人员自身的职业责任感与使命感。

第一节 | 基本原则

一、以人为本,平等尊重原则

《备急千金要方·大医精诚》提到"若有疾厄来求救者,不得问其贵贱贫富,长幼妍媸,怨亲善友,华夷愚智,普同一等",强调了尊重患者,对待患者应一视同仁。《医疗机构工作人员廉洁从业九项准则》也强调"坚持平等原则,共建公平就医环境",旨在维护患者平等就医的权利。此外,《中华人民共和国民法典》从法律层面规定了尊重人格的医患沟通要求,使得在病史采集和体格检查中对患者人格的尊重愈加受到关注。

二、因患施策,认知理解原则

在病史采集过程中,需根据观察到的患者外在和认知到的内在特征,如性格、学识、阅历、情绪、修养、心理、人格、价值取向等,选择患者可以理解的、适宜的病史采集方式。例如,放慢语速、大声重复,有助于老年或听力障碍患者听见、听明白;边说边写、核对确认,有利于确切采集口音较重患者的病史;观察反应、谨慎表述,则有助于心理负担较重患者减少恐惧。

三、为患保密,依法保护原则

《中华人民共和国医师法》规定医师在执业活动中应"尊重、关心、爱护患者,并依法保护患者隐私和个人信息"。在病史采集和体格检查中,常涉及个人和家庭隐私、不良嗜好、生理缺陷、心理、伦理等问题,对于此类信息,医师应严格为患者保密;若需按法律法规有关规定上报时,则必须按照要求执行,如某些法定传染病需按规定上报、对特定传染病患者应进行隔离等。

四、与患共情,理性关怀原则

只有听懂他人的疾苦故事,才能思考如何解除他人的苦痛。在病史采集中,不仅要关注患者的健康状况,还应心系其心理状态。要做到"医以活人为心,视人之病,犹己之病",既保持理性的同情、共情、移情,又避免"过"与"不及"。

五、医患共商,期望管理原则

中国医师协会《住院医师规范化培训内容与标准》明确指出,医师应有效获取患者的病情信息或向患者(家属)传达病情信息;尊重患者(家属)的个体需求,通过充分沟通实现医患共同决策。在病史采集和体格检查之前,应先取得患者信任并建立良好的关系,在此基础上,即便在诊疗过程中出现某些问题,患者也更易理解。同时,要关注患者的期望值,包括患者最希望改善的症状、既往诊治未达到的愿望、对此次诊疗结果的期待、可获得的家庭支持和家庭资源等,并客观评估其合理性。当发现患者期望值超出合理范围时,须及时引导和调整其期望值,使其逐步趋于合理。

六、规范沟通,有序诊疗原则

保障病史采集和体格检查的环境,须做到空间适宜、环境安静、室温18℃以上、自然光线良好、保护隐私、避免交叉感染,并充分准备诊疗用具。医师应做到衣着干净整洁、态度温和、指甲无尖刺且消毒双手,礼貌地介绍自己,告知问诊目的和检查项目。在体格检查中,要关注患者的反应和反馈,若患者不适,应暂停检查并询问具体情况。在保护隐私的前提下,充分暴露被检查部位,并对平卧位、坐位、立位、侧卧位、俯卧位等体位进行统筹安排。此外,手温和听诊器温度要适宜,避免冷刺激患者,检查结束后要感谢患者的配合。在实际临床实践中,还应根据病情灵活调整检查顺序并突出重点。

第二节 | 病史采集

一、病史采集的安全策略

1. 规范流程,加速典型疾病诊断　规范的病史采集流程是实现典型疾病快速诊断的重要基石。对于具有典型临床表现、特异性强的疾病,严格遵循标准化的病史采集流程,从症状起始时间、诱因、发展变化、伴随症状等方面系统询问,能够快速形成初步诊断,为后续精准治疗争取宝贵时间。

2. 深挖细节,强化鉴别诊断依据　面对"一症多病、一病多症"的复杂疾病情况,细致的病史采集是鉴别诊断的关键突破口。例如,同样是胸痛症状,心绞痛多为胸骨后压榨性疼痛,可放射至左肩;胸膜炎所致胸痛会随呼吸、咳嗽而加重。通过深入追问疼痛的性质、部位、持续时间、诱发及缓解因素等病史细节,能够有效区分不同病症,降低误诊风险。

3. 重点聚焦,识别致命疾病风险　对于病情危急、发展迅速的疾病,常规病史采集步骤可能导致救治延误。临床医师须对急性心肌梗死、急性肺栓塞、主动脉夹层、脑卒中、张力性气胸、急腹症等致命性疾病保持高度警惕。采用"重点优先"策略,优先询问关键症状,迅速判断疾病风险,为抢救赢得先机。

4. 系统全面,防范漏诊发生　针对缺乏典型临床表现的病例,遵循完整的病史采集规范流程是避免漏诊的核心。不仅要详细询问现病史、既往史、个人史、家族史,还要关注患者的职业、生活环境等因素。对于罕见病,系统全面的病史采集能及时发现线索,减少漏诊的可能性。

5. 引导倾诉,挖掘隐匿病史信息　患者可能因羞涩、担忧等原因隐藏部分病史或未表述关键情况。医师可通过"请他说"的沟通策略,营造轻松信任的氛围,结合巧妙的追问技巧,鼓励患者充分表达,包括家庭、工作、学习压力及社会孤立感等潜在影响健康的因素,避免因信息缺失影响诊断的准确性。

二、病史采集的内容

包括一般项目、主诉、现病史、既往史、系统回顾、个人史、婚姻史、月经史和生育史、家族史等。

(一)一般项目

患者的姓名、性别、年龄、婚姻、民族、籍贯、家庭住址、病史采集日期、职业、工作单位、病史陈述者、可靠性、联系方式、初诊/复诊等。病史陈述者若非患者,应注明其与患者关系;家庭住址具体到门牌号(如患者拒绝提供需要注明);联系方式(电话)宜同时记录患者及其联系人的电话,尤其是老年人或是病史采集中存在困难的患者。

(二)主诉

促使患者就诊的主要症状(或体征)及持续时间。一方面是指患者感觉最明显的症状(或体征)、

69

促使患者来就诊最主要的原因;另一方面,持续时间需要从相关疾病或症状的最早期开始回溯。对于病程长或病情复杂的情况,须总结反映主要特征,一般从凝练的主诉可以推断出主要诊断。主诉应重点突出、简明扼要,不超过 20 个字,使用阿拉伯数字书写日期和时间。如"活动后心悸、气促 3 年,尿少、食欲缺乏 1 个月"。主诉的特殊情况包括诊断资料和入院目的十分明确而患者目前无症状;患者无症状,体检时发现异常等。

(三)现病史

病史主要部分,记录患者疾病发生、发展、演变及诊疗经过的全过程。包括:①发病情况:起病时间、缓急、前驱症状等。②可能原因及诱因:需要主动、细致询问。③主要症状特点:部位、性质、持续时间、程度,缓解方式或加剧因素等,这是病史采集的重中之重,对于不同疾病应建立规范的问诊逻辑,这样可以在问诊中不断进行鉴别诊断,排除某些诊断,而增加某些诊断的可能性。④病情发展与演变:主要症状变化或出现新症状,如病情好转、逐渐加重、恶化等。⑤伴随症状:除主要症状外出现的一系列其他症状。有意义的阳性病史、阴性病史(可能出现而没有出现的症状)同样都具有重要的鉴别作用。⑥诊疗经过:检查、诊断、治疗经过及疗效等。如患病后曾在何时、何地就诊? 做过何种检查? 诊断结果如何? 服用哪些药物(如药名、剂量、途径、疗效,有无不良反应)? 做过何种手术(时间、医院、手术名称、重要的手术须看具体的手术记录)? ⑦一般情况变化,如神志、饮食、睡眠、大小便、体重等的变化。

(四)既往史

包括①既往健康状况:如体健、一般、多病、虚弱等。②既往患病史:过去所患疾病,特别是与目前所患疾病相关的疾病。如高血压病史,应记录患病时间,服用药物的规律性,使用药物的名称、剂量、次数,血压控制水平等。③传染病史:急慢性传染病史及接触史,如肝炎、结核、伤寒、痢疾等。④预防接种史。⑤过敏史。⑥外伤史。⑦手术史。⑧输血史。

(五)系统回顾

涵盖 8 个系统:呼吸系统、循环系统、消化系统、泌尿生殖系统、血液系统、内分泌及代谢系统、肌肉骨骼系统、神经精神系统。初始病史采集时宜按部就班逐项询问以形成规范的完整框架,避免疏漏,待逐步形成问诊逻辑后,可以调整问诊顺序、选择具体问诊内容。

(六)个人史

包括①居住:出生地、居住地及时长,问诊需着重强化公共卫生疾病防控意识,细致询问是否居住或去过疫源地或地方病高发地区。②职业环境:从事工种、工作时间、工作环境、接触有毒有害物质的具体情况。③生活习惯:饮食类型、起居是否规律、吸烟与饮酒的量与时长及其他相关健康素养情况。④嗜好:如异嗜物、麻醉药品、毒品等。⑤性病、冶游史:有无淋病性尿道炎、尖锐湿疣、下疳等性病,不洁性交史(须区分异性、同性)。⑥文化程度、经济状况、爱好等。

(七)婚姻史

包括未婚、已婚、离婚、丧偶等。已婚患者询问结婚年龄、夫妻关系和家庭关系是否和睦、配偶健康状况、性生活情况等。离婚患者询问离婚年龄。丧偶患者询问离世原因。

(八)月经史和生育史

女性患者:月经史须询问初潮年龄、月经周期、经期持续天数、经血的量和颜色、经期不适表现,有无痛经,白带的量和气味、颜色等,末次月经日期,绝经患者的绝经年龄。生育史须询问孕次、产次和相应年龄,流产(自然、人工)次数,分娩情况(顺产、剖宫产、早产、难产、死产、葡萄胎等),有无产褥感染等。

男性患者:须询问是否患过可能影响生育的疾病。

(九)家族史

询问患者父母、兄弟姐妹、子女的健康状况与疾病情况,重点关注:①与患者同样的疾病。②已知与遗传相关的疾病,如家族性高胆固醇血症。父母双方的亲属情况均应详细询问,可以建立家系图。

③常见疾病,如高血压、糖尿病、痛风、哮喘、血液病、癫痫、精神病等。④若直系亲属死亡,须询问死亡原因和死亡年龄。

三、重点病史采集示例

胸痛是门急诊患者就诊的常见原因之一,快速且精准地筛查出心源性胸痛患者,对及时危险分层与迅速处理极为关键。在此过程中,迅捷和精准的病史采集显得尤为重要。可构建胸痛患者的病史采集的"OPQRST+I"模式,快速辨别典型心绞痛、非典型心绞痛、非心绞痛性质的胸痛。具体而言,包括 O(onset,发作特点)、P(position,部位)、Q(quality,性质)、R(remission,缓解因素)、S(severity,严重程度)、T(time,持续时长)和 I(inducement,诱发因素)。

四、病史采集注意事项

1. 确保问诊内容的完整性　所有问诊项目均须填写,对于不适用项目,以"—"标注;若存在漏问项目,必须在诊疗过程中及时补充完善。

2. 强调病史采集的有效性　问诊过程应聚焦症状描述,避免简单罗列检查结果。在现病史询问中,须重点关注症状,详细记录阳性症状,同时捕捉具有鉴别诊断意义的阴性症状。完整呈现疾病发生、发展过程,减少对既往检查结果的重复赘述。

3. 重视临床思维的运用　问诊时须保持清晰的逻辑脉络,既不能以偏概全影响诊断的准确性,也不能主次不分,导致信息杂乱冗余。通过系统且有针对性的询问,构建科学的临床诊断思路。

4. 保证病史记录的一致性　主诉、现病史与主要诊断在内容和时间维度上,均须保持逻辑连贯、准确对应,确保诊断依据的完整性和严谨性。

5. 遵循病史记录的时限性　抢救记录须在 6 小时内完成,首次病程记录应于 8 小时内完成,入院、出院、接班及死亡记录则必须在 24 小时内及时完成,严格保证医疗文书的时效性。

第三节 ｜ 体格检查基本方法

体格检查基本方法有视诊、触诊、叩诊、听诊和嗅诊。

一、视诊

(一)视诊临床实践

(1)如看到患者呈超重体型,宜关注身高、体重、腰围、臀围,病史采集时注意询问代谢综合征相关病史信息。

(2)如看到患者面色苍白,宜同时检查患者眼睑、甲床苍白情况,并急查血常规,有助于贫血的判断。

(3)如看到患者表情痛苦、大汗淋漓(可能存在紧急情况),应迅速识别并调整就诊顺序,对其优先诊疗。

(二)视诊方式

1. 宏观视诊　留意患者进入诊室步态、坐下姿势、保持体位、发育情况与年龄是否相符、营养状态、体型和身高、表情和面容是否自然、简单打招呼时的意识状态、皮肤等。病史采集时,通过患者语速、语气、表情和肢体语言可初步了解其性情、性格。

2. 微观视诊　仔细观察患者全身和局部情况,如是否有典型面容、眼球是否突出、双上肢平举是否有震颤、皮肤是否有蜘蛛痣等。

(三)视诊注意事项

1. 观察前确认妆容情况　检查前须主动询问患者是否化妆,避免化妆品遮盖皮肤的异常表现。例如,皮肤苍白、二尖瓣面容等体征可能因化妆而漏诊,影响疾病诊断。

2. **规范暴露与全面观察** 在保护患者隐私的前提下,充分暴露检查部位,确保全面检查。以乳房视诊为例,应对比观察双侧乳房是否对称,注意有无橘皮样改变等异常表现。

3. **建立系统性临床思维** 检查过程中须培养系统性临床思维。当发现某一疾病的典型体征时,应全面排查相关体征。如视诊发现甲状腺肿大,须进一步观察是否存在甲状腺功能亢进的眼球突出、肢体震颤、面容消瘦等表现,或甲状腺功能减退可能出现的表情淡漠、黏液性水肿等;同时,通过详细询问相关病史,为疾病诊断提供更多依据。

二、触诊

(一) 触诊方式

1. **浅部触诊法** 检查者用右手手指掌面及手掌,凭借掌指关节和腕关节的协调动作,轻柔地进行轻压滑动触摸,触诊深度约为 1cm。操作过程中须注意手指并拢,避免用指尖戳压。浅部触诊法适用于体表浅在病变,例如软组织、关节、浅部动脉、浅部静脉、浅表神经、阴囊、精索等部位的检查;同时,也可用于判断腹部有无压痛、腹肌紧张、搏动以及包块等情况。

2. **深部触诊法** 该方法又细分为深部滑行触诊法、双手触诊法、深压触诊法、冲击触诊法,主要用于检查腹腔内病变及腹腔内脏器状况。进行深部触诊时,嘱患者平卧屈膝,使腹肌松弛,并配合呼吸动作。检查者由浅入深逐渐加压,直至达到所需深度,通常深度在 2cm 以上,有时甚至可达 4~5cm。

(二) 触诊注意事项

触诊应由浅入深,一般取先左后右、先上后下的逆时针方向,如有压痛或触及包块,应先健侧后患侧,避免因疼痛引起腹肌紧张。腹部触诊时多采用仰卧位,必要时采取适当体位如触诊脾脏取右侧卧位且屈膝,触诊肾脏取立位。

三、叩诊

(一) 叩诊方式

1. **直接叩诊法** 检查者右手中间三指并拢,以指端或掌面直接叩击、拍击被检查部位,使该部位产生反响及指下震动感。此方法适用于胸、腹部大面积病变的检查,例如胸膜肥厚、胸膜粘连、大量胸腔积液或积气、肺不张以及大量腹腔积液等情况。

2. **间接叩诊法** 左手中指末端指间关节处紧密贴于叩诊部位,其余手指微微抬起,不与体表接触;右手手指自然弯曲,以中指端叩击左手中指末端指间关节处或第二节指骨远端,叩击方向务必与叩诊部位体表垂直,且在同一部位须连续短促叩击 2~3 次。该法可用于确定肺尖宽度、肺下界定位、胸腔积液或积气量、胸膜病变、肺部病变、纵隔宽度、心界、肝和脾边界,以及腹腔积液、膀胱充盈度等状况的评估。左手掌心面平放于检查部位,右手握空拳,用尺侧叩击左手掌背面,同时观察患者反应或询问有无疼痛感受。此操作常用于检查肝、脾、肾、脊柱的叩击痛情况。

(二) 叩诊音

叩诊音通常分为清音、浊音、鼓音、实音、过清音这五种类型。

(三) 注意事项

须依据实际需求,为患者选择适宜的体位,如仰卧位、坐位、侧卧位、肘膝位等。另外,要根据叩诊部位的不同,合理调整叩诊力度,分为轻、中、重三个级别。

四、听诊

(一) 听诊方法

将耳直接贴附于受检者体壁的直接听诊法在现今临床实践中极少运用,目前主要采用使用听诊器的间接听诊法。

（二）注意事项

听诊环境应保持安静、温暖且避风,以此减少肌束颤动干扰以及外界嘈杂声音的影响。检查者在听诊过程中要注意力高度集中,排除一切外来附加音的干扰,同时确保正确使用听诊器。在操作前须仔细检查听诊器,诸如耳件弯曲方向是否准确、软管是否通畅、有无破裂漏气现象以及长度是否合适等。其中,钟型件适合听取低调声音,使用时应轻轻放置于检查部位,防止与皮肤过度摩擦;膜型件则适用于听取高调声音,使用时须紧触被检查部位。对于身形瘦弱者,因其肋间隙狭窄、肋骨突出,膜型件放置难度较大,此时宜选用钟型件紧压皮肤进行听诊。

五、嗅诊

检查者用手轻柔地将患者皮肤、黏膜、口腔、呼吸道、胃肠道、呕吐物、排泄物、分泌物以及脓液、血液等所散发的气味缓缓扇向自己鼻部,通过仔细辨别气味的性质与特点,进而判断其与疾病之间的关联。

第四节 ｜ 一般检查

一、生命体征

（一）体温

1. 测量方法　包括腋测法、口测法、肛测法、耳测法和额测法,体温计有水银体温计、电子体温计和红外线体温计等。

（1）腋测法:测量前患者安静休息 30 分钟。移走附近冷热物体。确认水银柱读数低于 35℃。擦干腋窝,体温计头端置于患者腋窝顶部,上臂紧贴胸壁夹紧体温计,10 分钟后读数。正常值为 36~37℃。

（2）口测法:消毒后体温计头端置于患者舌下,紧闭口唇,5 分钟后读数。正常值为 36.3~37.2℃。测量时不可用口腔呼吸,且测量前 10 分钟内禁止饮用热水与冰水,此方法不适用于婴幼儿及神志不清者。

（3）肛测法:患者取侧卧位,肛门体温计头端涂润滑剂后,徐徐插入肛门内达体温计长度一半为止,5 分钟后读数。正常值为 36.5~37.7℃。肛测法一般较口测法读数高 0.2~0.5℃。适用于婴幼儿及神志不清者。

（4）耳测法:红外线耳式体温计测量鼓膜温度,多用于婴幼儿。

（5）额测法:红外线测温计测量额头皮肤温度,仅用于体温筛查。

2. 体温记录方法　多次体温测定可描绘体温曲线。发热性疾病体温曲线的变化具有一定规律性,称为热型。

（二）呼吸

观察患者呼吸运动方式、频率、节律,至少观察 30 秒。正常成人静息状态呼吸运动稳定,每分钟 12~20 次。

（三）脉搏

示指、中指、环指三指并拢,指腹置于桡动脉处适宜压力触诊至少 30 秒。双侧桡动脉对比脉率、节律、强度、紧张度、动脉弹性等。注意对于脉搏微弱者不宜用力按压,不能扪及时可选取大动脉触诊。脉率一般与心率一致,不一致时应在触诊脉搏的同时听诊心率。

（四）血压

1. 注意事项　使用标准规格的袖带,臂围大者（>32cm）应使用大袖带,臂围小者（<24cm）应使用小袖带。首诊时测量两侧上臂血压,以血压读数较高的一侧作为测量血压的上臂。老年人、糖尿病或出现直立性低血压患者,应该加测站立位血压。站立位血压在卧位或坐位改为站立位后 1 分钟和

3 分钟时测量。强调四肢血压测量,测量血压同时应测定脉率。

2. **高血压定义** 在未使用降压药情况下,非同日 3 次测量诊室血压≥140/90mmHg;或连续 5~7 天测量家庭血压≥135/85mmHg;或 24h 动态血压≥130/80mmHg,白天血压≥135/85mmHg,夜间血压≥120/70mmHg。患者既往有高血压史,目前使用降压药,血压虽然低于上述诊断界值,仍应诊断为高血压。

3. **水银柱血压计测量方法** 《中国高血压防治指南(2024 年修订版)》推荐使用经过准确性验证的上臂式电子血压计,不建议使用水银血压计。但鉴于水银血压计在某些特殊医疗场景中仍在应用,现将其测量方法简要介绍如下:患者取坐位或平卧位,安静休息至少 5 分钟,测量上臂血压,上臂应置于心脏水平。保持肘部、血压计"0"点与心脏在同一水平;袖带均匀紧贴皮肤,缠于上臂,其下缘在肘窝以上 2~3cm,袖带中央位于肱动脉表面,松紧度适宜;触诊肱动脉搏动后,将听诊器体件置于肱动脉搏动处听诊,边充气边听诊至肱动脉搏动音消失后,水银柱再升高 30mmHg,缓慢放气(2~6mmHg/s)。双眼随水银柱下降,平视水银柱表面,当听到第一声搏动音时,记录此时的水银柱数值为收缩压;继续放气,直到搏动音消失或声音变调,记录此时的水银柱数值为舒张压。测量血压时,应相隔 1~2 分钟重复测量,取 2 次读数的平均值记录。如果收缩压或舒张压 2 次读数相差 5mmHg 以上,应再次测量,取 3 次读数的平均值记录。

二、一般情况

(一)发育

成人发育正常时,头部长度为身高的 1/8~1/7;胸围约为身高的 1/2;双上肢展开后,左右指端距离与身高基本相符;坐高大致等同于下肢长度。

(二)体型

(1)无力型:体型高挑、肌肉消瘦、颈部细长、肩部窄且下垂、胸廓扁平,腹上角小于 90°。

(2)正力型:身体各部分结构匀称协调,腹上角接近 90°,多数正常成人为此体型。

(3)超力型:体格健壮、颈部粗短、面色红润、肩部宽阔且平、胸围较大,腹上角大于 90°。

(4)病态异常体型:常见侏儒型、巨人型等。

(三)身高、体重和体重指数

测量方法:患者脱鞋,背靠身高体重测量仪站立,确保头部、臀部、足跟三点紧密贴合测量仪立柱。头顶最高点与测量仪立柱垂直线的交叉点即为身高读数,读数时须水平观察刻度,明确读数方向(从上到下或从下到上);体重直接从测量仪显示盘读取。身高以厘米为单位,体重以千克为单位。

体重指数(body mass index,BMI),又称体质指数,通过体重(kg)除以身高(m)的平方得出数值,是国际通用衡量人体胖瘦程度及健康与否的指标。

(四)头围

患者处于坐位或立位,用皮尺从其头枕骨粗隆部经耳颞部环绕至前额眉间(此为头围最大径)测量,结果以厘米表示。

(五)营养状态

依据 BMI、皮肤、毛发、皮下脂肪以及肌肉发育状况综合评判。以下以皮下脂肪为例。

1. **皮下脂肪充实程度分类** 分为良好、中等、不良三类。①良好:黏膜色泽红润、皮肤富有光泽且弹性佳,皮下脂肪饱满且富有弹性,肌肉结实,指甲、毛发润泽,肋间隙及锁骨上窝深浅适度,肩胛部与股部肌肉丰满。②不良:皮肤黏膜干燥、弹性减弱,皮下脂肪菲薄,肌肉松弛无力,指甲粗糙无光泽、毛发稀疏,肋间隙、锁骨上窝凹陷,肩胛骨与髂骨突出明显。③中等:介于上述两者之间。

2. **皮下脂肪测量部位** ①上臂部皮褶:于右上臂肩峰后面与鹰嘴连线中点处,沿上肢长轴方向纵向捏起皮褶,测量仪卡钳的卡口连线须与皮褶走向垂直,测量皮褶捏提点下方 1cm 处的厚度。②肩胛部皮褶:在肩胛骨下角下方 1cm 处,按照与脊柱呈 40°方向捏起皮褶测量。③腹部皮褶:在脐水平线与右锁骨中线交界处,沿躯干长轴方向纵向捏起皮褶测量。

(六) 意识状态

1. **意识清楚**　患者神志清晰,对周围环境及自身状况认知正常。

2. **嗜睡**　处于持续睡眠状态,但能够被唤醒,唤醒后能正确回应并做出相应反应,然而刺激一旦消除,便会迅速再次入睡。

3. **昏睡**　须强烈刺激(如压迫眶上神经、摇晃身体等)方可唤醒,唤醒后很快再度入睡,苏醒时答话含糊不清或所答非所问。

4. **昏迷**　意识持续中断或完全丧失,分为浅昏迷、中昏迷、深昏迷。

5. **意识模糊**　能维持简单的精神活动,但在时间、地点、人物的定向识别方面存在障碍。

6. **谵妄**　以兴奋性升高为主要特征的高级神经中枢急性功能失调状态,表现为意识模糊,定向力丧失,出现幻觉、错觉,躁动不安,言语杂乱无章。

(七) 面容与表情

健康人面容自然、表情正常。常见的病态面容涵盖急性病容、慢性病容、贫血面容、肝病面容、肾病面容、黏液性水肿面容、二尖瓣面容、肢端肥大症面容、伤寒面容、苦笑面容、满月面容、面具面容等。

(八) 体位

1. **自主体位**　身体能够自由活动,不受任何限制。

2. **被动体位**　患者无法自行调整或变换身体姿势。

3. **强迫体位**　患者为缓解痛苦,被迫采取特定体位。具体包括强迫仰卧位、强迫俯卧位、强迫侧卧位、强迫坐位、强迫蹲位、强迫停立位、辗转体位、角弓反张位。

(九) 姿势与步态

健康人姿势端正,肢体活动灵活自如,步态正常。常见的病态步态有蹒跚步态、醉酒步态、共济失调步态、慌张步态、跨阈步态、剪刀步态、间歇性跛行等。

三、皮肤

1. **颜色**　可呈现苍白、发红、发绀、黄染、色素沉着、色素脱失等表现。

2. **湿度与出汗**　皮肤湿度取决于其排泌功能,表现为湿润、干燥或无汗状态。

3. **弹性**　选取手背或上臂内侧部位,用拇指和示指捏起皮肤,松手后,若皮肤皱褶迅速平复,提示弹性正常;若皱褶平复缓慢,则表明弹性减弱。

4. **皮疹**　包括斑疹、玫瑰疹、斑丘疹、丘疹、荨麻疹、疱疹等类型。

5. **皮下出血**　瘀点直径小于 2mm,紫癜直径为 3~5mm,瘀斑直径大于 5mm,血肿呈片状出血且伴有皮肤显著隆起。瘀点受压后不褪色。

6. **蜘蛛痣与肝掌**　皮肤小动脉末端分支性扩张形成形似蜘蛛的血管痣,即蜘蛛痣,多出现于上腔静脉分布区域,如面、颈、手背、上臂、前胸和肩部等,大小各异。压迫蜘蛛痣中心,辐射状小血管网会消失,解除压迫后又复现。慢性肝病患者手掌大、小鱼际发红,加压后褪色,称为肝掌。

7. **毛发**　中年以后,毛发通常逐渐减少或出现色素脱失,进而形成秃顶或白发。病理性毛发脱落常见于头部皮肤疾病、神经营养障碍、发热性疾病、内分泌疾病以及理化因素影响,如过量放射线影响、应用某些化疗药物等情况。

8. **水肿**　凹陷性水肿在局部受压后会出现凹陷,黏液性水肿受压后无组织凹陷。水肿分为轻、中、重三度。①轻度:仅累及眼睑、眶下软组织、胫骨前、踝部皮下组织,指压后可见组织轻度下陷,且平复较快。②中度:全身组织均可见明显水肿,指压后出现明显或较深的组织下陷,平复缓慢。③重度:全身组织严重水肿,身体低位皮肤紧张发亮,甚至有液体渗出,胸腔、腹腔等浆膜腔内可有积液,外阴部也可见严重水肿。

9. 其他

（1）皮肤脱屑：正常皮肤表层持续进行角化与更新，在病理状态下，可见大量皮肤脱屑现象。

（2）皮下结节：常见类型有风湿结节、囊蚴结节、痛风结节、结节性红斑、脂膜炎结节等。

（3）瘢痕：皮肤因外伤、感染或手术后，病变愈合过程中由结缔组织增生形成的斑块，分为萎缩性瘢痕和增生性瘢痕。

四、淋巴结

（一）主要检查方法

将示指、中指、环指三指并拢，指腹平放于检查部位皮肤，由浅入深滑动触诊。若触及淋巴结，须描述其部位、大小、数量、硬度、压痛、活动度，有无粘连、瘘管等情况，同时注意左右对比检查。

（二）主要淋巴结检查

1. 下颌下淋巴结　位于下颌角和颏部中间部位的颌下腺附近。检查时，检查者左手扶持患者头部，嘱患者头部向左前下垂，右手手指触诊左侧；触摸右侧时操作相反。

2. 颈部淋巴结　分为颈前淋巴结和颈后淋巴结，以胸锁乳突肌为界，颈前淋巴结位于胸锁乳突肌表面及下颌角处；颈后淋巴结位于斜方肌前缘。检查时嘱患者稍低头，偏向检查侧。

3. 锁骨上淋巴结　处于锁骨与胸锁乳突肌所形成夹角处。

4. 腋窝淋巴结群　外侧淋巴结群位于腋窝外侧壁；胸肌淋巴结群位于胸大肌下缘深部；肩胛下淋巴结群位于腋窝后皱襞深部；中央淋巴结群位于腋窝内侧壁近肋骨及前锯肌处；腋尖淋巴结群位于腋窝顶部。

检查时患者取坐位，检查者面对患者。检查右侧腋窝淋巴结时，右手握住患者右手，使右前臂稍外展；左手示指、中指、环指三指并拢稍弯曲，直达腋窝顶部，依腋尖群、中央群、胸肌群、肩胛下群、外侧群顺序检查。检查左侧腋窝淋巴结时，左手握患者左手，使左前臂稍外展。

5. 滑车上淋巴结　在上臂内侧内上髁上方 3~4cm 处，肱二头肌与肱三头肌间沟内。检查时患者取坐位，检查者面对患者。检查者左手托住患者左前臂，用右手向左侧滑车上部由浅入深滑动触诊，检查右侧时操作相反。

6. 腹股沟淋巴结　上群位于腹股沟韧带下方，与韧带平行排列，又称腹股沟韧带横组或水平组；下群位于大隐静脉上端，沿静脉走向排列，又称腹股沟淋巴结纵组或垂直组。检查时患者取仰卧位，下肢伸直，检查者站在患者右侧，先查水平组，再查垂直组。

第五节 ｜ 头部检查

一、眼

（一）眉毛

观察眉毛的颜色、稀疏程度。

（二）眼睑

检查眼睑时，嘱患者闭眼、睁眼，注意眼睑有无内翻、水肿及闭合障碍，上睑有无下垂等。

（三）泪囊

嘱患者向上看，检查者用双手拇指轻压患者双眼内眦下方，即骨性眶缘下内侧，挤压泪囊，观察有无分泌物或泪液自上、下泪点溢出。急性炎症时应避免此检查。

（四）结膜

检查有无充血、苍白、出血点、颗粒和滤泡。检查下睑结膜，嘱患者向上注视，检查者用拇指按压患者下睑。检查上睑结膜，嘱患者闭眼，示指和拇指捏起上睑中外 1/3 交界处边缘，嘱患者向下看，将眼睑轻轻向前下方牵拉，示指向下压睑板上缘，与拇指配合将睑缘向上捻转，暴露上睑结膜。

（五）巩膜

检查时嘱患者向内下视,暴露巩膜外上部分,更容易发现黄疸。

（六）角膜

斜照光更易观察透明度,注意有无云翳、白斑、软化、溃疡、新生血管等。

（七）瞳孔

1. **瞳孔形状与大小** 正常为圆形,双侧等大,直径 3~4mm。

2. **对光反射** 检查直接对光反射时,用手电筒直接照射瞳孔,观察同侧瞳孔是否立即缩小,移开光源后瞳孔是否迅速复原。检查间接对光反射时以一手挡在鼻部中间,光线照射一眼时,观察对侧瞳孔是否立即缩小,移开光线,瞳孔是否扩大。

3. **集合反射** ①调节反射:嘱患者注视 1m 以外目标(检查者示指尖),将目标快速移近眼球(距眼球约 5~10cm),正常人瞳孔缩小。②辐辏反射:嘱患者注视 1m 以外目标(检查者示指尖),将目标缓慢移近眼球(距眼球约 5~10cm),正常人双眼内聚。

（八）眼球

检查外形有无突出、下陷。检查眼球运动时患者取坐位,检查者站患者前面,右手示指置于患者眼前 30~40cm 处。嘱患者头部不要转动,注视示指尖。依次将示指移向左侧、左上方、左下方、右侧、右上方、右下方,观察患者眼球运动。

二、耳

（一）外耳

1. **耳郭** 观察耳郭外形、大小、位置和对称性,有无发育畸形、外伤瘢痕、红肿、瘘口、低垂耳、结节。

2. **外耳道** 观察皮肤情况,有无溢液、外耳道瘢痕狭窄、耵聍或异物。

（二）乳突

重点关注皮肤有无红肿表现、是否有压痛感、是否存在瘘管。

（三）听力

粗测方法:在安静的检查室内,嘱患者取坐位并闭眼,用手捂住一侧外耳。检查者手持机械手表,或用拇指与示指轻轻捻动使其发声,随后从距离患者 1m 以外的位置逐渐向患者耳部移动,待患者示意听到声音时,即刻测量此时与耳部的距离。通过比较双耳的测量距离来初步判断听力情况,正常人一般能在距离 1m 处听到声音。

精测方法:运用规定频率的音叉或专业的电测听设备进行精准检测。

三、鼻

（一）鼻外形

观察鼻部皮肤颜色和鼻外形改变。

（二）鼻翼扇动

吸气时鼻孔张大,呼气时鼻孔回缩,见于伴有呼吸困难的高热性疾病等。

（三）鼻中隔

正常成人鼻中隔多数稍有偏曲,如有明显偏曲并产生呼吸障碍称为鼻中隔偏曲。鼻中隔出现孔洞称为鼻中隔穿孔,患者可听到鼻腔有哨声,检查时用小型手电筒照射一侧鼻孔,可见对侧有亮光透入。

（四）鼻出血

多为单侧,双侧出血多由全身性疾病引起。

（五）鼻腔黏膜

不用器械只能视诊鼻前庭、鼻底和部分下鼻甲；使用鼻镜可检查中鼻甲、中鼻道、嗅裂和鼻中隔上部。

（六）鼻腔分泌物

清稀无色分泌物为卡他性炎症，黏稠发黄或发绿的分泌物为鼻或鼻窦化脓性炎症。

（七）鼻窦

1. 上颌窦　双手四指固定患者两侧耳后，双手拇指置于颧部向后按压，询问有无压痛；也可用右手中指指腹叩击。

2. 额窦　双手四指固定头部，双手拇指置于眼眶上缘内侧向后、向上按压，有无压痛；一手扶持患者枕部，用另一手拇指或示指置于眼眶上缘内侧用力向后向上按压；也可用中指叩击。

3. 筛窦　双手四指固定患者两侧耳后，双侧拇指置于鼻根部与眼内眦之间向后方按压，询问有无压痛。

4. 蝶窦　因解剖位置较深不能体表进行检查。

四、口

（一）口唇

健康者口唇红润且具光泽之态。异常表现包括口唇苍白、色泽深红、发绀，存在干燥与皲裂现象，出现疱疹、红色斑片，有非炎症性无痛性肿胀、肥厚增大、糜烂、唇裂等。

（二）黏膜

正常口腔黏膜呈粉红色。异常表现包含色素沉着、出现出血点或瘀斑、充血、肿胀、溃疡，以及在颊黏膜处可见麻疹黏膜斑等。

（三）牙

着重检查有无龋齿、残根、缺牙以及义齿等情况。牙龈正常为粉红色，质地坚韧，且与牙颈部紧密贴合，检查时经适度压迫，无出血及溢脓现象。异常时可见水肿、牙龈缘出血，牙龈经挤压后有脓液溢出，游离缘出现蓝灰色铅线；当铋、汞、砷等中毒时，有可能呈现黑褐色点线状色素沉着，须结合病史加以鉴别。

（四）舌

舌形态与舌质异常包括干燥舌、舌体增大、地图舌、裂纹舌、草莓舌、牛肉舌、镜面舌、毛舌等。舌运动方面，可出现震颤、偏斜等异常表现。

（五）咽部及扁桃体

咽部分为鼻咽、口咽、喉咽三个部分。检查时，患者取坐位，头部略后仰，张大口腔并发"啊"音，检查者用压舌板在舌前 2/3 与后 1/3 交界处迅速下压，此时软腭上抬，便能观察到软腭、腭垂、软腭弓、扁桃体、咽后壁等部位。扁桃体增大通常分为三度：不超过腭咽弓者为 I 度；超过腭咽弓者为 II 度；达到或超过咽后壁中线者为 III 度。喉咽位于口咽下方，其前方连通喉腔，下端通向食管，如需检查，须采用间接或直接喉镜检查法。

（六）喉

喉位于喉咽之下，向下与气管相连接，对其检查须借助喉镜进行。

（七）口腔气味

健康人的口腔通常无特殊气味。

第六节 | 颈部检查

一、颈部血管

（一）颈静脉视诊

检查时患者取坐位或半坐位，身体前倾45°。正常人颈静脉常不显露，平卧时可见轻度充盈。

（二）颈动脉视诊

检查时患者取坐位或仰卧位。正常人颈动脉搏动不明显，剧烈活动后可见颈动脉微弱搏动。

（三）颈动脉触诊

检查者拇指置于甲状软骨水平胸锁乳突肌内侧触摸，比较两侧有无差别，切忌双侧同时触摸。

（四）颈部血管听诊

检查时患者取坐位，用钟型听诊器听诊，如发现异常杂音应注意其部位、强度、性质、音调、传播方向和出现时间，以及患者姿势改变和呼吸等对杂音的影响。

二、甲状腺

（一）甲状腺视诊

观察甲状腺大小、形态、两侧是否对称。嘱患者做吞咽动作，可见甲状腺随吞咽动作上、下移动。

（二）甲状腺触诊

包括甲状腺峡部触诊和甲状腺侧叶触诊。

1. **甲状腺峡部触诊**　前面触诊时患者取坐位，检查者位于患者前面，用拇指从胸骨上切迹向上触摸气管前软组织，判断有无增厚。嘱患者做吞咽动作，重复检查。后面触诊时，同样让患者取坐位，检查者位于患者后面，用示指检查。

2. **甲状腺侧叶触诊**　前面触诊时患者取坐位，检查者站在患者前面。检查者用左手拇指施压于患者右侧甲状软骨，将气管推向左侧。右手示指、中指在左侧胸锁乳突肌后缘向前推挤甲状腺侧叶，右手拇指在胸锁乳突肌前缘触诊。嘱患者配合做吞咽动作，重复检查。以判断甲状腺大小、有无结节和震颤；用同样方法检查右侧甲状腺。后面触诊时步骤基本同上，不同之处在于检查者使用同侧手对患者同侧的甲状腺侧叶进行检查。

3. **甲状腺震颤**　检查甲状腺震颤时，用示指和中指轻轻感触。

（三）甲状腺听诊

甲状腺肿大时，将钟型听诊器置于肿大甲状腺上，可能听到低调连续性静脉"嗡鸣"音。

（四）甲状腺肿大的判断

不能看出肿大但可触及，为Ⅰ度；能看到肿大又能触及但在胸锁乳突肌以内，为Ⅱ度；超过胸锁乳突肌外缘，为Ⅲ度。

三、气管

患者取坐位，颈部处于自然直立状态；检查者右手示指与环指分别置于两侧胸锁关节上，中指置于气管之上，观察中指是否在示指与环指中间，判断气管是否居中。

第七节 | 胸部检查

一、胸部视诊

（一）骨骼标志

包括胸骨上切迹、胸骨柄、胸骨角、剑突、肋骨、肋间隙、腹上角、脊柱棘突、肩胛骨、肩胛下角、肋脊角等。

(二)垂直线标志

包括前正中线、后正中线、胸骨线、胸骨旁线、锁骨中线、腋前线、腋中线、腋后线、肩胛线等。

(三)自然陷窝和分区

包括胸骨上窝、锁骨上窝、锁骨下窝、腋窝;肩胛上区、肩胛下区、肩胛间区等。

(四)视诊内容

1. **胸壁视诊** 除营养状态、皮肤、淋巴结和骨骼肌发育情况外,还应着重以下检查。①静脉:正常胸壁无明显静脉可见,当上腔静脉或下腔静脉血流受阻建立侧支循环时,胸壁静脉可充盈或曲张。上腔静脉阻塞时,静脉血流方向自上而下;下腔静脉阻塞时,静脉血流方向则自下而上。②皮下气肿:以手按压存在皮下气肿部位的皮肤,引起气体在皮下组织内移动,可出现捻发感或握雪感。用听诊器按压皮下气肿部位时,可闻及类似捻动头发的声音。③肋间隙:观察肋间隙有无回缩或膨隆。

2. **胸廓视诊** 患者取仰卧位或坐位,充分暴露前胸、侧胸和背部,检查者站在患者右侧(坐位时站在患者前面或后面),观察有无桶状胸、扁平胸、佝偻病胸、胸廓一侧变形、胸廓局部隆起、脊柱畸形引起的胸廓改变、肋间隙是否饱满、两侧胸廓是否对称等。正常胸廓两侧大致对称,呈椭圆形,前后径与左右径之比约为 1:1.5。

3. **呼吸运动视诊** 患者取坐位或仰卧位,充分暴露前胸,检查者站在患者前面或右侧。应注意呼吸频率、呼吸节律以及两侧呼吸运动是否对称等。正常成人呼吸频率为 12~20 次/分,呼吸节律均匀而整齐。正常成年女性以胸式呼吸为主,正常成年男性及儿童以腹式呼吸为主。

二、胸部触诊

(一)胸廓扩张度

患者取坐位,检查者位于患者前面或后面,充分暴露患者前胸或背部。前胸廓扩张度检查时双手置于患者胸廓下方前侧部,两拇指分别沿两侧肋缘指向剑突,拇指尖在前正中线两侧对称部位,手掌和伸展的手指置于两侧前胸壁。后胸廓扩张度检查时双手平置于患者背部,相当于第 10 肋骨水平,拇指与中线平行,并将两侧皮肤向中线轻推。嘱患者深呼吸,观察比较双手动度是否一致。

(二)语音震颤

患者取仰卧位,充分暴露前胸。检查者位于患者右侧。检查者左、右手掌的尺侧缘或掌面轻放于患者两侧胸壁对称部位,告知患者用同等强度重复轻发"yi"长音。自上而下,从内到外,两手交叉比较两侧相应部位,注意有无增强或减弱。

(三)胸膜摩擦感

患者取仰卧位,充分暴露前胸,检查者位于患者右前方,双手手掌轻贴患者胸廓的前下侧胸壁,或腋中线第 5~6 肋间。嘱患者深慢呼吸,注意呼气相和吸气相时是否可触及有如皮革相互摩擦的感觉。

(四)胸壁压痛

正常情况下胸壁无压痛。

三、胸部叩诊

(一)胸部对比叩诊

按照"从上到下,从前胸到侧胸,最后背部"的顺序。

1. **前胸叩诊** 从锁骨上窝开始沿肋间隙逐一检查。从上而下、左右对比、内外对比、上下对比。前胸壁和侧胸壁叩诊时,板指应平行于肋间,并注意避开心脏和肝脏。

2. **侧胸叩诊** 嘱患者举起上臂置于头部,自腋窝开始沿腋中线、腋后线向下叩诊至肋缘。

3. **背部叩诊** 患者坐起,向前稍低头,双手交叉抱肘,检查者由上至下叩诊。在肩胛间区叩诊时,板指应平行于后正中线。在肩胛下角以下叩诊时,板指应平行于肋间。

（二）肺界叩诊

1. 肺上界叩诊 肺上界叩诊也称肺尖部叩诊。患者取坐位，检查者位于患者后面。从斜方肌前缘中央部开始从内向外叩诊，叩诊音由清音变为浊音时标记肺上界外侧终点。由斜方肌前缘中央部开始从外向内叩诊，叩诊音由清音变为浊音时标记肺上界内侧终点，测量两点之间的距离，正常为4~6cm，该清音带又称 Kronig 峡。

2. 肺前界叩诊 右肺前界相当于胸骨线位置，左肺前界相当于胸骨旁线自第4至第6肋间隙位置。

3. 肺下界叩诊 患者平静呼吸，在锁骨中线和腋中线上叩诊时嘱患者取仰卧位或坐位，在肩胛线上叩诊时嘱患者取坐位。①前胸肺下界叩诊：右锁骨中线上从第2肋间开始自上而下，逐一肋间叩诊，当清音变为浊音时为肝上界。继续叩诊，当叩诊音由浊音变为实音时为右锁骨中线肺下界。②侧胸肺下界叩诊：分别沿两侧腋中线由腋窝顶部逐一肋间向下叩诊，当清音变为浊音时即为两侧腋中线肺下界。③背部肺下界叩诊：分别找到两侧肩胛下角确定肩胛线。从肩胛下角所在肋间开始沿两侧肩胛线逐一肋间向下叩诊，当清音变为浊音时为两侧肩胛线肺下界。④正常人平静呼吸时，右侧锁骨中线、两侧腋中线和两侧肩胛线上肺下界分别位于第6、8、10肋间。

（三）肺下界移动度

指患者用力吸气、用力呼气两种情况下肺下界的移动范围，一般测量肩胛线上的肺下界上下移动的距离。

患者取坐位，平静呼吸时，从肩胛下角开始沿肩胛线逐一肋间向下叩诊叩出肺下界。嘱患者深吸气后屏住呼吸，沿肩胛线继续向下叩诊，当清音变为浊音时标记肺下界低点。患者恢复平静呼吸，同上叩出平静呼吸时肺下界，嘱患者深呼气后屏住呼吸，沿肩胛线从下往上叩诊，浊音变清时标记肺下界高点。测量高点与低点距离为肺下界移动度。正常人肺下界移动度为 6~8cm。

四、胸部听诊

患者均匀而平静地呼吸，必要时深呼吸、屏气或咳嗽。听诊顺序由肺尖开始，自上而下，由前胸、侧胸到背部，在左右两侧对称部位进行比较，每处至少听 1~2 个呼吸周期。

1. 正常呼吸音 包括气管呼吸音、支气管呼吸音、支气管肺泡呼吸音、肺泡呼吸音。

2. 异常呼吸音 异常肺泡呼吸音包括肺泡呼吸音减弱、消失或增强，呼气音延长，断续性呼吸音，粗糙性呼吸音。此外，还有异常支气管呼吸音和异常支气管肺泡呼吸音。

3. 啰音 啰音是呼吸音以外的附加音，湿啰音按啰音音响强度分为响亮性和非响亮性。按呼吸道腔径大小和腔内渗出物多寡，分为粗、中、细湿啰音和捻发音。干啰音根据音调分为高调和低调。

4. 语音共振 嘱患者用一般声音强度重复发长 "yi" 音，产生的振动，经气管、支气管、肺泡传至胸壁，由听诊器闻及。检查者听诊患者前、后胸壁，由上而下、左右两侧对称部位进行。

5. 胸膜摩擦音 听诊患者两侧前下胸部，嘱患者前倾位深呼吸，一般于吸气末和呼气初较为明显，屏气即消失。

五、乳房检查

（一）分区

以乳头为交叉点，纵、横两条垂直线将乳房分外上象限、内上象限、内下象限、外下象限。

（二）乳房视诊

检查者位于患者前面或右侧，患者取坐位或仰卧位，充分暴露胸部。观察两侧乳房是否对称，表面有无红肿、溃疡、色素沉着及瘢痕，乳房皮肤有无凹陷，乳头有无回缩及溢液。

（三）乳房触诊

患者取仰卧位，双臂放松平放身体两侧。先健侧后患侧，最后检查乳头。检查者手指和手掌平置乳房上,指腹轻施压力滑动触诊。检查左侧从外上象限按顺时针方向;检查右侧从外上象限按逆时针方向。注意有无红肿、触痛和包块,乳头有无硬结及溢液。如发现包块应注意部位、大小、外形、硬度、压痛、活动度等。

第八节 | 心脏检查

一、心脏视诊

(一) 心脏视诊体位与方式

患者取仰卧位,充分暴露前胸,检查者位于患者右侧;从患者正上方俯视可整体观察胸廓形态及心前区大致情况,侧视时双眼与胸廓等高能更准确地观察心尖搏动及心前区有无异常起伏。

(二) 心前区是否隆起

胸骨下段及胸骨左缘第 3、4、5 肋间局部隆起,常见于法洛四联症、肺动脉瓣狭窄等导致的右心室肥大。胸骨右缘第 2 肋间及其附近的局部隆起,多为主动脉弓动脉瘤或升主动脉扩张所致,常伴有收缩期搏动。

(三) 心尖搏动

正常成人心尖搏动位于第 5 肋间左锁骨中线内侧 0.5~1.0cm,搏动范围 2.0~2.5cm。正常仰卧时心尖搏动略上移;左侧卧位心尖搏动向左移 2.0~3.0cm;右侧卧位可向右移 1.0~2.5cm。心脏收缩时心尖部胸壁搏动内陷为负性心尖搏动。

(四) 心前区异常搏动

可见胸骨左缘第 3~4 肋间搏动、剑突下搏动、心底部搏动等,详见《诊断学》教材。

二、心脏触诊

(一) 心尖搏动及心前区搏动

检查者先将右手全手掌置于心前区,随后用手掌尺侧(小鱼际),或示指、中指及环指指腹并拢触诊,也可单指指腹触诊。心尖或心前区抬举性搏动:心尖区徐缓、有力的搏动可使手指尖端抬起且持续至第二心音开始,与此同时心尖搏动范围也增大,见于左心室肥厚。胸骨左下缘收缩期抬举性搏动见于右心室肥厚。

(二) 震颤

手掌尺侧(小鱼际)或手指指腹在各瓣膜听诊区触诊时,感到的一种细小震动感,与在猫喉部摸到的呼吸震颤类似,又称猫喘。

(三) 心包摩擦感

在心前区或胸骨左缘第 3~4 肋间用小鱼际或并拢四指掌面触诊。嘱患者坐位前倾及屏住呼吸检查。

三、心脏叩诊

(一) 心浊音界

心脏左右缘被肺遮盖部分叩诊呈相对浊音,不被肺遮盖部分则叩诊呈绝对浊音。

(二) 方法

患者取仰卧位或坐位,充分暴露前胸,检查者位于患者前面或右侧。检查者板指与肋间平行;患者坐位时,检查者板指可与肋间垂直,与心缘平行。叩诊力度适中和均匀,板指每次移动距离不超过 0.5cm。在叩诊音由清音变为浊音处标记,此为心脏相对浊音界。

(三) 顺序

叩诊先左后右,自下而上,由外向内。左侧从心尖搏动最强点所在肋间的外侧 2~3cm 处叩诊,心尖搏动不能触及时则从腋前线开始由外向内逐肋向上叩诊，直至第 2 肋间。右侧叩出肝上界后从肝上界上一肋间向上叩至第 2 肋间。

（四）测量

测量前正中线至心浊音界（各肋间）界线垂直距离，测量前正中线与左锁骨中线的距离（左锁骨中线距前正中线为 8~10cm）。报告实际测量结果，判断心脏相对浊音界是否正常，见表 6-1。

表 6-1　正常成人心脏浊音界

肋间	右界/cm	左界/cm
Ⅱ	2~3	2~3
Ⅲ	2~3	3.5~4.5
Ⅳ	3~4	5~6
Ⅴ	—	7~9

四、心脏听诊

（一）心脏瓣膜听诊区听诊顺序和时间

心尖区（二尖瓣区）、肺动脉瓣区、主动脉瓣区、主动脉瓣第二听诊区、三尖瓣区。心尖区听诊不少于 30 秒；心律不齐时听诊不少于 1 分钟。

（二）心脏瓣膜听诊区部位

心脏瓣膜听诊区为 4 个瓣膜 5 个区，二尖瓣区（心尖区）位于心尖搏动最强点，肺动脉瓣区位于胸骨左缘第 2 肋间，主动脉瓣区位于胸骨右缘第 2 肋间，主动脉瓣第二听诊区位于胸骨左缘第 3 肋间，三尖瓣区位于胸骨左缘第 4~5 肋间。

（三）听诊内容

包括心率、心律、心音、额外心音、杂音和心包摩擦音。

1. **心率**　听诊 30 秒至 1 分钟，心律不齐时听诊 1 分钟，以"次/分"记录。

2. **心律**　正常人心律规整，部分青少年可见心律随呼吸改变。

3. **心音**　通常情况下仅闻及第一、第二心音，部分青少年可闻及第三心音，第四心音一般不能闻及。心音可有强度增强或减弱、性质改变、分裂（S_1 分裂、S_2 分裂）。

4. **额外心音**　舒张期额外心音（奔马律、开瓣音、心包叩击音、肿瘤扑落音）、收缩期额外心音（收缩早期喷射音，收缩中、晚期喀喇音）、医源性额外音（人工瓣膜音和人工起搏音等）。

5. **杂音**　听诊时患者多取卧位或坐位。根据杂音部位分为二尖瓣区、主动脉瓣区、肺动脉瓣区、三尖瓣区。听诊二尖瓣狭窄宜取左侧卧位；听诊主动脉瓣关闭不全宜取坐位且上半身前倾。钟型体件适合听低音调声音，如二尖瓣舒张期隆隆样杂音；膜型体件适合听高音调音，如主动脉瓣舒张期叹气样杂音。

6. **心包摩擦音**　检查部位及体位同心包摩擦感。

循环系统疾病案例

第九节 ｜ 腹部检查

腹部检查注意按照视诊、听诊、叩诊、触诊的检查顺序。

一、腹部视诊

（一）体表标志

包括肋弓下缘、腹上角、脐、髂前上棘、腹直肌外缘、腹中线、腹股沟韧带、耻骨联合、肋脊角等。

（二）分区

1. **四区分法**　以脐为中心分别画水平线与垂直线，两条线相交，将腹部分为四区，即左、右上腹部和左、右下腹部。

2. 九区分法 以两侧肋弓下缘连线、两侧髂前上棘连线划两条水平线,左、右髂前上棘至腹中线连线的中点划两条垂直线,四线相交分为左、右季肋部,左、右腰部,左、右髂部,上、中、下腹部。

(三) 视诊内容

患者取仰卧位,充分暴露腹部,检查者位于患者右侧。俯视和侧面切线位视诊,注意腹部外形、腹式呼吸、腹壁静脉、胃肠型、蠕动波、皮疹、色素、手术瘢痕、脐及腹纹等。

1. 腹部外形 正常人平卧时前腹壁大致位于肋缘至耻骨联合连线的水平或略低,为腹部平坦;明显高于该水平,为腹部膨隆;明显低于该水平,为腹部凹陷。

2. 呼吸运动 正常成年男性和儿童以腹式呼吸为主,成年女性则以胸式呼吸为主。

3. 腹壁静脉 一般不能看到,消瘦者、老年人、皮肤较白皙者可能见到。病理状态下可见腹壁静脉曲张,检查腹壁静脉血流方向时,检查者将一手示指和中指并拢放在曲张静脉上,示指紧压静脉向外滑动 2~3cm,挤出该段静脉内血液,放松该手指;中指紧压不动,看静脉是否充盈,如迅速充盈,则血流方向是从放松的一端流向紧压手指的一端。再用同样的方法放松中指,示指不动观察静脉充盈速度,若无明显充盈,则确定上述血流方向的判断。

4. 胃肠型及蠕动波 正常人不可见,多见于胃肠道梗阻。腹壁菲薄或松弛的老年人、经产妇、极度消瘦者可能见到。

5. 腹围测量 患者排尿后取平卧位,平静呼吸,软尺绕脐一周,确保软尺紧贴皮肤但不勒紧,读数记录,以厘米表示。

二、腹部听诊

患者取仰卧位,双腿屈曲,充分暴露腹部,检查者位于患者右侧,将听诊器置于患者腹壁从上至下、从左至右听诊全腹部。

(一) 肠鸣音

检查者将听诊器置于患者右下腹腹壁,听诊时间不少于 1 分钟。正常肠鸣音 4~5 次/分。肠鸣音 >10 次/分且响亮、高亢为肠鸣音亢进。若连续 3~5 分钟听不到肠鸣音为肠鸣音消失。

(二) 腹部血管杂音

检查者将听诊器置于患者上腹部、脐周或腹部两侧上下部位。腹中部闻及收缩期血管杂音见于腹主动脉瘤或腹主动脉狭窄。上腹两侧闻及收缩期血管杂音见于肾动脉狭窄。下腹两侧闻及收缩期血管杂音见于髂动脉狭窄。钟型听诊器体件稍加压置于股动脉且体件开口方向稍偏向近心端,若闻及收缩期与舒张期双期吹风样杂音,为 Duroziez 双重杂音阳性。枪击音听诊时多将膜型听诊器体件轻放置于股动脉,闻及短促射枪声音且与心率一致为阳性,见于主动脉瓣重度关闭不全、甲状腺功能亢进症等。肝硬化门静脉高压引起腹壁静脉曲张时,脐周或上腹部可闻及连续性潺潺声的静脉性杂音。

三、腹部叩诊

多用间接叩诊法。患者取仰卧位,双腿屈曲,充分暴露腹部,检查者位于患者右侧。从左下腹开始,沿逆时针方向行全腹叩诊,最后以脐正中结束。正常腹部叩诊音大部分区域为鼓音。

(一) 肝浊音界叩诊

右锁骨中线自第 2 肋间由上而下叩诊,当清音变为浊音时为肝上界,正常人位于右锁骨中线第 5 肋间交点处。在右锁骨中线或前正中线上自下往上叩诊,当叩诊音由鼓音变为浊音时为肝下界。临床上肝下界与胃、结肠等重叠影响叩诊的准确性,因此多以触诊来明确肝下界。直尺测量肝上界至肝下界垂直距离为肝上下径,正常人为 9~11cm。

（二）脾脏叩诊

患者取右侧卧位,检查者在左侧腋中线上最下肋间向上轻叩,正常人叩诊浊音区为左腋中线第9~11肋。叩诊浊音前缘不超过左腋前线,如果超过左腋前线提示脾大。嘱患者缓慢深呼吸,如果深呼气时为清音而深吸气时变为浊音,则提示脾大。

（三）移动性浊音

检查者从脐部向左侧腹部叩诊,叩诊音由鼓音变为浊音时,左手板指不动,始终保持在腹壁位置。嘱患者由仰卧位转为右侧卧位,再度叩诊,叩诊音浊音变为鼓音。左手板指向右侧逐步平移叩诊,当叩诊音鼓音再次变为浊音时,左手板指不动,始终保持在腹壁位置,嘱患者左侧卧位。叩诊音由原来的浊音变为鼓音。体位变换出现的浊音变化为移动性浊音。

（四）肝区叩击痛

检查者左手掌置于患者肝区,右手握空拳轻叩左手背,患者肝区疼痛为阳性,正常人无肝区叩击痛。

（五）肾区叩击痛

患者取坐位,充分暴露背部。检查者在患者背部脊柱与第12肋骨交角处,左手掌五指并拢,掌面平贴肋脊角处,右手握空拳,中等力量叩击左手背部。叩击2次的同时观察并询问患者有无疼痛,重复2~3次。同样方法叩击对侧并比较。

（六）膀胱叩诊

叩诊前检查者视诊耻骨联合上方有无膨隆,右手自脐部向耻骨联合方向触诊有无饱满感。叩诊时腹中线上板指与腹中线垂直,自脐部边叩边向下移动至耻骨联合,鼓音变为浊音为充盈膀胱上界。同法叩诊左下腹、右下腹。

四、腹部触诊

（一）腹壁紧张度

浅部触诊正常人腹壁有一定张力,触之柔软,较易压陷。检查者手指不易下压为腹壁紧张度增加;手指按压时腹壁松软无力,失去弹性为腹壁紧张度减低。腹壁强直硬如木板称板状腹;腹壁揉面感或柔韧感见于结核性腹膜炎、癌性腹膜炎。

（二）压痛及反跳痛

检查者手指指腹触诊腹部,观察患者有无疼痛。出现压痛后并拢示指和中指按压于原处停留片刻,突然抬起,若患者腹痛加重,表情痛苦,为反跳痛。麦氏点位于脐与右侧髂前上棘连线的中、外1/3交点处。

（三）肝脏触诊

单手触诊时检查者右手四指并拢,掌指关节伸直,放在右上腹部或脐右侧,平行肋缘方向,并逐渐向肋缘方向滑动,直到触及肝缘或肋缘为止。滑动的同时嘱患者呼吸配合,呼气时手指压向腹深部,吸气时手指向前上以示指桡侧部最先触及肝脏边缘。双手触诊时检查者右手同单手触诊手法,左手托住患者右腰部向上推。注意手指不能离开腹壁,在右锁骨中线和前正中线上分别触诊,如果触及肝脏应注意部位、大小、质地、表面情况、压痛、边缘情况等并测量。

（四）脾脏触诊

一般双手触诊,脾脏明显肿大且位置较表浅可右手单手触诊。仰卧位时检查者左手掌置于左腰部第9~11肋处,将脾脏从后向前托起,右手掌平放于脐部,右手四指伸直并拢,与左侧肋弓大致呈垂直方向,从脐水平开始,以手指弯曲的力量下压腹壁,直至触及脾缘或左肋缘。侧卧位时,患者取右侧卧位,右下肢伸直,左下肢屈曲,触诊方式同仰卧位。正常情况脾脏不能触及。如果触及脾脏应注意部位、大小、表面情况、压痛、质地并测量。

1. **脾脏测量** ①第Ⅰ线测量:左锁骨中线与肋缘交点至脾下缘的距离。②第Ⅱ线测量:左锁骨中

85

线与肋缘交点至脾脏最远点之间的距离。③第Ⅲ线测量:脾脏右缘与前正中线的距离。脾脏向右越过前正中线测量为正值,反之为负值。

2. 脾大分度　①轻度肿大:指脾缘不超过肋下 2cm 者。②中度肿大:指脾缘超过肋下 2cm,但在脐水平线以上者。③高度肿大:指脾缘超过脐水平线或前正中线者,即巨脾。

(五)胆囊触诊

检查者右手四指并拢,掌指关节伸直,与右侧肋缘大致平行地放在患者右上腹部。嘱患者缓慢深呼吸,当患者深呼气时,检查者手指压向腹部深处。当患者深吸气时,手指向前向上在胆囊点下方滑行触诊下移的胆囊。

(六)墨菲征

检查者左手掌平放于患者右胸下部,以拇指指腹勾压于右肋缘下胆囊点处,嘱患者缓慢深吸气。吸气过程中,如果胆囊发炎,下移时可触及用力按压的拇指,引起剧烈触痛或因疼痛屏住呼吸,为墨菲(Murphy)征阳性。

(七)腹部包块

常采用深部滑行触诊,检查者右手示指、中指、环指三指并拢,将腹壁压陷至少 2cm,指端逐渐向腹部包块滑动,滑动方向与包块长轴垂直。注意腹部包块的位置、大小、形态、质地、移动度、触痛、有无搏动等。检查者可采用双手触诊法,将左手置于包块背部,将包块部位向右手方向推动。正常人可触到腹直肌外缘、L_4~L_5 椎体、骶骨岬、乙状结肠、右肾下极等,可能误诊为腹部包块。

(八)液波震颤

嘱患者将其右手尺侧缘垂直置于腹中线,检查者左手掌面置于患者右侧腹壁,右手四指并拢稍屈曲,用指端叩击患者左侧腹壁。如大量腹腔积液,置于腹壁的左手掌面触及液体波动冲击,为液波震颤阳性。

(九)振水音

检查者将听诊器置于上腹部或耳朵贴近上腹部,右手四指并拢置于上腹部腹壁,向下冲击振动胃部。如果闻及气、液撞击声为振水音阳性。

第十节 ｜ 脊柱四肢检查

一、脊柱检查

(一)脊柱弯曲度检查

1. 视诊　检查者观察脊柱生理性弯曲,后位观察脊柱侧弯、侧位观察病理性前凸和后凸畸形。正常人脊柱的四个生理性弯曲表现为颈椎稍向前凸,胸椎稍向后凸,腰椎有较明显前凸,骶椎有较大幅度后凸。

2. 触诊　检查者用示指、中指或拇指置于脊椎的棘突,轻度用力自上而下划过,划压后皮肤上出现一条自上而下红色印记,观察是否有弯曲,正常人脊柱无侧弯。

(二)脊柱活动度检查

1. 颈椎活动度　检查者双手固定患者双肩,嘱患者做颈部前屈、后伸、左右侧屈、左右旋转运动。

2. 腰椎活动度　检查者双手固定患者骨盆,嘱患者做弯腰前屈、上身后仰、左右侧屈、左右旋转运动。

(三)脊柱压痛检查

患者取坐位,身体略向前倾。检查者以右手拇指指腹从枕骨粗隆开始自上而下,以轻度力量逐个按压颈椎、胸椎、腰骶椎的棘突、椎旁肌肉,询问患者有无压痛。发现压痛点时,须重复检查确认。

(四)脊柱叩击痛检查

1. 直接叩击痛　患者取坐位或站位,检查者自第 7 颈椎棘突自上向下,以叩诊锤或示指(或中指)

的指端轻叩脊椎棘突。

2. **间接叩击痛**　患者取坐位,检查者左手掌掌面平放置于患者头顶部,右手握空拳,以手掌尺侧部位轻叩左手掌背部,观察并询问患者有无疼痛。

二、四肢关节检查

(一)四肢检查

1. **视诊**　检查者观察两侧肢体的长短、粗细、形态是否对称,肢体有无畸形、静脉曲张、红肿、肌肉萎缩、杵状指、反甲等。

2. **触诊**　患者皮温是否正常,四肢有无压痛点、肿块,骨与关节正常解剖标志是否改变,肌腱与滑囊是否增粗、有无肿块。按压患者胫前皮肤,观察有无肿胀和凹陷。

3. **运动功能**　观察患者姿势、活动、步态,活动时是否引起疼痛。四肢通常做被动活动检查,若怀疑神经肌肉疾患,则主动活动和被动活动均须检查。

(二)膝关节检查

1. **视诊**　观察是否膝内翻、膝外翻,局部有无肿胀及肌萎缩等。

2. **触诊**　检查者按压患者膝关节,观察膝关节有无压痛、肿胀、肿块、摩擦感等。

3. **膝关节活动度**　屈曲患者膝关节,观察小腿后部与大腿后部能否相贴,关节能否伸直。正常人膝关节屈曲可达 120°~150°,伸 5°~10°,内旋 10°,外旋 20°。

4. **浮髌试验**　患者取平卧位,下肢伸直放松,膝伸直。检查者左手拇指展开、四指并拢,呈弧形置于患者膝关节髌骨上端;检查者右手拇指展开、四指并拢,呈弧形置于患者膝关节髌骨下端。左手五指、右手四指同时中等力度加压压迫髌上囊,同时右手示指抬起垂直按压髌骨并迅速抬起。按压时有液体波动、髌骨与关节面有碰触感、松手感髌骨浮起为浮髌试验阳性。

(三)手部检查

1. **视诊**　观察患者双手有无红肿、皮肤破溃、皮下出血;有无肌萎缩;双手指关节有无畸形、肿胀、活动受限;手指末端有无发绀、苍白,有无杵状指、反甲等。

2. **触诊**　患者皮温是否正常,局部有无压痛点、肿块,骨与关节正常解剖标志是否改变,肌腱与滑囊是否增粗、有无肿块等。

3. **手的功能位**　腕背伸30°并稍偏尺侧,拇指于外展时掌屈曲位,其余各指屈曲,呈握茶杯姿势。

4. **手的休息位**　手内在肌、外在肌、关节囊、韧带张力相对平衡状态,即手自然静止状态,表现为腕关节背伸约20°,轻度尺偏;掌指关节、指间关节半屈曲位;拇指轻度外展,指腹正对示指远侧指间关节桡侧。

5. **周围血管征**　①水冲脉:检查者握住患者手腕掌面,示指、中指、环指的指腹轻搭桡动脉上,把前臂高举过头顶,扪及桡动脉有如水冲的急促有力冲击样搏动为水冲脉阳性。同法检查对侧。②毛细血管搏动征:检查者用手指轻压患者指甲末端,甲床局部发白且其边缘有红、白交替的规律改变,即为毛细血管搏动征阳性。同法检查对侧。

第十一节 ｜ 神经系统检查

一、运动功能检查

(一)肌容积

视诊或用软尺测量肢体周径,明确有无肌萎缩或假性肥大,并双侧比较。

(二)肌力

患者自主做肢体伸屈动作,同时检查者从相反方向施加阻力,采用0~5级分级法记录肌力情况。肢体正常的肌力为5级;肢体抗阻力动作不完全为4级;肢体可以抬离床面但不能抗阻力为3级;肢体床面上可以平移但不能抵抗自身的重力抬离床面为 2 级;肢体仅测到肌肉收缩但不能产生肢体动作为 1 级;肢体不能动作、完全瘫痪,肌肉收缩测不到为 0 级。

(三) 肌张力

检查者在患者肌肉放松后触诊肌肉硬度、伸屈肢体时触诊肌肉对被动伸屈的阻力情况。

二、浅反射

检查腹壁反射。患者取仰卧位,双上肢自然伸直置于躯干两旁,双下肢屈曲,放松腹部。检查者位于患者右侧。检查者用钝头竹签分别沿患者左右两侧肋缘下、脐水平及腹股沟上方的平行方向,由外向内轻划腹壁皮肤,分别称为上、中、下腹壁反射,两侧比较。正常表现为相应部位腹肌收缩。腹壁反射的反射中枢分别为上腹壁反射 T_7~T_8、中腹壁反射 T_9~T_{10}、下腹壁反射 T_{11}~T_{12}。

三、深反射

(一) 肱二头肌反射

患者取坐位,双上肢自然悬垂于躯干两侧,检查者站在患者右侧。检查者左手托起患者肘部并使患者屈肘,前臂稍内旋置于检查者前臂上,检查者左手拇指置于患者肘部肱二头肌腱上,右手持叩诊锤叩击检查者拇指末端指节,两侧比较。正常表现为肱二头肌收缩,前臂屈曲。肱二头肌反射的反射中枢位于 C_5~C_6。

(二) 膝反射

患者取坐位或仰卧位,检查者站在患者右侧。坐位检查时嘱患者坐在床边,小腿完全松弛下垂而不着地,膝关节自然屈曲成 90° 左右。检查者左手置于患者腘窝处,轻轻托起患者膝关节,右手持叩诊锤,叩击髌骨下缘和胫骨粗隆之间的股四头肌腱,患者出现小腿伸展。取仰卧位检查时,检查者左手托起患者膝关节,使之屈曲 120°~130°。右手持叩诊锤,叩击髌骨下缘和胫骨粗隆之间的股四头肌腱。正常表现为股四头肌收缩,小腿伸展。任何一种体位,均两侧比较。膝反射的反射中枢位于 L_2~L_4。

(三) 跟腱反射

患者取仰卧位,下肢外展,屈髋,屈膝,检查者位于患者右侧。检查者左手推压患者足掌,使足背屈成直角,右手持叩诊锤叩击跟腱,两侧比较。正常表现为腓肠肌收缩,足向跖面屈曲。跟腱反射的反射中枢位于 S_1~S_2。

四、病理反射

(一) 巴宾斯基征

巴宾斯基征(Babinski sign)由法国人巴宾斯基(Babinski)于 1896 年首次命名。患者取仰卧位,下肢伸直,足部呈放松直立位,检查者左手扶持患者踝关节,右手用检查器尖端沿患者足底部外侧缘,由下向上划至小趾跖趾关节处后转向划向踇趾端,检查双侧。阳性表现为踇趾背伸,其余四趾呈扇形张开。

(二) 奥本海姆征

奥本海姆征(Oppenheim sign)由德国人奥本海姆(Oppenheim)命名。患者取仰卧位,下肢伸直,检查者弯曲示指及中指,沿患者胫骨前缘以中度力量由髌骨下端向足部滑动,检查双侧。阳性表现为踇趾背伸,其余四趾呈扇形张开。

(三) 戈登征

戈登征(Gordon sign)由法国人戈登(Gordon)命名。患者取仰卧位,下肢伸直,检查者右手掌心向上,拇指展开、四指并拢,呈弧形置于患者小腿腓肠肌下部,右手以中度力量挤压腓肠肌,检查双侧。阳性表现为踇趾背伸,其余四趾呈扇形张开。

(四) 霍夫曼征

霍夫曼征(Hoffmann sign)由德国人霍夫曼(Hoffmann)于 1915 年命名。患者取仰卧位、坐位或站位,检查者左手托住患者腕部,右手中指与示指夹住患者中指并稍向上提,患者腕部轻度过伸,检查者拇指迅速向下弹刮患者中指指甲,检查双侧。阳性表现为患者手指掌屈内收。

五、脑膜刺激征

(一) 颈强直

患者取仰卧位,去枕,双上肢自然伸直置于躯干两旁,双下肢自然伸直,检查者位于患者右侧,嘱患者放松。检查者左手扶托患者枕部,右手以轻度力量按在患者胸前做屈颈动作,重复 1~2 次,感受患者颈部有无抵抗力增强,下颌可否触及前胸。阳性表现为屈颈受限、出现疼痛、下颌不能触及前胸。

(二) 克尼格征

克尼格征(Kernig sign)由德国人克尼格(Kernig)命名。患者取仰卧位,去枕,双下肢自然伸直放松,检查者位于患者右侧。检查者左手固定患者膝关节,右手掌心向上置于患者足跟部下方托扶,呈 90° 屈曲髋关节、膝关节。右手向上抬高足跟部使患者小腿伸直。正常膝关节角度可至 135°。阳性表现为小腿伸直受阻、伴有疼痛、下肢屈肌牵拉痉挛、膝关节角度未达到 135°。

(三) 布鲁津斯基征

布鲁津斯基征(Brudzinski sign)由波兰人布鲁津斯基(Brudzinski)命名。患者取仰卧位,去枕,双下肢自然伸直放松,检查者位于患者右侧。检查者右手以轻度力量按压患者前胸,左手托扶患者枕部,使其屈颈,观察患者髋关节、膝关节有无屈曲。阳性表现为双侧膝关节和髋关节同时屈曲。

第十二节 | 肛门、直肠、生殖系统检查

本部分检查须严格注意隐私保护并取得患者知情同意。

一、直肠检查

检查者行直肠指检前,应告知患者检查的目的、要求,取得其合作。检查时,患者取肘膝位或左侧卧位,保持肌肉松弛,避免肛门括约肌紧张。检查者位于患者后面或右侧。检查者右手戴手套,示指涂以润滑油。嘱患者深呼吸,先以示指指腹轻轻按摩肛门外口,待患者肛门括约肌适应放松后,再轻柔、缓慢地插入肛门、直肠内。先检查肛门及括约肌的紧张度,再检查肛管及直肠内壁。注意直肠黏膜是否光滑,有无狭窄、触痛、肿块及搏动感。检查完毕后,取出指套,观察指套上有无分泌物及血迹,必要时送检。

二、生殖系统检查

(一) 男性检查

外生殖器包括阴茎、阴囊;内生殖器包括睾丸、附睾、输精管、射精管、尿道、精囊、前列腺和尿道球腺。检查时先外后内。如有必要宜由泌尿科专科医师检查。

(二) 女性检查

外生殖器包括阴阜、大阴唇、小阴唇、阴蒂、阴道前庭;内生殖器包括阴道、子宫、输卵管、卵巢。一般不常规检查,如有必要应由妇产科专科医师检查。对未婚患者不做阴道检查。

系统、细致、有重点地进行病史采集和规范、正确、有序地实施体格检查是临床综合技能的基本功。作为一名医师,应当成为出色的问询者与倾听者,在病史采集中,既能有效获取病史信息,又能够理解患者的内心世界;要练就一双"慧眼",既能识别正常体征,又可精准辨别异常体征;在每一次病史采集与体格检查过程中,不断锤炼临床思维,使其呈螺旋式上升发展,能将书本上的"流程"转化为自身富有逻辑性的临床综合技能。

(马涵英)

第七章 | 现场急救技能

现场急救技能内容丰富多样,包括心肺复苏术、止血包扎、骨折固定、正确搬运伤者、气道异物梗阻急救、中毒急救等。现场急救技能的重要性不言而喻,在紧急时刻,每一秒都关乎生命。掌握这些技能,可以为伤者提供初步救治,极大地提高伤者的生存概率。

第一节 | 成人心肺复苏

一、心搏骤停与呼吸停止

(一)概述

心搏骤停(sudden cardiac arrest)是指心脏因急性原因突然丧失其有效的排血功能而导致循环和呼吸功能停止,全身血液循环停滞,组织缺血、缺氧的临床死亡状态。根据无脉搏、无呼吸、无反应(指意识状态)可确诊。呼吸停止(respiratory arrest)是指没有呼吸,气道无气流运行的状态,包括原发性和继发性呼吸停止。

由于脑组织对缺血、缺氧最敏感,在常温下心搏骤停3秒,患者即感觉头晕,10~20秒后出现晕厥,40秒左右发生惊厥,45秒后瞳孔放大,60秒后延髓受到抑制而呼吸停止、大小便失禁。心搏骤停4~6分钟后脑细胞发生不可逆损害,故要求心搏骤停后4分钟内实施有效的心肺复苏,其复苏措施实施越早,成功率越高,反之则死亡率越高。

(二)临床表现

包括:①意识突然丧失,可伴有短暂性抽搐和大小便失禁,随即全身松弛。②大动脉搏动消失,触摸不到颈动脉搏动。③呼吸停止或先呈叹息样呼吸,继而停止。④面色苍白或呈青紫色。⑤双侧瞳孔散大。⑥心电图可表现为心室颤动、室性心动过速、窦性心脏停搏、无脉性电活动(电-机械分离)或无心电活动等。

二、心肺复苏的基本知识和技术要点

(一)基本知识

心肺复苏(cardiopulmonary resuscitation,CPR)是心肺复苏技术的简称,是针对心跳、呼吸停止所采取的抢救措施。即用心脏按压或其他方法形成暂时的人工循环并恢复心脏自主搏动和血液循环,用人工呼吸代替自主呼吸,以达到恢复苏醒和挽救生命的目的。

现代心肺复苏包括基础生命支持(basic life support,BLS)、高级生命支持(advanced life support,ALS)、持续生命支持(persistent life support,PLS)三部分。广义的BLS包含有初步心肺复苏(徒手CPR)、基本创伤生命支持(basic trauma life support,BTLS)和气道异物梗阻急救术等。通常BLS指徒手(或初步)心肺复苏,即不用任何设备维持气道通畅、支持呼吸及循环,是心肺复苏最初而关键的方法。

(二)成人心肺复苏操作流程

1. 评估现场环境是否安全,检查患者有无反应,并呼叫帮助

(1)评估现场:判断现场对施救者和患者是否安全。如在车祸等事故现场就须注意周围车辆,必要时转移伤员;如电击事故现场需要切断电源或拖移伤员至安全地点施救;如地震、爆炸、中毒等事件

现场,需要在脱离危险环境下救援。故施救人员在实施心肺复苏前首先应通过视觉、听觉和嗅觉评估现场环境安全,同时做好个人防护。

操作示例:双手张开,左右观察。报告:"现场环境安全,我已做好个人防护"。

(2)评估意识:轻拍患者双肩。大声呼唤:"先生(女士),你怎么了? 醒醒! "如无反应则考虑意识丧失。

(3)呼救并启动应急反应系统:患者无反应,立即呼叫周围人员协助。指定专人拨打120,同时指定专人尽快获取自动体外除颤器(automated external defibrillator,AED)和急救设备。拨打120时尽量采用免提,不影响抢救。拨通电话后要详细说清人物、地点和需抢救人数,以帮助救援人员尽快到达现场,缩短急救时间。

操作示例:向周围人呼救说,"我是救护员,这里有人晕倒了,请您帮我打一下120,打完之后告诉我。请找一下附近AED(可以通过手机AED导航获得)和球囊面罩,有会急救的请过来一起帮忙! "

2. 评估呼吸和检查脉搏

(1)患者体位:迅速使患者仰卧于硬板床或平地,头、颈部应与躯干保持在同一轴面上,将双上肢放置在身体两侧,解开衣领、松解裤带,暴露胸部。为减少心肺复苏的延迟,评估和检查脉搏须同时进行,10秒内完成。

操作示例:须报数"1001,1002,1003,1004,1005……"

(2)检查呼吸:"一听二看三感觉",在5~10秒内,用眼睛观察患者胸腹部有无起伏,有无鼻翼扇动的呼吸动作,耳朵靠近患者口鼻听有无呼吸音,用面部贴近口鼻感觉有无呼吸气流。如果患者有呼吸,监测患者直到其他救援到达。如果患者无呼吸或仅是濒死叹息样呼吸,即为非正常呼吸,是心搏骤停的标志。

(3)检查脉搏:在检查呼吸的同时,施救者中指、示指并拢,从患者气管正中(相当于喉结位置)向一旁滑动2~3cm,在胸锁乳突肌内侧触摸患者颈动脉是否搏动,至少5秒。如果在5~10秒内没有明确地感受到脉搏,则从胸外按压开始高质量心肺复苏。

操作示例:大声报告"没有呼吸脉搏,开始CPR! "

3. 进行高质量心肺复苏,从胸外按压开始

(1)施救者体位:施救者可站立或跪在患者一侧,如果现场环境有限,可采取变通方式,以操作方便为宜。一手掌置于按压部位,另一手掌叠加在其上,双手手指交叉,下面手的手指尽量上翘,避免接触胸壁,用掌根部接触按压部位,以免造成肋骨骨折(图7-1)。按压时双肘关节伸直,保持与地面垂直。

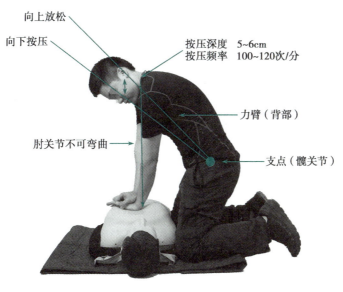

向上放松
向下按压
按压深度　5~6cm
按压频率　100~120次/分
力臂(背部)
肘关节不可弯曲
支点(髋关节)

图7-1　心肺复苏按压

（2）按压部位：两乳头连线中点的胸骨上，即胸骨中下 1/3 处，标准体型患者为两乳头连线与身体正中线的交点。老年女性双侧乳房下垂，须适当调整（图 7-2）。

（3）按压频率：100~120 次/分。

（4）按压深度：成人 5~6cm。

（5）胸廓回弹：确保每次按压后胸廓完全回弹，上抬时掌根与患者胸部保持接触但不要倚靠在患者胸壁上。

（6）减少中断：按压有规律地进行 30 次，可大声双音计数 "01，02，03……28，29，30"，按压中断时间应控制在 10 秒之内，尽量减少按压中断。

（7）观察面色：按压过程中始终观察患者面色。

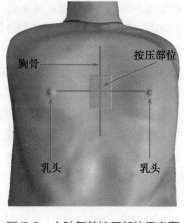

图 7-2 心肺复苏按压部位示意图

4. 开放气道，人工呼吸　为达到有效的人工呼吸，吹气前必须打开患者的气道。首先将患者头部侧偏向近侧，检查患者口腔是否有异物，如有异物，用两指抠出。开放气道有两种方法，包括仰头提颏法和推举下颌法。如怀疑患者头部或颈部损伤时，使用推举下颌法以减少颈部和脊椎移动。如果推举下颌法不能开放气道，则改用仰头提颏法。有两名施救者时，可由一名施救者进行仰头提颏法，通过口对口或球囊面罩装置给予呼吸，另一名施救者进行胸外按压。

（1）开放气道：①仰头提颏法：仰头提颏法可抬起患者舌头，从而解除气道梗阻。跪于患者一侧，用一手小鱼际放在患者前额下压；同时另一只手示指、中指并拢，放在颏部的骨性部分向上提起，使得颏部及下颌向上抬起、头部后仰至下颌角与耳根连线与地面垂直（图 7-3）。注意：不要完全封闭患者的嘴巴，不要使劲按压颏下的软组织，防止堵塞气道。②推举下颌法：如怀疑患者有头部或颈部损伤，施救者可使用推举下颌法开放气道。将两只手分别置于患者的头部两侧，可将双肘置于患者仰卧的平面上，将手指置于患者的下颌角下方并用双手提起，使下颌前移。如果双唇紧闭，用拇指推开下唇，使嘴唇张开。

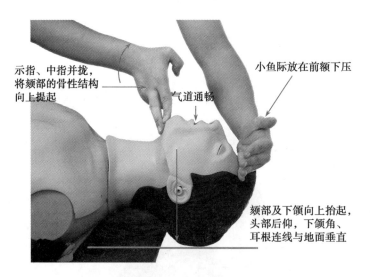

图 7-3 仰头提颏法

（2）人工呼吸：人工呼吸常用方法有口对口人工呼吸、口对鼻人工呼吸、球囊面罩人工呼吸等。实施人工呼吸时施救者应使用防护隔离装置。如施救者不愿意或不能进行口对口人工呼吸，可以单纯胸外按压。为了提高现场心肺复苏成功率，应鼓励施救者在实施心肺复苏时给予人工呼吸。

1）口对口人工呼吸：施救者一手捏紧患者鼻部，用嘴将患者的嘴封住，使之不漏气，持续缓慢吹气，至胸廓起伏上抬 1 秒后，立即停止吹气，与患者口部脱离，同时放松捏鼻的手，以便气体从患者鼻部呼出。

2）口对鼻人工呼吸：施救者将患者口部封闭,口包住鼻部吹气,持续缓慢吹气,至胸廓起伏上抬1秒后,立即停止吹气,与患者鼻部脱离,以便气体从患者鼻部呼出。

3）使用便携面罩：医务人员在心肺复苏时需要使用标准的防护措施。在口对口人工呼吸时,可使用带或不带单向阀的面罩。便携面罩通常有一个单向阀门,允许施救者呼出的气体进入患者的口鼻,但阻止患者呼出的气体、血液和体液进入施救者口腔。有些便携面罩有一个氧气入口,可便于给予氧气补充。

使用便携面罩时,到患者的一侧,以鼻梁作参照,将便携面罩正确放置在患者面部,使面罩封住面部。使用靠近患者头顶的手,将示指和拇指放在面罩的边缘。将另一只手的其余手指放在下颌骨缘,并提起下颌,进行仰头提颏,以开放气道。提起下颌时,要用力完全按住面罩的外缘,保持密封。施以1秒的吹气,以使患者的胸廓隆起。吹气2次后,在10秒之内继续进行胸外按压。

4）球囊面罩人工呼吸：球囊面罩装置用来给无呼吸或呼吸不正常的患者提供正压通气。它由一个面罩及一个与之相连的球囊组成(图7-4)。如果球囊是自胀式,球囊面罩装置在有无氧气供应时均可使用。如果没有接到氧气,则环境空气提供了约21%的氧气。一些球囊面罩还包括一个单向阀门,阀门的类型因设备不同而不同。

面罩应从鼻梁处直到下颌处,遮住鼻子和嘴,但不能压住眼睛。面罩包含可提升气密效果的杯状垫。如果达不到密封,通气将无效。当两名施救者在现场时,一名施救者采用仰头提颏法(或推举下颌法)开放气道并将面罩固定在患者脸上,同时使用球囊面罩装置给予患者急救呼吸,另一名施救者实施心脏按压。

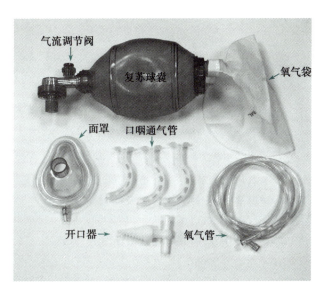

图 7-4 球囊面罩装置

使用球囊面罩时,施救者站到患者头部的正上方位置。使患者头部后仰;将面罩放在患者脸上,面罩狭窄处位于患者的鼻梁处。提起下颌保持气道开放时,使用"E-C"钳技术将面罩固定就位：将一只手的拇指和示指放在面罩一侧,形成"C"形,并将面罩边缘压向患者面部;使用剩下的手指提起下颌角(3个手指形成"E"形),开放气道,使面部紧贴面罩(图7-5)。挤压球囊给予急救呼吸两次,每次1秒,同时观察胸廓是否隆起。

5. 再次评估

（1）继续 CPR 及检查评估：继续进行 CPR,按照 30 次胸外按压与 2 次人工呼吸的比例,做至少5 个周期。之后再次检查评估患者的生命体征,主要检查脉搏及呼吸情况。若患者出现脉搏及呼吸,可终止急救,将患者摆放为侧卧体位,摆放时须将患者头部扭向近侧,以防止窒息,随后帮助其整理衣物,并给予人文关怀。

操作示例：报告"患者恢复心跳呼吸,抢救成功！"同时安慰患者："先生(女士),请您不要紧张,120 急救车就快到来,并将您送往医院进行高级生命支持"。

（2）施救者交换角色：若无脉搏及呼吸,两名施救者交换角色继续下一个循环的抢救,交换时两名施救者不要交叉换位置,避免发生碰撞,以患者头部为中心顺时针换位即可。

6. 通过有效的团队操作尽量减少按压中断
有效的团队应始终保持沟通。当按压者大声计数时,负责急救呼吸的施救者可据此预测给予急救呼吸的时机,这有助于施救者有效准备给予呼吸,进而减少按压中断。同时,计数还能够提醒两名施救者何时应该交换角色。由于给予有效的胸外按压

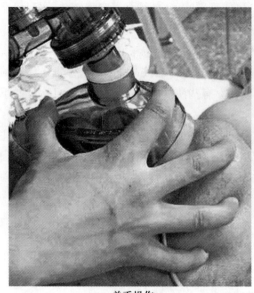 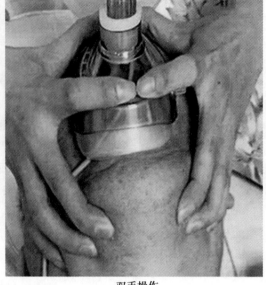

单手操作　　　　　　　　　　　　　　双手操作

图 7-5　球囊面罩操作方法

是较为费力的工作,一旦按压者疲劳,胸外按压的有效性便会降低。因此,应每 5 个循环(大约 2 分钟)交换按压者角色,或根据实际情况提前轮换。为最大程度减少按压中断,施救者可选择仅在除颤器分析心律时交换角色,且交换时间应控制在 5 秒以内。

三、自动体外除颤器的使用

(一) 概念及原理

据相关统计,大约 80% 非创伤性心搏骤停患者最初的心律表现为心室颤动(简称室颤),以一定量的电流电击心脏使室颤终止,可恢复心脏正常的泵血功能。有研究表明,从倒地至除颤,每延迟 1 分钟,患者生存概率降低 7%~10%,及时发现并在心肺复苏基础上尽快电除颤可挽救很多生命。

自动体外除颤器(AED)是一种具备电除颤功能的便携式医疗器械。在紧急情况下,尽早使用 AED 对心搏骤停的患者进行电除颤,对挽救生命将起到至关重要的作用。

(二) AED 操作步骤

一旦 AED 到达,将其置于患者的一侧,并靠近将进行操作的施救者。该位置应便于随时操作 AED 和放置 AED 电极片。该位置还可使得另一名施救者在患者另一侧进行高质量心肺复苏时不影响 AED 操作。

1. **开机**　按下开关键,有些 AED 设备打开盖子时会自动开启电源,可按其发出的语音提示操作。

2. **连接**　根据提示,解除患者上身的衣物,撕去自粘式电极片贴膜,将一个电极片贴在其右锁骨正下方,另一个电极片贴在其左乳头的外下方,电极片上缘距腋下 7~8cm(图 7-6)。电极片应紧贴患者胸部皮肤,不能留有空隙。有些 AED 还需要将电极片插头与机器连接。

3. **分析**　贴好电极片后,AED 会提示开始自动分析患者心律,此时施救者应确保没有任何人与

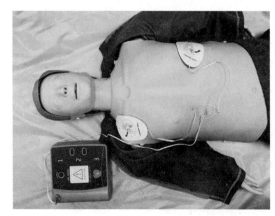

图 7-6　电极片贴放位置

患者接触。

4. 放电　当 AED 分析结果提示需要电击,AED 会自动充电。当看到放电键闪烁、蜂鸣音提示时,施救者应再次确认自己、同伴及周围人员没有和患者接触,然后迅速按下放电键实施电击。放电后应立即恢复心肺复苏,然后对患者进行评估。

（三）AED 操作注意事项

1. 确保环境安全　评估环境时注意观察潜在危险。

2. 正确使用电极片　电极片应紧贴在患者胸部正确位置,应确保胸部皮肤清洁干燥,电极片与皮肤有良好的接触。

3. 避免影响 AED 分析心律的因素　AED 分析心律时应尽可能稳定患者身体,摇晃、颠簸会对 AED 的自动分析造成干扰。

4. 去除阻碍电击的物品　施救者必须小心观察患者是否植入起搏器、体内除颤器。若贴片区域有植入性起搏器,则调整贴片位置,不要将其置于起搏器上方皮肤,避免影响电击效果。

5. 尽量减少胸外按压的中断　虽然在分析心律、实施电击时,要避免接触患者,但是操作过程中应尽量减少胸外按压的中断时间。

6. 按照提示操作　AED 在自动分析之后,可能出现以下几种情况,对此应分别处理。如 AED 提示电击,此时应按照提示进行操作。如 AED 不提示电击,但患者仍无意识、无呼吸,此时需要继续心肺复苏。如患者意识及呼吸、心跳恢复,可停止心肺复苏。如患者意识没有恢复,但呼吸恢复,此时多有肢体活动,亦可停止复苏,密切观察,不用去除电极片。抢救过程中,如不能确认患者恢复自主循环或自主呼吸,都应继续心肺复苏直到急救医生赶到。AED 每隔 2 分钟会对患者心律进行自动分析,此时须暂停心肺复苏操作。施救者可同时观察患者的意识和呼吸情况。如果患者未出现恢复生命体征的迹象,心肺复苏需要持续进行。注意不要关闭 AED 或去除电极片,直至急救医生赶到现场。

四、成人心肺复苏流程

成人心肺复苏流程如图 7-7 所示。

五、心肺复苏操作的相关知识

（一）院内外心搏骤停的生存链

为了成功挽救心搏骤停患者的生命,心肺复苏的诸多环节必须环环相扣。1992 年,美国心脏协会（American Heart Association,AHA）正式提出生存链概念,将抢救心搏骤停的关键要素依照发生的时间顺序串联起来,构成"生命的链条"。其意义在于,增进社会公众对影响心肺复苏成功率关键因素的了解,进而身体力行,让生存链各个环节紧密相连、环环相扣,提升心搏骤停患者的抢救成功率。

1. 院内心肺复苏生存链　①心搏骤停前疾病的识别、预防和治疗。②立即识别心搏骤停并启动应急反应系统。③尽早实施着重于胸外按压的心肺复苏。④使用 AED 进行快速除颤。⑤多学科心搏骤停后治疗。⑥康复期间的治疗和支持。院内心肺复苏生存链如图 7-8 所示。

2. 院外心肺复苏生存链　①立即识别心搏骤停并启动应急反应系统。②尽早实施着重于胸外按压的心肺复苏。③使用 AED 进行快速除颤。④有效的高级急救医疗服务。⑤心搏骤停恢复自主循环后治疗。⑥康复期间的治疗和支持。院外心肺复苏生存链如图 7-9 所示。

（二）心肺复苏质量

用力快速按压,按压深度至少 5~6cm,速率为 100~120 次/分,确保胸廓完全回弹。尽量减少胸外按压的中断。避免过度通气。每 2 分钟更换一次按压者,如感觉疲劳可提早更换。如果未建立高级气道,按压与通气比为 30：2。二氧化碳波形图定量分析:如果呼气末二氧化碳分压（partial pressure of end-tidal carbon dioxide,$P_{ET}CO_2$）偏低或下降,则重新评估心肺复苏质量。

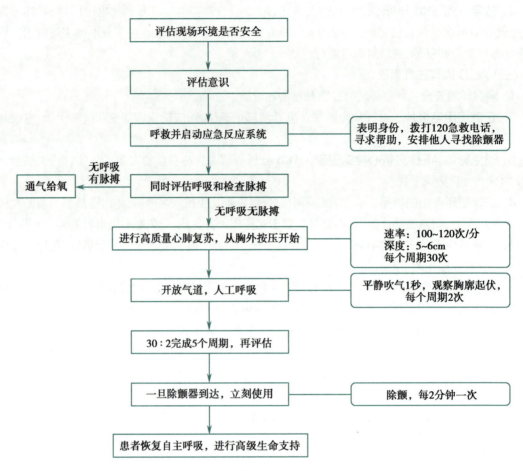

图 7-7 成人心肺复苏流程

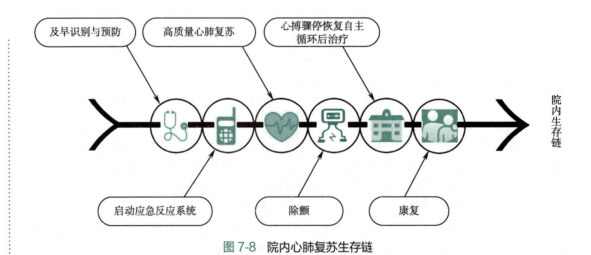

图 7-8 院内心肺复苏生存链

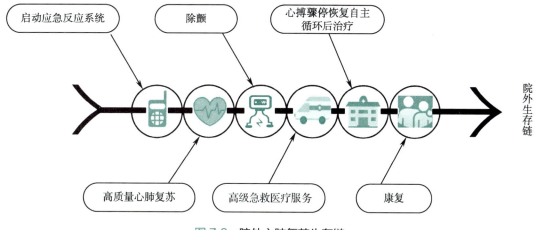

图 7-9　院外心肺复苏生存链

(三) 除颤的电击能量

双相波除颤器:应依据除颤器所推荐的能量进行操作(例如起始能量通常设定在 120~200J 范围内);倘若不清楚具体推荐能量数值,那就选用设备所能提供的最高能量。第二次及后续的除颤操作,所使用能量应与首次相当,不过在特定情形下,也可斟酌采用更高能量。

单相波除颤器:统一推荐使用 360J 的能量。

(四) 药物治疗

肾上腺素静脉/骨内注射剂量:每 3~5 分钟静脉注射 1mg。胺碘酮静脉/骨内注射剂量:第一剂为 300mg 静脉推注;第二剂为 150mg 静脉推注。

利多卡因静脉/骨内注射剂量:第一剂按 1~1.5mg/kg 静脉推注;第二剂按 0.5~0.75mg/kg 静脉推注。

(五) 高级气道

气管内插管或声门上高级气道的建立。通过二氧化碳波形图或二氧化碳测定确认及监测气管内插管的放置。建立高级气道后,每 6 秒给予 1 次呼吸 (10 次/分)同时持续胸外按压。

(六) 心搏骤停后自主循环恢复

能扪及脉搏和测出血压。$P_{ET}CO_2$ 突然持续升高(通常 ≥40mmHg)。动脉内监测到自发性动脉压力波。

(七) 可逆病因

1. **低血容量**　可能由大量腹泻、呕吐、创伤失血、烧伤、休克和脓毒症所致。处理方法:建立静脉或骨髓腔输液通路,输注液体或血制品。

2. **缺氧**　包括气道梗阻、通气/换气障碍和机械性呼吸问题。处理方法:给氧、球囊面罩通气、双水平气道正压通气及气管插管。

3. **酸中毒**　pH<7.35,分为呼吸性、代谢性酸中毒两种。处理方法:相应给予通气,考虑使用碳酸氢钠。

4. **低钾血症/高钾血症**　血钾低于 3.5mmol/L 定义为低钾,低于 2.7mmol/L 开始出现心电图改变(T 波低平,出现 U 波)。处理方法:补钾。血钾高于 5.5mmol/L 定义为高钾,T 波高耸;高于 6.5mmol/L,T 波低平,QRS 波增宽。处理方法:使用钙剂、胰岛素、碳酸氢钠、利尿剂或血液透析。

5. **低体温症**　指体温低于 35℃,若低于 30℃ 则会出现心排血量下降、心律失常甚至心搏骤停。处理方法:使用升温毯(体外被动升温)和静脉输液加温(体内主动升温)。

6. **张力性气胸**　可能由气管移位、纵隔偏离患侧或肺压缩所致。处理方法:胸腔穿刺术或胸腔闭式引流术。

7. **心脏压塞**　指心包腔内液体增长的速度过快或积液量过大时,压迫心脏而限制心室舒张及血液充盈的现象。处理方法：心包穿刺术。

8. 中毒 需要注意现场是否留有线索，某些药物可能导致 QT 间期延长引发尖端扭转型室性心动过速。处理方法：应用解毒剂、血液透析、胃肠道去污，使用镁剂治疗尖端扭转。

9. 肺栓塞 由于体循环的各种栓子脱落阻塞肺动脉及其分支，引起肺循环障碍的临床病理生理综合征，严重的肺栓塞可导致心搏骤停。处理方法：介入取栓术、溶栓治疗及抗凝血治疗。

10. 冠状动脉闭塞 在冠状动脉粥样硬化造成管腔狭窄和心肌供血不足，而侧支循环尚未建立时，由于冠状动脉完全闭塞、心排血量骤降或心肌需氧血量激增，加重了心肌缺血，发生心肌梗死。处理方法：溶栓治疗、放置支架及冠状动脉搭桥术、药物治疗和一般治疗等。

（八）心肺复苏终止规则

1. 基于患者生命体征恢复情况 实施心肺复苏后，患者意识、心跳自主恢复，可触及颈动脉搏动，瞳孔大小恢复至正常，可测及血压、脉搏，说明呼吸循环已经有效恢复，此时可终止心肺复苏。

2. 基于长时间复苏无效情况 ①常规判断：进行心肺复苏 30 分钟后，经过反复判定，患者仍无意识、瞳孔散大、颈动脉无搏动、桡动脉无搏动，血压测不出、无心跳、无呼吸，判定为临床死亡，可终止心肺复苏。②特殊情况：对于心搏骤停 60 分钟以上，且心肺复苏之前心搏骤停已超过 15 分钟的患者，进行 30 分钟心肺复苏后若无效果可停止。但若是触电、溺水、一氧化碳中毒患者或儿童等特殊人群，因复苏成功率相对较高，应尽量延长心肺复苏时间。

3. 基于专业判断或特殊情形 基于以下情形，考虑可终止心肺复苏：①专业人员判定。②存在严重致死性疾病或损伤。③施救人员自身安全受到威胁或体力不支，或现场环境不安全。④患者交给专业人员进行急救。

4. 美国心脏协会（AHA）复苏指南建议 在初步心肺复苏阶段，患者符合以下所有标准时可考虑终止复苏：①心搏骤停发生时无目击者；②无旁观者实施初步心肺复苏；③经积极救治未恢复自主循环；④因无可除颤心律而未实施电除颤。

第二节 | 气道异物梗阻急救

一、概述

气道异物梗阻是指食物或其他物品卡在咽喉部位或气管内，使空气无法进入肺部。完全性气道异物梗阻可导致窒息，是非常紧急的情况，如不及时解除，数分钟内即可导致死亡。气道异物梗阻好发人群如下：

1. 婴幼儿 1~3 岁婴幼儿发病率高，因其喉部组织发育不完善，进食时容易造成气道异物梗阻，玩具零件等被婴幼儿放入口腔内意外落入气道等，均可导致窒息。

2. 老年人 因喉部组织结构退化，平时已有吞咽困难的情况，在进食硬、滑、大块食物时易发生气道异物梗阻。义齿脱落也有此风险。

3. 过量饮酒者 酒后意识不清者造成气道异物窒息的风险较大。

二、气道异物梗阻的表现

气道异物梗阻的识别是抢救成功的关键（表 7-1）。

表 7-1 成人气道异物梗阻的异物鉴别

识别要点	不完全性气道异物梗阻	完全性气道异物梗阻
咳嗽、语言及呼吸	刺激性呛咳，可以说话或发出声音，可有微弱呼吸	不能咳嗽，无法呼吸、说话或发出声音
面部表现	面色可有变化	面色发红，继而青紫

续表

识别要点	不完全性气道异物梗阻	完全性气道异物梗阻
是否自行缓解	可能自行缓解,或有时间寻求医疗帮助	有窒息征象,如:"V"形手势,双手抓住颈部(图7-10),很快呼吸停止,继而全身瘫软,晕倒在地

三、现场急救

(一) 急救原则

1. 气道异物阻塞通常能够进行自救或互救。

2. 异物阻塞于气道内,可能会因异物移位、膨胀等情况,进一步加重气体交换障碍,要密切观察病情的动态变化。

3. 现场实施急救时,必须依据异物阻塞者当下的意识状态以及年龄状况,合理选用急救方法,包含背部叩击法、腹部冲击法、胸部冲击法等。

4. 倘若患者出现意识丧失,呼吸、心跳停止的情况,应即刻开始胸外心脏按压,实施心肺复苏。

5. 若确定异物已完全阻塞气道,即将引发窒息甚至死亡,须立即在现场采用气道梗阻急救法,全力争取尽快恢复气道通畅。与此同时,大声呼救并拨打120急救电话。切不可未经评估,便匆忙将患者送往医院,以防在送医途中发生意外死亡。

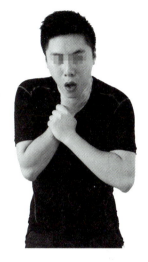

图7-10　"V"形手势

(二) 成人气道异物梗阻急救法

1. 背部叩击法　适用于意识清醒、伴有严重气道梗阻症状的患者。施救者站于患者一侧,稍稍靠近患者身后。用一只手扶住患者胸部,在排除异物时,让患者身体前倾,促使异物能够从口中吐出,而非顺着呼吸道下滑。另一只手的掌根部,在患者两肩胛骨之间,有力叩击5次,叩击频率约为每秒1次。叩击完毕后,留意查看患者口腔内是否有异物排出。若气体交换障碍尚未缓解,可重复上述操作。

2. 腹部冲击法　该方法由美国Heimlich教授于1974年首创,是一种针对呼吸道异物窒息的快速急救手段。其基本原理为冲击患者腹部并压迫两侧肺下部,促使腹内压升高,膈肌上抬,使得胸腔压力瞬间增大,迫使肺内残留气体形成一股向上的强劲气流,模拟人工咳嗽,进而推动呼吸道内的异物上移或直接冲出,达到排堵疏通的效果,恢复气道畅通。

(1) 互救上腹部冲击法(又称海氏急救法,Heimlich法):适用于已经确定为呼吸道异物阻塞,处在轻度气体交换障碍状态且意识清醒的成年人或者儿童。询问患者并征得其同意后,取立位,救护员站在背后,使患者弯腰,头部前倾呈气道打开状态,以双手臂环绕其腰。一手握空心拳,使拇指顶住其腹部正中线脐上方2cm处。另一手掌紧握在握拳的手上,用力向腹腔内偏上方冲击挤压,有节律地将拳压向腹部,连续5~6次,每次大约1秒(图7-11)。注意以上每次冲击性挤压应是独立的、有力的、有明显分离的动作,注意施力方向,并应防止施力过大,造成胸部和腹部脏器损伤。

(2) 冲击上腹部自救法:①双手冲击上腹部自救法:适用于成年人,气道异物不完全阻塞且意识清醒时。患者取站立弯腰位,双手交叉按于中腹部,双手有节律性地用力冲击推压自身腹部,每次

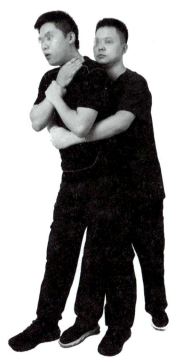

图7-11　互救上腹部冲击法

NOTES

99

冲击推压约 1 秒,冲击推压动作要明显分开,可连续 5~6 次。②椅背冲击腹部自救法:适用于成年人,气道异物不完全阻塞且意识清醒时。患者取站立弯腰位,利用椅背(或者其他物体)作支点,冲击自身腹部,使腹腔内压升高,膈肌抬高,胸腔压力瞬间增高,迫使肺内残留气体形成一股向上气流,使呼吸道内的异物驱出,以达到恢复气道畅通的目的。

3. 胸部冲击法　适用于不宜采用腹部冲击法的患者,如孕妇和肥胖者等。施救者站在患者身后,两臂从患者腋下环绕其胸部。双手置于胸骨中下,用力向胸部内冲击挤压,每次冲击挤压约为 1 秒,连续 5 次。注意以上每次冲击性挤压应是独立的、有力的、有明显分离的动作,注意施力方向,并应防止施力过大,造成胸骨和内脏损伤。

(三)婴儿气道异物梗阻急救法

1. 背部叩击法　适用于已经确定气道异物阻塞引起气体交换障碍的年龄小于 1 岁的婴儿。将婴儿的身体俯伏在救护员的前臂上,头部朝下。救护员用一只手掌支撑下颌及头部,使头部轻度后仰,保持气道通畅。用另一手掌根在背部两肩胛骨之间拍击 5~6 次,大约每秒拍击 1 次。拍击后,注意检查口腔中是否有异物驱出,可用小手指掏取可见异物。如果气体交换障碍未缓解,可重复此法。

2. 胸部冲击法　适用于已经确定气道异物阻塞引起气体交换障碍的年龄小于 1 岁的婴儿。将婴儿身体仰卧在救护员的前臂上,头部朝下。救护员用一只手掌支撑头部及颈部,使头部轻度后仰,保持气道通畅。用另一手的两指(示指和中指)置于胸骨下 1/2 处,垂直按压 5 次,按压深度 1~2cm,应注意避免按压胸部最下部的剑突,以免损伤内脏。检查口腔,可用小手指掏取可见异物。如果气体交换障碍未缓解,可重复此法。

(四)儿童气道异物梗阻急救法

参考成人气道异物梗阻急救法。

第三节 │ 创伤急救

创伤是指致伤因素作用于人体引起的组织或器官的损伤。由于致伤因素的种类不同,引起机体的损伤程度不同,轻者体表损伤,引起疼痛或出血,重者功能障碍、残疾,甚至死亡。

一、概述

(一)创伤分类与特点

创伤可发生在全身,损伤因素多种多样,现场救护涉及的创伤主要分为以下 4 种类型。

1. 开放性创伤　有伤口及出血现象,细菌有机会由伤口入侵而导致感染。伤口暴露时间越长,感染机会越大。

2. 闭合性创伤　表面没有伤口,伤处有红肿、疼痛、淤血、畸形等表现,细菌感染的可能性不大。虽然表面没有伤口,但可能血液已经大量流失于腹腔、胸腔或皮下及肌肉组织中,难以评估失血的程度。

3. 多发伤　在同一致伤因素下,同时或相继造成一个以上部位的严重创伤,组织、脏器损伤严重,死亡率高。现场急救时要特别注意呼吸、脉搏及脏器损伤的判断,防止遗漏。

4. 复合伤　不同致伤因素同时或相继造成的不同性质的损伤,如车祸伤同时合并烧伤。复合伤增加了创伤的复杂性,现场救护要针对不同性质的损伤进行相应救护。

(二)创伤现场救护的原则

建立整体意识,重点、全面了解伤情,避免遗漏,注意保护自身和伤员的安全。先抢救生命,重点判断是否有意识、呼吸、脉搏,如呼吸、心搏骤停,首先进行心肺复苏。检查伤情,快速、有效止血。优先包扎头部、胸部、腹部伤口以保护内脏,然后包扎四肢伤口。先固定颈部,然后固定四肢。操作迅速、平稳,防止损伤加重。尽可能佩戴个人防护用品,戴上医用手套或用几层纱布、干净布片、塑料袋替代。

(三) 简明检伤分类法

此法在许多国家和地区采用,适用于创伤初步检伤,将伤员快速分为红标(第一优先处置)、黄标(第二优先处置)、绿标(第三优先处置)、黑标(呼吸停止、死亡)(图 7-12)。

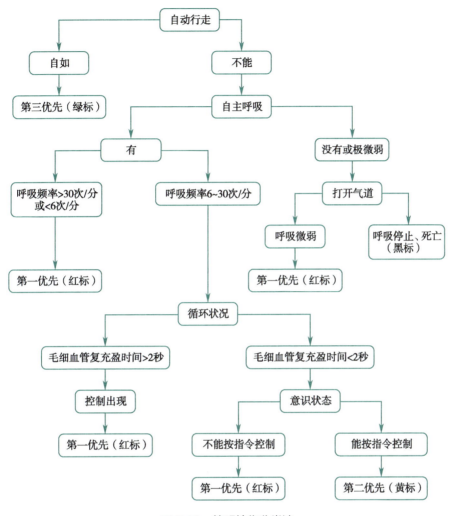

图 7-12　简明检伤分类法

二、创伤现场急救技术

常用的创伤现场急救技术有:止血、包扎、固定等。

(一) 止血

在各种突发创伤中,出血往往是首发表现,实施迅速、准确、有效的止血是现场救护的首要步骤。

1. 出血的种类　分为皮下出血、内出血和外出血。①皮下出血:是由跌倒、撞伤、挫伤等造成的皮下软组织内出血,形成血肿、瘀斑,一般可自愈。②内出血:可通过两方面来判断出血量,一是根据有无咯血、呕血、便血、血尿等判断各脏器有无出血;二是根据面色苍白、脉搏增快、血压下降等周围循环障碍的症状来判断大致出血量。③外出血:分为动脉出血、静脉出血和毛细血管出血。动脉出血为鲜红色,出血速度快,呈喷涌状,血液不易凝固,须尽快控制出血;静脉出血为暗红色,出血速度稍慢,大部分静脉出血较易控制,但深静脉出血较难控制;毛细血管出血呈鲜红色,呈渗出状,一般可自行凝固。

2. 止血材料　常用的止血材料有无菌敷料(纱布垫)、绷带、三角巾、创可贴、止血带(充气式或橡胶式、旋压式止血带)、绷带卷等。如没有,可就地取材,如毛巾、衣物、手帕等。禁止使用电线、铁丝、

101

尼龙绳等。

3. 常用止血方法

（1）指压止血法：用手指、手掌或拳头压迫伤口近心端动脉血管，阻断血液流通，达到暂时止血的目的，压迫时注意抬高患肢。因动脉有侧支循环，故效果有限，须及时改用其他方法止血。

头顶部出血：一侧头顶部出血时，用拇指压迫同侧耳前颞浅动脉，即对准耳屏上方 1.5cm 处的搏动点。

颜面部出血：一侧颜面部出血时，用拇指和示指压迫同侧面动脉，即下颌骨下缘与咬肌前缘交界处的搏动点。

鼻出血：用拇指和示指压迫鼻唇沟与鼻翼相交的端点处，压迫 5~10 分钟，嘱患者暂时可用口呼吸。

前臂出血：抬高患肢，压迫肱动脉，即上臂内侧中部搏动点末端。

手掌出血：抬高患肢，压迫患侧尺、桡动脉，即手腕部内外侧搏动点。

手指出血：抬高患肢，用两手指分别压迫手指掌根处两侧指动脉的搏动点。

大腿部出血：用双手拇指重叠或双手掌根部重叠压迫患肢股动脉，即患肢腹股沟中点稍下部的强搏动点。

小腿出血：在腘窝中部压迫腘动脉。

足部出血：用两手拇指分别压迫足背中心胫前动脉搏动点（即足背中心近踝关节处的搏动点），以及足跟内侧与内踝之间的胫后动脉搏动点。

（2）止血带止血法：此法适用于四肢较大动脉的出血，用加压包扎或其他方法不能有效止血而有生命危险的情况。使用止血带前，应先在止血带下放好衬垫物。常用的止血带止血法如下。

橡皮筋止血带：在患肢伤口的近心端加以衬垫，一手掌心向上，手背贴近肢体，用虎口夹住橡皮筋止血带一端，留出 10cm，另一手拉紧止血带，绕肢体 1~2 圈后，由贴于肢体的手的示、中两指夹住止血带末端，顺着肢体用力拉下，将余头穿入压住，以防滑脱（图 7-13）。

布条止血带：用三角巾折成带状或就地取材做成布条。包括勒紧带止血法、绞紧带止血法。勒紧带止血法，即用布条在患肢伤口近心端绕一圈做垫，第二圈压在前圈上勒紧打结。绞紧带止血法，即用布条在患肢伤口近心端绕一圈，两端向前拉紧，打一活结，取笔或其他棒状物体插在外圈内，旋转笔，绞紧后将其插入活结小圈内固定（图 7-14）。

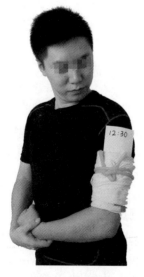

图 7-13　橡皮筋止血带止血法

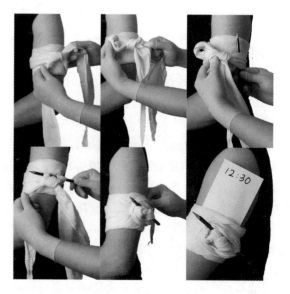

图 7-14　绞紧带止血法

（3）加压包扎止血法：此法适用于体表及四肢的小动脉、中、小静脉或毛细血管出血，可达到暂时止血的目的。将无菌敷料或清洁的纱布、毛巾、衣服覆盖在伤口上，用手或其他物体在敷料上施加压力，或使用绷带、三角巾或布条加压，同时需抬高患肢（图7-15）。

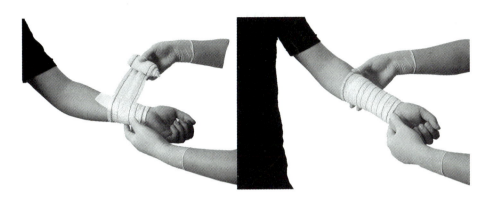

图 7-15　加压包扎止血法

4. **止血的注意事项**　止血带止血法使用不当可造成神经或软组织损伤、肌肉坏死，甚至危及生命。①适应证：止血带止血法只适用于四肢血管出血，能用其他方法临时止血的，不轻易使用止血带。上臂中下 1/3 处禁止扎止血带，以免压迫桡神经引起上肢麻痹。②加衬垫：所有的止血带均不可直接扎在皮肤表面，应在其与皮肤之间加衬垫。③结扎松紧合适：压力以刚达到远端动脉搏动消失、出血停止为宜。止血带不可过紧或过松，过紧可能损伤健康组织，过松达不到止血目的。④扎完止血带须做好标记：须在明显部位醒目地注明结扎止血带的日期和时间。⑤定时放松带子：止血带一般每隔半小时松开一次，每次放松 1~3 分钟。须慢慢松开止血带并观察出血情况，如有出血，暂用指压止血法压迫血管，待松开时间结束，系上止血带，并重新注明日期和时间。

（二）包扎

包扎在创伤伤员的急救中应用广泛，目的是保护伤口、减少感染、压迫止血、固定敷料等，有利于伤口的早期愈合。

1. **包扎的材料**　包扎的材料包括纱布垫、绷带、三角巾、创可贴、尼龙网套及现场的干净毛巾、衣物等。

2. **三角巾包扎法**　是创伤现场常用的包扎方法。三角巾的用途较多，可折叠成带状包扎较小伤口或作悬吊带，可展开或折成燕尾状包扎较大伤口，也可将两块三角巾接在一起包扎更大的创面，三角巾常见的规格及折叠形状见图7-16。如果现场没有三角巾，可取用毛巾、衣物等剪成或折成三角巾形状，并准备细布带做顶角的带子。注意用三角巾包扎前须在伤口上垫敷料。

（1）头顶部包扎：采用头顶帽式包扎法，将三角巾底边反折，正中放于患者前额眉上，顶角经头顶垂于枕后，然后将两底脚经耳上向后扎紧，在枕部交叉后再经耳上绕到一侧眉弓上打结固定。最后将顶角向上反折塞入底边内（图7-17）。注意打结不能压到太阳穴。

（2）肩部包扎法：①单肩包扎法：将三角巾折成燕尾状，燕尾夹角90°，将夹角朝上放于伤侧肩上，燕尾底边包绕上臂上 1/3 打结固定。然后两燕尾角分别经胸、背拉到

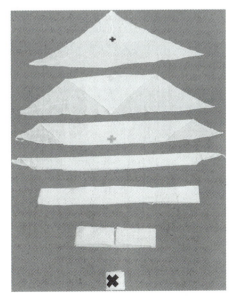

图 7-16　三角巾及各种折叠形状

NOTES

103

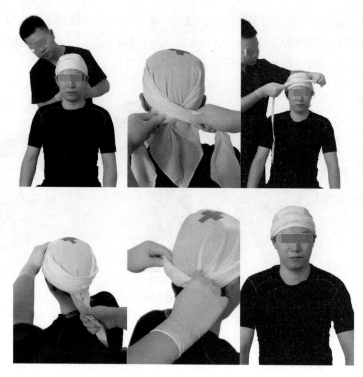

图 7-17　头顶帽式包扎法

对侧腋下打结固定。②双肩包扎法：三角巾折成燕尾状，燕尾夹角 100°，将两燕尾角等大的燕尾巾底边放在双肩上，夹角朝上对准颈部，燕尾披在双肩上，两燕尾角分别经左、右肩拉到腋下与燕尾底角打结（图 7-18）。

（3）胸（背）包扎法：包扎胸部和背部方法相同，只是位置相反。①单侧胸部包扎法：将三角巾顶角越过伤侧肩部，垂于背后，底边反折，两底角从胸前拉到背后打结，将顶角的带子与底角结打在一起。②双侧胸部包扎法：将燕尾巾底边反折一道横放于胸部，两角向上分别放于两肩部，并拉到颈部打结，再用顶角带子绕至对侧腋下打结（图 7-19）。

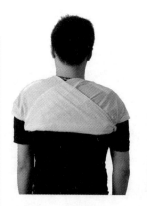
图 7-18　双肩包扎法

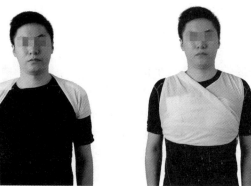
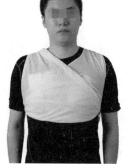
图 7-19　双侧胸部包扎法

（4）上肢悬臂包扎法：①小悬臂带：用于上臂骨折及上臂、肩关节损伤。将三角巾折叠成适当宽的条带，中央放在前臂的下 1/3 处或腕部。一底角放于健侧肩上，另一底角放于伤侧肩上，两底角绕颈在颈侧方打结（图 7-20）。②大悬臂带：用于前臂、肘关节等的损伤。三角巾顶角对着伤肢肘关节，一底角置于健侧胸部过肩于背后。伤臂屈肘（功能位）放于三角巾中部。另一底角包绕伤臂反折至伤侧肩部。两底角在颈侧方打结，顶角向肘部反折，用别针固定或卷紧后掖入肘部，也可将顶角系带绕背部至对侧腋前线与底边相系。将前臂悬吊于胸前（图 7-21）。

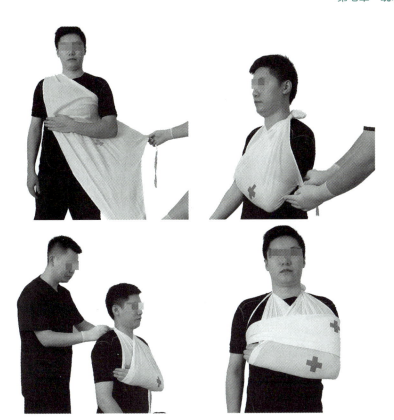

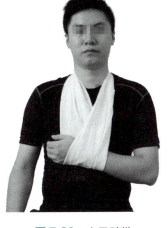

图 7-20　小悬臂带　　　　　　　　　　　图 7-21　大悬臂带

（5）手（足）部包扎法：将手（足）放在三角巾中央，手指（或脚趾）对准顶角，指缝（趾缝）间插入敷料。将顶角折回盖在手背（或足背）上，折叠手（足）两侧的三角巾使其符合手（足）的外形，然后将两底角分别围绕到手背或足背交叉，再在腕部或踝部围绕一圈后在腕部或踝部背侧打结。

3. 包扎注意事项

（1）必须脱去或剪开伤员衣物，暴露伤口，检查伤情。

（2）包扎伤口前，应先简单清创并盖上消毒敷料，再行包扎。做到"五不"：不摸、不冲、不取、不送、不上药。即不准用手或脏物触摸伤口；不准用水冲洗伤口（化学伤除外）；不准轻易取出伤口内异物；不准送回脱出体腔的内脏；不准在伤口上用消毒剂或消炎粉。

（3）包扎牢靠，松紧度适宜。过松易脱落，过紧则影响局部血液循环。

（4）包扎时伤员取舒适体位，患肢须根据受伤情况尽可能保持功能位（即为保持肢体良好功能而摆放的体位）。摆放要求为：肩关节外展 45°，前屈 30°，外旋 15°；肘关节屈曲 90° 左右；腕关节背屈 20°~30°；髋关节外展 10°~20°，前屈 15°~20°，外旋 5°~10°；膝关节屈曲 5°~10°，儿童可用伸直位；踝关节为中立位，不背伸或跖屈，不外翻或内翻，足底平面不向任何方向偏斜。

（5）包扎方向应从远心端向近心端，以帮助血液回流。包扎四肢时，应将指（趾）端外露，以便观察血液循环。如果出现指（趾）端发白、发冷、麻木、疼痛等，提示血液循环不良，须重新包扎。

（6）包扎固定时严禁在伤口、骨隆突处或易于受压的部位打结。

（7）解除绷带时，应先揭开固定结或取下胶布，然后双手互相传递松解。紧急时或绷带已被伤口分泌物浸透干涸时，可用剪刀剪开。

（三）固定

及时、正确的固定，有助于减少伤部活动，减轻疼痛，预防休克，避免神经、血管、骨骼及软组织的再损伤，以及便于伤员的搬运。骨折的局部临床表现是疼痛、肿胀和功能障碍，特有体征是畸形、反常活动、骨擦音和骨擦感。

1. **固定的材料** 包括木制夹板、金属夹板、充气式塑料夹板,以及现场的木板、木棍、树枝、杂志、毛巾、床单、衣物、布带等,还可直接用伤员的健侧肢体或躯干进行临时固定。

2. **固定的方法**

(1) 前臂及上臂骨折固定:①夹板固定法:损伤部位包扎后,将夹板置于患臂外侧,用两块三角巾折叠成带状(或使用其他棉质布条)将夹板固定于损伤部位两端。使肘关节屈曲呈90°,用上肢悬吊包扎法将上肢悬吊于胸前(图7-22)。②无夹板固定法:在上肢悬吊后,用三角巾将伤臂固定于胸廓。

(2) 大腿骨折固定:①夹板固定法:损伤部位包扎后,将长夹板放于患肢外侧,自腋下至足跟,短夹板放在患肢内侧,自大腿根部至足跟,注意在骨突处、关节处和空隙处加衬垫,然后用三角巾条带(或毛巾等)依次固定骨折的上下端、胸部、腹部、臀部、小腿中段、踝关节,踝

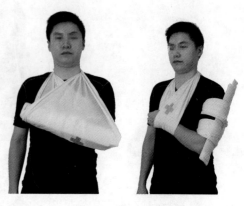

图 7-22　前臂、上臂骨折夹板固定法

关节用"8"字形固定(图7-23)。②无夹板固定法:损伤部位包扎后,把健肢向患肢移动,在关节和骨突处加衬垫,然后用三角巾条带依次固定骨折的上下端、小腿中段、踝关节。

(3) 小腿骨折固定:①夹板固定法:损伤部位包扎后,将长夹板放于患肢外侧,自腰部至足跟,短夹板放在患肢内侧,自大腿根部至足跟,关节处加衬垫,然后用三角巾条带依次固定骨折的上下端、腹部、膝关节上、踝关节(图7-24)。②无夹板固定法:同大腿的无夹板固定法。固定顺序为骨折的上下端、膝关节上、踝关节。

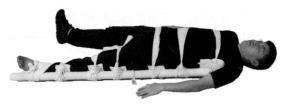

图 7-23　大腿骨折夹板固定法

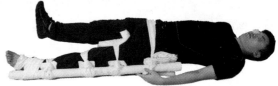

图 7-24　小腿骨折夹板固定法

3. **固定的注意事项** 处理开放性骨折时,刺出的骨折断端在未清创时不能还纳至伤口内,以防感染。夹板固定时,夹板的宽度须与患肢相适应,长度须超过骨折的上、下两个关节。下肢固定时除了固定骨折的上、下端,还要固定上、下两个关节。夹板不可直接接触皮肤,须加衬垫。夹板两端、骨突处、空隙处应加厚垫,以防局部受压或固定不稳。固定应牢靠,松紧度应适宜。四肢骨折固定时,须露出指(趾)端,以便观察末梢血液循环情况。固定后避免不必要的搬动。

第四节 │ 中毒急救

一、概述

中毒(poisoning),是指有毒的化学物质进入人体后,达到中毒剂量而产生的全身性损伤。引起机体中毒的化学物质称为毒物(poison)。急性中毒(acute poisoning)是指机体一次性大剂量暴露或24小时内多次暴露于某种或者某些有毒物质,引起急性病理变化而出现的临床表现,其发病急,病情重,变化快,如不及时治疗,常危及生命。

有毒物质可经呼吸道、消化道和皮肤黏膜等途径进入机体。工农业生产中,有毒物质多以烟、雾、粉尘、蒸气等气体形态由呼吸道吸入人体,肺泡的吸收速度很快,比经消化道吸收入血的速度快20

倍,职业性中毒常见的是一氧化碳中毒、硫化氢中毒、氨气中毒等。消化道吸收是生活中毒的常见途径,例如有毒的食物、镇静催眠药等常经口摄入中毒,毒物经口腔和食管黏膜吸收较少,主要由小肠吸收。经小肠液和酶的作用后,毒物性质部分发生改变,然后进入血液循环,经肝脏生物转化后分布到全身的组织和器官。脂溶性毒物如苯胺、有机磷农药经完整的皮肤黏膜吸收而进入人体。蛇毒多经伤口进入体内。吸收后的毒物经血液循环分布于全身组织和器官。毒物主要在肝脏经氧化、还原、水解和结合作用进行代谢。多数毒物代谢后毒性降低(解毒),但也有少数毒物代谢后毒性反而更强,如对硫磷经氧化后变成对氧磷,毒性较原来增加 300 倍。肾脏是毒物排泄的主要器官。气体和易挥发毒物,可以以原形经呼吸道排出,某些重金属可从消化道、乳腺和泪道排出体外。

二、中毒急救原则

立即脱离中毒现场,终止与毒物的接触。检查并稳定生命体征。迅速清除进入人体未被吸收和已被吸收的毒物。如有可能,尽快使用特效解毒剂。对症治疗,如吸氧。

三、中毒急救主要措施

1. 清除胃肠道内尚未吸收的毒物方法

(1)催吐:对于神志清醒合作的患者,简单有效的催吐方法是让患者饮温水 200~300ml,然后用手指或压舌板刺激患者的舌根部或咽后壁,使患者呕吐,这样反复进行多次,直至胃内容物完全呕出为止。也可用药物如吐根酊(吐根糖浆)催吐,15~20ml 加入 200ml 水中分次口服。惊厥、昏迷、吞服腐蚀性毒物如强酸、强碱和吞食石油蒸馏物者禁用催吐方法。在催吐过程中,头应取侧位,以避免呕吐物堵塞呼吸道而窒息。

(2)洗胃(gastric lavage):用于口服毒药 1 小时以内者,一般在服毒后 4~6 小时内洗胃有效。但超过 6 小时后有些毒物仍在胃内残留,多数仍有洗胃的必要。对吞服强酸、强碱者不宜插管洗胃,洗胃可造成消化道穿孔。惊厥患者应在惊厥控制后进行。食管胃底静脉曲张和溃疡病患者近期有出血、穿孔病史的不宜洗胃。洗胃液最常用的是普通温开水,适用于毒物不明时的紧急洗胃或无特异拮抗剂的毒物中毒洗胃。部分毒物中毒可以使用特殊洗胃液,其适应证和注意事项见表 7-2。

表 7-2　特殊洗胃液及注意事项

洗胃液	常见中毒	注意事项
牛奶、蛋清、植物油	强酸、强碱等腐蚀性毒物	
1:5 000 高锰酸钾	镇静催眠药、有机磷	对硫磷中毒禁用
1% 活性炭悬浊液	河鲀毒素、生物碱	
2% 碳酸氢钠	有机磷杀虫剂、苯、汞等	敌百虫及强酸中毒时禁用
10% 氢氧化镁悬浊液	硝酸、盐酸、硫酸	
3%~5% 醋酸、食醋	氢氧化钠、氢氧化钾等	
生理盐水	砷、硝酸银等	
石灰水上清液	氟化钠、氟乙酰胺	
5%~10% 硫代硫酸钠	氟化钠、汞、砷	
0.3% 过氧化氢	阿片类、氰化物、高锰酸钾等	

(3)导泻:洗胃后灌入泻药清除肠道内尚未吸收的毒物,可用硫酸镁 20~30g 溶于 100ml 水中(昏迷或呼吸抑制者用硫酸钠),经胃管注入。一般不用油类泻药,避免促进脂溶性毒物的吸收。

(4)全肠道灌洗:是一种快速清除肠道毒物的方法,可在 4~6 小时内清空肠道,效果显著,已经取代了既往常用的温肥皂水灌肠法。主要用于中毒超过 6 小时或导泻无效者。方法:高分子聚乙二醇等渗电解质溶液连续灌洗,速度为 2L/h。

2. 体表毒物的洗消技术　毒物沾染皮肤是染毒的主要途径之一,毒物污染皮肤后首要的医学处置措施即为染毒部位的洗消。现场洗消主要围绕皮肤洗消开展,涉及洗消装备及器材、洗消液与洗消技术。

（1）洗消装备及器材

1）洗消车辆:一般洗消车辆按照有无自行机动能力分为拖挂型、车载型和自行型,采用车厢或另外搭建帐篷作为洗消室。车载洗消系统主要由供水加热系统、污水收集系统、供暖系统、照明系统、洗消设施、供电系统、充气帐篷,以及配套使用的器材装备等组成。一般可同时进行 2~4 名重伤病员的全身洗消和 6~8 名轻伤病员或救援人员的自行洗消,并配有如眼等重点部位的局部洗消器材。

2）洗消帐篷:洗消帐篷由帐篷及其附属的供电、供水等系统组成,可以独立进行洗消。洗消帐篷多种多样,有的相对密封,内部可为正压或负压。洗消通道可设置为单通道和多通道,根据救援任务不同,配置一个或多个不同通道的帐篷。每个通道分为三部分,第一部分是去污室,第二部分是洗消室,第三部分是更衣室。洗消污水收集在污水袋内专门处理。

3）局部洗消器材:局部皮肤、眼睛、伤口和黏膜表面的毒物可用便携式皮肤洗消机、洗眼器清除,沾染在衣服或皮肤表面的污染液滴,可以使用消毒手套去除。

（2）洗消液:在无法确定毒物的种类与性质时,救援现场对洗消液的选择和准备工作存在困难。在急救初期,可使用大量清水及肥皂水进行洗消。针对不同毒物,常用的洗消液详见表 7-3。

表 7-3　常用洗消液

洗消液	用途
有机次氯酸盐	0.5% 次氯酸盐溶液用于伤员冲洗和防毒面具的消毒;5% 次氯酸盐溶液用于消毒剪刀、围裙、手套、头罩等
有机氯类	包括氯胺 T、二氯胺 T、二氯异氰酸钠等,可洗消糜烂性战剂及 V 类战剂
二巯丙醇软膏(眼膏)	为糜烂性毒剂——路易氏剂的特效洗消、抗毒剂
化学毒剂活性皮肤洗消液（RSDL）	对神经性战剂、糜烂性战剂均具有良好作用的液体型皮肤洗消剂
敌腐特灵冲洗液	强酸、强碱、强氧化剂、强还原剂等腐蚀性化学品及糜烂性毒剂、刺激性毒剂

（3）洗消方法与流程:伤员的洗消一般由医学救援队承担。无明显中毒症状的普通沾染人员的洗消由消防或防化部队承担,救援队员可自行洗消。所有遭遇化学事故的伤员在进入医疗场所前均应洗消,除非有足够的证据证明未被毒剂污染。洗消应遵循“及时、彻底、有效”的基本原则,做到早期及时、分类洗消,污物处理、防护与洗消并重。

洗消方法包括:①冲洗洗消法:通过水的物理冲洗作用进行消毒,在水中加入洗涤剂,如肥皂水等,冲洗效果更好。这种方法是最常用的洗消法。②吸附消毒法:吸附消毒法是利用具有较强吸附能力的物质吸附毒物,如活性白土、活性炭等。③化学洗消法:化学洗消法是利用洗消剂与毒物发生反应,生成无毒或毒性很小的产物,如使用敌腐特灵冲洗液等。

洗消流程包括:人员洗消,首先要区分是否需要或能够立即洗消,如伤员已经死亡或濒临死亡,可暂时放至指定区域,待救援结束后特殊洗消处理。对于可能在洗消过程中发生意外的危重伤病员应先抢救,即“先救命后洗消”;然后再根据伤情区分能否自行或辅助洗消,可使用伤票或伤标加以区分。最简单的分类方法是:可自主行动的轻伤病员的洗消由消防或防化部队设置的洗消站承担,由分类人员引导至洗消站进行自行洗消;有外伤和担架抬入或需要搀扶的伤病员的洗消由医学救援队承担;在伤病员病情危重需要立刻抢救时,可先进行抢救或暂停洗消。

洗消步骤包括:①凡是从污染区域后撤下来的伤员和担架,进入洗消帐篷前,尽可能把污染严重部位的毒物去除,如采用净脚垫和在衣物表面喷洒洗消液。如果有明显液滴或油状毒物,使用军用毒剂消毒包依次轻轻拍打伤员身体皮肤暴露处、面具、衣服表面和污染担架,吸附去除沾染的毒物。②将伤员抬入去污室(轻伤病员自行进入去污室),剪去或脱掉伤员的衣服,并将被污染的衣服装入污物袋内,个人贵重物品放入小物品袋内,并做好标记与登记。所使用救治器材如夹板、止血带、面罩等也尽可能去掉,或在洗消后更换。③将伤员抬上洗消担架,固定后推入洗消室,用温水冲洗全身去除污物,后用洗消液冲洗,再用温水反复冲洗,一般为5~10分钟。④眼睛、口腔、鼻腔和外耳道的洗消包括:眼染毒时,应用洗眼器及时彻底冲洗,可用0.5%氯胺溶液、2%碳酸氢钠溶液或生理盐水等冲洗。口腔染毒时使用清水或生理盐水反复漱口。无破溃的鼻腔和外耳道可用湿棉球反复擦洗干净。⑤将洗消后的伤员抬到更衣室,由专业人员进行洗消结果检测,确认无毒物沾染后,更换洁净的衣服,后转运至后续治疗小组。

四、解毒剂的临床应用

(一) 通用解毒剂

1. **口服医用吸附剂**　口服医用吸附剂常用于经口中毒的胃肠道残留毒物的吸附,这对于阻断毒物的继续吸收,以及进一步进行胃肠道净化具有重要意义。吸附毒物最常用的是活性炭。

2. **中和剂**　有些毒物中毒可以用中和毒物的方式消除毒性,如吞服强酸时,可采用弱碱如氢氧化镁悬浊液(镁乳)、硫糖铝混悬液、氢氧化铝凝胶等中和,强碱可用弱酸如稀醋、果汁等中和。

3. **氧化剂**　由于高锰酸钾具有较强的氧化性,在洗胃时通常将其加入洗胃液中,以氧化有机毒物,而达到解毒的效果。高锰酸钾对巴比妥类、水合氯醛、生物碱等中毒有效。通常用1:5 000高锰酸钾洗胃,浓度不宜过高,以防强烈刺激。即使是低浓度溶液也不宜留在胃内,用高锰酸钾溶液洗胃后,最好再用清水洗胃一次。注意事项:高锰酸钾可将硫磷类氧化为毒性更大的氧磷类,故农药对硫磷(1605)、内吸磷(1059)等中毒时禁用高锰酸钾洗胃。

4. **沉淀剂**　有些化学物质可与毒物作用,生成溶解度低、毒性小的物质。如:乳酸钙或葡萄糖酸钙与氟化物或草酸盐作用,产生氟化钙或草酸钙沉淀。2%~5%硫酸钠与可溶性钡盐作用,生成不溶性硫酸钡。生理盐水与硝酸银作用生成氯化银沉淀。普鲁士蓝用于铊中毒治疗,就是利用胃肠道中的铊离子会置换出普鲁士蓝中的铁离子形成络合物,并形成沉淀从粪便中排出的原理。

5. **还原型谷胱甘肽**　谷胱甘肽属于含有巯基的、小分子肽类物质,具有重要的抗氧化作用和整合解毒作用。谷胱甘肽是由谷氨酸、半胱氨酸和甘氨酸结合而成的三肽,半胱氨酸上的巯基为其活性基团,易与碘乙酸、芥子气、铅、汞、砷等重金属盐络合,而具有整合解毒作用。谷胱甘肽能与某些药物(如对乙酰氨基酚)、毒素(如自由基)、丙烯腈、氟化物、一氧化碳、有机溶剂等结合,参与生物转化作用,从而把机体内有害的毒物转化为无害的物质,排泄出体外。谷胱甘肽还有保肝作用,适用于中毒和中毒性肝炎的治疗。

6. **糖皮质激素**　糖皮质激素本为应激激素,临床应用广泛,在中毒性疾病治疗中较为常用。应用原则为:早期、足量、短疗程。其主要药理作用包括:抗毒素、抗炎、抗休克。

(二) 特殊解毒剂(表7-4)

其他特殊解毒剂如表7-4所示。

表7-4　常用特殊解毒剂用法

序号	解毒剂名称	中毒种类
1	二巯丙磺钠	汞、砷中毒
2	依地酸钙钠	铅中毒
3	普鲁士蓝	铊中毒
4	硫酸钠	钡中毒

续表

序号	解毒剂名称	中毒种类
5	氯解磷定	有机磷类杀虫剂中毒
6	碘解磷定	
7	阿托品	
8	盐酸戊乙奎醚	
9	亚甲蓝	氰化物中毒
10	亚硝酸异戊酯	
11	亚硝酸钠	
12	4-二甲氨基苯酚	
13	硫代硫酸钠	
14	乙酰胺	有机氟类杀鼠剂中毒
15	维生素 K	抗凝血类杀鼠剂中毒
16	氟马西尼	苯二氮䓬类药物中毒
17	纳洛酮	吗啡类药物或含吗啡类生物碱中毒
18	美他多辛注射液	乙醇中毒
19	乙酰半胱氨酸	对乙酰氨基酚中毒、鹅膏类毒蕈中毒
20	青霉胺	铜、汞、铅等中毒
21	甲吡唑	甲醇、乙二醇中毒
22	叶酸	甲醇中毒
23	肉毒抗毒素 A/B	A 型/B 型肉毒中毒
24	抗蝮蛇毒血清	蝮蛇、眼镜蛇
25	抗五步蛇毒血清	烙铁头、五步、竹叶青等
26	抗眼镜蛇毒血清	眼镜蛇、眼镜王蛇
27	抗银环蛇毒血清	银环、眼镜王蛇
28	医用活性炭	大部分经口中毒物质

　　在突发公共卫生事件发生之际,众多人员可能陷入危及生命的困境。此时,掌握正确的现场急救技能意义重大,其不仅能够减轻伤者的伤残程度、稳定病情,还能为后续的专业治疗赢得宝贵时间。与此同时,行之有效的现场急救举措,在一定范围内也有助于平复公众的恐慌情绪,维持社会稳定。

(杜 宇)

第三篇

公共卫生操作技能

第八章 | 个体防护

在公共卫生突发事件的应急处理进程中，做好个体防护乃是公共卫生工作者必备的基本职业素养与关键技能。个体防护装备，作为工作期间职业人群接触有毒有害因素时的最后一道屏障，对于守护职业人群的健康起着举足轻重的作用。在实际工作场景下，必须依据有害因素的具体类别、危害程度以及潜在作用部位，审慎选择适配的个体防护装备。

第一节 | 个体防护装备

个体防护装备（personal protective equipment，PPE），是人们在工作和生活中为防御物理、化学、生物等外界因素伤害所穿戴、配备并使用的各种防护品的总称。其作用原理在于使用一定的屏蔽体、过滤材料或吸收材料等来阻隔或减少外来因素的侵害。个体防护装备种类很多，可按防护目的分类，也可按防护人体器官或部位来分类。本节主要按不同防护部位分类进行介绍。

一、呼吸防护装备

（一）口罩

1. 我国分类及标准 包括一次性使用医用口罩、医用外科口罩、医用防护口罩、颗粒物防护口罩等。

（1）一次性使用医用口罩：应符合《一次性使用医用口罩》（YY/T 0969—2023）标准（2025年12月1日起实施），可覆盖使用者的口、鼻及下颌，用于普通医疗环境中佩戴，以阻隔口腔和鼻腔呼出或喷出污染物，细菌过滤效率应不低于95%，适用于较低风险暴露人员。

（2）医用外科口罩：应符合《医用外科口罩》（YY 0469—2023）标准（2026年12月1日起实施），为防止病原微生物、体液、颗粒物等直接透过，提供物理屏障。口罩面体分为内、中、外三层，分别为内部吸水层（纱布或无纺布）、中间过滤层（聚丙烯纤维）和外面防水层（无纺布或聚丙烯熔喷材料层）。医用外科口罩对细菌的过滤效率应不低于98%，对非油性颗粒的过滤效率应不低于80%。

（3）医用防护口罩：应符合《医用防护口罩》（GB 19083—2023）标准（2025年12月1日起实施），用于过滤空气中的微粒，阻隔病原微生物、体液、颗粒物等。在气体流量85L/min ± 4L/min、氯化钠颗粒物总加载量至少达到50mg ± 5mg的情况下，检测口罩对非油性颗粒的过滤效果见表8-1的要求。此外，还应达到抗合成血液穿透性标准，达到下文提及的N95或FFP2及更高等级。

表 8-1　医用防护口罩级别

防护级别	过滤效率	呼吸阻力		总泄漏率	
		吸气阻力/Pa	呼气阻力/Pa	以每个动作的 TIL 为评价基础 [a]	以人的总体 TIL 为评价基础 [b]
1 级	≥95%	≤210	≤210	≤11%	≤8%
2 级	≥99%	≤250	≤250	≤5%	≤2%

注：TIL 为总泄漏率（total inward leakage），在实验室规定测试条件下，受试者吸气时从包括口罩在内的所有部位泄漏入口罩内的模拟剂浓度与测试环境中模拟剂浓度的比值。
[a]10 人×5 个动作，50 个动作中至少有 46 个动作的 TIL。
[b]10 个受试者中至少有 8 个人的总体 TIL。

（4）颗粒物防护口罩:按照我国《呼吸防护　自吸过滤式防颗粒物呼吸器》(GB 2626—2019)标准,颗粒物防护口罩分为 KN 和 KP 类。KN 类适用于过滤非油性颗粒物,如煤层、水泥层、酸雾、微生物等;KP 类适用于过滤油性和非油性颗粒物,如油烟、油雾、沥青烟、焦炉烟、柴油机尾气中的颗粒物。按照过滤效率由高到低,KN 和 KP 类颗粒物防护口罩分为 100、95、90 三级,每个级别过滤效率测定指标依次为 ≥99.97%、>95.0% 和 ≥90.0%。口罩的防护材料越密闭,阻挡颗粒物的效果越好。然而口罩越密闭,也越容易造成呼吸困难,还可能导致缺氧,因此并不建议普通人佩戴过滤效率>95.0% 的口罩,尤其不建议呼吸系统和心血管疾病患者使用。装有冷流呼气阀的口罩,吸气时,口罩内部气压小于外部气压,阀片闭合;呼气时,口罩内部气压大于外部气压,阀片打开,减少使用过程中口罩内部热量和湿气积累,使呼吸相对更舒畅。带有冷流呼气阀的口罩能阻止含有病毒的飞沫吸入,实现单向防护。

2. **美国标准**　美国分为 N、R、P 三种过滤材料,分别代表防护非油性颗粒物(not resistant-to-oil particulate matter)、耐油性颗粒物(resistant-to-oil particulate matter)、防油性颗粒物(oil-proof particulate matter),根据全过滤材料的防护效果由高到低分为 100、99、95 三级,每个级别过滤效率依次为 ≥99.7%、≥99% 和 ≥95%。

N95 口罩是美国国家职业安全卫生研究所(National Institute for Occupational Safety and Health, NIOSH)认证的 9 种防颗粒物口罩之一,依据功能差异,N95 口罩可分为防颗粒物和医用型两种。防颗粒物 N95 口罩用于阻挡:①固体颗粒物,如打磨、清扫和处理矿物等过程产生的粉尘;②液体颗粒物,如因喷洒而产生的液体的、非油性的、不产生有害性挥发气体的颗粒物;③气体异味,如二氧化硫、氯气等酸性气体异味;④微生物。医用型 N95 口罩可用于职业性医护人员的呼吸防护,防护某些致病微生物颗粒如病毒、细菌(炭疽芽胞杆菌、结核分枝杆菌)、霉菌等。医用型 N95 口罩除了满足 NIOSH 的要求,还要满足美国食品药品监督管理局(FDA)标准,具有表面抗湿性和血液阻隔能力,在与防护眼镜正确搭配使用的条件下,符合 NIOSH 制定的《血液携带病原体标准》的要求。

3. **欧洲标准**　依据欧盟标准化委员会《呼吸防护装具认证标准》(EN149),防护口罩编制型号分为 FFP1、FFP2 和 FFP3,设定的过滤效率依次为 ≥80%、≥94% 和 ≥97%。医用防护口罩还必须遵循英国标准学会(BSI)BS EN 14683 标准。

4. **其他国家标准**　如日本的《呼吸保护装置》(JIS T 8151:2018)标准,是日本厚生劳动省验证标准,将防护口罩编制型号主要分为 DS1、DS2 和 DS3,过滤效率依次为 ≥80%、≥99% 和 ≥99.9%。韩国的口罩标准 KF(Korean filter)系列,是由韩国的食品药品管理部门(MFDS)发布的韩国主流口罩标准,分为 KF80、KF94、KF99,过滤效率依次为:≥80%(仅盐性介质);≥94%(油性和盐性介质);≥99%(油性和盐性介质)。

(二)过滤式防毒面具

过滤式防毒面具是防毒面具中最常见的一种,由面罩主体和过滤元件组成。面罩主体具有密封并隔绝外部空气和保护口鼻、面部的作用。过滤元件包括滤毒罐、滤毒盒,主要成分是活性炭。详细功能和分类请参见本章第三节"化学品个体防护"相关内容。

(三)动力送风过滤式呼吸器

动力送风过滤式呼吸器(powered air-purifying respirator),是一种靠电动风机提供气流克服部件阻力的过滤式呼吸器,须达到《呼吸防护　动力送风过滤式呼吸器》(GB 30864—2014)的要求,搭配相应的头罩或头盔,可同时提供呼吸、头面部及颈部的综合防护,可针对颗粒物、有机蒸气、酸性气体和无机气体等提供呼吸防护,设有三挡可调风量,同时提供电池电量和滤棉负载状态显示,低电量、低风量的声光及震动报警,提高安全性。搭配相应配件可用于防护某些化学、生物、放射、核恐怖袭击及工业有毒物质泄漏现场的应急响应工作。

(四)正压式空气呼吸器

正压式空气呼吸器是一种自给开放式空气呼吸器,用于充满浓烟毒气的火灾现场、有毒有害物质泄漏的恶劣环境及缺氧环境。详细功能和用法参见本章第三节化学品个体防护相关内容。

二、头面部防护装备

(一)防护眼镜

防护眼镜是一种特殊的眼镜,使用场合不同,需要的防护眼镜种类也不同。防护眼镜种类很多,有防化学护目镜、防尘眼镜、遮光护目镜、防激光护目镜、防微波护目镜、防 X 射线护目镜等。防化学护目镜镜片耐酸碱、抗腐蚀,主要用于防御刺激或腐蚀性的溶液对眼睛的化学损伤;防尘镜镜片采用钢化玻璃、有机玻璃或复合材料制成,用于尘埃较多的环境;遮光护目镜包括焊接护目镜和炉窑护目镜等,镜片能吸收或反射可见强光、紫外线和红外线;防激光护目镜能防止激光对眼睛的辐射,分为反射型、吸收型、反射-吸收型;防微波护目镜镜片中含有二氧化锡薄膜,能吸收和反射微波;防 X 射线护目镜镜片含铅,可阻挡 X 射线透过。

(二)防护面罩

防护面罩是用来保护面部和颈部免受飞来的金属碎屑、有害气体、液体喷溅、金属和高温溶剂飞沫伤害的用具。防护面罩根据使用场合不同,分为电焊面罩、安全防护面罩、医用防护面罩、防毒面罩、防辐射面罩等。

(三)防护帽

防护帽可以保护操作者免受化学性和生物性危害物质飞溅至头部(头发)所造成的污染,分为一般防护帽、防尘帽、防水帽、防寒帽、安全帽、防静电帽、防高温帽、防电磁辐射帽、防昆虫帽等。

(四)听力防护装备

听力防护装备是保护听力、使人耳免受噪声过度刺激的防护装备。常用的听力防护装备有耳塞、耳罩等。

三、躯干部防护装备

(一)隔离衣

隔离衣能遮盖全部衣服和外露皮肤,用于保护医务人员免受血液、体液和其他感染性物质污染。

(二)防护服

防护服是防御物理、化学和生物等外界因素伤害人体的工作服,分为化学防护服、阻燃防护服、防尘服、防静电服、医用防护服等,以下重点介绍医用一次性防护服。

医用一次性防护服(以下简称防护服),为医务人员工作时接触具有潜在感染性的患者血液、体液、分泌物、空气中的颗粒物等提供阻隔、防护,通常由连帽上衣、裤子组成,可分为连身式结构和分身式结构。防护服须符合《医用一次性防护服》(GB 19082—2023)标准,其于 2025 年 12 月 1 日起实施。即外观上表面不允许有粘连、裂缝、孔洞等缺陷,拉链不能外露,拉头应能自锁;结构合理,穿脱方便,结合部位严密,袖口、脚踝口采用弹性收口,帽子面部收口及腰部采用弹性收口、拉绳收口或搭扣;规格上应有多种号型供选择。

除上述基本要求外,防护服在功能上还需满足液体阻隔、关键部位材料的断裂强力、关键部位材料及接缝处对非油性颗粒的过滤效率等要求。防护服的微生物指标如下:灭菌防护服应无菌,非灭菌防护服微生物总数应小于或等于 200 CFU/g。

四、手足部防护装备

(一)防护手套

在接触感染性物质(血液、体液、分泌液、渗出液)或接触黏膜和非完整皮肤时,必须佩戴手套。用于化学品及微生物防护的手套需满足《手部防护　化学品及微生物防护手套》(GB 28881—2023)要求。被微生物污染的一次性手套不得重复使用,必须先消毒后再丢弃,手套不能代替洗手,摘除手套后必须洗手或消毒,避免发生触摸(手套)污染。其他工作场景手套的选择可依照《手部防护 防护手套的选择、使用和维护指南》(GB/T 29512—2013)进行。

(二)防护鞋

防护鞋要舒适,应防渗漏,鞋底要防滑,防护鞋应对酸碱和腐蚀性物质有一定的抵御性,表面不应有能够积存尘埃的皱褶,不应积存尘埃。工作完成后,工作人员应对防护鞋进行清洗和消毒处理。

第二节 | 传染病个体防护

个体防护装备的选择基于现场风险评估,并且要针对特定的工作内容。《医院隔离技术标准》(WS/T 311—2023)规定了医务人员个人防护用品的使用和不同传播途径疾病的隔离预防原则与措施。从事公共卫生相关工作时可参照标准,采取相应的防护措施。

一、医务人员个体防护水平

《经空气传播疾病医院感染预防与控制规范》(WS/T 511—2016)把医务人员的分级防护要求分为四类:一般防护、一级防护、二级防护、三级防护。

(一)一般防护

适用于普通门(急)诊、普通病房医务人员。戴医用外科口罩、穿工作服,落实手卫生措施,根据是否接触污染物,选择是否佩戴乳胶手套。

(二)一级防护

适用于发热门诊与感染疾病科医务人员。戴医用外科口罩、工作帽、乳胶手套,落实手卫生措施,穿工作服、隔离衣。

(三)二级防护

适用于进入疑似或确诊经空气传播疾病患者安置地,或为患者提供一般诊疗操作的医务人员。戴医用防护口罩、乳胶手套、工作帽,落实手卫生措施,穿工作服、鞋套,根据情况选择穿隔离衣或防护服,根据情况选戴防护面屏或护目镜。

(四)三级防护

适用于为疑似或确诊患者进行产生气溶胶操作的医务人员。戴医用防护口罩、乳胶手套、工作帽,落实手卫生措施,穿工作服、鞋套,穿防护服,戴防护面屏或护目镜。

二、特定人群的个体防护

在传染病暴发或流行期间,公共卫生专业人员在进行流行病学调查、采集样品、现场卫生处理及实验室检测过程中,应根据基于风险评估确定的防护等级,选择合适的个体防护装备。如接触甲类及乙类按甲类管理的传染病患者、传播途径不明的新发传染病患者及高致病性、高病死率的传染病患者时,需执行三级防护;接触经空气传播及近距离(≤1m)接触飞沫传播的传染病患者或进行产生气溶胶操作时,应执行二级防护;接触经接触传播的感染性疾病患者或其周围环境,如接触肠道传染病患者、多重耐药菌感染患者,可能受到患者体液(血液、组织液等)、分泌物、排泄物污染时,应执行一级防护。选择不当的个体防护装备,会减弱人员的执行力,造成潜在事故,甚至可能导致危害。

三、个体防护程序

医护及公共卫生专业人员在诊疗活动及处置传染病相关公共卫生事件过程中,不仅要根据疾病的感染途径、潜在病原微生物的致病性及工作内容选取合适的个人防护用品,还要按照规范穿戴和脱卸防护用品,方能最大限度地降低感染风险。

所有防护用品使用后均要按要求妥善处理。对于可能被微生物污染的一次性使用的防护用品均要放入医疗废物容器中,经高压灭菌或彻底消毒后,按医疗废弃物统一回收后焚烧;可重复使用的防

115

护用品,如防护眼罩、长款橡胶手套、胶靴等,按要求消毒后晾干备用。

(一) 经呼吸道感染疾病的个体防护

经呼吸道感染的传染性疾病由于其感染和传播方式的特点,给疾病防控带来极大难度。医护人员在开展一般的呼吸道传染病诊疗活动时,需佩戴一次性使用医用口罩或医用外科口罩,严格进行手卫生。接触经空气传播传染病患者、近距离(≤1m)接触飞沫传播的传染病患者或进行产生气溶胶操作时,应戴帽子、医用防护口罩。进行可能产生喷溅的诊疗操作时,应戴护目镜或防护面罩,穿隔离衣;当接触患者及其体液(血液、组织液等)、分泌物、排泄物等时,应戴一次性使用医用橡胶检查手套,操作完成后严格进行手卫生流程。

在呼吸道传染病暴发或流行期间,公共卫生专业人员在工作过程中,应根据暴露风险及病原微生物的类别选择防护用品。处置甲类(例如肺鼠疫)及乙类按甲类管理的呼吸道传染病公共卫生事件时,工作人员进行流行病学调查时应穿工作服、戴医用防护口罩、一次性帽子、一次性手套,穿连体式防护服、防水鞋套,戴护目镜或防护面屏;采集样品及实验室检测时,在此基础上将一次性手套换成双层手套,必要时加穿防水围裙或防水隔离衣;进行现场卫生处理时,将外层手套换成长款橡胶手套,防水靴套换成胶靴,防护服外面加穿一次性防水围裙。

以下以对人感染H7N9高致病性禽流感患者进行咽拭子采集为例,说明个体防护装备的穿脱程序。

1. 个体防护装备穿戴顺序

(1) 洗手后手消毒:①手指并拢,掌内侧面揉搓。②手指交错,掌心对手背揉搓。③手指交叉,掌心相对揉搓。④弯曲手指关节在掌心揉搓。⑤拇指在掌中揉搓。⑥指尖在掌心中揉搓。⑦揉搓手腕。

(2) 戴工作帽:戴帽子前,长头发的应先将头发盘起,戴上帽子后头发不外露。

(3) 戴医用防护口罩:①检查系带,轻拉系带,检查是否牢固,并用手托住口罩暴露面,使鼻夹置于指尖,系带置于口罩暴露面,自由下垂到手下。②罩住口鼻,使鼻夹在上,口罩抵住下颌,扣于鼻部合适位置。③戴系带,用另一只手将下方系带拉过头顶,放在颈后双耳下;再将上方系带拉至头顶中部。④调整鼻夹,将双手指尖放在金属鼻夹上,从中间位置开始,用手指向内按鼻夹,并分别向两侧移动和按压,根据鼻梁的形状塑造鼻夹。⑤检查气密性,双手完全覆盖在口罩上,注意不要挪动口罩位置,分别用吸气和呼气进行负压和正压测试,如发现任何泄漏,应调整口罩位置和系带松紧,重复以上步骤重新测试密封性,直至密封良好。医用防护口罩佩戴方法见图8-1。

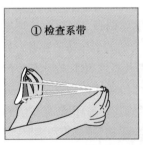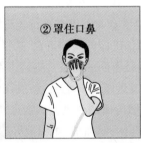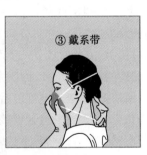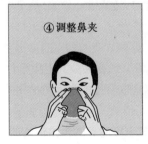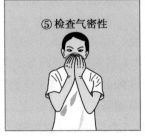

图8-1 医用防护口罩佩戴方法

（4）戴内层手套:以下以一次性使用灭菌橡胶外科手套为例介绍,其他手套参照此方法。①选取尺码合适的手套,检查是否在有效期内,打开手套包装,检查手套有无破损、腐蚀的地方,尤其是指缝处;②检查手套气密性;③一手掀起口袋的开口处,另一手捏住手套翻折部分(手套内面)取出手套,五指插入袖口,然后将袖口拉起至腕部;④捏起另一只袋口,以戴着手套的手指插入另一只手套的翻边内面,将手套戴好;⑤将手套袖口压实工作服袖口。

（5）穿鞋套(视情况需求):检查鞋套有无破损,穿上内层鞋套。

（6）穿防护服:检查防护服,确认在有效期内,且完好无破损。将防护服拉链拉至底部,先穿裤,再穿衣,然后再将防护帽扣至头部,将拉链完全拉上后,贴好封条。分体式防护服还应穿防水靴套。

（7）戴护目镜或面屏:佩戴前,应检查其是否破损,戴上护目镜或面屏,调节松紧。

（8）戴外层手套:方法同前所述,最后用手套紧套防护服袖口。

（9）检查:检查是否有裸露皮肤,然后做伸手(双手举手)动作、弯腰和下蹲动作,检查是否有不适,及时调整。

2. 个体防护装备脱卸程序

（1）检查个体防护装备:完成采样工作后,进入潜在污染区,检查个体防护装备,有肉眼可见污染物时应先擦拭消毒。

（2）摘去护目镜或面屏:使用规范的六步洗手法,消毒外层手套,捏住靠近头部或耳朵的一边摘掉,护目镜放入回收容器内,面屏放入医疗废物容器内,消毒外层手套。注意轻轻取下,防止松紧带弹跳产生气溶胶。

（3）脱外层手套:按照六步洗手法,消毒外层手套,用戴着手套的手捏住另一只手套污染面的边缘将手套脱下,戴着手套的手握住脱下的手套,用脱下手套的手捏住另一只手套清洁面(内面)的边缘,将手套脱下,捏住手套的里面放入医疗废物容器内。消毒内层手套,换上新的外层手套,消毒外层手套。

（4）脱防护服:一手从内侧拉住胶条顶端,另一手轻轻撕开粘贴的上层胶条与门襟胶条,拉开防护服拉链,再向上提拉帽子,使帽子脱离头部,摘掉帽子后,顺势向外后方脱,使一侧肩部露出来,将防护服由上向下边卷边脱,动作轻缓,将外层手套、靴套一同脱下,将污染面向里放入医疗废物容器中,消毒内层手套。注意此过程中防护服外表面不可触到地面,动作幅度尽量小,减少气溶胶的产生。

（5）摘医用防护口罩:先慢慢地将颈部的下方系带从脑后拉过头顶,摘下方的带子,再拉上方的系带摘除口罩,防止进弹,仅捏住口罩系带丢入医疗废物容器中,消毒内层手套。

（6）摘一次性工作帽:抓帽子表面,将帽子内表面向外卷,慢慢摘下,丢入医疗废物容器中,如有内层鞋套,则摘下内层鞋套,一并丢入医疗废物容器中,消毒内层手套。

（7）脱内层手套:按照上述要求脱去内层手套,彻底进行手消毒后洗手,方可进入清洁区沐浴后离开工作场所。

3. 注意事项　①在进入甲类或按甲类管理的其他传染病、传播途径不明的新发传染病及高致病性、高病死率的传染病的患者安置地或为患者提供一般诊疗操作时,均可采取上述穿戴和脱卸程序。②进行环境卫生处理时,在上述防护基础上,将外层手套换成长款橡胶手套,防护服外加防水围裙和胶靴。③处理通过空气、飞沫传播的其他乙类传染病相关的公共卫生事件时,可视情况将防护服换成隔离衣或工作服。④工作过程中一旦发现手套破损,应立即进行手消毒,并更换新的手套。

（二）经消化道感染疾病的个体防护

在处置消化道传染病相关的公共卫生事件时,工作人员须依次穿戴一次性帽子、一次性使用医用口罩或医用外科口罩、工作服或隔离衣、一次性乳胶或橡胶手套。进行环境卫生处理时,口罩换成医用防护口罩,加护目镜,手套换成长款橡胶手套,隔离衣外加防水围裙,最后穿胶靴或防水靴套。

本节主要介绍一次性使用医用口罩和隔离衣的穿脱方法,其他防护用品的穿戴和脱卸方法如前述呼吸道感染疾病个体防护程序。

1. 医用外科口罩的佩戴和脱卸

（1）佩戴方法：①检查口罩，区分上、下、内、外，有鼻夹的一侧朝上，鼻夹明显的一侧朝外。②罩住口鼻，将口罩罩住鼻、口及下颌。系带式口罩下方带系于颈后，上方带系于头顶中部；挂耳式口罩将两侧系带直接挂于耳后。③调整鼻夹，将双手指尖放在鼻夹上，从中间位置开始，用手指向内按压，并逐步向两侧移动，根据鼻梁形状塑造鼻夹。最后调整系带的松紧度。

（2）脱卸方法：①系带式口罩先解开下面的系带，再解开上面的系带；挂耳式口罩双手直接捏住耳后系带取下。②用手仅捏住口罩的系带放入废物容器内。

2. 隔离衣的穿脱

（1）穿隔离衣的方法：①右手提衣领，左手伸入袖内，右手将衣领向上拉，直至左手露出袖口；②换左手持衣领，右手伸入袖内，直至露出袖口，勿触及面部；③两手持衣领，由领子中央顺着边缘向后系好颈带；④扎好袖口；⑤将隔离衣一边（约在腰下 5cm 处）渐向前拉，见到边缘捏住；⑥同法捏住另一侧边缘；⑦双手在背后将衣边对齐；⑧向一侧折叠，一手按住折叠处，另一手将腰带拉至背后折叠处；⑨将腰带在背后交叉，回到前面将带子系好。

（2）脱隔离衣的方法：①解开腰带，在前面打一活结；②解开袖带，塞入袖祥内，充分暴露双手，进行手消毒；③解开颈后带子；④右手伸入左手腕部袖内，拉下袖子过手；⑤用遮盖着的左手握住右手隔离衣袖子的外面，拉下右侧袖子；⑥双手转换逐渐从袖管中退出，脱下隔离衣。污染面向里，清洁面向外呈包状，丢至医疗废物垃圾袋。

（3）注意事项：①选用隔离衣时需选择合适尺码，确保其完全遮盖内层工作服。②隔离衣穿脱过程中，要注意避免隔离衣里面和外面之间的交叉污染。③穿隔离衣后，应在规定的区域内活动，不得进入清洁区。④每次穿隔离衣进入污染区后应更换，如有潮湿或污染时，应立即更换。⑤手消毒时，不能沾湿隔离衣，隔离衣也不能触及其他物品。

（三）经血液、体液感染疾病的个体防护

乙肝、丙肝、HIV、梅毒等主要通过性接触或接触患者的血液、体液等途径传播，由于日常一般接触不会造成感染，进行一般诊疗、流行病学调查及实验室检测相关工作时，只需戴手套，根据情况需要选择隔离衣或工作服即可。

但须注意的是，处置埃博拉病毒病、马尔堡出血热等经接触血液、体液、排泄物等传播的烈性传染病时，应在上述人感染 H7N9 高致病性禽流感患者进行咽拭子采集的防护程序基础上，将帽子换成一次性连肩帽，防护服外层应加穿一次性隔离衣和手套，脱卸时按照由外层向内层的顺序进行，动作轻柔，尽量避免产生微生物气溶胶和造成自身及周围环境的污染，每一步都要用洗手代替手消毒。

（四）其他接触途径感染疾病的个体防护

狂犬病、发热伴血小板减少综合征等通过媒介叮咬或破损皮肤、黏膜接触病患体液、分泌物感染的疾病，在进行一般诊疗、流行病学调查及实验室检测相关工作时，应戴一次性使用医用橡胶检查手套或乳胶手套（手上有伤口时应戴双层手套），穿隔离衣，在此基础上根据实际工作需要可选择戴帽子、口罩和防护眼镜。

第三节 │ 放射与化学品个体防护

一、放射作业的个体防护

（一）常见放射作业及辐射危害

1. 常见放射作业 常见的产生放射性危害的作业主要为核设施、辐照加工设备、加速器、放射治疗装置、工业探伤机、油田测井装置等射线发生装置的生产和使用，以及放射性核素的加工和生产。

2. 辐射危害 电离辐射对人体产生的有害健康效应分为辐射随机效应和确定效应。辐射随机效应指辐射致有害健康效应发生的概率与剂量大小有关，但严重程度与剂量无关，且不存在损伤效应

的阈值水平,如癌症、遗传效应等。确定效应指当接受剂量超过一定水平时,损伤效应发生的概率将急剧增高,损伤的严重程度随剂量的加大而增高,如急慢性放射病、放射性白内障和放射性皮肤损伤。

(二) 个体防护

放射作业的个体防护装备主要有X射线防护帽、X射线防护围脖、防护眼镜、X射线防护面罩、防X射线手套和X射线防护服等几类防护用品。

1. **X射线防护帽** 即铅橡胶帽,可用于抵挡辐射对人体头部的伤害,铅当量多为0.35mmPb和0.5mmPb两种。根据结构可分为标准型、系带型、铅橡胶帽与铅橡胶颈套连体型三种。相比标准型与系带型,连体型防护面积较大,可同时防护头部和甲状腺。

2. **X射线防护围脖** 即铅橡胶颈套,可用于保护作业人员甲状腺免受辐射的伤害,铅当量多为0.35mmPb和0.5mmPb两种。根据结构可分为标准型和简易型两种。

3. **防护眼镜** ①X射线防护眼镜:可保护眼睛,减轻X射线的伤害,其主要用于接触X射线的医务人员。眼镜由铅玻璃镜片和镜架组成。根据镜架的特点,可分为普通型、卡片型和侧防型三种。其中侧防型是在眼镜的侧面设计一个小型的铅玻璃镜片安装框,使其既可屏蔽来自正面的X射线,又能阻挡部分来自两侧的散射线。②中子防护眼镜:主要用于油田测井时对中子照射的防护,由含硼透明树脂板制成的镜片,并配适当镜架构成。

4. **X射线防护面罩** 用于保护作业人员的头部和面部免于辐射的伤害,其帽壳用玻璃钢制成,面罩由有机铅玻璃制成,透光率高、强韧耐用、重量轻。防护面罩具有防护性能好、防护面积大、防雾水和易清洗等特点,其主要用于工业射线探伤过程中对射线的防护。根据防护区域与规格不同,防护面罩可分为简易型、标准型、全面型、带帽型和全防型五种。其中简易型、标准型和全面型防护面罩的铅当量多为0.12mmPb;带帽型防护面罩帽子的铅当量多为0.25mmPb,面罩的铅当量多为0.12mmPb;全防型防护面罩的铅当量多为0.35mmPb。

5. **防X射线手套** 即铅橡胶手套,由能吸收或衰减辐射能量、物理性能良好的软质含铅橡胶制成,其性能和技术要求须执行相关标准规定。手套外观应无伤痕、气泡、斑点、污渍及其他有碍使用的缺陷。防护长度的最小值应不小于相关标准所列出的手套的最短长度。手套的耐磨性、抗切割性、抗撕裂性和抗穿刺性等机械性能等级必须达到1级以上。手套吸收放射效率通常与铅的厚度成正比。要求铅当量1级0.15mmPb,2级0.25mmPb,3级0.35mmPb,4级0.5mmPb,同时具有不泄漏性、防漏电性和耐臭氧性。

6. **X射线防护服** 即铅橡胶防护服,一般采用铅橡胶、铅塑料和其他复合材料制作,有铅橡胶围裙和铅橡胶衣两类款式,供接触射线的人员穿用。X射线防护服按铅当量大小可分为Ⅰ型(0.25mmPb)、Ⅱ型(0.35mmPb)、Ⅲ型(0.50mmPb)三种类型;按品种款式可分为衣、裤、大褂、围裙、背心、颈套和帽等。铅橡胶防护服控制部位尺寸按《劳动防护服号型》(GB/T 13640—2008)选用。防护材料外观不得有孔隙、裂痕、气泡、异物和凹凸不平等影响性能的瑕疵。铅橡胶防护服铅当量应符合表8-2的规定,选用的材料的力学性能应符合表8-3的规定。防护服的内外面覆盖材料应是不含铅及其他有害物质的织物,避免使用者直接与含铅防护材料接触。

表8-2 铅橡胶防护服铅当量分类

种类	铅当量及等级/mmPb		
	Ⅰ	Ⅱ	Ⅲ
前面型铅橡胶防护服	0.25	0.35	0.50
前后两面型铅橡胶防护服			
前面	0.25	0.35	0.50
后面	0.25	0.25	0.25

注:允许误差±10%。

表8-3 铅橡胶防护服的力学性能要求

项目	材料种类	
	铅橡胶	铅塑料和其他复合材料
拉伸强度/MPa	>6	>5
扯断伸长率/%	≥400	≥120（断裂伸长度）
扯断永久变形/%	≤40	—
硬度/邵氏A	≤65	≤80
撕扯强度/（N/m）	>16 500	—

7. 中子辐射防护服　中子具有很强的穿透力,在空气和其他物质中可以传播较远的距离,对人体产生的危害比相同剂量的X射线更为严重。中子辐射防护服主要由防中子辐射纤维制成,防中子辐射纤维作为一种特种合成纤维,对中子流具有突出抗辐射性能,其在高能辐射下仍能保持较好的机械性能和电气性能,并具有良好的耐高温和抗燃性能,从而使快速中子减速,并将慢速(热)中子吸收。中子辐射防护服包括防护衣帽、背心、围裙、手套等品种,由防中子辐射无纺布,加面料与衬里制成。此类防护服对人体无害且具有一定的透气性,穿着舒适。5mm厚的防中子辐射无纺布制成的防护服,对热中子的屏蔽效率为50%左右;10mm厚的防中子辐射无纺布制成的防护服,对热中子的屏蔽效率为80%左右。

8. 放射作业防护用品的穿脱及处理　放射作业防护用品穿脱参考化学防护装备,但不完全相同。对已经受到可疑放射性污染的人员应尽快进行去污。可采取用水淋浴的方法去污,并将防护装备,受污染的衣服、鞋、帽等脱下专门存放,随后及时安排专业人员进行监测与后续处理,切勿长时间搁置,以防辐射风险增大。

二、化学毒物的个体防护

(一)化学毒物个体防护装备的应用范围

针对化学毒物的危害,首先应考虑采取工程控制措施,从源头上控制职业危害。若工程控制措施无法完全消除化学毒物的危害,需选择适合的化学毒物个体防护装备。化学毒物进入体内的途径主要是呼吸道和皮肤,因此化学毒物的个体防护主要为呼吸系统防护与皮肤系统防护。化学毒物个体防护装备的主要应用范围如下。

1. 化学物的生产、使用、搬运等过程　可能存在或产生化学毒物,作业人员需要配备化学毒物个体防护装备。

2. 突发事件　包括恐怖事件、化学物质运输过程中发生的意外事件、化工厂的泄漏事件等。在进行勘察、抢救和处理突发事件的过程中,作业人员需要配备化学毒物个体防护装备。

3. 其他　在生产过程中涉及化学废料与有毒废弃物的处理和清洁以及农业上使用杀虫剂等环节,作业人员需要配备化学毒物个体防护装备。

个体防护装备尽管能够有效地阻挡或者隔离化学毒物侵入人体,然而截至目前,尚且没有一种防护用品可以抵御所有种类的化学毒物。除此之外,化学毒物个体防护装备在使用过程中还会给使用者造成诸多不适,如带来热负荷、限制视野、致使动作灵活度下降以及造成交流障碍等问题。所以,为达到最佳防护成效,应当依据特定的使用场合,合理挑选与之适配的化学毒物个体防护装备。

(二)化学毒物个体防护装备的分类

1. 呼吸防护装备　在化学毒物防护中,呼吸防护是个体防护的核心。

(1)呼吸防护用品的分类:根据气体来源分为过滤式(空气净化式)和隔绝式(供气式)两种类型。

1)过滤式呼吸器:吸入的空气通过净化部件的吸附、吸收、催化或过滤等作用,除去其中有害物质后作为气源,供使用者呼吸用,分为自吸过滤式面具和动力送风过滤式呼吸器两类。自吸过滤式面具是防毒面具中最常见的一种,由面罩主体和过滤元件组成。面罩主体具有密封并隔绝外部空气和保护口鼻面部的作用;过滤元件包括滤毒罐、滤毒盒,主要成分是活性炭。动力送风过滤式呼吸器是一种靠电动风机提供气流克服部件阻力的过滤式呼吸器,需达到《呼吸防护　动力送风过滤式呼吸器》(GB 30864—2014)的要求,搭配相应的头罩或头盔,可同时提供呼吸、眼面、头部及颈部的综合防护,可针对颗粒物、有机蒸气、酸性气体和无机气体等提供呼吸防护,设有可调风量,同时提供电池电量和滤棉负载状态显示,低电量、低风量的声光及震动报警,提高安全性。搭配相应配件可用于防护某些化学、生物、放射、核恐怖袭击及工业有毒物质泄漏现场的应急响应工作。按面罩形状可分为半面罩和全面罩。

2)隔绝式呼吸器:将使用者呼吸器官与有害空气环境隔绝,靠本身携带的携气式或自给式气源或导气管,引入作业环境以外的洁净空气供呼吸。正压式空气呼吸器用于充满浓烟毒气的火灾现场、有毒有害物质泄漏的恶劣环境及缺氧环境,配有视野广阔、明亮、气密良好的全面罩,供气装置配有体积较小、重量轻、性能稳定的新型供气阀,选用高强度背板和安全系数较高的优质高压气瓶,减压阀装置装有残气报警器,在规定的气瓶压力范围内,可向佩戴者发出声响信号,提醒使用人员及时撤离现场。

(2)呼吸防护用品介绍:①口罩,详见本章第一节。②过滤元件,一般分滤棉、滤毒罐和滤毒盒三大类。滤棉用于防颗粒物,滤毒罐和滤毒盒用于防化学物。过滤元件分为随弃式和可更换式。随弃式是指过滤元件与面罩之间不可拆卸,过滤元件及其他部件失效后须整体废弃,只适用于半面罩。可更换式是指过滤元件可更换,此外,呼吸气阀、头带等其他部件也允许更换。化学过滤元件性能分单一防毒和综合防毒两种。单一防毒主要用于单纯过滤某些有机蒸气类、防酸性气体类(如二氧化硫、氯气、氯化氢等)、防碱性气体类(如氨气)、防特殊化学气体或蒸气类(如甲醛、汞),综合防毒可用于防护各类型气体。

(3)呼吸防护用品的选用:主要依据《呼吸防护用品的选择、使用与维护》(GB/T 18664—2002),该标准可以用来指导选用应急人员的呼吸防护装备。重要判断依据是立即威胁生命或健康的浓度(immediately dangerous to life or health concentration,IDLH 浓度)。IDLH 环境包括:空气污染物种类和浓度未知的环境;有害物浓度达到或超过 IDLH 浓度;缺氧(空气中的氧气含量低于 18%)。常见毒物 IDLH 浓度可在《呼吸防护用品的选择、使用与维护》(GB/T 18664—2002)的附录中进行查阅。

呼吸防护用品选用流程可参考图 8-2。

2. 皮肤防护装备

(1)化学防护服:美国职业安全卫生管理局(OHSA)按防护性能将其分为 A、B、C、D 四个等级。

A 级防护服为气体密闭型防护服,需要与空气呼吸器及化学防护靴、手套配合使用,主要用于最高等级的呼吸和皮肤危害同时存在的环境或有未知危险的环境中。能抵御工业生产中绝大部分危害化学品,包括气态、液态或固态危险物。

B 级防护服为防液体溅射防护服,需要与空气呼吸器及化学防护靴、手套配合使用。主要用于高等级的呼吸危害和较低等级的皮肤危害同时存在时,在已知对皮肤无影响或不能渗透,仅对呼吸系统造成威胁时配备,能够防止液态物质的渗透。

C 级防护服为增强功能型防护服,一般需要与过滤式空气呼吸装备及化学防护靴、手套配合使用。主要用于较低等级的呼吸危害和较低等级的皮肤危害同时存在时,在已知对皮肤无影响,并已了解环境中有毒物质成分及浓度时配备。C 级防护服的皮肤防护等级与 B 级相当,但呼吸防护等级相对低于 B 级,能够防止有毒液态物质的喷射,但不能对有毒蒸气或气态物质防护。

D 级防护服为一般型防护服,主要适用于一般工作环境,对使用者可能接触到的有害粉尘、化学试剂起到最初级的防护作用,主要用于粉尘防护、少量低浓度化学液体喷溅的防护。在已知气体物质环境,对人体无害且无大量液体喷溅时配备。

我国《防护服装　化学防护服的选择、使用和维护》(GB/T 24536—2009)中将其分为 4 个类型。

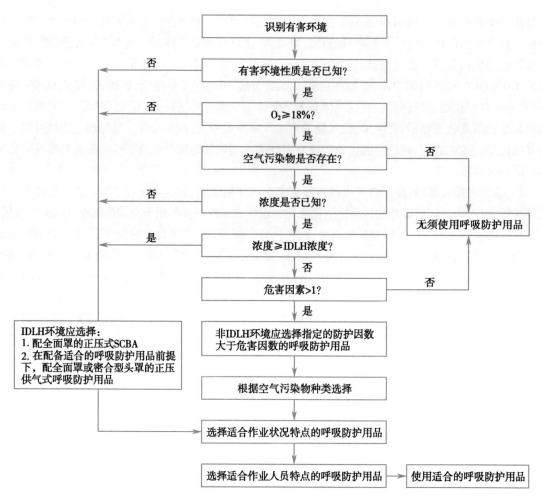

图 8-2　呼吸防护用品选用程序
SCBA：携气式呼吸器

在新修订的《防护服装　化学防护服》（GB 24539—2021）将化学防护服分成气密型、液密型、固体颗粒物、有限泼溅、织物酸碱类 5 种型别，其下有 6 个类别，包括 1（1a、1b、1c、1-ET）、3（3、3-ET）、4、5、6、7，相对于美国标准，删去了非气密型，分类更加细致，分类方式更接近欧洲的分类方法。表 8-4 为不同国家和地区化学防护服分类对照表。

表 8-4　不同国家和地区化学防护服分类对照表

化学防护服分型	气密型		液密型			固体颗粒物化学防护服	有限泼溅化学防护服	织物酸碱类化学防护服
	气密型化学防护服	气密型化学防护服-ET	喷射液密型化学防护服	喷射液密型化学防护服-ET	泼溅液密型化学防护服			
中国分类	1（1a、1b、1c）	1-ET（1a-ET、1b-ET）	3	3-ET	4	5	6	7
美国分类	—	A 级	—	B 级	C 级	—	D 级	—
欧洲分类	Type1	Type1	Type3	Type3	Type4	Type5	Type6	—

注：ET，应急使用。

（2）防护眼镜、眼罩及面罩：眼面防护用具都具有隔离和防撞击的功能，并根据其他不同需要，分别具有防液体喷溅、防有害光、防尘等功效。如果事故现场可能产生对皮肤黏膜有害的气体，以及存在液体喷溅的情况，应配备相应功能的防护眼镜、眼罩或面罩。

（3）防护手套:防护手套除抗化学物外,还有防切割、电绝缘、防水、防寒、防热辐射、耐火阻燃等功能。由于许多化学物相对手套材质具有不同的渗透能力,所以需要时应选择具有相应防护性能的防护手套。

（4）防护鞋(靴):与防护手套类似,功能包括防砸、防穿刺、防水、抗化学物、绝缘、抗静电、抗高温、防寒、防滑等。防护鞋(靴)要对酸、碱和腐蚀性物质有一定的抵御性,表面不应有能够积存尘埃的皱褶,以免积存尘埃。

（5）选配装备(配套防护用品):安全帽、防坠落装置、通信设备、降温背心、洗消吸收辅料及皮肤洗消用品、便携式氧气报警器和毒物报警器等。同时增加个体防护装备的储备。

（三）突发中毒事件现场救援时个体防护

在处置突发中毒事件过程中,医疗卫生应急人员的防护分为 A、B、C、D 四个等级,各防护等级及个体防护装备配备要求如表 8-5 所示。

表 8-5　各等级个体防护装备

类别	防护等级					
	A 级	B 级		C 级		D 级
		B1 级	B2 级	C1 级	C2 级	
防护作用	IDLH 浓度呼吸危害 通过皮肤吸收的气体或蒸气	IDLH 浓度呼吸危害 腐蚀性皮肤危害	IDLH 浓度呼吸危害 缺氧环境 无皮肤危害	非 IDLH 浓度水平的呼吸危害 皮肤危害	非 IDLH 浓度水平的呼吸危害 无皮肤危害	低于国家职业卫生标准规定的浓度限制且无皮肤危害
个体防护装备						
呼吸防护	携气式呼吸器	携气式呼吸器	携气式呼吸器	全面罩过滤式呼吸防护用品或动力送风过滤式呼吸器		随弃式颗粒物防护口罩
皮肤防护	气密型化学防护服	喷射液密型化学防护服 化学防护手套 化学防护靴	固体颗粒物化学防护服 乳胶手套	泼溅液密型化学防护服 化学防护手套 化学防护靴	固体颗粒物化学防护服 乳胶手套	固体颗粒物化学防护服或工作服 乳胶手套
选配器材	安全帽 通信材料 制冷背心 化学防护靴 现场毒物快速检测仪	安全帽 通信器材 制冷背心 现场毒物快速检测仪		安全帽 通信器材 现场毒物快速检测仪		安全帽 半面罩过滤式呼吸器 防护眼罩 化学防护手套
主要限制	携气式呼吸器 热和体力负荷 作业效能	携气式呼吸器 热和体力负荷 作业效能		过滤元件 热负荷 作业效能		无明显限制

（四）A 级防护装备穿脱与维护

1. 准备

（1）着装时应有他人协助,使用没有尖锐边缘的稳固椅子或凳子。在室外或地面较粗糙时,地面上应铺一张地垫,以避免损坏防护服。

（2）着装前,应对气密型防护服表面和各个连接处仔细检查,确保服装无破损痕迹。确保内层手套(如配备)完全嵌入外层手套内。如环境温度低,还应在防护服目视镜里面涂上防雾剂。

（3）正压式空气呼吸器使用前检查:①检查气源压力。打开气瓶阀开关,观察高压表,要求气瓶

123

内空气压力为 27~30MPa。②检查整机系统气密性。打开气瓶阀开关,观察压力表的读数,稍后关闭。1 分钟内压力下降≤2MPa,表明系统气密性良好。此过程中供气阀和旁通阀均应处于关闭状态。③检查残气报警装置。打开气瓶阀开关,稍后关闭。按下供气阀、旁通阀缓慢排气,观察压力表指针的下降,当压力降至 5~6MPa 时,报警器应发出哨笛报警信号。④检查全面罩的密封性。佩戴好全面罩,用手掌心捂住面罩接口处,或在不打开瓶头阀的情况下深呼吸数次,感到吸气困难,证明全面罩气密性良好。⑤检查供气阀的供气情况。打开气瓶阀开关,佩戴好面罩,连接供气阀,深吸一口气,如听到供气阀"啪"的声音,表示已打开供气。深呼吸几次,检查供气阀性能,吸气和呼气应舒畅无不舒适感。在此过程中,供气阀应随佩戴人员的呼吸自由地供气和停止供气,即在吸气时供气,在呼气和屏住呼吸时停止供气,以保证压缩空气的有效利用。打开供气阀开关,按下旁通阀开关,面罩内有气流持续供气,关闭供气阀后气流终止,表明阀门工作正常。⑥旁通阀的检查。关闭供气阀手动开关,按下供气阀上放气开关,检查应有连续的气流流出,然后关闭。⑦检查完好状态。背带和全面罩头带完全放松,气瓶正确定位并牢靠地固定在背托上,高压管路和中压管路无扭结或其他损坏,全面罩的面窗应清洁明亮。

（4）防护服内穿长衣裤,去除首饰和可能损坏防护服的物品,如钢笔、钥匙、证件、手机、刀等。

2. 穿戴顺序

（1）将鞋脱掉,把袜子套在裤脚上,将双脚放入外套靴内。

（2）坐下,将脚插入防护服的裤筒并伸入到袜靴(如配备)内。在提拉防护服时,腿部向前伸到最大幅度,穿上化学防护靴。如化学防护靴配备裤管门襟,先将靴子的裤管门襟向上翻起,再穿上化学防护靴。然后将裤管门襟尽量向下翻,盖住化学防护靴。

（3）站起,继续将防护服往臀部上拉,系上并调整防护服的腰带(如配备),直至舒适贴合。

（4）背起携气式呼吸器。

（5）打开呼吸器阀门,检查压力,确定供气系统工作正常后佩戴面罩并检查其密合性;佩戴防护头盔和通信设备(如配备)。

（6）将呼吸器面罩和供气系统连接,并确认呼吸器正常工作。

（7）在助手协助下将手臂和头放入防护服里,确保手已在手套内,助手将防护服拉起并覆盖背部气瓶及头部,确保无排气阻碍。

（8）助手拉上拉链,再合上拉链覆盖,检查拉链及拉链覆盖是否密合,面罩视野是否清晰,所有空气管路是否通畅。

3. 脱除顺序

（1）如防护服被污染或怀疑被污染,在脱除防护服前穿着者必须先进行现场洗消。

（2）应确保气瓶尚有足够空气再离开工作现场,继续使用携气式呼吸器直到脱下防护服。

（3）脱除装备需要有另外一人帮助,助手应根据现场情况穿戴一定级别的防护装备。

（4）由助手打开拉链覆盖,拉开拉链,帮助穿戴者将防护服从头部脱至肩部,将袖子从手臂上脱下,不得接触防护服内部。

（5）脱下呼吸器面罩,关闭气源。

（6）将防护服拉到臀部以下并坐下,解开腰带(如配备),助手协助脱去穿戴的外靴,脱去腿上的防护服并将防护服带离脱衣区域,放入指定容器内。

（7）脱除携气式呼吸器。

4. 防护装备的处理与维护　　A 级防护装备多为反复使用装备,对脱下的防护装备需进行全面的洗消、晾干、监测以备再次使用。如果防护服破损或不能进行洗消,应用安全的方法将防护装备抛弃。建立定期检查和维护制度,注意防护装备的维护与保养,参考厂家提供的相关资料进行清洗、存放,并按期更换,确保配备的个体防护装备保持良好的使用状态。携气式呼吸器需要定期充氧,确保压力在正常使用范围,并随时可用。使用前检查各零部件完整性及性能,建立维护与保养记录。

（五）C 级防护装备穿脱与维护

1. 准备

（1）可使用没有尖锐边缘的稳固椅子或凳子。如在室外或地面较粗糙,地面上应铺一张地垫以避免损坏防护服。

（2）检查防护服标签,确定尺码,检查表面是否有破损,确认其完好。

（3）检查过滤式呼吸器:使用前检查面具是否有裂痕、破口,确保面具与面部贴合密封;呼气阀片有无变形、破裂及裂缝;头带是否有弹性;滤毒罐座密封圈是否完好,滤毒罐是否在使用期内。

（4）过滤式呼吸器面罩喷涂防雾剂(如有必要)。

（5）去除首饰和可能损坏防护服的物品(如钢笔、钥匙、证件、手机、刀等)。

2. 穿戴顺序

（1）脱去鞋子。

（2）穿防护服,只穿到腰部位置。

（3）佩戴过滤式呼吸器,检查佩戴后气密性:将头带放松,过滤式呼吸器盖住口鼻,然后将头带框套拉至头顶;将过滤式呼吸器各头带拉紧,使其紧贴面部;取下滤毒罐罐盖和底塞,将滤毒罐与过滤式呼吸器下部的衔接口通过旋转的方式连接紧密;用手掌或滤毒罐底塞堵住滤毒罐的进气口,然后用力深呼吸数次,如无空气进入,则气密性较好。

（4）穿防护服袖子,戴帽子,不能将头发露在外面。

（5）穿化学防护靴。

（6）戴防护手套。

3. 脱除顺序

（1）摘帽子,脱除防护服。

（2）连同防护服一同脱去化学防护靴和化学防护手套,脱的过程中手不能触摸到防护服及化学防护手套、化学防护靴的外表面。

（3）用力拉住过滤式呼吸器上侧左右两个扣环,使紧贴面部的面具松开;用手抓住通话器部位,稍向下用力,自下而上地脱下面具;拧下滤毒罐,拧上滤毒罐盖,塞紧底塞。

（4）脱除的防护装备放入指定容器内。

4. 防护装备的处理与维护
C 级防护服、手套、鞋套、随弃式口罩、过滤元件等多为一次性物品,使用后放置指定容器内废弃。而防毒面罩、面屏、眼罩等可以重复使用,一般脱下后进行洗消、晾干、监测后备用。定期对 C 级防护服、口罩、过滤元件等进行有效期检查,定期更换。

突发公共卫生事件发生时,职业暴露人员进入相关环境开展工作之前,必须依据暴露的危险因素类型、强度,结合实际工作所面临的暴露风险,挑选适配的个体防护装备,同时要熟练掌握个体防护装备的穿戴步骤与脱卸流程。此外,在完成工作任务后,应对相关物品实施恰当的无害化处理举措。

（雷晓颖　杜宇）

本章数字资源

第九章 | 样本采集与现场检测

　　样品采集（sample collection），简称采样，是指从分析对象中获取具有一定代表性的样品，以供检验分析使用。准确无误地采集样品，是确保检验结果精准的先决条件。倘若样品采集方案设计缺乏科学性，或者采集的样品不达标，便会致使后续检测数据出现偏差与错误，进而对整个事件的评判及处理产生不良影响。若要采集到高品质的样品，必须针对采样前准备、现场采样、样品运输与保存等各个环节进行周全规划，并实施严格的质量管控。

第一节 | 生物样本采集

一、概述

　　不同生物样本的采集方法各不一样，但都要求有恰当的采样点选择、个人防护、良好的医患沟通、采样时的无菌操作、完整的样本登记、妥当的样本保存与运送等。本节重点介绍生物样本的一般采样流程，以及呼吸道、消化道、血液、皮肤等部位常见生物样本的采集、包装及运送方法。

二、采样方法

　　不同生物样本的采样流程和方法见图 9-1 和表 9-1。

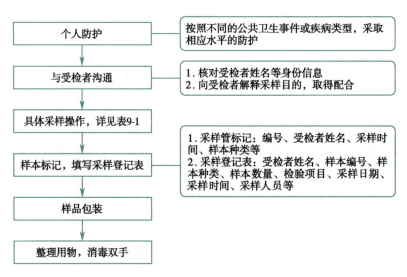

图 9-1　生物样本采样流程

表 9-1　常见生物样本的采集方法

样本类型	样本名称	操作方法
呼吸道样本	口咽拭子	点燃酒精灯，嘱受检者仰头张口发出"啊"音，暴露咽喉，用压舌板将舌头下压，用 2 根无菌采样拭子同时擦拭双侧咽扁桃体及咽后壁，避免触及舌部。试管口在酒精灯火焰上消毒，将采样拭子头浸入含 3~5ml 采样液的管中，弃去尾部，旋紧管盖

NOTES

126

样本类型	样本名称	操作方法
呼吸道样本	鼻咽拭子	嘱受检者头部尽量保持不动,使顶端稍向下弯的无菌采样拭子自前鼻孔进入,沿下鼻道的底部向后缓缓深入(注:由于鼻道呈弧形,不可用力过猛,以免发生外伤出血),待拭子顶端到达鼻咽腔后壁时(有碰壁触感),将拭子稍留片刻(10~15秒),以待反射性咳嗽,然后轻轻旋转一周,缓缓取出拭子,折断手接触部位的塑料柄,使拭子浸泡至采样液中,旋紧管盖;取另一根无菌采样拭子以同样的方法采集另一侧鼻孔。上述两根采样拭子浸入同一含有3ml采样液的试管中,旋紧管盖
	咽漱液	用10ml不含抗生素的采样液漱口。漱口时让受检者头部微后仰,发"噢"声,让采样液在咽部转动。然后将咽漱液收集于50ml无菌的螺口塑料管中。亦可用平皿或烧杯收集咽漱液并转入10ml螺口采样管中
	咳嗽标本	将装有BG培养基(含有青霉素G)的培养器皿置于受检者口前约10cm处,使受检者对准平板表面咳嗽数次,使剧烈咳嗽时咳出的飞沫直接喷射于培养基上,然后盖好平皿送检
	鼻咽抽取物或呼吸道抽取物	用与负压泵相连的收集器从鼻咽部抽取黏液或从气管抽取呼吸道分泌物。将收集器头部插入鼻腔或气管,接负压,旋转收集器头部并缓慢退出,收集抽取的黏液,并用3ml采样液冲洗收集器1次
	呼吸道灌洗液(适用于气管插管患者)	将收集器头部从鼻孔或气管插口处插入气管(约30cm深处),注入5ml生理盐水,接通负压,旋转收集器头部并缓慢退出。收集抽取的黏液,并用采样液涮洗收集器1次
	肺组织活检标本	在超声或X线定位下,经穿刺取肺组织活检标本,置于含3ml采样液的塑料螺口管中
消化道样本	粪便	黏液脓血便挑取黏液或脓血部分;液状粪便采集水样便或含絮状物的液状粪便2~5ml;成形粪便至少取指甲大小(5~10g),置于含增菌液的无菌螺口管中
	肛拭子	若受检者不能自然排出粪便,可采集肛拭子标本。采样拭子用无菌生理盐水蘸湿后,由肛门插入直肠内3~5cm处旋转一周后取出,置于含增菌液的无菌螺口管或运送培养基中。合格的肛拭子上应有肉眼可见的粪便残渣或粪便的颜色
	呕吐物	采集呕吐物5g(ml)以上,直接放置于清洁、无菌、干燥的密闭容器内
	胃内容物	洗胃液采集最初抽出的液体。采集的胃内容物量较大时,可取出后倾倒入一个较大的玻璃漏斗内,漏斗的出口先塞住,待混杂在胃内容物中的结晶和粉末沉淀在漏斗底部后,将上层液体和下层固体分别收集。采集的胃内容物样本可用玻璃、聚乙烯或聚四氟乙烯器皿盛装,避免使用金属器皿。采集量最好达到100g(ml)以上
血液样本	抗凝全血	消毒局部皮肤,用加有抗凝剂的真空采血管抽取适量静脉血,或用一次性注射器抽取静脉血,转移至加有抗凝剂的试管中,轻轻颠倒混匀6~8次,备用
	末梢全血	消毒局部皮肤(成人和1岁以上儿童可选择耳垂、中指、环指或示指;1岁以下儿童选择足跟部),用采血针刺破皮肤,无菌纱布擦掉第一滴血,收集滴出的血液,备用
	血清	根据需要,用不含抗凝剂的真空采血管抽取5~10ml静脉血,或用一次性注射器抽取静脉血,转移至无抗凝剂的试管中,室温下自然放置1~2小时,待血液凝固、血块收缩后,1 500~3 000r/min离心15分钟,吸出血清,置于无菌螺口塑料管中。为避免标本反复冻融,保证标本检测质量,血清标本一般每份分为2管,每管不少于0.5ml

NOTES

续表

样本类型	样本名称	操作方法
血液样本	血浆	采血部位的局部皮肤彻底消毒后,用加有抗凝剂的真空采血管采血,或用一次性注射器抽取静脉血后转移至加有抗凝剂的试管,反复轻摇,分离血浆和血细胞备用
皮肤样本	手涂抹采样	参考本章第八节 医务人员手消毒效果监测部分的操作
	疱疹液	用消毒针将疱疹挑破,用棉拭子蘸取疱疹液,放入装有 3~5ml 保存液的试管中
	瘀点或瘀斑	选取受检者皮肤上的新鲜瘀点或瘀斑,先用聚维酮碘消毒,再用 70% 酒精擦除聚维酮碘,待酒精完全挥发后用无菌针头挑破,挤出组织液,用消毒后的玻片直接蘸取组织液涂片并进行革兰氏染色镜检,或用无菌棉签蘸取组织液接种于相应平皿并进行实验室培养
其他样本	尿液	一般取首次晨尿的中段尿 10~20ml 置于无菌、带垫圈容器内。某些情况(如结核分枝杆菌集菌检查)下,需以一个清洁容器留取 24h 尿,取沉渣 10~15ml 送检。若被检者无法自主排尿,可选择导出或注射器抽取尿液,无尿者也可取膀胱冲洗液
	胸腔积液	在 B 超定位下进行胸腔穿刺,抽取胸腔积液 5ml,置于无菌的塑料螺口管中
	脑脊液	在无菌条件下由腰椎穿刺收集脑脊液 1~2ml,放于无菌试管或厌氧瓶内
	淋巴结穿刺液	①选取肿大的淋巴结,用聚维酮碘、70% 酒精局部消毒,以左手拇指、示指固定,用灭菌注射器(12~16 号针头)刺入淋巴结,抽取组织液适量,保存于灭菌试管内或直接接种于血琼脂平板;②淋巴结肿大不明显者,可先向淋巴结内注射 0.3~0.5ml 灭菌生理盐水,稍停后再行抽取;③感染后期,可在肿大的淋巴结周围穿刺抽取组织液
	尸体标本	某些情况下,患者死亡后须尽早进行尸体解剖,采集肺、气管、心脏、脾、肝、脑、肾和淋巴结等重要组织和器官样品。每采集一个部位应更换、消毒采集器械。每种组织和器官应多部位采集,每份样品应采集 20~50g,淋巴结 2 个,分别置于 50ml 无菌螺口塑料管中

三、样本的包装、运送与保存

(一) 样本包装

生物样本包装采用世界卫生组织《感染性物质运输规章指导》中的三层包装系统。

1. 第一层容器　即主容器,用于装标本,且防水、防渗漏。一般是带盖的试管,试管上应有明显的标记,标明样品的编号或受检者姓名、样本种类和采集时间。该容器用足量的吸附性材料进行包裹,以便在发生渗漏时可以吸收所有液体。

2. 第二层容器　即中层包装,采用耐用、防水、防渗漏的包装,把主容器装入其中并对其起保护作用。几个加缓冲衬垫的主容器可置于同一个中层包装内,但应使用足量的吸收性材料,以便在发生渗漏时可以吸收所有液体。如果在第二层容器中安放了几个易碎的第一层容器,那么,这些容器应该进行独立包装或分开以防互相碰撞。第二层容器的材料要易于消毒处理。对于有低温运输要求的样本,应选择合适的冷冻剂如干冰或冰袋置于第二层容器和第三层容器中间,包埋住第二层容器。用干冰作为冷冻剂进行运输时,包装不宜紧密封闭,避免干冰挥发产生的气体造成包装破裂或爆炸。

3. 第三层容器　即外包装,将中层包装置于外包装内,并加垫适宜的缓冲材料。外包装应能保护其内容物在运输时不受外界的影响,例如遭受物理性损坏,且应易于消毒。随样本运输的文件,如样本运输记录表、样本转移协议和样本详细清单等,可选择放在第三层包装和第二层包装之间。第三层容器外面要贴上醒目的标签,标明寄送人和接收人的详细联系方式、包装日期和运输日期等,同时要注明"小心轻放、防止日晒、小心水浸、防止重压"等提醒字样。

（二）样本运送与保存

生物样本运送和保存的条件和时间要按照标本类型和检验目的来确定。如无特殊要求,通常在4℃冰箱可暂存12小时,之后应放置−20℃以下冷冻保存,需长期保存的标本应储存在−80℃冰箱,避免反复冻融。运送过程中一般需要保持低温,保证冻存样本在运送过程中没有出现融化。样本送达实验室时应包装完整,包装盒内应有未融化的冰。在运送中应避免强烈震动、重力挤压等现象。样本保存和运送的条件应有详细记录。某些情况下,生物样本的保存有特殊的温度要求,如含脑膜炎奈瑟菌的样本应于25~35℃保存运送(用于检测抗体和核酸的样本除外),疑似弧菌属感染患者的肛拭子标本,也应常温送运,不可冷藏。

四、注意事项

（一）遵循采样标准

不同传染病或突发公共卫生事件中,生物样本采集的种类、时间和数量都有差异,具体应参考相应传染病或者突发公共卫生事件的应急处置标准文件。

（二）正确选择采集时间

以分离培养细菌为目的的样本,应尽量在急性发病期和使用抗生素之前采样,如果已使用抗生素,也应在下次用药前采样,且采样和分离培养时加入相应的中和剂(中和样品中残存的抑菌物质)或进行其他处理。作病毒分离和病毒抗原检测的标本,应在发病初期和急性期采样,最好在发病1~2天内采样。

（三）疑似中毒者的血样采集

根据不同毒物在血液中的半减期决定采样时机;选择恰当的盛装血样的容器,如疑为百草枯中毒,则采集受检者的血液时不能用玻璃试管;注意密封,如疑为CO中毒应尽早抽取5~15ml血液装满玻璃试管,用密封玻璃塞塞紧;尽量不加防腐剂和抗凝剂。

（四）无菌操作

所有采样用具、容器须严格灭菌,并以无菌操作采样。对微生物样品,应避免采样时对微生物的杀灭和引入新的抑菌物质,如容器内有消毒剂残留,或使用刚烧灼未冷却的采样工具。

（五）注重人文关怀

采样前向受检者解释采样的目的,并安抚其可能出现的紧张情绪;私密部位的采样须做好隐蔽措施以保护其隐私。此外,样本采集前须评估受检者是否适合采样,如有严重肛裂或痔时不能采集肛拭子,防止大出血。

（六）注意生物安全

1. 个人防护　采样时要穿工作服,戴手套、医用外科口罩,如怀疑有经呼吸道传播病原体,或其他高致病性、传染性的病原体感染,采样时需使用护目镜或防护面屏、N95口罩或呼吸面罩,穿医用防护服等。

2. 恰当处理污染废弃物　疑似污染的可废弃设备和材料应先消毒后废弃;用过的针头收集在锐器盒,并按医疗废弃物处理;在传染病疫点使用过的防护用品或其他可能污染的材料,用黄色的、有生物安全标志的塑料袋收集,并按照医疗废弃物处理;使用的器械、设备等使用化学消毒剂消毒后再清洗。

实践案例

案例 9-1

某年2月21日上午,C县人民医院发热预检点来了一名中年男子,经测量,其腋下体温达39.5℃。医务人员当即向他发放医用外科口罩,并将其引领至感染科。经询问病史得知,该患者于2月17日起出现咳嗽症状，伴有发热，体温38.5℃；到2月19日，又相继出现胸闷、乏力，甚至夜间不能平卧的情况。患者自行服用"感冒药"后，病情并未见好转，因而前来医院就诊。

据悉，该患者曾在2月14日前往活禽市场购买活鸡，回家后自行宰杀、烹饪，在购买、宰杀与烹饪的全过程中，均未佩戴口罩和手套。

C县人民医院专家组会诊后，诊断该病例为"不明原因性肺炎"。结合流行病学与患者症状表现，初步判定为"疑似人感染禽流感"，随即按规定进行网络直报。疾病预防控制中心接到报告后，第一时间启动了人感染禽流感疫情应急预案。

操作任务：对疑似人感染禽流感患者如何安排病房？疾病预防控制中心收到上报后，该如何采集生物样本？

【要点提示】

应将患者转移至单间隔离病房，患者只能在病室内活动，原则上禁止探视、不设陪护，与患者相关的诊疗活动尽量在病区内进行。采样人员先穿戴好个体防护装备，包括N95及更高防护等级的防护口罩、护目镜、连体式防护服、双层手套、胶靴等。采样前，先核实患者身份信息，并取得配合。常规采集呼吸道标本及血清标本。呼吸道标本一般为咽拭子、鼻拭子，也可根据实际情况，判断是否采集其他类型呼吸道标本。采集后的样本做好标记，并进行三层包装，24小时内送当地流感监测网络实验室进行检测。

第二节 │ 职业场所卫生监测

一、生产性粉尘及化学毒物样品采集

（一）空气样品采集要求

1. 采集空气样品的基本要求　工作场所空气采样要遵循针对性、代表性、时效性和规范性的基本原则。

（1）针对性：即根据采样目标，针对目标物及其职业接触限值标准，选择合适采样方式和方法。

（2）代表性：即在具有代表性的工作场所和工作地点，选择有代表性的劳动者和采样点。即采集接触有害物质浓度最高的劳动者的样品，就可以代表全部劳动者；在有害物质浓度最高地点及时段采样，可以代表整个工作场所环境水平。确定好劳动者和采样点后进行采样。

（3）时效性：是指在满负荷工作条件下，在工作时段或浓度最高的时段采样。通常根据工作场所空气采样的调查过程和内容，就能确定有害物质浓度最高的时段，当现场浓度波动情况难以确定时，可在一个工作班内的不同时段进行采样。

（4）规范性：贯穿采样全过程，即采样要按照相关规范要求进行，同时做好采样记录。

2. 采集空气样品的技术要求

（1）应满足工作场所空气中有害物质职业接触限值对采样的要求：最高容许浓度（MAC）、短时间接触容许浓度（PC-STEL）、时间加权平均容许浓度（PC-TWA）的采样方式各有不同。

（2）应满足职业卫生评价对采样的要求：不同的检测类型要求不同。

（3）应满足工作场所环境条件对采样的要求。

（4）在采样的同时应作样品空白试验，即将空气收集器带至采样点，除不连接空气采样器采集空气样品外，其余操作同样品采样，作为样品的空白对照。

（5）采样时应避免有害物质直接飞溅入空气收集器内；空气收集器的进气口应避免被衣物等阻隔。用无泵型采样器采样时应避免风扇等直吹。

（6）在易燃、易爆工作场所采样时，应采用防爆型空气采样器。

（7）在使用易挥发的吸收液、空气湿度大或在高气温条件下采样时,需加用干燥管,或缩短采样时间,保证采样效率。

（8）采样过程中应保持采样流量稳定。长时间采样时应记录采样前后的流量,计算时取流量均值。

（9）采样体积的换算:工作场所空气中样品的采样体积,在采样点温度低于5℃和高于35℃、大气压低于98.8kPa和高于103.4kPa时,应按公式9-1将采样体积换算成标准采样体积。标准采样体积(standard sample volume)指在气温为20℃,大气压为101.3kPa(760mmHg)下,采集的空气样品的体积,以L表示,换算方式如公式9-1。

$$V_{20} = V_t \times \frac{293}{273+t} \times \frac{P}{101.3}$$ （公式9-1）

式中:

V_{20}——标准采样体积,L。

V_t——在温度为 t、大气压为 P 时的采样体积,L。

t——采样点的气温,℃。

P——采样点的大气压,kPa。

（10）在样品的采集、运送和保存的过程中,应注意防止样品的污染。

（11）采样时,采样人员应注意个人防护。

（12）采样时,应在专用的采样记录表上,边采样边记录。采样记录表应至少包括以下信息:①被检测单位名称、检测任务编号;②采样仪器名称及编号;③样品名称及样品唯一性编码标识;④采样点或采样对象、环境气象条件参数;⑤采样前后流量和起止时间;⑥生产状况、职业病防护设施运行情况和个人防护用品使用情况;⑦采样人员签名、被检测单位陪同人员签名等。

3. 采样前的准备

（1）现场调查:为正确选择采样点、采样对象、采样方法和采样时机等,必须在采样前对工作场所进行现场调查。必要时可进行预采样,调查内容主要包括以下几方面:①工作过程中使用的原料、辅助材料,生产的产品、副产品和中间产物等的种类、数量、纯度、杂质及其理化性质等。②工作流程,包括原料投入方式、生产工艺加热温度和时间、生产方式和生产设备的完好程度等。③劳动者的工作状况,包括劳动者数量,在工作地点停留时间、工作方式,接触有害物质的程度、频度及持续时间等。④工作地点空气中有害物质的产生和扩散规律、存在状态、估计浓度等。⑤工作地点的卫生状况和环境条件、卫生防护设施及使用情况、个人防护设施及使用状况等。

（2）采样仪器的准备:①检查所用的空气收集器和空气采样器的性能和规格。②检查所用的空气收集器的采样空白、采样效率和解吸效率/洗脱效率。③测量空气采样器的采样流量。在测量时,必须串联与采样相同的空气收集器。④使用定时装置控制采样时间,应校正定时装置。

4. 定点采样

（1）采样点的选择原则:①选择有代表性的工作地点,其中应包括空气中有害物质浓度最高、劳动者接触时间最长的工作地点。②在不影响劳动者工作的情况下,采样点尽可能靠近劳动者;空气收集器应尽量接近劳动者工作时的呼吸带。③在评价工作场所防护设备或措施的防护效果时,应根据设备的情况选定采样点,在工作地点劳动者工作时的呼吸带进行采样。④采样点应设在工作地点的下风向,应远离排气口和可能产生涡流的地点。

（2）采样点数目的确定:①工作场所按产品的生产工艺流程,凡逸散或存在有害物质的工作地点,至少应设置1个采样点。②一个有代表性的工作场所内有多台同类生产设备时,1~3台设置1个采样点;4~10台设置2个采样点;10台以上,至少设置3个采样点。③一个有代表性的工作场所内,有2台以上不同类型的生产设备,逸散同一种有害物质时,采样点应设置在逸散有害物质浓度大的设备附近的工作地点；逸散不同种有害物质时，采样点应设置在逸散待测有害物质设备的工作地点。④劳动者在多个工作地点工作时，在每个工作地点设置1个采样点。⑤劳动者流动工作时，在流动的范围内，一般每10米设置1个采样点。⑥仪表控制室和劳动者休息室，至少设置1个采样点。

（3）采样时段的选择：①采样必须在正常工作状态和环境下进行，避免人为因素的影响。②空气中有害物质浓度随季节发生变化的工作场所，应将空气中有害物质浓度最高的季节选择为重点采样季节。③在工作周内，应将空气中有害物质浓度最高的工作日选择为重点采样日。④在工作日内，应将空气中有害物质浓度最高的时段选择为重点采样时段。

5. 个体采样

（1）采样对象的选定：①要在现场调查的基础上，根据检测的目的和要求，选择采样对象。②在工作过程中，凡接触和可能接触有害物质的劳动者都应列为采样对象范围。③采样对象中必须包括不同工作岗位的、接触有害物质浓度最高和接触时间最长的劳动者，其余的采样对象应随机选择。

（2）采样对象数量的确定：①在采样对象范围内，能够确定接触有害物质浓度最高和接触时间最长的劳动者时，每种工作岗位按表9-2选定采样对象的数量，其中应包括接触有害物质浓度最高和接触时间最长的劳动者。每种工作岗位劳动者数量不足3人时，全部选为采样对象。②在采样对象范围内，不能确定接触有害物质浓度最高和接触时间最长的劳动者时，每种工作岗位按表9-3选定采样对象的数量。每种工作岗位劳动者数量不足6人时，全部选为采样对象。

表9-2　确定接触状况下的劳动者数量和抽样数量

劳动者数量/人	采样对象数量/人	劳动者数量/人	采样对象数量/人
3~5	2	>10	4
6~10	3		

表9-3　不确定接触状况下劳动者数量和抽样数量

劳动者数量/人	采样对象数量/人	劳动者数量/人	采样对象数量/人
6	5	15~26	8
7~9	6	27~50	9
10~14	7	>50	11

6. 职业接触限值为最高容许浓度的有害物质采样

（1）采用定点、短时间采样法进行采样。

（2）选择有代表性、空气中有害物质浓度最高的工作地点和工作时段进行采样。

（3）将空气收集器的进气口尽量安装在劳动者工作时的呼吸带。

（4）采样开始，迅速调节采样流量至所需值（检测标准方法所规定值）；采样结束，迅速停止采样，并记录采样时间。

（5）采样时间一般不超过15分钟；当劳动者实际接触时间不足15分钟时，按实际接触时间进行采样。

（6）空气中有害物质浓度按公式9-2计算：

$$C_{MAC} = \frac{c \cdot v}{F \cdot t}$$

（公式9-2）

式中：

C_{MAC}——空气中有害物质的浓度，mg/m^3。

c——测得样品溶液中有害物质的浓度，$\mu g/ml$。

v——样品溶液体积，ml。

F——采样流量,L/min。

t——采样时间,min。

7. 职业接触限值为短时间接触容许浓度的有害物质采样

（1）采用定点、短时间采样法进行采样。

（2）选择有代表性、空气中有害物质浓度最高的工作地点和工作时段进行采样。

（3）将空气收集器的进气口尽量安装在劳动者工作时的呼吸带。

（4）采样开始,迅速调节采样流量至所需值（检测标准方法所规定值）,并记录采样开始时间和采样流量;采样结束,迅速停止采样,并记录采样结束时间。

（5）采样时间一般为15分钟;采样时间不足15分钟时,可进行1次以上的采样。

（6）空气中有害物质15分钟时间加权平均接触浓度的计算:采样时间为15分钟时,按公式9-3计算。采样时间不足15分钟,进行1次以上采样时,按15分钟时间加权平均接触浓度计算（公式9-4）。劳动者接触时间不足15分钟,按15分钟时间加权平均接触浓度计算（公式9-5）。

$$C_{STEL}=\frac{c \cdot v}{F \cdot 15}$$
（公式9-3）

式中:

C_{STEL}——短时间接触浓度,mg/m^3。

c——样品溶液中有害物质浓度,μg/ml。

v——样品溶液体积,ml。

F——采样流量,L/min。

15——时间,min。

$$C_{STEL}=\frac{C_1 T_1+C_2 T_2+\cdots+C_n T_n}{15}$$
（公式9-4）

式中:

C_{STEL}——短时间接触浓度,mg/m^3。

C_1、C_2、C_n——空气中有害物质浓度,mg/m^3。

T_1、T_2、T_n——劳动者在相应的有害物质浓度下的工作时间,min。

15——时间,min。

$$C_{STEL}=\frac{C \cdot T}{15}$$
（公式9-5）

式中:

C_{STEL}——短时间接触浓度,mg/m^3。

C——空气中有害物质浓度,mg/m^3。

T——劳动者在相应的有害物质浓度下的工作时间,min。

15——时间,min。

8. 职业接触限值为时间加权平均容许浓度的有害物质采样

（1）采用个体采样方法:①一般采用长时间采样方法,采样时间一般为1~8小时。②选择有代表性的、接触空气中有害物质浓度最高的劳动者作为重点采样对象。③采样对象数目的确定,根据《工作场所空气中有害物质监测的采样规范》（GBZ 159—2004）的要求进行。④将个体采样仪器的空气收集器佩戴在采样对象的前胸上部,进气口尽量接近呼吸带。⑤开始采样,迅速调节采样流量至所需值（按检测标准方法的要求,无泵型采样器无须调节采样流量）,记录采样开始时间和采样流量;结束采样,迅速停止采样,记录采样结束时间和采样流量。⑥采样仪器能够满足全工作日连续一次性采样时,空气中有害物质8小时时间加权平均接触浓度按公式9-6计算。⑦采样仪器不能满足全工作日连续一次性采样时,可根据采样仪器的操作时间,在全工作日内进行2次或2次以上的采样。空气中有害物质8小时时间加权平均接触浓度按公式9-7计算。

$$C_{TWA} = \frac{c \cdot v}{F \cdot 480} \times 1\,000 \qquad \text{(公式 9-6)}$$

式中:

C_{TWA} ——空气中有害物质8小时时间加权平均接触浓度,mg/m³。

c ——的样品溶液中有害物质的浓度,μg/ml。

v ——样品溶液的总体积,ml。

F ——采样流量,ml/min。

480 ——时间,min。

$$C_{TWA} = \frac{C_1 T_1 + C_2 T_2 + \cdots + C_n T_n}{8} \qquad \text{(公式 9-7)}$$

式中:

C_{TWA} ——空气中有害物质8小时时间加权平均接触浓度,mg/m³。

C_1、C_2、C_n ——空气中有害物质浓度,mg/m³。

T_1、T_2、T_n ——劳动者在相应的有害物质浓度下的工作时间,h。

8 ——时间,h。

（2）采用定点采样方法:劳动者在一个工作地点工作时,可采用长时间采样方法或短时间采样方法采样;劳动者在一个以上工作地点工作或移动工作时,可在每个工作地点或移动范围内设立采样点。

1）长时间采样方法采样:选定有代表性的、空气中有害物质浓度最高的工作地点作为重点采样点;将空气收集器的进气口尽量安装在劳动者工作时的呼吸带;开始采样,迅速调节采样流量至所需值(按检测标准方法的要求),记录采样开始时间和采样流量;结束采样,迅速停止采样,记录采样结束时间和采样流量;采样仪器能够满足全工作日连续一次性采样时,空气中有害物质8小时时间加权平均接触浓度按公式9-6计算;采样仪器不能满足全工作日连续一次性采样时,可根据采样仪器的操作时间,在全工作日内进行2次或2次以上的采样,空气中有害物质8小时时间加权平均接触浓度按公式9-7计算。

2）短时间采样方法采样:选定有代表性的、空气中有害物质浓度最高的工作地点作为重点采样点;将空气收集器的进气口尽量安装在劳动者工作时的呼吸带;在空气中有害物质不同浓度的时段分别进行采样;记录每个时段劳动者的工作时间;每次采样时间一般为15分钟;空气中有害物质8小时时间加权平均接触浓度按公式9-7计算。

在劳动者每个工作地点或移动范围内采样:设立采样点分别进行采样;记录每个采样点劳动者的工作时间;应在劳动者工作时,空气中有害物质浓度最高的时段于每个采样点进行采样;将空气收集器的进气口尽量安装在劳动者工作时的呼吸带;每次采样时间一般为15分钟;空气中有害物质8小时时间加权平均接触浓度按公式9-7计算。

（二）生产性粉尘样品采集

1. 布点　按照《工作场所空气中有害物质监测的采样规范》（GBZ 159—2004）进行布点。

2. 采样设备准备

（1）所用仪器(气压表、温湿度计、粉尘采样器)均需在计量检定周期内;采样仪在使用前须校准流量、检查电池电量及气密性。需要防爆的工作场所应使用防爆型采样器。

（2）采样头酒精清洁。

（3）滤膜的准备：①干燥：称量前，将滤膜置于干燥器内2小时以上。②称量：用镊子取下滤膜的衬纸，将滤膜通过除静电器，除去滤膜的静电，在分析天平上准确称量，记录滤膜的质量。在衬纸上和记录表上记录滤膜的质量和编号。将滤膜和衬纸放入相应容器中备用，或将滤膜直接安装在采样夹上。③安装：滤膜毛面应朝进气方向，滤膜放置应平整，不能有裂隙或褶皱。将滤膜做成漏斗状装入采样夹。④填写仪器领用记录，领取个人防护用品等。

3. 现场采样

（1）定点采样：根据粉尘检测的目的和要求，可以采用短时间采样或长时间采样。①短时间采样：在采样点，将装好滤膜的粉尘采样夹，在呼吸带高度以15~40L/min流量采集空气样品15分钟。②长时间采样：在采样点，将装好滤膜的粉尘采样夹，在呼吸带高度以1~5L/min流量采集空气样品1~8小时（由采样现场的粉尘浓度和采样器的性能等确定）。

（2）个体采样：将装好滤膜的小型塑料采样夹，佩戴在采样对象的前胸上部，进气口尽量接近呼吸带，以1~5L/min流量采集空气样品1~8小时（由采样现场的粉尘浓度和采样器的性能等确定）。

（3）滤膜上总粉尘的增量（Δm）要求：无论定点采样还是个体采样，均要根据现场空气中粉尘的浓度、采样夹的大小、采样流量及采样时间，估算滤膜上总粉尘的Δm。滤膜粉尘Δm的要求与称量使用的分析天平感量和采样使用的测尘滤膜直径有关。采样时要通过调节采样流量和采样时间，控制滤膜粉尘Δm在要求的范围内（表9-4）。否则，有可能因过载造成粉尘脱落。采样过程中，若有过载可能，应及时更换采样夹。

表9-4　滤膜粉尘的增量要求

分析天平感量/mg	滤膜直径/mm	增量（Δm）要求/mg
0.1	≤37	$1 \leq \Delta m \leq 5$
	40	$1 \leq \Delta m \leq 10$
	75	$\Delta m \geq 1$，最大增量不限
0.01	≤37	$0.1 \leq \Delta m \leq 5$
	40	$0.1 \leq \Delta m \leq 10$
	75	$\Delta m \geq 0.1$，最大增量不限

4. 样品运输和保存　采样后，取出滤膜，接尘面朝里对折两次，置于清洁容器内运输和保存，操作过程中应防止粉尘脱落或污染。

5. 填写《工作场所空气中有害物质监测的采样规范》（GBZ 159—2004）规定的采样记录单，签字。

6. 清理仪器，交仪器室校准，填写仪器归还记录。滤膜交称量人。

（三）化学毒物样品采集

1. 一氧化碳和二氧化碳采样操作

（1）按照《工作场所空气中有害物质监测的采样规范》（GBZ 159—2004）进行布点。

（2）采样仪器的准备：①检查所用的采气袋气密性：将采气袋打满，放入水中，观察是否有气泡产生。②准备采样仪器：采气袋、记号笔、空气采样器、一氧化碳报警仪、原始记录、气压表、温湿度计。填写仪器领取表，领取个人防护用品。

（3）现场采样：①短时间采样：在采样点，用现场空气样品清洗采气袋5~6次，然后采集空气样品。采样后，立即封闭采气袋的进气阀，置清洁容器内运输和保存。样品在24小时内测定。②样品空白：将采气袋带至工作场所，采集清洁空气后，同样品一起运输、保存和测定。每批次样品不少于2个空白样品（二氧化碳除外）。

2. 氮氧化物采样操作

（1）工作场所氮氧化物的调查按照《工作场所空气中有害物质监测的采样规范》（GBZ 159—2004）进行布点。

（2）所用仪器（气压表、温湿度计、空气采样器、多孔玻板吸收管、氧化管）均经过检定，并且在计量检定周期内；采样仪在使用前，须校准流量、检查电池电量及气密性。

（3）领取仪器，填写领用记录，领取个人防护用品等。

（4）现场采样：①在采样点，将两支各装有 5.0ml 吸收液的多孔玻板吸收管平行放置，一支进气口接氧化管，另一支不接，各以 0.5L/min 流量采集空气样品，直到吸收液呈现淡红色为止。或将两支各装有 5.0ml 吸收液的多孔玻板吸收管，用氧化管进行串联连接，以 0.5L/min 流量采集空气样品，直到吸收液呈现淡红色为止。②空白样品：将装有 5.0ml 吸收液的多孔玻板吸收管带至采样点，除不连接采样器采集空气样品外，其余操作同样品采样。③采样后，立即封闭吸收管进、出气口，置于清洁的容器内运输和保存。

（5）填写采样单，签字。

（6）清理仪器，交仪器室校准，填写仪器归还记录。样品交化验室。

3. 苯的采样操作

（1）工作场所苯系物调查按照《工作场所空气中有害物质监测的采样规范》（GBZ 159—2004）进行布点。

（2）所用仪器（气压表、温湿度计、空气采样器等）均经过检定，并且在计量检定周期内；采样仪在使用前，流量已经过校准，电源充足，气密性良好，能满足监测需要。

（3）领取仪器，填写领用记录，领取个人防护用品等。

（4）现场采样：①佩戴好个人防护用品，首先在上风侧进行仪器的安装，支好三脚架，将采样仪安装在支架上，进行气密性检查。仪器开机，调节流量为 0.1~0.3L/min。用手堵住进气口，流量迅速下降，说明气密性良好。然后把流量调到最小，关机待测。②短时间采样：在采样点，用活性炭管以 100ml/min 流量采集空气样品 15 分钟。③长时间采样：在采样点，用活性炭管以 50ml/min 流量采集空气样品 2~8 小时。④采样后，立即封闭活性炭管两端，置于清洁容器内运输和保存。样品在室温下可保存 7 天，置 4℃冰箱内可保存 14 天。⑤样品空白：在采样点，打开活性炭管两端，并立即封闭，然后同样品一起运输、保存和测定。每批次样品不少于 2 个空白样品。

（5）填写采样单，签字。

（6）清理仪器，交仪器室校准，填写仪器归还记录。样品交化验室。

4. 金属化合物采样操作

（1）按照前述方法进行采样点的选择。

（2）采样仪器准备：①所用仪器同粉尘采样。采样器经过校准，电源充足，气密性良好（气压表、温湿度计）。②领取仪器，填写领用记录。领取个人防护用品、微孔滤膜、空气采样器、采样夹。③采样头使用酒精清洁。

（3）现场采样：①短时间采样：在采样点，用装好微孔滤膜的大采样夹，以 5.0L/min 流量采集空气样品 15 分钟。②长时间采样：在采样点，用装好微孔滤膜的小采样夹，以 1.0L/min 流量采集空气样品 2~8 小时。双人采样，一人操作，一人记录。③采样后，打开采样夹，取出滤膜，接尘面朝里对折两次，放入清洁的塑料袋或纸袋中，置于清洁容器内运输和保存。样品在常温下可保存 7 天。④样品空白：在采样点，打开装好微孔滤膜的采样夹，立即取出滤膜，放入清洁的塑料袋或纸袋中，然后同样品一起运输、保存和测定。每批次样品不少于 2 个空白样品。

（4）填写采样记录单，签字。

（5）清理仪器，交仪器室校准，填写仪器归还记录。滤膜交给检验工作人员。

二、工作场所噪声测量

(一) 测点选择

工作场所声场分布均匀时,即测量范围内 A 声级差别 <3dB (A),选择 3 个测点,取平均值。工作场所声场分布不均匀时,应将其划分若干声级区,同一声级区内声级差 <3dB (A)。每个区域内,选择 2 个测点,取平均值。若劳动者工作是流动的,在流动范围内,对工作地点分别进行测量,计算等效声级。使用个人噪声剂量计的抽样方法同前。

(二) 测量仪器的准备

1. **选择测量仪器** 固定工作岗位选用声级计,流动工作岗位优先选用个人噪声剂量计,或对不同的工作地点使用声级计分别测量,并计算等效声级。

2. **校正** 测量前应根据仪器校正要求对测量仪器校正。

3. **设置** 积分声级计或个人噪声剂量计设置为 A 计权、"S(慢)"挡,取值为声级(L_{PA})或等效声级(L_{Aeq})。测量脉冲噪声时使用 "Peak(峰值)" 挡。

(三) 现场测量

1. 传声器应放置在劳动者工作时耳部的高度,站姿为 1.50m,坐姿为 1.10m。

2. 传声器的指向为声源的方向。

3. 测量仪器固定在三脚架上,置于测点。若现场不适于放置三脚架,可手持声级计,但应保持测试者与传声器的间距>0.5m。

4. 稳态噪声的工作场所,每个测点测量 3 次,取平均值。

5. 非稳态噪声的工作场所,根据声级变化(声级波动≥3dB)确定时间段,测量各时间段的等效声级,并记录各时间段的持续时间。

6. 脉冲噪声测量时,应测量脉冲噪声的峰值和工作日内脉冲次数。

7. 测量应在正常生产情况下进行。工作场所风速超过 3m/s 时,传声器应戴风罩。应尽量避免电磁场的干扰。

(四) 测量记录

测量记录应该包括以下内容:测量日期、测量时间、气象条件(温度、相对湿度)、测量地点(单位、厂矿名称、车间和具体测量位置)、被测仪器设备型号和参数、测量仪器型号、测量数据、测量人员及工时记录等。测量后归还仪器,填写校准和归还记录。

三、工作场所高温测量

(一) 测点选择

1. **测点数量** 工作场所无生产性热源,选择 3 个测点,取平均值;存在生产性热源的工作场所,选择 3~5 个测点,取平均值。工作场所被隔离为不同热环境或通风环境,每个区域内设置 2 个测点,取平均值。

2. **测点位置** 测点应包括温度最高和通风最差的工作地点。如劳动者工作是流动的,则在流动范围内相对固定的工作地点分别进行测量,计算时间加权平均湿球黑球温度(TWA-WBGT)指数。

3. **测量高度** 立姿作业为 1.5m;坐姿作业为 1.1m。作业人员实际受热不均匀时,应分别测量头部、腹部和踝部,立姿作业为 1.7m、1.1m 和 0.1m;坐姿作业为 1.1m、0.6m 和 0.1m。

4. **测量时间** 常年从事高温作业,在夏季最热月份测量。不定期接触高温作业,在工期内最热月份测量。从事室外作业,在最热月份晴天有太阳辐射时测量。作业环境热源稳定时,每天测 3 次,工作开始后及结束前 0.5 小时分别测 1 次,工作中测 1 次,取平均值。如在规定时间内停产,测量时间可提前或推后。作业环境热源不稳定,生产工艺周期变化较大时,分别测量并计算 TWA-WBGT 指数。测量持续时间取决于测量仪器的反应时间。

（二）测量仪器准备

WBGT 指数仪、温湿度仪、三脚架等，设备都在检定期范围内，使用前进行校准和电量检查。

（三）现场测量

1. 在测点支好三脚架，将 WBGT 指数仪固定在三脚架上，连接主机与温度传感器，安装仪器从传感器近端向远端进行。

2. 调整温度传感器的方向，使黑球温度传感器朝向热源，并遮挡住干球和湿球温度计。

3. 在湿球温度计的储水槽中注入蒸馏水，确保棉芯干净并充分浸润。

4. 开机稳定 10 分钟，然后进行测量，每次测量 3 个温度值；测量时应避免物体阻挡辐射热或人为气流影响，测量者不要站在靠近设备的地方。测量持续时间取决于测量仪器的反应时间，一般为 10~15 分钟。

（四）测量记录

测量记录应该包括以下内容：测量日期、测量时间、气象条件（温度、相对湿度）、测量地点（单位、厂矿名称、车间和具体测量位置）、被测仪器设备型号和参数、测量仪器型号、测量数据、测量人员等。测量后将仪器送交仪器室，填写仪器归还记录。

（五）实践案例

 案例 9-2

> 2013 年 7 月中旬的某天，某市室外温度高达 40℃。李某在该市一家购物广场地下停车场负责引导车辆停车。该停车场无通风设施，由于气温高，加上汽车散发的热量，整个停车场非常闷热。李某下午 1 点接班，下午 3 点左右昏倒在工作地点，被送至医院，确诊为急性热衰竭。
>
> 操作任务：由你来负责现场检测高温的任务，将如何进行？

【要点提示】

首先进行现场调查，根据车库面积均匀布置 3 个测点，测定 TWA-WBGT 指数，同时需要检测现场环境的风速，有条件的情况下可以检测有害气体含量（CO、CO_2、氮氧化物等）和氧含量。

第三节　食品卫生监测

一、概述

食品中的健康风险因素主要包括：生物性因素，如细菌、病毒、寄生虫等；化学性因素，如农药兽药残留、食品添加剂滥用、重金属污染等；物理性因素，如放射性物质及杂质异物。此外，还存在过敏原以及不当加工产生的有害物质等。食品卫生监测是保障食品安全的重要手段。通过定期或不定期监测，能够及时发现食品中的卫生问题，评估食品安全性，为监管部门提供数据支持，助力其采取相应措施，有助于有效预防和控制食源性疾病的发生，切实保护消费者的健康权益。

二、食品样品采集方法

采样作为检验的第一步，是获得检验数据的基础，对检验结果起着举足轻重的作用。食品类型多种多样，根据食品基体和检验目的，使用不同的采样方法。

（一）理化检验的采样

1. **采样工具**　不同的食品样品采样前要准备不同的采样工具和容器，如长柄勺，适用于散装液体样品采集；玻璃或金属采样器，适用于深型桶装液体食品采样；金属探管和金属探子，适用于采集袋装的颗粒或粉末状食品；采样铲，适用于散装粮食或袋装的较大颗粒食品；长柄匙或半圆形金属管，适用于较小包装的半固体样品采集。盛装样品的容器应密封,内壁光滑、清洁、干燥,不含有待测物质及干扰物质,同时应不影响样品的气味、风味、pH及食物成分。盛装液体或半液体样品常用防水防油材料制成的带塞玻璃瓶、广口瓶、塑料瓶等;盛装固体或半固体样品可用广口玻璃瓶、不锈钢或铝制盒或盅、搪瓷盅、塑料袋等。采集粮食等大宗食品时应准备四方搪瓷盘供现场分样用;在现场检查面粉时,可用金属筛筛选,检查有无昆虫或其他机械杂质等。

2. **采样方法**　参照《食品卫生检验方法　理化部分　总则》(GB/T 5009.1—2003)、《粮食、油料检验　扦样、分样法》(GB/T 5491—1985)、《水产品抽样规范》(GB/T 30891—2014)或其他现行有效版本等进行。

(1)液体、半液体食品:以一池、一缸、一桶为一个采样单位,搅拌均匀后采集一份样品;若采样单位容量过大,可按高度等距离分上、中、下三层,在四角和中央的不同部位每层各取等量样品,混合后再采样;流动液体可定时定量从输出的管口取样,混合后再采样;大包装食品,如用铝桶、铁桶、塑料桶包装的液体、半液体食品,采样前须用采样管插入容器底部,将液体吸出放入透明的玻璃容器内作现场感官检查,然后将液体充分搅拌均匀,用长柄勺或采样管取样。

(2)固体散装食品:大量的固体散装食品,如粮食(豆类等)、油料种子(花生)等,可采用几何法、分区、分层法采样。几何法即把一堆物品视为一种几何立体(如立方体、圆锥体、圆柱体等),取样时首先把整堆物品设定或想象为若干体积相等的部分,从这些部分中各取出体积相等的样品混合为初级样品。对在粮堆、库房、船舱、车厢里堆积的食品进行采样,可采用分层采样法,即分上、中、下三层或等距离多层,在每层中心及四角分别采取等量小样,混合为初级样品;对大面积平铺散装食品可先分区,每区面积不超过50m²,并各设中心、四角5个点,两区以上者相邻两区的分界线上的两个点为共有点,如两区共设8个点,三区共设11个点,以此类推。边缘上的点设在距边缘50cm处。采样点定好后,先上后下用金属探管逐层采样,各点采样数量一致,混合为初级样品。从各点采出的样本要作感官检查,感官性状一致,可以混合成一个样本。如果感官性状明显不同,则不能混合,要分别盛装。

(3)完整包装食品:大桶、箱、缸的大包装食品于各部分按一定件数取样品,然后打开包装。袋装、瓶装、罐装的定型小包装食品(每包<500g),可按生产日期、班次、包装、批号随机抽取原包装食品2~4包。

(4)其他相关食品:蔬菜、鱼、肉、蛋类等食品应根据检验目的和要求,从同一部位采集小样,或从具有代表性的各个部位采集小样,然后经过充分混合得到初级样品。肉类应从整体各部位取样(不包括骨及毛发);鱼类,大鱼从头、体、尾各部位取样,小鱼可取2~3条;蔬菜,如葱、菠菜等可取整棵,白菜等可从中心剖开成两个或四个对称部分,取其中一个或两个对称部分;蛋类,可按一定个数取样,也可根据检验目的将蛋黄、蛋清分开取样。

(5)变质、污染的食品及食物中毒事件中可疑食品:可根据检验目的,结合食品感官性状、污染程度、特征等分别采样,切忌与正常食品相混。

(6)烹调后食品:主要注意采样的代表性、及时性、无菌操作、样品保存与运输等方面,以确保所采样品能够准确反映烹调后食品的卫生质量和安全状况。例如,对于炒菜、炖菜等均匀混合的菜肴,应从不同部位多点采样,充分混合后取适量作为样品。对于有分层或分布不均匀的菜品,如千层饼、有多层馅料的糕点等,需要从不同层、不同部位分别采样,再混合。

(7)食品包装材料:应注意采样数量、采样部位、采样方法、采样工具(如容器)等多个方面。例如,对于一次性使用的包装材料,如一次性餐具、保鲜膜等,应采集完整的未使用过的样品,避免在采样过程中对样品造成损坏或污染。

3. **采样数量**　采样数量应能反映该食品的卫生质量和满足检验项目对样品量的需要,一式3份,分别供检验、复验与备查,或仲裁用,每份样品一般不应少于0.5kg。同一批号的完整小包装食品,250g以上的包装不得少于6个,250g及以下的包装不得少于10个。

139

4. 采样记录 现场采样记录内容包括:检验项目、品名,生产日期或批号、产品数量、包装类型及规格、贮运条件及感官检查结果;还应写明采样单位和被采样单位名称、地址、电话,采样日期、容器、数量,采样时的气象条件(如温度、湿度、气压、风速、风向及其他天气状况等),检验项目、标准依据及采样人员等。不应接受无采样记录的样品进行检验。采样后填写采样收据,一式两份,由采样单位和采样人员签名盖章并分别保存。采样收据通常有一定的规定格式或包含一些必备要素,以便准确记录采样信息,保证样品的可追溯性和检测结果的有效性等。还应填写送检单,内容包括样品名称、生产厂名、生产日期、检验项目、采样日期,有些样品应简要说明现场及包装情况,采样时作过何种处理等。

(二)微生物检验的采样

参照《食品安全国家标准 食品微生物学检验 总则》(GB 4789.1—2016)、《食品安全国家标准 食品微生物学检验 肉与肉制品采样和检样处理》(GB 4789.17—2024)、《食品安全国家标准 食品微生物学检验 乳与乳制品采样和检样处理》(GB 4789.18—2024)、《食品安全国家标准 食品微生物学检验 蛋与蛋制品采样和检样处理》(GB 4789.19—2024)、《食品安全国家标准 食品微生物学检验 水产品及其制品采样和检样处理》(GB 4789.20—2024)、《食品安全国家标准 食品微生物学检验 调味品采样和检样处理》(GB 4789.22—2024)、《食品安全国家标准 食品微生物学检验 豆制品采样和检样处理》(GB 4789.23—2024)、《食品安全国家标准 食品微生物学检验 粮食制品采样和检样处理》(GB 4789.33—2024)等标准进行,同时应及时关注相关标准的修订和更新情况。

1. 采样工具和材料 采样工具应使用不锈钢或其他强度适当的材料,表面光滑,无缝隙,边角圆润。确保清洁和无菌,使用前保持干燥。采样工具包括搅拌器具、采样勺、匙、刀具、采样钻、剪刀、镊子等。样品容器的材料(如玻璃、不锈钢、塑料等)和结构应能充分保证样品的原有状态,容器和盖子应清洁、无菌、干燥。样品容器应有足够的体积,使样品可在检验前充分混匀。样品容器包括采样袋、采样管、采样瓶等。其他用品包括酒精灯、温度计、铝箔、封口膜、记号笔、采样登记表等。

2. 采样 采样原则和采样方案按《食品安全国家标准 食品微生物学检验 总则》(GB 4789.1—2016)的规定执行。采样件数应根据相关食品安全标准要求执行,每件样品的采样量不小于5倍检验单位的样品量,或根据检验目的确定。以下是1件食品样品的采样要求。

(1)预包装食品:①独立包装小于或等于1 000g的固态或半固态食品,小于或等于1 000ml的液态食品,取相同批次的独立包装。②独立包装大于1 000g的固态或半固态食品,可采集独立包装,也可用无菌采样器从同一包装的不同部位分别采取适量样品,放入同一个无菌采样容器内。③独立包装大于1 000ml的液态食品,应在采样前摇动或用无菌棒搅拌液体,使其达到均质后采集适量样品,放入同一个无菌采样容器内作为1件食品样品。

(2)散装食品:应用无菌采样器从5个不同部位分别现场采取适量样品,放入同一个无菌采样容器内作为1件。

(3)烹调后食品:液体食品采样前摇动或用灭菌棒搅拌,尽量使其达到均质。固体食品应用灭菌采样器在几个不同部位采取,一并置于灭菌容器内。大块整体食品应用无菌器械从不同部位割取,兼顾表面与深部,注意样品的代表性。若采样目的为检验食品的污染情况,可取表层样品;若为检验食品品质情况,应从深部采样。

3. 样品的标记 对采集的样品进行及时、准确的记录和标记,内容包括采样人员,采样地点、时间,样品名称、来源、批号、数量、保存条件等信息。

4. 样品运输与保存 应尽快将样品送往实验室检验,运输过程中保持样品完整。应在接近原有贮存温度条件下贮存样品,或采取必要措施防止样品中微生物数量的变化。

5. 注意事项 ①应注意样品的代表性和均匀性(掺伪食品和食物中毒样品除外)。采集的数量应满足检验项目对样品量的需求,每件样品的采样量不小于5倍检验单位的样品量。②若发生食物中毒事故,除采集可疑的剩余食品外,还须采集食品制作环境样品、患者和从业人员的生物样本等。

③采样时建议两人操作,一人负责取样,另一人协助打开采样瓶、包装和封口。④用后的口罩、棉拭子等耗材,应按照实验室生物安全管理制度相关要求,放入医疗垃圾袋中。⑤采样记录单应由采样人员和被采样单位签字。被采样单位拒绝签字的,由调查员会同 1 名以上现场见证人员在相应材料上注明原因并签字。

食品理化检验和微生物检验采样的要求有相似之处,即两者均须遵循代表性、适量性、记录详细等原则。但也有不同点,如在采样准备、采样工具、保存温度等方面存在差异。

三、餐(饮)具样品采集

应依据《食品安全国家标准　消毒餐(饮)具》(GB 14934—2016)以及其他现行有效的标准进行。餐(饮)具采集数量按照不同企业的类型确定,每次采样 6~10 件,筷子 5 根为一件。

1. 进行理化检验的采样方法　将待测的餐(饮)具(碗、盘、杯具等)用蒸馏水分 3~5 次冲洗整个内表面(按照 $100cm^2$ 表面积使用 100ml 蒸馏水的比例),制成样液;将匙、筷子下段(进口端 5cm)置入适量蒸馏水中(按照 $100cm^2$ 表面积使用 100ml 蒸馏水的比例),充分振荡 20 次,制成样液。

2. 在无菌条件下对餐(饮)具进行微生物检测采样

(1)发酵法餐(饮)具采样

1)筷子:以 5 根筷子为一件样品。将 5 根筷子的下段[进口端 5cm,长(5cm)×周长(2cm)×根数(5)=$50cm^2$],置于 10ml 灭菌生理盐水大试管中,充分振荡 20 次后,移出筷子。视具体情况,5 根筷子可分别振荡。或用无菌生理盐水湿润棉拭子,分别在 5 根筷子的下段(进口端 5cm)表面范围均匀涂抹 3 次后,用灭菌剪刀剪去棉拭子与手接触的部分,将棉拭子置于相应的液体培养基内。

2)其他餐(饮)具:以 1ml 无菌生理盐水湿润 10 张[2.0cm×2.5cm($5cm^2$)]灭菌滤纸片(总面积为 $50cm^2$)。选择餐(饮)具采样部位通常为与食物接触的内壁表面或与口唇接触处,每件样品分别贴上 10 张湿润的灭菌滤纸片。30 秒后取下,置于相应的液体培养基内。或用无菌生理盐水湿润棉拭子,分别在 2 个 $25cm^2$(5cm×5cm)面积范围来回均匀涂抹整个方格 3 次后,用灭菌剪刀剪去棉拭子与手接触的部分,将棉拭子置于相应的液体培养基内。

(2)纸片法餐(饮)具采样

1)筷子:以 5 根筷子为一件样品,用无菌生理盐水湿润餐具大肠菌群快速检验纸片后,立即用筷子下段(进口端 5cm)涂抹纸片,每件样品涂抹两张快速检验纸片,将纸片置于无菌塑料袋内。

2)其他餐(饮)具:用无菌生理盐水湿润餐具大肠菌群快速检验纸片后,立即贴于餐(饮)具通常与食物或口唇接触的内壁表面或与口唇接触处,每件贴两张快速检验纸片,30 秒后取下,置于无菌塑料袋内。

实践案例

 案例 9-3

某年 5 月 6 日 14 时至 19 时,某公司有多名员工相继出现恶心、呕吐、腹痛、腹泻、头晕等症状,至附近某医院就诊。医院诊断为"疑似急性胃肠炎、食物中毒",并按规定进行上报。区疾病预防控制中心等有关部门立即开展调查,共发现 16 名发病者,均食用过该公司食堂于 5 月 6 日供应的午餐。经流行病学调查和采样检测,证实这是一起因午餐食用被污染的"口水鸡"引发的食源性传染病事件。

【要点提示】

该事件为疑似食物中毒事件,需要采集的样品包括:①患者的生物样本,如患者粪便或肛拭子、呕吐物、血液、尿液等;②可疑中毒食物的样品,如剩余的可疑中毒食品、半成品及原料等;③食品加工制作环境样品,如食品加工用的工具、容器、餐具上残留物或物体表面涂抹样品;④从业人员的生物样本,如粪便或肛拭子、咽拭子、皮肤化脓性病灶样本等。

应及时采集可疑餐次(5月6日午餐)的剩余食品样品,重点采集可疑食品(口水鸡),若无剩余食品,可用灭菌生理盐水或磷酸盐缓冲液洗涤盛装过可疑食品的容器,取其洗液送检。亦需采集食品加工刀、砧板等食品制作环境样品,用生理盐水或磷酸盐缓冲液浸湿拭子,然后擦拭加工刀、砧板等器具的接触面,再将拭子置于生理盐水或磷酸盐缓冲液中。采集的样品均须低温冷藏运输,及时送检。

检测结果发现,"口水鸡"和食品加工工具中的沙门菌菌群超标。沙门菌是国内近年来最常见的细菌性食源性致病菌,常寄居于家禽、家畜的肠道中,易导致鸡、鸭、牛肉、鸡、鸭蛋或相关加工品等被污染。如果被污染食物在处理时杀菌不彻底,比如未充分煮熟,被人食用后就可能导致发病。通常被沙门菌感染的食物表面没有任何变化,也没有气味的改变,普通人很难察觉。

第四节 | 环境卫生学样品采集

一、生活饮用水样品采集

(一)概述

生活饮用水是指供人生活的饮水和用水。生活饮用水采样分为日常水质监测采样和应急监测采样。样品采集与保存方法可参考《生活饮用水标准检验方法 第2部分:水样的采集与保存》(GB/T 5750.2—2023),检验结果的判断可参考《生活饮用水卫生标准》(GB 5749—2022)。

(二)采样前准备

1. 采样计划 采样前应根据水质检验目的和任务制订采样计划,内容包括:采样目的、检验指标、采样时间、采样地点、采样方法、采样频率、采样数量、采样容器与清洗、采样体积、样品保存方法、样品标签、现场测定指标、采样质量控制、样品运输工具和贮存条件等。

2. 采样容器的选择

(1)应根据待测组分特性选择合适的采样容器。

(2)容器及其盖(塞)应具有化学和生物惰性,不应与水样中组分发生反应,不溶出、吸收或吸附待测组分。

(3)采样容器应可适应环境温度的变化,具有一定的抗震性能。

(4)采样容器大小与采样量相适宜,能严密封口,易打开,易清洗。

(5)尽量选用细口容器,容器盖(塞)的材质应与容器材质统一。在特殊情况下须用软木塞或橡胶塞时,应用稳定的金属箔或聚乙烯薄膜包裹,且宜有蜡封(检测石油类水样除外)。采集用于检测有机物和某些微生物的样品时,不能使用带有橡胶塞的容器;当采集的水样呈碱性时,不能使用带有玻璃塞的容器。

(6)测定无机物、金属和类金属及放射性元素的水样,应使用有机材质的采样容器,如聚乙烯或聚四氟乙烯容器等。

(7)测定有机物指标的水样应使用玻璃材质的采样容器。

(8)测定微生物指标的水样应使用玻璃材质的采样容器,也可以使用符合要求的一次性采样袋或采样瓶。

(9)测定特殊指标的水样,可选用其他化学惰性材质的容器。例如:热敏物质应选用热吸收玻璃容器;对于温度高和/或压力大的样品,应选用不锈钢容器;生物(含藻类)样品,应选用不透明的非活性玻璃容器;对光敏性物质,应选用棕色或深色的容器。

3. 采样容器的洗涤

(1)测定一般理化指标采样容器的洗涤:将容器用水和洗涤剂清洗,除去灰尘和油垢后用自来水冲洗干净,然后用质量分数为10%的硝酸(或盐酸)浸泡8小时以上,取出沥净后用自来水冲洗3次,并用纯水充分淋洗干净。

（2）测定有机物指标采样容器的洗涤：用重铬酸钾洗液浸泡 24 小时，然后用自来水冲洗干净，用纯水淋洗并沥干后置于烘箱内，在 180℃ 条件下烘 4 小时，冷却后备用；必要时再用纯化过的正己烷、丙酮和甲醇冲洗数次。

（3）测定微生物指标采样容器的洗涤和灭菌：①容器洗涤，将容器用自来水和洗涤剂洗涤，并用自来水彻底冲洗后，用质量分数为 10% 的硝酸（或盐酸）浸泡 8 小时以上，然后依次用自来水和纯水洗净。②容器灭菌，容器灭菌可采用干热或高压蒸汽灭菌两种方式。干热灭菌要求在 160℃ 下维持 2 小时；高压蒸汽灭菌要求在 121℃ 维持 15 分钟，高压蒸汽灭菌后的容器如不立即使用，应置于 60℃ 烘箱内将瓶内冷凝水烘干。灭菌后的容器应在 2 周内使用。

4. 其他采样用具的准备

（1）采样器：在采集具有一定深度的水源水样品时，采样前应选择合适的采样器。塑料或玻璃材质的采样器，以及用于采样的橡胶管、乳胶管或硅胶管，可按照容器洗涤的方法洗净后备用。对于金属材质的采样器，须先用洗涤剂去除油垢，然后依次用自来水和纯水冲洗干净，最后晾干备用。特殊采样器的清洗方法可参照相应的仪器说明书。

（2）辅助采样用具：酒精灯、pH 试纸、适宜的保存剂、现场记录用具（包括样品标签、采样记录单、记录笔）以及运输工具（如样品运输箱、制冷设备）等。

（三）现场采样

水样类型分为水源水、出厂水、末梢水、二次供水、分散式供水。不同类型水样的采样点设置见表 9-5。

表 9-5　不同类型水样的采样点设置

水样类型	定义	采样点设置
水源水	集中式供水水源地的原水，包括河流、湖泊、水库、泉水、井水等	汲水处
出厂水	集中式供水单位水处理工艺过程完成的水	出厂进入输（配）送管道前
末梢水	出厂水经输（配）水管网输送至用户的水	水龙头出水处
二次供水	集中式供水在入户之前经再度储存、加压和消毒或深度处理，通过管道或容器输送给用户的供水方式	水箱（或蓄水池）进水、出水和/或末梢水处
分散式供水	用户直接从水源取水，未经任何设施或仅有简易设施的供水方式	根据实际情况确定

水样采集根据检测指标不同，分为理化指标和微生物指标采集。水样采集（理化指标）：一般要求采样前，先用待采的水样荡洗采样器、容器和塞子 2~3 次，但测定石油类水样除外。水样采集（微生物指标）：采样时应做好个人防护，采取无菌操作直接采集，不得用水样荡洗已灭菌的采样瓶或采样袋，并避免手指和其他物品对瓶口或袋口的污染。

1. 水源水的采集　水源水的采样点通常设置在汲水处。

（1）表层水采集：在河流或湖泊等可直接汲水的场合，可用合适的容器采样。从桥上等地方采样时，可将系着绳子的桶或带有坠子的采样瓶投入水中汲水，注意避免混入漂浮于水面上的物质。

（2）一定深度的水采集：在湖泊或水库等地采集具有一定深度的水时，可用直立式采样器。该装置在下沉过程中水从采样器中流过，当达到预定深度时容器能自动闭合以汲取水样。在河水流动缓慢的情况下使用上述方法时，宜在采样器下系上适当质量的坠子；当水深、流急时要系上相应质量的铅鱼，并配备绞车。上述所采集的水样均应充分混合后作为待检样品送检，以确保水样的代表性。

（3）泉水和井水采集：对于自喷的泉水，可在涌口处直接采样。采集不自喷泉水时，应先将停滞在抽水管中的水汲出,待新水更替后再进行采样。从井中采集水样,应在充分抽汲后进行,以保证水样的代表性。

2. 出厂水的采集 出厂水的采样点应设置在出厂水进入输(配)送管道之前。

3. 末梢水的采集 末梢水的采样点应设置在出厂水经输(配)水管网输送至用户的水龙头处。采样时,通常宜放水数分钟,以排除沉积物,特殊情况可适当延长放水时间。采集用于微生物指标检验的样品前,应对水龙头进行消毒处理。

4. 二次供水的采集 可根据实际工作需要,在水箱(或蓄水池)进水、出水和/或末梢水处进行水样采集。

5. 分散式供水的采集 可根据实际使用情况,在取水点或用户储水容器中采集。

6. 水样的过滤和离心分离 在采样时或采样后不久,必要时用滤纸、滤膜、砂芯漏斗或玻璃纤维等过滤样品,或将样品离心分离,以除去其中的悬浮物、沉积物、藻类及其他微生物。在分析时,过滤的目的主要是区分溶解态和吸附态。在滤器的选择上要注意可能的吸附损失,如测定有机物时,一般选用砂芯漏斗和玻璃纤维过滤;测定无机物时,则常用 0.45μm 的滤膜过滤。

(四)注意事项

1. 采集的水样用于检测几类指标时,应先采集供微生物指标检测的水样。

2. 采样时应去掉水龙头上的过滤器和/或雾化喷头等。

3. 采样时不可搅动水底的沉淀物。

4. 采集测定油类的水样时,应在水面至水面下 30cm 采集柱状水样,全部用于测定。禁止用水样荡洗采样器(瓶)。

5. 测定水样中溶解氧、生化需氧量和有机污染物时,应将水样充满容器,上部不留空间,并水封。

6. 采集含有可沉降固体(或泥沙等)的水样时,应分离除去沉淀后的可沉降固体。分离方法为:将所采水样摇匀后倒入筒形玻璃容器(如量筒),静置 30 分钟,将上层水样移入采样容器并加入保存剂,但测定总悬浮物和石油类的水样除外。若需要分别测定悬浮物和水中所含组分,应在现场将水样经 0.45μm 滤膜过滤,分别加入固定剂保存。

7. 石油类、生化需氧量、硫化物、微生物和放射性等指标检测应单独采样。

8. 采样前注意观察可能对样品检测造成影响的环境因素,比如异常气味,并应采取相应的措施消除这些影响。

9. 完成现场测定的水样,不能带回实验室供其他指标测定使用。

(五)采样体积

根据测定指标、检验方法以及平行样检测所需样品量等情况,计算并确定采样体积。样品采集时应分类采集,采样体积可参考表 9-6,也可根据具体检验方法选择采样体积。有特殊要求指标的,采样体积应根据检验方法的具体要求确定。生活饮用水常规指标及扩展指标的采样体积见表 9-6。

表 9-6 生活饮用水常规指标及扩展指标的采样体积

指标类型	指标分类	采样容器	保存方法	采样体积/L
常规指标	一般理化	G,P	0~4℃冷藏,避光	3~5
	氰化物[a]	G	加入氢氧化钠(NaOH),调至 pH≥12.0,0~4℃冷藏,避光。水样如有余氯,现场加入适量抗坏血酸除去	1
	一般金属和类金属	P	加入硝酸(HNO₃),调至 pH≤2	0.5~1
	砷	P	加入硝酸(HNO₃),调至 pH≤2。采用氢化物发生技术分析时,加入盐酸(HCl),调至 pH≤2	0.2

续表

指标类型	指标分类	采样容器	保存方法	采样体积/L
常规指标	铬(六价)	G,P(内壁无磨损)	加入氢氧化钠(NaOH),调至 pH 7~9	0.2
	高锰酸盐指数	G	每升水样加入 0.8ml 浓硫酸(H_2SO_4),0~4℃冷藏	0.5
	挥发性有机物	G	加入盐酸(HCl)($v:v=1:1$),调至 pH≤2,水样应充满容器至溢流并密封,0~4℃冷藏,避光。对于含氯等消毒剂的水样,每升水样加入 0.01~0.02g 抗坏血酸	0.2
	氨(以 N 计)	G,P	每升水样加入 0.8ml 浓硫酸(H_2SO_4),0~4℃冷藏,避光	0.5
	放射性指标	P	加入硝酸(HNO_3),调至 pH<2	3~5
	微生物(细菌类)	G(灭菌)	0~4℃冷藏,避光。对于含氯等消毒剂的水样,每升水样加入 0.8mg 硫代硫酸钠($Na_2S_2O_3 \cdot 5H_2O$)	0.5
		P(市售无菌即用型)	0~4℃冷藏,避光	
扩展指标	挥发酚 [a]	G	加入氢氧化钠(NaOH),调至 pH≥12.0,0~4℃冷藏,避光。水样如有余氯,现场加入抗坏血酸除去	1
	一般金属和类金属	P	加入硝酸(HNO_3),调至 pH≤2	0.5~1
	银	G,P(棕色)	加入硝酸(HNO_3),调至 pH≤2	0.5
	硼	P	—	0.2
	挥发性有机物	G	加入盐酸(HCl)($v:v=1:1$),调至 pH≤2,水样应充满容器至溢流并密封,0~4℃冷藏,避光。对于含氯等消毒剂的水样,每升水样加入 0.01~0.02g 抗坏血酸	0.2
	农药类	G(衬聚四氟乙烯盖)	0~4℃冷藏,避光。对于含氯等消毒剂的水样,每升水样加入 0.01~0.02g 抗坏血酸	2.5
	邻苯二甲酸酯类	G	0~4℃冷藏,避光。对于含氯等消毒剂的水样,每升水样加入 0.01~0.02g 抗坏血酸	1
	贾第鞭毛虫和隐孢子虫	P	0~4℃冷藏,避光	根据采用的检测方法确定

注:G 为洁净磨口硬质玻璃瓶;P 为洁净聚乙烯瓶、桶或袋;P(市售无菌即用型)中含有保存剂。

[a] 对于含余氯等消毒剂的水样,现场根据余氯含量确定加入抗坏血酸的量。余氯含量与加入抗坏血酸的量呈线性关系。当水样中余氯含量为 0.05mg/L 时,每升水样加入 1.6mg 抗坏血酸;余氯含量为 0.3mg/L 时,每升水样加入 3.0mg 抗坏血酸;余氯含量为 1.0mg/L 时,每升水样加入 6.0mg 抗坏血酸。

(六)水样保存

1. 保存措施　应根据测定指标选择适宜的保存方法,主要有冷藏、避光和加入保存剂等。

2. 保存剂　保存剂不应干扰待测物的测定,不能影响待测物的浓度。如果保存剂是液体,应校正因加入保存剂而导致的体积变化。保存剂的纯度和等级应达到分析的要求。保存剂可预先加入采

NOTES

样容器中,也可在采样后尽快加入。但易变质的保存剂不能预先添加。

3. **保存条件** 水样的保存期限主要取决于待测物的浓度、化学组成和物理化学性质。由于水样的组分、目标分析物的浓度和性质不同,且检验方法多样,水样保存宜优先参照检验方法中的规定。若检验方法中没有规定,可参照表9-7。当水样中含有余氯等消毒剂干扰测定,需加入抗坏血酸或硫代硫酸钠等还原剂时,应根据消毒剂浓度设定适宜的加入量,以达到消除干扰的目的。水样采集后应尽快测定。其中,水温和游离氯、总氯、二氧化氯、臭氧等指标应在现场测定,其余指标的测定也应在规定时间内完成。

表9-7 采样容器和水样的保存方法

项目	采样容器	保存方法	保存时间
浑浊度与色度[a]	G,P	0~4℃冷藏	24小时
pH[a]	G,P	0~4℃冷藏	12小时
电导率[a]	G,P	—	12小时
碱度	G,P	0~4℃冷藏,避光	12小时
酸度	G,P	0~4℃冷藏,避光	30天
高锰酸盐指数	G	每升水样加入0.8ml浓硫酸(H_2SO_4),0~4℃冷藏	24小时
溶解氧[a]	溶解氧瓶	加入硫酸锰($MnSO_4$)和碱性碘化钾(KI)-叠氮化钠(NaN_3)溶液,现场固定	24小时
生化需氧量	溶解氧瓶	0~4℃冷藏,避光	6小时
总有机碳	G	加入硫酸(H_2SO_4),调至pH≤2	7天
氟化物	P	0~4℃冷藏,避光	14天
氯化物	G,P	0~4℃冷藏,避光	28天
溴化物	G,P	0~4℃冷藏,避光	14小时
碘化物	G,P	水样充满容器至溢流并密封保存,0~4℃冷藏,避光	30天
硫酸盐	G,P	0~4℃冷藏,避光	28天
磷酸盐	G	0~4℃冷藏,避光	48小时
氨(以N计)	G,P	每升水样加入0.8ml浓硫酸(H_2SO_4),0~4℃冷藏,避光	24小时
亚硝酸盐(以N计)	G,P	0~4℃冷藏,避光	尽快测定
硝酸盐(以N计)	G,P	0~4℃冷藏,避光	48小时
硫化物	G	每500ml水样加入1ml乙酸锌溶液(220g/L),混匀后再加入1ml氢氧化钠(NaOH)溶液(40g/L),避光	7天
氰化物和挥发酚[b]	G	加入氢氧化钠(NaOH),调至pH≥12,0~4℃冷藏,避光。水样如有余氯,现场加入抗坏血酸除去	24小时
硼	P	—	14天
一般金属和类金属	P	加入硝酸(HNO_3),调至pH≤2	14天
银	G,P(棕色)	加入硝酸(HNO_3),调至pH≤2	14天
砷	P	加入硝酸(HNO_3),调至pH≤2。采用氢化物发生技术分析时,加入盐酸(HCl),调至pH≤2	14天
铬(六价)	G,P(内壁无磨损)	加入氢氧化钠(NaOH),调至pH 7~9	48小时
石油类	G(广口瓶)	加入盐酸(HCl),调至pH≤2	7天

项目	采样容器	保存方法	保存时间
农药类	G(衬聚四氟乙烯盖)	0~4℃冷藏,避光。对于含氯等消毒剂的水样,每升水样加入 0.01~0.02g 抗坏血酸	24 小时
邻苯二甲酸酯类	G	0~4℃冷藏,避光。对于含氯等消毒剂的水样,每升水样加入 0.01~0.02g 抗坏血酸	24 小时
挥发性有机物	G	加入盐酸(HCl)($v:v$=1:1),调至 pH≤2,水样应充满容器至溢流并密封,0~4℃冷藏,避光。对于含氯等消毒剂的水样,每升水样加入 0.01~0.02g 抗坏血酸	12 小时
甲醛、乙醛、丙烯醛	G	每升水样加入 0.8ml 浓硫酸(H_2SO_4),0~4℃冷藏,避光	24 小时
放射性指标	P	加入硝酸(HNO_3),调至 pH<2	30 天
微生物(细菌类)	G(灭菌)	0~4℃冷藏,避光。对于含氯等消毒剂的水样,每升水样加入 0.8mg 硫代硫酸钠($Na_2S_2O_3 \cdot 5H_2O$)	8 小时
	P(市售无菌即用型)	0~4℃冷藏,避光	
贾第鞭毛虫和隐孢子虫	P	0~4℃冷藏,避光	72 小时

注:G 为洁净磨口硬质玻璃瓶;P 为洁净聚乙烯瓶、桶或袋;P(市售无菌即用型)中含有保存剂。

a 表示宜现场测定。

b 对于含余氯等消毒剂的水样,现场根据余氯含量确定加入抗坏血酸的量。余氯含量与加入抗坏血酸的量呈线性关系,当水样中余氯含量为 0.05mg/L 时,每升水样加入 1.6mg 抗坏血酸;余氯含量为 0.3mg/L 时,每升水样加入 3.0mg 抗坏血酸;余氯含量为 1.0mg/L 时,每升水样加入 6.0mg 抗坏血酸。

(七) 样品的管理和运输

1. 样品管理　除用于现场测试的样品外,其余水样都应运回实验室进行检验分析。在水样的运输和实验室管理过程中,应保证其性质稳定、完整,不受污染、损坏和丢失。

（1）现场测试样品:应详细记录现场检测结果,并妥善保管样品。

（2）实验室测试样品:应准确填写采样记录和标签,并将标签粘贴在采样容器上,注明水样编号、采样者、日期、时间及地点等相关信息。在采样时,还应记录所有野外调查及采样情况,包括采样目的、采样地点,样品种类、编号、数量,样品保存方法及采样时的气候条件等。

2. 样品运输　水样采集后应立即送回实验室检验分析。应根据采样点的地理位置和测定指标的最长可保存时间,选用适当的运输方式。在现场采样工作开始之前,应安排好运输工作,以防延误。样品装运前应逐一与样品登记表、样品标签和采样记录进行核对,核对无误后分类装箱。塑料容器要塞紧内塞,拧紧外盖,贴好密封带。玻璃瓶要塞紧磨口塞,并用细绳将瓶盖与瓶颈拴紧,或用封口胶(或石蜡)封口,但待测石油类的水样不能用石蜡封口。需要冷藏的样品(见表9-7),应配备专门的隔热容器,并放入制冷剂。冬季应采取保温措施,以防采样容器冻裂。样品在运输过程中应做好保护措施,防止样品因震动和/或碰撞而导致损失或污染。

(八) 实践案例

案例 9-4

某年 12 月 28 日上午,某市卫生健康委接到某小区居民反映,多数居民家中自来水出现异味,并有部分居民出现呕吐、腹泻等症状。市卫生健康委立即上报市政府,市政府随即组织开展调查,查找造成此事件的原因。

操作任务:如果由你来负责查明这起水污染事件,需要采集哪些环节的水样? 需要检测哪些指标? 如何采样?

【要点提示】

须同时采集水源水、出厂水和末梢水。检测指标包括臭味、水温、色度、浊度、氨氮、亚硝酸盐氮、硝酸盐氮、挥发酚、溶解氧、耗氧量、细菌总数、总大肠菌群等。根据不同的检测指标,选用相应的采样容器与保存剂。同一地点采样时,先以无菌操作方式采集用于微生物指标检测的水样,再采集其他检测指标的水样。另外,还需要考虑上述指标之外的可挥发性有机污染物的采样。臭味、水温、色度、浊度指标须现场检测,其余指标的检测须将样品冷藏运输至实验室,并尽快检测。

二、室内空气样品采集

(一)概述

本节主要介绍室内公共场所空气中化学性污染物和生物性污染物的采样方法。室内空气质量的限值主要参照《室内空气质量标准》(GB/T 18883—2022)和《环境空气质量标准》(GB 3095—2012)等。

(二)采样前准备

1. 制订采样计划 样品采集前,应详细制订采样计划,包括采样目的、采样方法、采样时间、采样地点、采样频率、采样数量、检测指标、质量控制方法等。

(1)确定采样方法:根据空气污染物在空气中存在的状态、浓度和分析方法的灵敏度,选择不同的空气采样方法。

1)直接采样法:包括注射器采样、采气袋采样、真空瓶采样等。若化学性污染物在空气中的浓度较高,或所用分析方法灵敏度较高,可采用直接采样法。

2)浓缩采样法:包括液体吸收法、固体吸附法、滤膜称重法等。若化学性污染物在空气中的浓度较低,常使用浓缩采样法。

3)撞击法或自然沉降法:通常用于生物性污染物的采集。

4)仪器直读法:CO 和 CO_2 可选择性吸收红外线,可用不分光红外线气体分析仪直接读数。光散射式粉尘颗粒物检测仪可直读粉尘浓度。

(2)确定采样仪器:用于采集空气中被测物质的仪器称为空气采样仪器,包括空气收集器和空气采样器等。空气采样器须与空气收集器配套使用。

1)空气收集器:用于收集空气中气体、蒸气和气溶胶状态被测物质的器具,包括大容量(100ml 或 50ml)医用气密性注射器、采气袋、液体吸收管、固体吸附管和滤膜采样夹等。常用的采气袋有聚氯乙烯袋、聚乙烯袋、聚四氟乙烯袋和铝箔复合膜采气袋等,容积为 1~5L,一般与二联球搭配使用,可采集不活泼的气体如 CO、CO_2 等。采气袋一般可以重复使用,须用纯净空气或高纯氮气进行清洗。常见的液体吸收管包括气泡吸收管、多孔玻板吸收管、冲击式吸收管。气泡吸收管适用于采集易被吸收液吸收的气态、蒸气态物质,如甲醛、NH_3 等。多孔玻板吸收管主要用于采集气态、蒸气态物质,如 SO_2、NO_2、O_3 等,也可采集雾态、气溶胶态物质。冲击式吸收管适宜采集气溶胶态物质。常用的固体吸附管包括活性炭管、硅胶管(可采集苯、甲苯、二甲苯、甲烷、环己烷、乙苯等毒物)、Tenax 采样管(主要用于采集挥发性有机化合物)。滤膜采样夹可用于采集空气中的悬浮微粒,常用的是过氯乙烯滤膜和玻璃纤维滤膜。

2)空气采样器:与空气收集器配套使用,能以一定的流量抽取空气样品的仪器。包括气体采样器、粉尘采样器、个体气体(粉尘)采样器、(个体)呼吸性粉尘采样器等。

(3)公共场所空气样品采集布点要求

1)采集化学污染物:参考《公共场所卫生检验方法 第 2 部分:化学污染物》(GB/T 18204.2—2014),详见表 9-8 和图 9-2。

2)采集空气微生物:参考《公共场所卫生检验方法 第 3 部分:空气微生物》(GB/T 18204.3—2013)。①撞击法,采样点距离地面高度 1.2~1.5m,距离墙壁不小于 1.0m,其余布点要求同化学污染

表9-8 公共场所空气样品采集布点要求

室内面积/m²	采样点数/个	采样点位置	采样点高度	备注
<50	1	室内中央	距离地面高度1.0~1.5m，距离墙壁不小于0.5m	应避开通风口、通风道等
50~200	2	室内对称点上		
>200	3~5	3个测点的可设置在室内对角线四等分的3个等分点上，5个测点的按梅花状布点（图9-2B），其他按均匀布点原则布置		

物采样；②自然沉降法，室内面积不足 50m² 的设置 3 个采样点，分布在室内对角线四等分的 3 个等分点上（图 9-2A）；50m² 以上的设置 5 个采样点，按梅花状布点（图 9-2B）；其余同撞击法。

（4）采样质量控制：设置现场空白平行样。现场空白平行样即将空气收集器带至采样点，除不连接空气采样器采集空气样品外，其余操作同样品采样，以此来考察和消除样品在采集、运输、保存和测定过程中可能存在的误差。每批次须至少制备 2 个样品空白，同一公共场所、同一待测物至少制备 2 个样品空白。每批样品中的平行样数量不得低于 10%，以检验采样和检测的精密度。

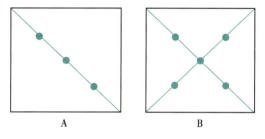

图9-2 室内测点位置分布

2. **采样前准备** 准备好空气采样器、收集器、温度计及气压表（均须经计量部门检定或校准，并在有效期内），以及其他采样配套用具（如样品标签、采样记录单、运输箱）等。

（三）现场采样

1. **直接采样法** 操作流程见图 9-3。

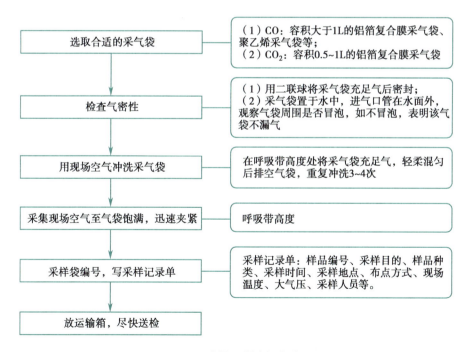

图9-3 直接采样法操作流程

2. 液体吸收法 操作流程见图 9-4。

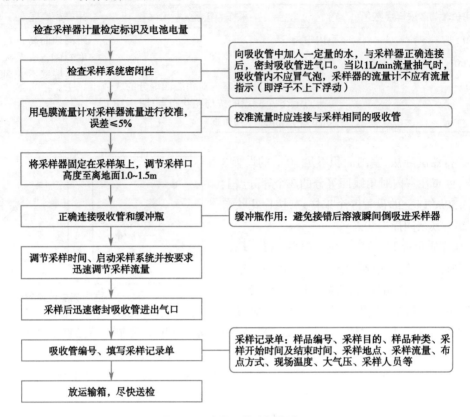

图 9-4 液体吸收法操作流程

3. 固体吸附法 操作流程图见图 9-5。常见空气污染物的参考采样流量与体积见表 9-9。

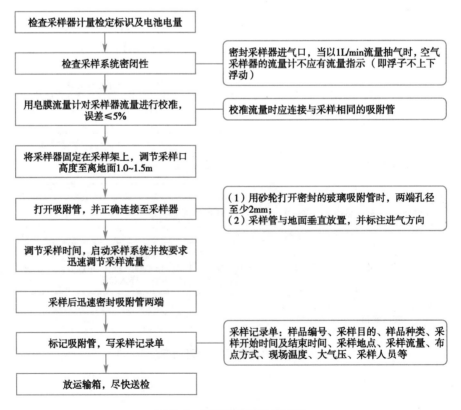

图 9-5 固体吸附法操作流程

表9-9　常见空气污染物的参考采样流量与体积

空气污染物	空气收集器	采样流量/（L/min）	采样体积/L
氨（NH_3）[a]	透明大型气泡吸收管	0.5	5
甲醛（HCHO）[a]	透明大型气泡吸收管	0.5	10
二氧化硫（SO_2）[b]	透明多孔玻板吸收管	0.5	15~30
二氧化氮（NO_2）[c]	棕色多孔玻板吸收管	0.4	5~25
臭氧（O_3）[a]	2支棕色多孔玻板吸收管串联	0.5	以0.3L/min流量采气5~20L。当第一支吸收管中的吸收液颜色明显减退时，立即停止采样。如不褪色，采气量应不小于20L
苯、甲苯、二甲苯 [a,d,e]	活性炭管	0.5	20
总挥发性有机物（TVOC）[d,f]	Tenax采样管	0.5	10

注：[a] 参考《公共场所卫生检验方法　第2部分：化学污染物》（GB/T 18204.2—2014）；
　　[b] 参考《居住区大气中二氧化硫卫生检验标准方法　甲醛溶液吸收-盐酸副玫瑰苯胺分光光度法》（GB/T 16128—1995）；
　　[c] 参考《居住区大气中二氧化氮检验标准方法　改进的Saltzman法》（GB/T 12372—1990）；
　　[d] 参考《室内空气质量标准》（GB/T 18883—2022）；
　　[e] 参考《居住区大气中苯、甲苯和二甲苯卫生检验标准方法　气相色谱法》（GB/T 11737—1989）；
　　[f] 参考《民用建筑工程室内环境污染控制标准》（GB 50325—2020）。

4. 滤膜称重法　操作流程见图9-6。

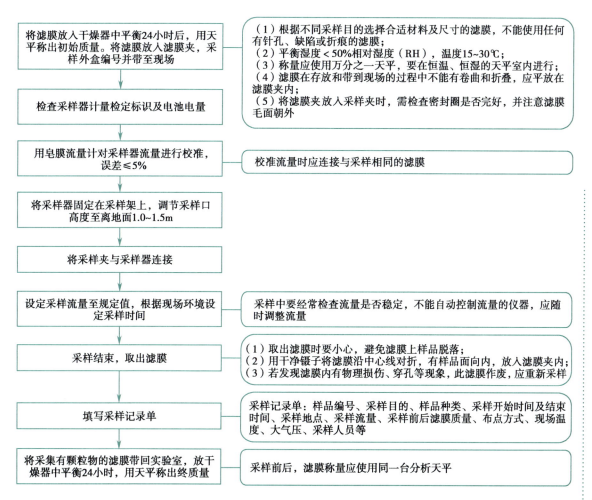

图9-6　滤膜称重法操作流程

5. 自然沉降法 操作流程见图9-7。

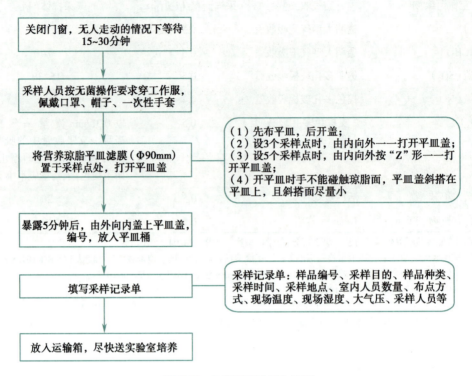

图9-7 自然沉降法操作流程

(四) 样品运输和保存

1. **气袋采集法** 采样后应当天测定,以防止采气袋对气体的吸附和解吸。

2. **液体吸收法** 采样后应将吸收管尽快密封并迅速移出采样点。运输过程中应避免吸收液溢洒或吸收管破裂。若气温较高,还需低温避光和冷藏运输,以防外界因素影响吸收液的稳定性。若当天不能分析,应在冰箱冷藏保存,并在 24 小时内分析。

3. **固体吸附管** 采样后应立即封闭采样管两端。若不能及时分析,活性炭管应放在干燥器中,5天内分析;Tenax 采样管可放在密封的金属或玻璃管中,14 天内分析。

4. **滤膜法采集颗粒物样品** 应在干燥器中平衡 24 小时后称重分析。

5. **自然沉降法采集微生物样本** 应冷藏运输,并在 4 小时内检测。

(五) 注意事项

1. 空气采样器、温湿度计、气压表等仪器须通过计量检定,若不在计量检定有效期内,须及时更换。

2. 采样前为仪器充满电,并串联与采样相同的收集器,用皂膜流量计对采样系统进行逐一校准。选择使用误差≤5% 的仪器。误差>5% 的采样器应暂停使用,须检查维修、排除故障,并重新经计量部门检定。

3. 现场采样除携带所需要数量的仪器外,每种型号须多带 1~2 台以防意外。

4. 固体吸附管采样前必须经过活化处理,处理后立即封闭两端备用。

5. 液体吸收法采样过程中,吸收液的损失不能超过 10%。若有少量吸收液损失,采样后应加以补充。

6. 由于同一个采样点采样持续时间不同,测出的浓度差别很大,可根据人体活动和暴露时间选择时间加权平均值。采样时间应涵盖通风最差时间段。对某室内空气进行一年时间内平均浓度的变化调查时,至少应采集 3 个月样品进行分析。

7. 采样应在受检单位/委托单位相关人员陪同下进行,并由采样人员、校对人员和受检单位/委托单位陪同人员逐页在采样记录单上共同签字确认。

(六)实践案例

 案例 9-5 ——————————————————

2001 年 10 月 N 市市民贾某请 N 市某装饰公司对自己的一间 60m² 的理发店进行装修,2002 年 1 月贾某开始营业,结果开业才 3 个月,贾某被查出患有再生障碍性贫血,并伴有流鼻血、咳嗽等症状。为了查明原因,及时采取正确的防治措施,N 市疾病预防控制中心对该起事件开展了调查。

操作任务:由你来负责这间理发店的现场采样与检测,怎样选择监测点? 需要检测哪些指标? 针对这些指标如何进行采样?

【要点提示】

1. **选择监测点**　根据要求合理布点。监测项目须包括:甲醛、苯、甲苯、二甲苯、TVOC。

2. **现场监测**　可用便携式气体分析仪直接读取并记录相应气体浓度值,也可采样后送实验室检测。

3. **样品采集**　甲醛采用液体吸收法,苯、甲苯、二甲苯、TVOC 采用固体吸附法。提前准备好大气采样器、采样架、缓冲瓶、装有吸收液的大型气泡吸收管(采甲醛用)、活性炭管(采苯系物用)、Tenax 采样管(采 TVOC 用)、流量校准计、温度计、气压表、运输箱、采样记录单、签字笔、标签纸等仪器和物品,并带至现场。大气采样器经气密性检查与流量校准后,正确连接液体吸收管或固体吸附管,并设置流量和时间。同时测定现场温度和气压。采样结束后密封吸收管或吸附管并标记,填写采样记录单,受检单位陪同人员签字。采样后尽快送检。

三、公共用品用具微生物样品采集

(一)概述

公共用品用具包括杯具,棉织品,洁具,鞋类,购物车(筐),美容、美发、美甲用品以及其他用品等 7 类。采集公共用品用具样品的目的在于全面掌握各类公共场所使用的公共用品中的微生物污染状况,有效预防疾病传播。主要检测指标涵盖细菌总数、真菌总数、大肠菌群、金黄色葡萄球菌、溶血性链球菌。检测结果将依据国家标准《公共场所卫生指标及限值要求》(GB 37488—2019)来判定公共用品用具的卫生状况是否达标。本节以《公共场所卫生检验方法　第 4 部分:公共用品用具微生物》(GB/T 18204.4—2013)为参照依据,着重介绍各类公共用品用具的无菌采样方法。

(二)采样前准备

须提前准备好相应的采样用具,具体包括内装 10ml 生理盐水的灭菌试管、灭菌干燥长棉拭子、5cm×5cm 规格的灭菌规格板、酒精灯、75% 酒精棉球、灭菌镊子、灭菌剪刀等。

(三)现场采样

按照规定,随机抽取投入使用的公共用品用具总数的 3%~5%,用于开展微生物采样工作。当某类公共用品用具投入使用的总数不足 30 件时,对此类物品的采样数量至少为 1 件。一般情况下,公共用品用具的采集方法为涂抹法。具体的采样流程详见图 9-8,常见公共用品用具微生物采样的部位与数量可参考表 9-10。

(四)样品运输与保存

样品应冷藏保存,存放在密封性能较好的器具中运输,4 小时内送实验室检测。

(五)注意事项

1. 采样时应注意无菌操作,如消毒后的手不得再拿取其他未经消毒的物品,采样后的棉拭子放

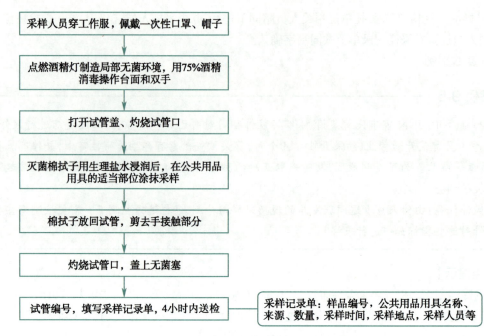

图 9-8 公共用品用具微生物采样操作流程

表 9-10 常见公共用品用具微生物采样的部位与数量

种类	名称	采样部位	每份采样数量
杯具	茶杯	口唇接触处内、外缘各涂抹 1 圈	1 份（共采 50cm² 面积）
棉织品	毛巾/枕巾/浴巾	对折后两面的中央各 25cm²（5cm×5cm）面积范围内均匀涂抹 5 次	2 份（每份采 25cm² 面积）
	床单/被单	颈部、脚部接触部位各 25cm²（5cm×5cm）面积范围内均匀涂抹 5 次	2 份（每份采 25cm² 面积）
	睡衣/睡裤	随机选择 2 个部位 25cm²（5cm×5cm）面积范围内均匀涂抹 5 次	2 份（每份采 25cm² 面积）
洁具	浴盆	盆内一侧内壁 1/2 高度及盆底中央各 25cm²（5cm×5cm）面积范围内均匀涂抹	2 份（每份采 25cm² 面积）
	脸盆/脚盆	盆内壁 1/2 高度，相对两侧壁各 25cm²（5cm×5cm）面积范围内均匀涂抹	2 份（每份采 25cm² 面积）
	坐便器	坐便圈前部弯曲处选择 2 个 25cm²（5cm×5cm）面积范围内均匀涂抹	2 份（每份采 25cm² 面积）
	按摩床（椅）	床（椅）面中部选择 2 个 25cm²（5cm×5cm）面积范围内均匀涂抹	2 份（每份采 25cm² 面积）
鞋类	拖鞋	每只鞋的鞋内与脚趾接触处 25cm²（5cm×5cm）面积范围内均匀涂抹 5 次	1 份（1 双拖鞋，共 50cm² 面积）
购物车（筐）	购物车（筐）	在车（筐）把手处选择 2 个 25cm²（5cm×5cm）面积范围内均匀涂抹	1 份（共采 50cm² 面积）
美容、美发、美甲用品	理发推子	推子前部上下均匀各涂抹 3 次	采样面积达 25cm² 为 1 份样品
	理发刀/剪	两个面各涂抹 1 次	采样面积达 25cm² 为 1 份样品
	美容、美甲用品	与人体接触处采样	采样面积达 25cm² 为 1 份样品
	修脚工具	与人体接触处采样	采样面积达 50cm² 为 1 份样品
其他用品	其他用品	在用品与人体接触处选择 2 个 25cm²（5cm×5cm）面积范围均匀涂抹	2 份（每份采 25cm² 面积）

注：参考《公共场所卫生检验方法 第 4 部分：公共用品用具微生物》（GB/T 18204.4—2013）。

入灭菌试管时不能触碰试管外壁等。

2. 使用后的口罩、棉拭子等耗材,应按照我国实验室生物安全管理制度相关要求,放入医疗垃圾袋中。

3. 采样记录表须采样人员、审核人、受检单位/委托单位陪同人签字。

（六）实践案例

 案例 9-6

　　某年 6 月,媒体曝光了 J 市多家酒店存在卫生乱象,具体表现为酒店保洁人员用浴巾擦洗马桶和杯子、不更换床单等行为。随后,"××酒店究竟有多脏"这一话题引发了舆论的广泛热议。J 市卫生监督部门高度重视媒体报道的相关内容,迅速安排监督人员前往现场开展监督检查、检测与采样工作。

　　操作任务:假设由你负责此次现场的检测与采样工作,你将从哪些方面入手? 需要检测哪些指标? 采集哪些样品? 又该如何开展相关的采样与检测操作?

【要点提示】

1. 在采样之前,应先进行现场调查,全面了解酒店的客房数量、各类公共用品投入使用的总数等详细信息,据此制订科学合理的采样与检测计划。

2. 现场可使用手持式微生物检测仪读取微生物检测数值,该数值能够初步反映出公共用品的洁净程度以及卫生状况。

3. 现场须抽取浴巾、床单、杯子、拖鞋、马桶、浴缸等物品作为样品,采用涂抹法进行采集,并确保在 4 小时内将所采集的样品送往检测机构进行检测。

四、土壤样品采集

（一）概述

通过对土壤进行采样,可以测定影响土壤环境质量因素的代表值,确定土壤的环境质量或污染程度及其变化趋势。为获取有代表性的土壤样品,必须根据《土壤环境质量　农用地土壤污染风险管控标准（试行）》（GB 15618—2018）和《土壤环境监测技术规范》（HJ/T 166—2004）中的原则和要求,进行布点和采集工作。

（二）采样前准备

1. 采样器具　包括工具类,如铁锹、铁铲、圆状取土钻、竹片等;器材类,如 GPS、罗盘、照相机、卷尺、铝盒、样品袋、样品箱等;文具类,如样品标签、采样记录表、铅笔、资料夹等。此外,还需准备安全防护用品以及采样用车辆等。

2. 采样点的布设　为确保采集的样品具有代表性,在进行采样布点之前,首先要对监测地点的自然条件（如地形地貌、气候条件等）、农业生产情况（如种植作物种类、施肥用药情况等）、土壤性状（如土壤质地、酸碱度等）、污染历史等进行详细调查,从而选择能够代表一定面积的地区或地块,并布置适量的采样点。例如,在受大气点污染源影响的地段,以污染源为中心,按照常年主导风向的下风向方位进行布点,在烟云落地区域应适当增加采样点的数量。在受污染水灌溉影响的区域,需要综合考虑水流途径和距离,同时选择对照地区布置采样点。为保证样品的代表性,同时降低监测费用,通常采取采集混合样的方案。混合样的采集主要有对角线法、梅花形法、棋盘式法、蛇形法,见图 9-9。

（1）对角线法（图 9-9A）:适用于面积小、地势平坦的污水灌溉或受污染河水灌溉的田块。

（2）梅花形法（图 9-9B）:适用于面积较小、地势平坦、土壤较均匀的田块。

（3）棋盘式法（图 9-9C）:适用于中等面积、地势平坦、地面完整但土壤较不均匀的田块,该法也适用于受固体废物污染的土壤。

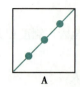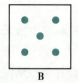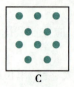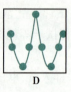

图 9-9 土壤样品的布点方法

（4）蛇形法（图 9-9D）：适用于面积较大、地势不平坦、土壤不均匀、采样点较多的田块。

3. 采样深度 采样深度根据监测目的而定。一般来说，进行农田土壤环境监测时，采集耕作层土样即可。若种植一般农作物，采样深度为 0~20cm；若种植果林类农作物，采样深度为 0~60cm。若需要了解土壤污染的深度，则应按照土壤剖面的层次进行采样。

4. 采样时间和频率 根据《土壤环境监测技术规范》（HJ/T 166—2004）的规定，对于一般土壤，应在农作物收获期采样测定，必测项目一年测定一次，其他项目每 3~5 年测定一次。

（三）现场采样

一般监测采集表层土，采样深度为 0~20cm。对于有特殊要求的监测，如土壤背景调查、环境影响评价、污染事故调查等，必要时可选择部分采样点采集剖面样品。现场采样分为单点采样和混合样品采样两种方式。

1. 单点采样 每个采样点取样 1kg，装入样品袋（通常由棉布缝制而成）。若样品较为潮湿，可在样品袋内衬塑料袋（用于无机化合物测定），或将样品置于玻璃瓶内（用于有机化合物测定）。采样结束后，须仔细逐项检查采样记录、样品标签和土壤样品，若发现有缺项或错误，应及时补齐和更正。随后，将底土和表土按照原层次回填到采样坑中，方可离开现场，并在采样示意图上准确标出采样地点，以避免下次在相同位置采集剖面样品。

2. 混合样品采样 将各分点采集的样品充分混匀后，采用四分法取 1kg 土样装入样品袋，并附上标签，多余部分则予以弃去。土壤样品标签样式和土壤现场记录表分别见表 9-11 和表 9-12。

（四）样品运输和保存

在采样现场，必须逐件与样品登记表、样品标签和采样记录进行核对，核对无误后分类装箱。运输过程中严防样品的损失、混淆和沾污。对光敏感的样品应有避光外包装。

（五）注意事项

1. 采样的同时填写土壤样品标签、采样记录、样品登记表。土壤样品标签一式两份，一份放入样品袋内，一份扎在袋口，标签上标注采样时间、地点、样品编号、监测项目、采样深度和经纬度。

2. 测定重金属样品，尽量用竹铲、竹片直接采集样品，或用铁铲、土钻挖掘后用竹片刮去与金属采样器接触的土壤部分，再用竹铲或竹片采集土样。

表 9-11 土壤样品标签样式

项目	内容
样品编号	
采样地点	东经　　　　北纬
采样层次	
特征描述	
采样深度	
监测项目	
采样日期	
采样人员	

表 9-12　土壤现场记录表

采样地点			东经		北纬	
样品编号			采样日期			
样品类别			采样人员			
采样层次			采样深度/cm			
样品描述	土壤颜色		植物根系			
	土壤质地		砂砾含量			
	土壤湿度		其他异物			
采样点示意图			自下而上植被描述			

第五节 ｜ 学校卫生监测

学校卫生监测包括学校食(炊)具消毒监测、生活饮用水监测、教室环境卫生监测、学校生活环境卫生监测和公共场所卫生监测等,本节主要介绍教室环境卫生监测和学校生活环境卫生监测。

一、教室环境卫生监测

根据学校教室设置情况进行抽样,按学校教室的结构、层次、朝向、单侧采光、双侧采光的不同类型确定监测教室数,抽取不少于 6 间有代表性的教室作为样本。监测评价指标包括:教室人均面积、课桌椅、黑板、教室采光、教室照明、教室微小气候、噪声等。

(一)教室人均面积

在踢脚板上方选定位置,使用测量尺进行教室的长和宽的测量,二者相乘即为教室面积。在抽样教室中测量教室面积及学生人数,按照公式 9-8 计算各教室的人均面积:

$$S_1 = \frac{S_2}{a}$$　　　　　　　　　　　　（公式 9-8）

式中:

S_1 ——人均面积,m^2。

S_2 ——被测教室面积,m^2。

a ——该教室学生人数。

根据《中小学校设计规范》(GB 50099—2011)规定判断中小学教室人均面积是否符合要求。

(二)课桌椅

桌面高是指桌面近胸缘距离地面的高度,座面高是指椅前缘最高点距离地面的高度。适宜的座面高应与小腿高相适应,等于腓骨头点高或再低 1cm(穿鞋时),使腘窝下无明显压力。桌椅高差指桌面高与座面高之差。在课桌与课椅的配合程度上,桌椅高差是最重要因素,对学生就座姿势的影响最大。目前我国以 1/3 坐高作为确定桌椅高差的依据,即对于学龄儿童来说,适宜的桌椅高差应为其坐高的 1/3,而青少年应在此基础上提高 1~2.5cm。对个体儿童,适宜的桌椅高差可用公式 9-9 求得:

$$D = 0.408 \times h - 4.5$$　　　　　　　　　　（公式 9-9）

式中:

D ——桌椅高差,cm。

NOTES

157

h——坐高,cm。

《学校课桌椅功能尺寸及技术要求》(GB/T 3976—2014)规定了中小学校、托幼机构课桌椅的大小型号、功能尺寸、分配使用原则及其他卫生要求,将中小学课桌椅分为11种型号(表9-13)。

表9-13 中小学校课桌椅尺寸及技术要求表   单位:cm

型号	标准身高	学生身高范围	桌面高	桌下净空高	座面高	座面有效深度	座面宽	靠背上缘距座面高	颜色标志
0号	187.5	≥180	79	≥66	46	40	≥38	35	浅蓝
1号	180.0	173~187	76	≥63	44	38	≥36	34	蓝
2号	172.5	165~179	73	≥60	42	38	≥36	33	浅绿
3号	165.0	158~172	70	≥57	40	38	≥36	32	绿
4号	157.5	150~164	67	≥55	38	34	≥32	31	浅红
5号	150.0	143~157	64	≥52	36	34	≥32	29	红
6号	142.5	135~149	61	≥49	34	34	≥32	28	浅黄
7号	135.0	128~142	58	≥46	32	29	≥28	27	黄
8号	127.5	120~134	55	≥43	30	29	≥28	26	浅紫
9号	120.0	113~127	52	≥40	29	29	≥27	24	紫
10号	112.5	≤119	49	≥37	27	26	≥27	23	浅橙

在抽样教室中,采用测量尺测量教室内在座学生身高及相应课桌椅高度,按照以上规定的课桌椅各型号的身高范围进行评价。计算如公式9-10、公式9-11。

$$M=\frac{c}{b}\times100\%$$ (公式9-10)

式中:

M——课桌椅分配符合率。

c——课桌椅合格人数。

b——全班(校)人数。

$$N=\frac{d}{e}\times100\%$$ (公式9-11)

式中:

N——课桌椅高差合格率。

d——课桌椅高差合格人数。

e——全班(校)人数。

(三)黑板

使用测量尺测量黑板的高度、宽度以及黑板下缘与讲台地面的垂直距离。采用照度计测量黑板面的反射比(X_1)。测量方法为:将黑板垂直分成四等份,取三条等分线的中点作为测定点,以这三个测定点反射比的平均值作为代表值。测量时,先将照度计探头背向光线,使光敏面向内对着该测量点,逐渐平移离开,待读数较稳定时,读出墙壁反射光线的照度($E_{反射}$);然后将探头贴在该测量点上,使光敏面朝光线,测得墙表面入射光线的照度($E_{入射}$)。根据$E_{反射}$与$E_{入射}$的百分比计算黑板反射比(X_1)。采光测量参照《采光测量方法》(GB/T 5699—2017),按《中小学校教室采光和照明卫生标准》(GB 7793—2010)的有关规定进行评价。

(四) 教室采光

教室自然采光是指照明所使用的光源来自大自然(如太阳),而非人工的电灯等照明设备。学校教室的朝向宜按各地区的地理和气候条件决定,不宜采用东西朝向,宜采用南北朝向的双侧采光。教室采用单侧采光时,光线应自学生座位的左侧射入。若为南外廊北教室布局,应以北向窗为主要采光面。

按照《中小学校教室采光和照明卫生标准》(GB 7793—2010)规定,评价教室采光的指标有窗地面积比、采光系数、反射比等。

1. 窗地面积比　使用测量尺测量教室采光窗洞口总面积与教室地板面积。计算教室窗洞口总面积为 1,求出其与地板面积的比例,该比例不应低于 1∶5。

2. 采光系数　选择室内具有代表性的区域,可采用矩形网格等间距布点,测得的数值为室内照度($E_{室内}$)。选择周围无遮挡的室外空地或建筑物的屋顶,测定室外照度($E_{室外}$)。$E_{室内}/E_{室外}$即为采光系数。III类光气候区教室课桌面上的采光系数最低值不应低于 2%,其他光气候区的采光系数应乘以相应的光气候系数。

3. 反射比　教室内各表面应采用高亮度低彩度的装修材料,以提高反射系数,前墙颜色可比侧墙稍暗些。根据《采光测量方法》(GB/T 5699—2017),用亮度计和标准白板测量室内表面反射比,或用照度计测量室内表面反射比。每个被测表面宜均匀选取 3~5 个测点,然后求其算术平均值,作为该被测面的反射比。

(五) 教室照明

人工照明是指为创造夜间建筑物内外不同场所的光照环境,补充白昼因时间、气候、地点不同造成的采光不足,以满足工作、学习和生活需求而采取的人为措施。《中小学校教室采光和照明卫生标准》(GB 7793—2010)规定,凡教室均应装设人工照明,并对教室课桌面和黑板的照度和照度均匀度做了规定。

教室照明的测量方法按《照明测量方法》(GB/T 5700—2023)执行。室内照明照度和光谱辐照度的测量应根据设计要求选择典型测点,或按照测量网格进行测量。桌面最大照度测点间距为 2m×2m,地面最大照度测点间距为 4m×4m,教室黑板(垂直面)最大照度测点间距为 0.5m×0.5m。测量时应记录环境温度和仪器状态。

(六) 教室微小气候

按照《公共场所卫生检验方法　第 1 部分:物理因素》(GB/T 18204.1—2013)规定的方法对抽样教室中的温度、相对湿度、风速、新风量等微小气候进行测定。对于采暖地区中小学校冬季采暖教室,按照《中小学校采暖教室微小气候卫生要求》(GB/T 17225—2017)对测定结果进行评价。

(七) 噪声

按照《公共场所卫生检验方法　第 1 部分:物理因素》(GB/T 18204.1—2013)执行。按照《学校卫生综合评价》(GB/T 18205—2012)的规定评价。在抽样教室内使用数字声级计法进行噪声测量。数字声级计通常利用电容式声电换能器,将被测的声音信号转变为电信号,经内部一定处理后成为声级。使用声级计在规定时间内测量一定数量的室内环境 A 计权声级,经过计算得出等效 A 声级(L_{Aeq}),即为室内噪声值。测量前使用校准器对声级计进行校准。测量时声级计可以手持也可以固定在三脚架上,并尽可能减少声波反射影响。

对于稳态噪声,用声级计快挡读取 1 分钟指示值或平均值,对于脉冲噪声读取峰值和脉冲保持值。对于周期性噪声,用声级计慢挡每隔 5 秒读取一个瞬时 A 声级,测量一个周期。对于非周期非稳态噪声,用声级计慢挡每隔 5 秒读取一个瞬时 A 声级,连续读取若干数据。

二、学校生活环境卫生监测

(一) 卫生间

按照《中小学校设计规范》(GB 50099—2011)有关规定,教学用建筑每层均应分设男、女学生卫

159

生间及男、女教师卫生间。学校食堂宜设工作人员专用卫生间。当教学用建筑中每层学生少于3个班时,男、女学生卫生间可隔层设置。

在中小学校内,当体育场地中心与最近卫生间的距离超过90m时,可设室外厕所。所建室外厕所的服务人数可依学生总人数的15%计算。

学生卫生间洁具的数量应按下列规定计算。

1. 男生应至少为每40人设1个大便器或1.2m长大便槽;每20人设1个小便斗或0.6m长小便槽;女生应至少为每13人设1个大便器或1.20m长大便槽。

2. 每40~45人设1个洗手盆或0.60m长盥洗槽。

3. 卫生间内或卫生间附近应设污水池。

中小学校的卫生间应设前室。男、女学生卫生间不得共用一个前室。学生卫生间应具有天然采光、自然通风的条件,并应安置排气管道。

(二)学生宿舍

按照《学校卫生综合评价》(GB/T 18205—2012)和《学生宿舍卫生要求及管理规范》(GB 31177—2014)的要求,以每栋学生宿舍为单位,根据宿舍的面积、层次、朝向等,抽取不同类型的宿舍,评价宿舍选址、布局、面积、容纳人数和卫生状况等。每栋宿舍抽取的寝室不少于3间。宿舍不得设在地下室或半地下室。人均居室内面积不宜小于3.00m²/人。学生宿舍应保证学生一人一床。学生使用的床铺应牢固结实,高架床和双层床的上床应设置防跌落板(或杆),防跌落板(或杆)的高度不应低于0.25m,长度不应小于床体长度的2/3。宿舍内的基本设施、室内空气质量等应符合卫生要求及管理规范。

第六节 | 环境辐射监测

环境辐射是指存在于自然环境和人工环境中的各种电离辐射和非电离辐射的总称。根据联合国原子辐射影响问题科学委员会(United Nations Scientific Committee on the Effects of Atomic Radiation,UNSCEAR)的研究,人类居住环境的典型辐射水平主要由天然辐射源构成,主要包括地表γ辐射和宇宙射线贡献的外照射。2024年UNSCEAR会议通过了《电离辐射公众照射评价》报告,更新了全球天然辐射源的年有效剂量评估值(从2.4mSv升至3.0mSv)。

放射性污染是指由于人类活动造成物料、人体、场所、环境介质表面或者内部出现超过国家标准的放射性物质或者射线。根据《中华人民共和国放射性污染防治法》,我国建立了放射性污染监测制度,明确要求对陆地γ辐射、宇宙射线等环境外照射进行系统性监测。本节重点介绍空气、水源、土壤和粮食、蔬菜的辐射污染监测。

一、空气辐射污染的监测

在空气辐射污染监测中,有定期流动监测和连续监测两种方式。定期流动监测是指在人的呼吸带位置采样分析,能较好地反映个体在某一指定时间内、由呼吸道摄入放射性物质的量。通常以空气测量结果的10倍评估工作人员的实际吸入量。连续监测通常指对被监测区合理布置空气采样点进行连续采样。

(一)放射性气溶胶的监测

空气中放射性气溶胶的本底主要来自氡(^{222}Rn)、钍(^{220}Rn)射气的衰变子体,它们都具有α放射性或β放射性。近地面空气中存在的人工放射性物质的浓度约为$3.7×10^{-3}$Bq/L。

1. 采样 气溶胶监测通常采取过滤采样,即通过稳定速度的抽吸使空气流过空气采样器,放射性气溶胶被吸附到滤膜上,监测滤膜样品的总α放射性或β放射性活度,计算空气中的总放射性活度。

根据监测类型分为环境空气采样、工作场所空气采样和个人空气采样。《空气中放射性核素的γ

能谱分析方法》(WS/T 184—2017)规定,环境空气采样主要用于环境空气辐射水平的监测和控制。采样点应选择在周围没有树木和建筑物遮挡的开阔地,或在没有高大建筑物影响的建筑物无遮盖平台上,距周围房屋建筑不小于20m,取样器过滤头应高于地面1m,过滤头不应迎风放置。事故空气污染监测时,要特别注意采样的时效性和地理分布情况。工作场所空气采样主要用于工作场所空气辐射水平的监测。采样点应设置在可能发生空气放射性污染的关键位置,通常采用固定点采样,其采样高度距地面1.5m。对放射性工作场所作业人员吸入工作场所中放射性污染空气进行监测时,宜采用个人空气采样。将个人空气采样器佩戴在呼吸带相应的人体部位进行采样,采样速率应与人体呼吸频率近似,佩戴时间取决于污染核素的类型、空气中的放射性核素活度以及检测方法的检测限值等。

2. 测量　一般进行总α放射性、总β放射性、总γ放射性测量,或用α、β、γ能谱测量来分辨组成成分。在用过滤法测量时,被吸附在滤料上的放射性物质主要有两个来源:一是空气中天然放射性本底;二是人工放射性物质贡献。对于空气污染的监测,必须扣除本底。因此样品的测量应分三步。

(1) 取样后立即测量,其结果包含氡、钍射气的本底。

(2) 4小时后进行第2次测量,其结果仅包含钍射气的本底,因为氡(^{222}Rn)的子体放射性活度约为$1.85 \times 10^{-7} \sim 3.7 \times 10^{-7}$Bq/L,约经5个半衰期后,其量甚微。

(3) 第4天后进行第3次测量,所得结果为人工放射性污染的水平。根据测量结果,计算空气中的总α放射性或β放射性的活度。

(二) 放射性气体的监测

惰性气体^{41}Ar、^{85}Kr、^{138}Xe等是放射性气体;氡、钍射气本身也可作为放射性气体进行测量。

对放射性气体的测量一般采用直接测量法,或将气体样品直接引入电离室或闪烁室中进行测量,或将薄壁G-M管等浸入样品中进行测量。

二、水源辐射污染的监测

放射性废物的直接排放或者通过降雨、水系的汇集等转移,会造成水源的放射性污染。因此无论在平时还是战时,对水源污染的监测均为环境辐射监测的重要内容。

1. 采样　根据监测目的制订采样方案,确定采样点。对于水深不足2m的水源,可只取表面水样;对较深的水源应不同深度分层取样;对表面积较大的水源应布点取样。每个样品的采样量一般为1~10L即可。当水样中的放射性核素活度浓度大于1Bq/L时,可以直接量取体积大于400ml的样品于测量容器内,密封待测,否则应进行必要的预处理。

2. 制样　对采集的样品进行处理,制成统一的式样,称为制样。制样的方法由测量目的、设备和条件,样品本身放射性活度浓度的高低等因素来决定。

除了对水中氚的测量,即用蒸馏和电解的方法纯化、浓缩,最后直接用液体闪烁计数器测量,或转化为气体用内充气正比计数管/电离室测量,一般用水中的干渣来测量。按照采样要求,采集足量的水样,先经沉淀、过滤等方法除去水中的悬浮物、有机物等杂质,然后量取一定体积或重量的水样,加热蒸发至饱和溶液,移至样品盘内烘干、称重,均匀地铺入样品盘内,待测。为了减少放射源的自吸收,样品制成后应置于干燥器内存放。为减少放射性物质在制样过程中的损失,可使溶液呈酸性,且应尽量减少转移次数。

3. 测量　对干涸的残渣样品α放射性或β放射性测量,一般采用低本底α、β测量装置进行。

三、土壤辐射污染的监测

1. 制样　剔除杂草、碎石等异物的土壤样品经100℃烘干至恒重,压碎过筛(40~60目),称重后装入与刻度γ能谱仪的体标准源一致的样品盒中,密封、放置3~4周后测量。

2. 测量　测量容器应选用天然放射性核素含量低、无人工放射性污染的材料来制成,如丙烯腈-苯乙烯-丁二烯共聚物(ABS)树脂或聚乙烯。对于土壤样品一般采用γ能谱仪进行监测。

针对人工污染来源导致的土壤辐射污染,监测方法须结合污染特征、核素类型及环境条件,采用多技术手段协同监测。

四、粮食、蔬菜样品辐射污染的监测

粮食、蔬菜样品受放射性污染后,其中的放射性核素会通过食物链进入人体,成为内照射源。污染可分为两种情况:一种是食用前直接受污染的粮食、蔬菜;另一种是生长过程中受到污染的粮食、蔬菜。按照相关标准规定的方法,将粮食、蔬菜样品制备成合适的样品用于 γ 谱分析。

(一) 粮食的放射性污染监测

1. 采样　对于生长过程中受污染的粮食,主要采集种子,一般采集 100~500g 样品,装入已称重的纸袋内。对于堆放的污染粮食,应适当分层采样,分别存放。

2. 制样　制样过程必须注意不能使放射性物质丢失和污染其他用品。对于污染程度较重的样品,可以直接铺样测量,称为鲜样法。污染程度较低的样品,必须将其灰化、浓集后再铺样测量,称为灰化法。灰化法比鲜样法的测量灵敏度高 3~5 个数量级。

3. 测量　用灰化法制成的薄层样品,测出的净计数率按水样残渣的处理方法,略加变换,则可计算出样品的放射性比活度,从而评价污染程度。

(二) 蔬菜的放射性污染监测

蔬菜受污染的情况有一定的不均匀性。这不仅与所处几何位置有关,也与蔬菜的根、茎、叶等在空气中裸露情况以及对放射性核素积贮能力有关。

1. 采样　菜窖内贮存的菜或在地里生长着的蔬菜,应在不同方位上,选择若干样品存留用于测量分析。对于长期的环境监测,应做到定点、定时(或季节)和对品种已确定的蔬菜样品进行采样。蔬菜采样时应选择盛产季节,并整棵采集,样品量不少于 1kg。新鲜蔬菜采集后,装入洁净的样品袋内,扎紧,防止脱水。

2. 制样　若进行鲜样法测量,可不必进行特殊制样。若用灰化法,则为了了解食用后对人体的影响,先将蔬菜表面洗净,称重后除去非食用部分,再将蔬菜按植物器官分类,分别烘干、灰化。

3. 测量　方法同粮食样品的测量。监测结果应给出蔬菜样品各部分的放射性活度、浓度等内容。

本节主要对常规监测流程和方法进行了介绍,在发生核事故等应急监测场景下,还须兼顾时效性、准确性和安全性。

第七节 ｜ 现场测定

现场测定是指利用相关标准中允许使用的快速检测设备,对目标物在现场进行检测并获得结果的方法,常用于公共场所、生活及职业环境的物理及部分化学因素的检测,其特点是仪器灵敏度高,检测时间短,检测设备便于携带到现场。在突发公共卫生事件调查处理中,利用现场检测设备直接测定有害因素,有助于在短时间内掌握有害因素的浓度或强度,以及分布范围。

现场检测的注意事项包括:①所用的仪器设备应符合国家标准、地方标准或行业标准;②仪器设备应进行日常维护,定期进行检定或校准,修理后的仪器应重新进行检定;③每次连续检测前应对仪器设备进行常规检查;④认真填写检测记录单,内容包括被检测单位、检测时间、检测地点,检测仪器设备的型号、检测项目及数值,气象条件,检测人员信息等。

一、气象条件

气象条件,也称作微小气候。环境现场检测中主要包括温度、相对湿度、风速、大气压等气象条件。室内空气温度、相对湿度和风速的测点数量与位置同公共场所空气样品采集布点要求。室内空气温度测点应距离热源≥0.5m。

1. **温度和相对湿度**　使用数显式温度计测定室内空气温度,用数显式湿度计测定室内相对湿度,待显示器的读数稳定后即可读出数值。连续记录 3 次数据,计算平均值作为该采样点的室内测定值。

2. **风速**　使用指针式热电风速计时,按使用说明书调整仪表的零点和满度,待仪器示值稳定后直接读出数值。

3. **大气压**　将空盒气压表水平放置在待测位置,先读气压表上的温度,精确到 0.1℃。再用手指轻敲盒面外壳(消除表内机械摩擦),待指针摆动静止后读出数值。视线须与刻度表盘垂直,读取指针尖端所示数值,精确到 0.1hPa。

二、噪声

(一) 布点要求

对于噪声源在公共场所外的,按风速布点要求设置测点;对于噪声源在公共场所内的,在噪声源中心至对侧墙壁中心的直线四等分的 3 个等分点上设置测点。测点距地面高度 1~1.5m,距墙壁和其他主要反射面不小于 1m。

(二) 测定方法

测量时,数字声级计可以手持也可以固定在三脚架上,并尽可能减少声波反射影响。现场噪声测定前,还应测量环境风速。若风速超过 5m/s,须戴防风罩。将传声器指向声源方向,测定环境噪声。根据被测噪声大小设置量程为低量程(L)或高量程(H);若 "OVER" 指示灯亮表示超过测量范围,需将量程开关设置于 "H" 挡;若 "LOW" 指示灯亮表示欠量程,需将量程开关设置于 "L" 挡;按 "HOLD KEY" 进入保持测量,可保持当前最大瞬时声级,不需要保持时,可按下保持键恢复自动测量。测量结束后,关闭仪器并放入仪器盒中。

不同类型的噪声采用不同的测定方法及结果计算方法。一个区域内的环境噪声测定结果以该区域内各测点等效 A 声级的算术平均值表示。

1. **稳态噪声**　用声级计快挡读取 1 分钟的 L_{Aeq}。

2. **脉冲噪声**　读取峰值 L_{max}。

3. **周期性噪声**　用声级计慢挡每隔 5 秒读取一个瞬时 A 声级,测量一个周期,再用公式计算 L_{Aeq}。也可用声级计慢挡直接读取 1 个周期时长的 L_{Aeq}。

4. **非周期非稳态噪声**　用声级计慢挡每隔 5 秒读取一个瞬时 A 声级,连续读取若干数据,再用公式计算 L_{Aeq}。也可用声级计慢挡直接读取有代表性时段(不少于 20 分钟)的 L_{Aeq}。用公式计算 L_{Aeq} 方法如下:

$$L_{Aeq}=10\lg\left(\sum_{i=1}^{n}10^{0.1L_{Ai}}\right)-10\lg n \qquad\text{(公式 9-12)}$$

式中:

L_{Aeq}——室内环境噪声等效 A 声级,dB。

n——在规定时间(t)内测量数据的总数,个。

L_{Ai}——第 i 次测量的 A 声级,dB。

(三) 实践案例

 案例 9-7

有居民多次投诉,称小区附近的在建楼盘在地基打桩阶段昼夜连续施工,产生的噪声很大,严重影响了他们的日常生活,尤其是在夜间,影响更为明显。经了解,该在建楼盘周边有 3 个小区,环保部门决定对该在建楼盘附近的这 3 个小区的噪声强度进行现场测定。

操作任务:如果由你来负责这项工作,你将如何布点? 如何选择检测时间?

【要点提示】

对居民楼附近进行现场调查,分别在 3 个小区距离工地最近和最远的居民楼里,选择不同楼层的居民家进行布点(主要是卧室),于晚上 10 点后测量噪声强度。地基打桩属于周期性噪声,用声级计慢挡每隔 5 秒读取一个瞬时 A 声级,测量一个周期。按照《声环境质量标准》(GB 3096—2008),居民区属于 1 类声环境功能区,夜间噪声限值为 45dB(A)。

三、照度和采光系数

(一) 照度

1. 布点原则和方法 遵循均匀分布、兼顾重要区域和避免检测死角的原则布设检测点。首先,根据室内环境面积和重要程度,确定需要进行照度检测的区域。其次,在确定好的区域内,用中心布点法或四角布点法设置检测点。通常每隔 5m 至 10m 设置一个检测点,并根据重要区域的实际情况进行适当调整。中心布点法一般是将照度测量的区域划分成矩形网格(宜为正方形),在矩形网格中心点测量照度。四角布点法是将照度测量区域划分成矩形网格(宜为正方形),在矩形网格 4 个角点上测量照度。以上两种布点法均适用于水平照度和垂直照度的测量,垂直照度应标明照度测量面的光线方向。

测量整体照明时,测点距地面高度 1~1.5m。在特殊需要的局部照明情况下,可测量其中有代表性的一点。如果是局部照明和整体照明兼用的情况下,应根据实际情况合理选择整体照明的灯光关闭还是开启,并在测定结果中注明。

2. 测量方法 照度计应放置在测量区域中心,避免直接光源干扰,确保感光面与光源方向垂直。按要求对仪器进行使用前校准,检查零点后,将受光器水平放置于待测光源下,打开受光器盖,按"RANGE"键选择合适量程,读取照度。如屏幕左侧最高位数显示"1",表示超过量程,应立即选择较高挡位。一个区域的平均照度以该区域内各测点测量值的算术平均值给出。

3. 注意事项 测量人员所处的位置和服装不应对测量结果造成影响。白炽灯应提前 5 分钟开启,气体放电灯提前 30 分钟开启。

(二) 采光系数

采光系数也称为日光系数(daylight factor,DF),表明室内某一点的自然光与室外日光之间的百分比关系。根据建筑物的使用功能不同,DF 标准值也不同。对于工作场所来说,DF 在 5%~10% 之间比较理想。

用直尺逐一测量室内每个窗户的长度、宽度(包括窗框在内)并记录。用直尺测量地面的长度、宽度(包括物品所占面积)并记录。按以下公式计算采光系数:

$$K = \frac{0.8 \times \sum_{i=1}^{n} (a_i \times b_i)}{A \times B}$$

(公式 9-13)

式中:

K —— 采光系数。

0.8 —— 玻璃面积与窗面积的比值。

n —— 室内窗户总数,个。

a_i —— 第 i 个窗户的长度,m。

b_i —— 第 i 个窗户的宽度,m。

A —— 室内地面的长度,m。

B —— 室内地面的宽度,m。

（三）实践案例

 案例 9-8

　　有家长向卫生监督部门投诉,某小学的教室照明条件差,影响了孩子视力。该教室装有 3 组(每组 2 根)日光灯,其中黑板处装了 1 组日光灯,最近有段时间 3 组中只有 1 根日光灯是亮的,学校没有及时更换。

　　操作任务:若由你负责这项检测工作,你将怎么做?

【要点提示】

　　先进行现场调查,确定该教室采用整体照明加黑板局部照明,根据教室面积确定检测点。将日光灯开启 30 分钟后测定照度。按照《中小学校教室采光和照明卫生标准》(GB 7793—2010),教室课桌面上的维持平均照度不应低于 300lx。教室黑板设置局部照明灯,其维持平均照度不应低于 500lx。

四、紫外线杀菌灯辐照强度

　　紫外线指波长范围在 100~400nm 的电磁波,具有杀菌作用,其中 253.7nm 紫外线的灭菌效果最佳。由于紫外线灯的辐照强度会随着使用时间延长而逐渐衰减,因此需要定期对紫外线灯的辐照强度进行监测。《医疗机构消毒技术规范》(WS/T 367—2012)规定,紫外线灯辐照杀菌强度值在灯管下方垂直 1m 的中心处低于 $70\mu W/cm^2$ 时需要更换。

（一）测量方法

　　按要求对紫外线辐照计进行期间核查和使用前校准后,将挂钩米尺挂在紫外线灯上,确保紫外线辐照计探头距待测紫外线灯管表面正中法线 1m。选择 UV-254 探头,打开探头盖,将探头水平放置于挂钩米尺下部的托盘或卡扣内,将探头的插头连接到仪器顶部的插孔内。开机,按上、下键选择 "UV-254" 测量波段,读取数值,填写现场检测记录单。

　　紫外辐射值=屏幕数值×倍率(单位:$\mu W/cm^2$)。

（二）注意事项

1. 测量者需做好个人防护。
2. 紫外线灯表面应清洁无尘,若表面有油污或灰尘,需用酒精棉球擦拭后检测。
3. 新紫外线灯管检测需预热 20 分钟后测定;使用中紫外线灯测定需预热 5 分钟后进行检测。

（三）实践案例

 案例 9-9

　　某初级中学某班的 38 位同学,经历某次晚自习后,陆续有 12 位同学被诊断为急性电光性眼炎。其中,10 例患者在 24 小时内痊愈,2 例患者在 36 小时内痊愈。现场调查和模拟检测显示,该教室安装了 6 组紫外线消毒灯,紫外线照射强度在 90~120$\mu W/cm^2$ 之间,符合相关标准。

　　思考问题:应如何避免此类事件再次发生?

【要点提示】

1. 加强宣传教育,防止误用和误开紫外线灯　普及紫外线辐射的危害,以及如何正确使用室内紫外线消毒设备。
2. 注意紫外线消毒设备的正确合理安装　确保安装位置、角度等符合规范,避免不必要的照射。
3. 紫外线消毒设备专人专管　明确专人负责设备的开启、关闭和日常管理,防止非专业人员随意操作。
4. 加强卫生监督　相关部门应定期对学校等场所的紫外线消毒设备使用情况进行检查和监督。

 NOTES

5. 注意紫外线灯的日常维护,防止因灯管破损导致的伤害 定期检查灯管状况,及时更换老化、破损的灯管。

五、新风量

新风量是单位时间内进入室内的室外空气总量。新风量直接影响到空气流通、室内空气污染的程度,是衡量室内空气质量的一个重要标准。按照《公共场所集中空调通风系统卫生规范》(WS 10013—2023)和《公共场所卫生检验方法 第 1 部分:物理因素》(GB/T 18204.1—2013)的要求检测新风量。

(一)测点位置和数量

检测点所在的断面应选在气流平稳的直管段,避开弯头和断面急剧变化的部位。对于圆形风管,则将风管分成适当数量的等面积同心环,测点选在各环面积中心线与垂直的两条直径线的交点上,圆形风管测点数见表 9-14。直径小于 0.3m、流速分布比较均匀的风管,可取风管中心一点作为测点。气流分布对称且比较均匀的风管,可只取一个方向的测点进行检测。

表 9-14 圆形风管测点数

风管直径/m	环数/个	测点数(两个方向合计)/个
<0.3	—	1(风管中心一点)
0.3~1	1~2	4~8
>1~2	2~3	8~12
>2~3	3~4	12~16

针对矩形风管,需先测量风管检测断面面积,再将风管断面分成适当数量的等面积矩形(建议为正方形),各矩形中心即为测点。矩形风管测点数见表 9-15。

表 9-15 矩形风管测点数

风管断面面积/m²	等面积矩形数/个	测点数/个
≤1	2×2	4
>1~4	3×3	9
>4~9	3×4	12
>9~16	4×4	16

注:参考《公共场所卫生检验方法 第 1 部分:物理因素》(GB/T 18204.1—2013)。

(二)测量方法

1. 皮托管法

(1)检查微压计显示是否正常,微压计与皮托管连接处是否漏气。

(2)将皮托管全压出口与微压计正压端连接,静压管出口与微压计负压端连接。将皮托管插入风管内,在各测点上使皮托管的全压测孔对着气流方向,偏差不应超过 10°,测量出各点动压(P_d)。重复测量一次,取算术平均值。

(3)将玻璃液体温度计或电阻温度计插入风管中心点处,封闭测孔,待温度稳定后读数,测量出新风温度(t)。

(4)调查机械通风服务区域内设计人流量和实际最大人流量。

皮托管法测量新风管风速范围为 2~30m/s,新风量的计算公式如下:

$$Q = \frac{\sum_{i=1}^{n}\left(3\,600 \times S \times 0.076 \times K_P \times \sqrt{273+t} \times \overline{\sqrt{P_d}}\right)}{P}$$

(公式 9-14)

式中：

Q——新风量，$m^3/(人\cdot h)$。

n——一个机械通风系统内新风管的数量。

S——新风管测量断面面积，m^2。

K_P——皮托管系数。

t——新风温度，$℃$。

P_d——新风动压值，Pa。

P——服务区人数，取设计人流量与实际最大人流量 2 个数中的高值，人。

2. 风速计法

（1）按照热电风速仪使用说明书调整仪器。

（2）将热电风速仪放入新风管内测量各测点风速，以全部测点风速算术平均值作为平均风速。

（3）将玻璃液体温度计或电阻温度计插入风管中心点处，封闭测孔，待温度稳定后读数，测量出新风温度（t）。

（4）调查机械通风服务区域内设计人流量和实际最大人流量。

风速计法测量新风管的风速范围为 0.1~10m/s，新风量的计算公式如下：

$$Q=\frac{\sum_{i=1}^{n}(3\,600\times S\times \overline{V})}{P} \tag{公式 9-15}$$

式中：

Q——新风量，$m^3/(人\cdot h)$。

n——一个机械通风系统内新风管的数量。

S——新风管测量断面面积，m^2。

$\overline{V}$——新风管中空气的平均速度，m/s。

P——服务区人数，取设计人流量与实际最大人流量 2 个数中的高值，人。

六、化学污染物

（一）布点要求

同公共场所空气样品采集布点要求。

（二）测定方法

1. 室内空气可吸入颗粒物 PM_{10}

按要求对光散射式粉尘仪进行期间核查和使用前的光学系统自校准，根据环境状况设定仪器采样时间与量程。按使用说明书操作仪器。

注意事项：

（1）如仪器示值有较明显波动时，可连续记录 6 次数据，计算平均值作为该采样点浓度。

（2）在进行浓度计算时，对于非质量浓度和非现场 K 值计算得到的质量浓度，按下式转换为现场 PM_{10} 质量浓度。

$$\rho=R\times K \tag{公式 9-16}$$

式中：

ρ——可吸入颗粒物 PM_{10} 的质量浓度，mg/m^3。

R——仪器响应值，无量纲，可以为未转换现场 PM_{10} 质量浓度值。

K——该现场条件下的质量浓度转换系数，mg/m^3。

NOTES

（3）结果表示：各采样点在 30 分钟内每间隔 5 分钟读取 1 个数据，每个采样点的监测结果取该点 6 次读数的平均值。如一个场所有多个采样点时，分别报出各采样点 PM_{10} 浓度（标明采样点信息）。

（4）在公共场所使用光散射粉尘仪测定 PM_{10} 质量浓度时，应同时使用重量法设备监测该场所 PM_{10} 浓度，通过两种方法测得的浓度结果计算 K 值（K=重量法浓度值/光散射仪器示值），用于校准光散射原理设备数据。校准实验建议每个场所每个季度进行一次，并保存好原始记录。

（5）本法应在环境相对湿度≤50% 的环境中使用。

2. 室内空气细颗粒物 $PM_{2.5}$　测定方法和注意事项同 PM_{10} 的测定，检测点处的环境平均风速应小于 1m/s。

3. 室内空气一氧化碳（CO）　用不分光红外线一氧化碳气体分析仪测定。接通电源待仪器稳定后，将高纯氮气或经霍加拉特氧化管和干燥管后的空气接入仪器进气口，进行零点校准。将 CO 标准气接入仪器进气口，进行终点校准。重复仪器零点校准与终点校准 2~3 次，使仪器处在正常工作状态。将空气样品的采气袋接在仪器的进气口，样品经干燥后被自动抽到气室内，仪器即显示 CO 浓度。

注意事项：

（1）如仪器示值有较明显波动时，可同一采样点连续记录 3 次仪器示值，计算平均值作为该点浓度。

（2）如仪器浓度读数值为 CO 体积分数，可按下式换算成标准状态下的质量浓度。

$$C_1 = \frac{C_2 \times T_0}{B \times (273+T)} \times M \qquad \text{（公式 9-17）}$$

式中：

C_1——标准状态下质量浓度，mg/m^3。

C_2——CO 体积分数，ml/m^3。

T_0——标准状态的绝对温度，273K。

B——标准状态下（0℃，101.3kPa）气体摩尔体积 22.4L/mol。

T——现场温度，℃。

M——CO 摩尔质量，28g/mol。

（3）结果表示：各采样点在 30 分钟内每间隔 6 分钟读取 1 个数据，每个采样点的监测结果取该点 6 次读数的平均值；当监测结果小于方法最低检出质量浓度时，上报结果中填写"<0.125mg/m³"。如一个场所有多个采样点时，分别报出各采样点 CO 浓度（标明采样点信息）。

4. 室内空气二氧化碳（CO_2）　采用不分光红外线气体分析仪，重复仪器零点校准和终点校准 2~3 次，使仪器处在正常工作状态。将内装空气样品的采气袋经过装有变色硅胶或氯化钙的过滤器与仪器进气口相连，样品被自动抽到气室中，仪器显示 CO_2 的浓度。

（1）仪器零点校准：仪器接通电源，稳定 0.5~1 小时后，将高纯氮气或空气经变色硅胶或氯化钙干燥和烧碱石棉过滤后接入仪器，进行零点校准。

（2）仪器终点校准：CO_2 标准气连接在仪器进样口，进行终点校准。

注意事项：空气中的水蒸气会对本法产生干扰，将空气样品经干燥后再进入仪器可去除水蒸气干扰。其余注意事项参考 CO 测定。

公共场所采样点数量要求见表 9-16。

表 9-16　公共场所采样点数量要求

场所类型	面积/m²	采样点数量/个
宾馆（酒店）	<50	1
	50~200	2
	>200	3~5

场所类型	面积/m²	采样点数量/个
游泳场(馆)、沐浴场所、健身房	<50	1
	50~200	2
	>200	3
理发店	<10	1
	10~30	2
	>30	3
美容店	<10	1
	10~30	2
	>30	3
候车室、商场(超市)	<200	1
	200~1 000	2
	>1 000	3~5

(三) 实践案例

 案例 9-10

　　春节期间,李某一家宴请两位亲戚并留宿。当天,他们在家中一同享用午餐和晚餐,餐食均为火锅。次日凌晨,李某一家及亲戚共 5 人先后出现头痛、头晕、呕吐、恶心等症状,被紧急送往医院救治。该情况以疑似食物中毒上报至区疾病预防控制中心。

　　区疾病预防控制中心接到该院关于疑似食物中毒的报告后,调查人员认为该事件不排除因室内空气污染导致气体中毒的可能性。环境卫生初步调查显示,他们的居住环境密闭性良好。李某一家住房面积约 35m²,套间内有一厅、一卧、一厨、一卫,落地式玻璃窗将厅与阳台隔开,卫生间没有窗户。当日,李某等 5 人睡前先后在卫生间使用直排式燃气热水器洗浴,且未开启排气扇。此外,由于人多空间小,又存在使用燃气的情况,再结合李某等人的叙述,因惧怕严寒,整日将所有与室外环境相通的门窗紧闭。因此,除食物中毒外,进一步推测现场可能存在空气一氧化碳超标的情况,这一推测相较于之前的怀疑更为确定。

　　操作任务:若由你负责现场检测工作,你会如何开展?

【要点提示】

　　在李某家选定卫生间、厨房、卧室、客厅作为空气监测采样点,重点监测卫生间状况。接着关闭该居室所有与室外环境相通的门窗,开启浴室中的燃气热水器,在开启前和开启后 5 分钟,分别测定室内 CO 和 CO_2 浓度。

七、水中余氯量和总氯量

　　余氯是指水经过加氯消毒,接触一定时间后,水中所余留的有效氯。其作用是保证持续杀菌,以防止水受到再污染。余氯有游离性余氯、化合性余氯和总余氯三种形式。游离性余氯包括次氯酸、次氯酸根和溶解的单质氯。以氯胺和有机氯胺形式存在的为化合性余氯。《生活饮用水卫生标准》(GB 5749—2022)规定,集中式给水出厂水的游离性余氯含量不低于 0.3mg/L,管网末梢水不得低于 0.05mg/L。余氯量反映了水中仍具有消毒效果的氯的浓度,是评价水消毒效果持续性的重要指标。总氯量的测定能够提供消毒剂的总体含量水平,对于评估消毒能力具有参考价值。

(一)水中余氯量

游离氯在水中稳定性差,应在现场取样后立即测定。N,N-二乙基对苯二胺(DPD)与水中游离氯能发生迅速反应产生红色,在一定范围内,游离氯浓度越高,反应产生的红色越深,可于特定波长下比色定量。

测定方法:①将适量水样加于比色杯中,将比色杯置于比色槽中,盖上杯盖,按下仪器的"ZERO"键,此时显示 0.00,作为空白对照。②取下比色杯,加入 1 包游离氯 N,N-二乙基对苯二胺(DPD)试剂药包,盖上盖,摇匀,立即放入比色槽中,按下仪器"READ"键,直接读数。仪器显示的数值即为水中游离氯的质量浓度(mg/L)。若有游离氯存在,则溶液呈红色。要严格掌握反应时间,样品静置后的比色测定应在 1 分钟内完成。注意:由于各比色计不同,需严格按照仪器使用说明书操作。

(二)水中总氯量

DPD 与水中游离氯迅速反应产生红色,在碘的催化下各种形态的化合氯(一氯胺、二氯胺、三氯胺等)也能与该试剂反应显色。在一定范围内,总氯浓度越大,反应产生的红色越深,可于特定波长下比色定量。

测定方法同游离氯的测定。加入的是总氯 DPD 试剂药包。若有总氯存在,则溶液呈红色。应严格掌握反应时间,样品静置后 3 分钟内比色测定。

第八节 | 医院环境卫生学监测

医院环境卫生学监测是指对医院内部的各种环境因素进行系统的检测、分析和评估,以确保医院环境的清洁和卫生。有效的医院环境卫生学监测,不仅可以减少细菌和病毒的传播、降低医院感染的发生率,还能够提高医疗质量和患者满意度。

医院是一个特殊的场所,不仅人流密集,还存在较多的病原体,尤其是一些特殊的病房、手术室,需要保持空气流通和达到净化标准要求,以减少或避免院内感染。消毒是预防和控制医院感染、保证医疗安全的重要措施之一。医院消毒效果监测是评价消毒方法是否合理、消毒效果是否达标、消毒药剂是否有效的重要手段。通过无菌方式采集样品后进行实验室培养,计数菌落总数。当怀疑与医院感染暴发有关时,还需进行目标微生物的检测,并将检测结果与相关标准如《医院消毒卫生标准》(GB 15982—2012)对比,判断医院消毒效果是否达标。此外,医院污水在无害化处理前含有大量的致病微生物、化学有害物及放射性污染物等,是引起水源污染与传染病暴发流行的潜在传染源。故做好医院环境卫生学监测,对控制医院感染、保证医疗安全、保障人体健康具有重要意义。本节重点介绍医院空气、物体表面、医务人员手消毒、医疗器材、使用中消毒液消毒效果监测、医院新风量监测,以及医疗机构污水卫生学监测的采样方法。

一、空气消毒效果监测

(一)医院环境分类

1. I类环境　采用空气洁净技术的诊疗场所,分洁净手术部(室)和其他洁净场所。

2. II类环境　非洁净手术部(室)、产房、导管室、血液病病区、烧伤病区等保护性隔离区;重症监护病区;新生儿室等。

3. III类环境　母婴同室、消毒供应中心的检查包装灭菌区和无菌物品存放区、血液透析中心(室)、其他普通住院病区等。

4. IV类环境　普通门(急)诊及其检查或治疗室、感染性疾病科室门诊和病区。

(二)采样工具与试剂

普通营养琼脂平板[滤膜直径(Φ)90mm]、采样记录单、样品运输箱等。

(三)采样方法

医院各类环境空气的消毒效果监测方法见表 9-17。

表 9-17 医院各类环境空气的消毒效果监测方法

类别	I类环境	II、III、IV类环境
采样时段	洁净系统至少运行 30 分钟后与从事医疗活动前 怀疑与医院感染暴发有关时	消毒或规定的通风换气后与从事医疗活动前 怀疑与医院感染暴发有关时
采样方法	自然沉降法 a 空气采样器法 b	自然沉降法
采样布点	参照《医院洁净手术部建筑技术规范》（GB 50333—2013）要求进行	面积≤30m²，设内、中、外对角线 3 点，内、外点应距墙壁 1m 面积>30m²，设 4 角及中央 5 点，4 角的布点部位应距墙壁 1m
采样高度	0.8~1.5m	0.8~1.5m
采样时间	自然沉降法 30 分钟 空气采样器法不超过 30 分钟	II类：15 分钟 III、IV类：5 分钟

注：a 自然沉降法采样操作参见本章第四节。
b 空气采样器法可选择六级撞击式空气采样器或其他经验证的空气采样器，并按采样器使用说明书操作。房间面积≤10m²，选择室内中央 1 点；面积>10m² 时，每增加 10m² 增设 1 个采样点。

二、物体表面消毒效果监测

（一）采样时间

潜在污染区和污染区应在消毒后采样，清洁区根据现场情况确定采样时间。

（二）采样工具与试剂

内装 10ml 无菌采样液（0.03mol/L 磷酸盐缓冲液或生理盐水，若有残留消毒剂，需用含中和剂的采样液）的试管、试管架、5cm×5cm 无菌规格板、无菌长棉拭子、灭菌镊子、75% 酒精棉球或速干手消毒剂、酒精灯、打火机、一次性口罩、一次性帽子、样品运输箱、采样记录单等。

（三）物体表面消毒效果采样

采样流程见图 9-10。

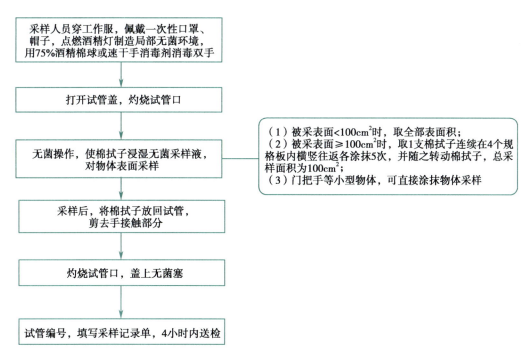

图 9-10 物体表面消毒效果采样流程

三、医务人员手消毒效果监测

（一）采样时间

在清洗、消毒双手后,接触患者或从事医疗活动前采样。

（二）采样工具与试剂

同物体表面消毒。

（三）医务人员手消毒效果采样

采样流程见图 9-11。

四、医疗器材消毒效果监测

（一）采样时间

消毒或灭菌处理后,在存放有效期内采样。

（二）采样工具与试剂

同物体表面消毒。

（三）采样方法

1. 灭菌医疗器材的采样方法

（1）可用破坏性方法取样的医疗器材,如一次性输液（血）器、注射器和注射针等,按照 2020 年版《中华人民共和国药典》中"无菌检查法"进行。

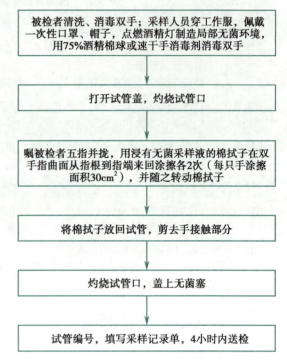

被检者清洗、消毒双手；采样人员穿工作服,佩戴一次性口罩、帽子,点燃酒精灯制造局部无菌环境,用75%酒精棉球或速干手消毒剂消毒双手

↓

打开试管盖,灼烧试管口

↓

嘱被检者五指并拢,用浸有无菌采样液的棉拭子在双手指曲面从指根到指端来回涂擦各2次（每只手涂擦面积30cm²）,并随之转动棉拭子

↓

将棉拭子放回试管,剪去手接触部分

↓

灼烧试管口,盖上无菌塞

↓

试管编号,填写采样记录单,4小时内送检

图 9-11 医务人员手消毒效果采样方法

（2）不能用破坏性方法取样的医疗器材,应在环境洁净度 10 000 级下的局部洁净度 100 级的单向流空气区域内或隔离系统中采样。缝合针、针头、刀片等小件医疗器械各 5 件,分别投入 10ml 无菌采样液中;注射器取 5 副,在 10ml 采样液中分别抽吸 5 次;手术钳、镊子等大件医疗器械取 2 件,用浸有无菌采样液的棉拭子涂抹采样,被采表面 <100cm² 时,取全部表面,被采表面 ≥100cm² 时,取 100cm²,并将除去手接触部分的棉拭子投入 10ml 无菌采样液中。

（3）对于牙科手机,应在环境洁净度 10 000 级下的局部洁净度 100 级的单向流空气区域内或隔离系统中,将每支手机分别置于含 20~25ml 采样液的无菌大试管（内径 25mm）中,液面高度应>4cm,于旋涡混合器上洗涤振荡 30 秒以上,取采样液进行检测。

2. 消毒医疗器材的采样方法

（1）可整件放入无菌试管的医疗器材,用采样液浸没后振荡 30 秒以上,取采样液 1ml 进行检测。

（2）可用破坏性方法取样的医疗器材,在 100 级超净工作台称取 1~10g 样品,放入装有 10ml 采样液的试管内进行洗脱,取采样液 1ml 进行检测。

（3）不能用破坏性方法取样的医疗器材,在 100 级超净工作台,用浸有无菌采样液的棉拭子在被检物体表面涂抹采样。被采表面 <100cm² 时,取全部表面;被采表面 ≥100cm² 时,取 100cm²。

（4）对于消毒后内镜,用无菌注射器抽取 50ml 含相应中和剂的采样液,从活检口注入冲洗内镜管路,并全量收集（可使用蠕动泵）送检。

五、使用中消毒液的效果监测

（一）采样时间

消毒液内没有物品或放入物品消毒作用到规定时间后、更换新的消毒液前采样。

（二）采样工具与试剂

常用消毒剂对应的中和剂见表 9-18,其余同物体表面消毒。

(三) 采样方法

1. 使用中消毒液染菌量采样　用无菌吸管按无菌操作方法吸取 1ml 被检消毒液,加入到 9ml 中和剂中,混匀。

2. 使用中消毒液有效成分含量测定采样　含量测定依照《医疗机构消毒技术规范》(WS/T 367—2012)或产品企业标准进行,也可使用经卫生行政部门批准的消毒剂浓度试纸(卡),采样量依据检测要求确定。

表 9-18　常用消毒剂与中和剂配方参考

消毒剂	中和剂
醇类、酚类消毒剂	含 0.3% 吐温 80 和 0.3% 卵磷脂中和剂
含氯消毒剂、含碘消毒剂和过氧化物消毒剂	含 0.1% 硫代硫酸钠中和剂
氯己定、季铵盐类消毒剂	含 0.3% 吐温 80 和 0.3% 卵磷脂中和剂
醛类消毒剂	含 0.3% 甘氨酸中和剂
有表面活性剂的各种复方消毒剂	含 0.3% 吐温 80 中和剂,或中和剂鉴定试验确定的其他中和剂

注:此表所列中和剂仅为参考,当消毒液有效浓度升高或含有其他复配成分时,中和剂的浓度和成分需要根据中和剂检定结果适时调整。

六、医院新风量监测

根据《公共场所卫生检验方法　第 5 部分:集中空调通风系统》(GB/T 18204.5—2013)和《公共场所集中空调通风系统卫生学评价规范》(WS/T 10004—2023)对医院集中空调的新风量、冷却水和冷凝水、送风质量以及风管内表面卫生指标进行检测。

(一) 样品采集

抽样比例不应少于空气处理机组对应的风管系统总数量的 5%,不同类型的集中空调通风系统,每类至少抽 1 套系统(1 台新风处理机组或空气处理机组和与之配套的风管、附件),具有随机性、代表性和可行性。

每套集中空调通风系统中,冷却水、冷凝水和加湿用水检测分别不应少于 1 个部位,冷却水、冷凝水应采集平行样。空调送风检测应设置 3~5 个代表性风口。空调风管检测不应少于 6 个代表性部位,至少采集风管的两个横断面,每个风管内表面的上表面、底面、侧面各为 1 个代表性部位。

采样点数:检测 PM_{10} 时,送风口面积小于 $0.1m^2$,设置 1 个检测点;送风口面积大于 $0.1m^2$,设置 3 个检测点。检测送风中细菌总数、真菌总数、乙型溶血性链球菌时,每个送风口设置 1 个检测点。嗜肺军团菌(根据实际情况选测),每个送风口设置 1 个采样点。新风量检测,每个进风管不少于 1 个检测点。

(二) 检测指标和方法

按《公共场所卫生检验方法　第 5 部分:集中空调通风系统》(GB/T 18204.5—2013)要求执行。

1. 空调冷却水、冷凝水中嗜肺军团菌采样

(1) 冷却水采样点设置在距塔壁 20cm、液面下 10cm 处,冷凝水采样点设置在排水管或冷凝水盘处。

(2) 在灭菌的采样广口瓶中加入 0.1mol/L 的 $Na_2S_2O_3$(体积为 0.3~0.5ml)中和样品中的氧化物,每个采样点依无菌操作取水样约 500ml。

(3) 采集的样品 2 天内送达实验室,不必冷冻,但要避光和防止受热,室温下贮存不应超过 15 天。

2. 集中空调新风量的检测(风管法)　采用《公共场所卫生检验方法　第 1 部分:物理因素》(GB/T 18204.1—2013)中的风管法,具体操作参照第七节　现场测定部分中的新风量检测。

3. 空调送风中细菌总数、真菌总数和乙型溶血性链球菌采样

（1）采样点：每套空调系统选择 3~5 个送风口进行检测，每个送风口设置 1 个检测点，一般设在送风口下方 15~20cm，水平方向向外 50~100cm 处。

（2）采样环境条件：采样时集中空调通风系统应在正常运转条件下，并关闭门窗 15 分钟以上，尽量减少人员活动幅度与频率，记录室内人员数量，温、湿度与天气状况等。

（3）采样方法：以无菌操作，使用六级筛孔撞击式微生物采样器以 28.3L/min 流量采集 5~15 分钟。

4. 空调送风中嗜肺军团菌采样

（1）采样点：每套空调系统选择 3~5 个送风口进行检测，每个送风口设置 1 个检测点，一般设在送风口下方 15~20cm，水平方向向外 50~100cm 处。

（2）将采样吸收液（GVPC）20ml 倒入微生物气溶胶采样器中，然后用吸管加入矿物油 1~2 滴。

（3）将微生物气溶胶浓缩器与微生物气溶胶采样器连接，按照微生物气溶胶浓缩器和微生物气溶胶采样器的流量要求调整主流量和浓缩流量。

（4）按浓缩器和采样器说明书操作，每个气溶胶样品采集空气量为 1~2m³。

（5）将采样吸收液（酵母提取液）20ml 倒入微生物气溶胶采样器中，然后用吸管加入矿物油 1~2 滴；在相同采样点重复（3）、（4）步骤。

（6）采集的样品不必冷冻，但要避光和防止受热，4 小时内送实验室检验。

七、医疗机构污水卫生学监测

医疗机构污水指医疗机构门诊、病房、手术室、各类检验室、病理解剖室、放射室、洗衣房、太平间等处排出的诊疗、生活及粪便等污水。当医疗机构其他污水与上述污水混合排出时一律视为医疗机构污水。根据《医疗机构水污染物排放标准》（GB 18466—2005）进行采样和监测。

（一）采样与监测

1. 按规定设置科室污水处理设施排出口和单位污水外排口，并设置排放口标志。

2. 污水中总汞、总镉、总铬、六价铬、总砷、总铅和总银在科室污水处理设施排出口采样，污水总 α 放射性、总 β 放射性测量在衰变池出口采样。其他污染物的采样点一律设在排污单位的外排口。

3. 医疗机构污水外排口处应设污水计量装置，并宜设污水比例采样器和在线监测设备。

4. 监测频率

（1）粪大肠菌群数每月监测不得少于 1 次。采用含氯消毒剂消毒时，接触池出口总余氯每日监测不得少于 2 次（采用间歇式消毒处理的，每次排放前监测）。

（2）肠道致病菌主要监测沙门菌、志贺菌。沙门菌的监测，每季度不少于 1 次；志贺菌的监测，每年不少于 2 次。其他致病菌和肠道病毒按以下（3）中肠道致病菌和肠道病毒的监测规定进行。结核病医疗机构根据需要监测结核分枝杆菌。

（3）收治传染病患者的医院应加强对肠道致病菌和肠道病毒的监测。同时收治的感染同一种肠道致病菌或肠道病毒的甲类传染病患者数超过 5 人，或乙类传染病患者数超过 10 人，或丙类传染病患者数超过 20 人时，应及时监测该传染病病原体。

（4）理化指标监测频率：pH 每日监测不少于 2 次，化学需氧量（COD）和悬浮物（SS）每周监测 1 次，其他污染物每季度监测不少于 1 次。

5. 采样频率　每 4 小时采样 1 次，一日至少采样 3 次，测定结果以日均值计。

（二）实践案例

 案例 9-11

　　某年某月 11 日,S 市某医院眼科为 10 名患者实施白内障超声乳化手术。术后,患者均感觉眼睛疼痛难忍,然而这一情况并未引起医生足够重视。次日,护士在拆除纱布时发现,10 名患者眼睛均出现红肿现象,且伴有淡黄色分泌物,遂考虑存在感染情况。12 日下午,10 名患者被紧急转送至另一所医院。因感染状况极为严重,院方对其中 9 名患者实施了眼球摘除手术,对另外 1 名患者实施了玻璃体切割手术。初步判断,这是一起性质严重的医院感染事件。省卫生行政部门接到报告后,即刻组织力量展开调查。

　　操作任务:进行白内障超声乳化手术的手术室属于医院环境的哪一类? 在对该手术室消毒效果进行评价时,需要采集哪些样品? 如何采样?

【要点提示】

　　眼科手术室属于Ⅰ类环境,需要对手术室空气、物体表面及手术所用器械进行采样。对手术室空气、物体表面采样,应先采空气,后采物体表面,由同一人操作。空气样品可用六级撞击式空气采样器或其他经验证的空气采样器采集,也可用自然沉降法采集。物体表面采用涂抹法采样。一次性注射器等可用破坏性方法取样的医疗器械,按照 2020 年版《中华人民共和国药典》中"无菌检查法"进行采样。手术剪、手术镊等不能用破坏性方法取样的医疗器械,应在环境洁净度 10 000 级下的局部洁净度 100 级的单向流空气区域内或隔离系统中采样,按照器械大小、形状等不同,选择不同的采样方法。所有采样过程均应注意无菌操作,采集的样品需低温冷藏,4 小时内开始培养。

　　随着科技的不断进步,样本采集与现场检测技术也会持续创新和发展。未来,更快速、更准确、更便捷的检测方法与设备,以及大数据、人工智能等技术的应用,将为样本分析和风险评估提供更为强大的工具,进而让公共卫生决策变得更加科学、精准。

（聂继盛　张红梅）

第十章 | 卫生处理

卫生处理（sanitization）是公共卫生技能的重要组成部分，也是公共卫生与预防医学的技术保障措施之一。广义的卫生处理，是指所有与消除病原体、切断传播途径相关的措施，涵盖隔离、留验、就地诊验等医学措施，以及消毒、杀虫、灭鼠等卫生措施。狭义的卫生处理，是消毒、除虫、灭鼠以及除污的统称。

第一节 | 概　述

一、消毒

（一）基本概念

1. **消毒**（disinfection）　采用化学和/或物理方法，杀灭或清除环境中或物体上的有害微生物，使其达到无害化的处理。

2. **灭菌**（sterilization）　杀灭或清除物品上一切微生物的处理。

3. **无菌**（sterility）　无存活的微生物。

4. **无害化**（harmlessness）　指通过消毒因子的处理，使消毒对象目标微生物的数量减少到对人体、物体和物品等不产生危害的程度，包括无菌状态、消毒合格状态、抗菌和抑菌合格状态、防腐保存合格状态等。

5. **消毒剂**（disinfectant）　用于杀灭传播媒介上的微生物，使其达到消毒或灭菌要求的制剂。

6. **灭菌剂**（sterilant）　能够杀灭所有微生物，达到灭菌要求的消毒剂。

（二）消毒的分类

1. **按消毒因子的性质分类**　可分为物理消毒和化学消毒。物理消毒是利用热力、辐射、紫外线等物理因子或过滤方式杀灭或清除有害微生物的消毒处理。化学消毒是利用化学制剂清除或杀灭有害微生物，以预防、控制感染发生和传染病的传播。

2. **按对微生物作用目的分类**　主要包括灭菌、消毒、抗菌、抑菌和防腐等。

3. **按杀灭微生物能力分类**　可分为高水平消毒、中水平消毒、低水平消毒和灭菌法。高水平消毒（high level disinfection）指杀灭所有细菌繁殖体、分枝杆菌、病毒、真菌及其孢子和绝大多数细菌芽胞，达到消毒合格要求所进行的消毒。中水平消毒（middle level disinfection）指杀灭除细菌芽胞以外的各种微生物，达到消毒合格要求所进行的消毒。低水平消毒（low level disinfection）指杀灭细菌繁殖体（分枝杆菌除外）和亲脂病毒，达到消毒合格要求的消毒。

4. **按消毒目的分类**　可分为预防性消毒、疫源地消毒和特定对象的日常消毒。预防性消毒（preventive disinfection）是指在没有明确的传染源存在时，对可能受到病原微生物污染的场所和物品进行的消毒。疫源地消毒（disinfection of epidemic focus）是指用消毒剂或消毒器械对疫源地内污染的环境和物品进行的无害化处理。疫源地消毒可分为随时消毒和终末消毒。随时消毒（concomitant disinfection）指有传染源存在时，对传染源的分泌物、呕吐物、排泄物和体液等污物及其污染的环境和物体及时进行的消毒。终末消毒（terminal disinfection）指传染源离开后，对其污染和可能污染的环境和物体进行的彻底消毒。特定对象的日常消毒是指不考虑传染源存在与否，为了日常工作的正常开展，保证相关环境和物品的微生物安全进行的消毒处理。如自来水厂的饮用水消毒，餐饮业的食具、饮具消毒,医疗器械消毒灭菌,国境口岸消毒等。

5. 按消毒对象分类 可分为饮用水消毒、空气消毒、餐具类消毒、物体表面消毒、污水处理和消毒、手的清洁与消毒等。

二、除虫、灭鼠、除污

1. 除虫(deinsectization) 俗称杀虫,是指采取一定的物理或化学手段,控制或杀灭处理对象中携带的能够传播人类疾病的昆虫媒介的方法。

2. 灭鼠(deratization) 指通过一系列手段控制或减少鼠类(尤其是有害鼠种)数量,降低其对人类健康、经济和环境造成的危害。

3. 除污(decontamination) 是指采取卫生措施去除在人体或动物身体、在消费产品或在其他无生命物体(包括交通工具)上存在、可以构成公共卫生风险的传染性病原体或有毒物质的程序。广义的除污包括消毒、除虫、灭鼠。狭义的除污,主要包括两类:一类是除去污染物,为进一步的消毒工作做好准备,提高消毒效率;另一类是除去非传染性的其他有毒物质,如化学性毒物、放射性毒物等,此类除污主要采用物理方法和化学方法。

第二节 | 消毒方法选择原则及消毒效果影响因素

一、消毒方法选择原则

在选择消毒方法时,应考虑病原微生物的种类、处理对象的性质、消毒现场的特点以及疾病防控的要求等,主要考虑以下原则。

(一)根据物品上病原微生物的种类、数量和危害性选择方法

1. 对受到细菌芽胞、真菌孢子、分枝杆菌和经血传播病原体污染的物品,选用高水平消毒法或灭菌法。

2. 对受到真菌、亲水病毒、螺旋体、支原体、衣原体和其他病原微生物污染的物品,选用中水平以上的消毒法。

3. 对受到一般细菌和亲脂病毒等污染的物品,可选用中或低水平消毒法。

4. 对存在较多有机物的物品消毒或消毒物品上微生物污染特别严重时,应加大消毒剂的使用剂量和/或延长消毒作用时间。

5. 对新发不明原因传染病,应按照病原体所属微生物类别中抗力最强的微生物,确定消毒剂量。

(二)根据处理对象的性质选择方法

1. 耐高温、耐湿的物品和器材,选择压力蒸汽灭菌或煮沸。

2. 耐高温不耐湿的玻璃器材、油剂类和干粉类物品等,可选用干热灭菌。

3. 不耐热、不耐湿,以及贵重物品,可选择环氧乙烷或低温蒸气甲醛气体消毒、灭菌。

4. 耐湿物品,可选择消毒剂浸泡、擦拭或喷洒。

5. 金属器械的浸泡灭菌,应选择对金属基本无腐蚀性的消毒剂。

6. 环境物体表面消毒方法,应考虑表面性质。光滑表面可选择紫外线消毒器近距离照射,或液体消毒剂擦拭;多孔材料表面可采用喷雾消毒法。

7. 手和皮肤消毒,应选择对人体刺激性小的消毒剂。

(三)根据消毒现场的特点选择方法

选择消毒方法时应考虑当地所具备的条件,考虑环境对消毒效果的影响。例如外环境地面消毒中,在水源丰富且取用方便的地区,喷洒消毒剂效果较好;但在缺水地区,则选用直接喷洒消毒药粉的方法。室内表面消毒,房屋密闭性好的,可使用熏蒸消毒法;密闭性差的使用液体消毒剂处理。对于空气的消毒,通风条件较好且外界空气清洁的地区,可以利用自然换气法;通风不良,污染空气长期潴留的建筑物内,则使用消毒剂熏蒸、喷洒或喷雾等方法处理。

除消毒效果有效性外,还需考虑所用消毒方法的安全性。例如在人烟稠密的市区内,不宜使用大量具有刺激性的气体消毒剂,否则可能会对周围居民的健康造成影响。

(四)根据疾病防控的要求选择方法

不同疾病传播途径不同,致病力不同。应针对传播途径,结合疾病本身特性,选择科学的消毒方法,确保对疾病防控有效,切忌过度消毒或消毒不到位。对大批物品进行灭菌时,应根据污染程度和灭菌要求来选择处理的方法与剂量。

在确定消毒方法时,除上述几个方面外,还应结合当时当地的人力、物力等加以全面考虑,才能做出较好的安排。

二、消毒效果影响因素

(一)消毒剂量

消毒剂量是杀灭微生物所需的基本条件,包含两个因素:强度和时间。强度,在热力消毒时指温度,在紫外线消毒时指辐照强度,在化学消毒时指消毒剂有效成分浓度。时间是指所用消毒方法对微生物作用的时间。强度与时间具有关联性。强度的减弱可用延长时间来补偿,但是当强度减到一定限度后,即使再延长时间也无法达到效果。一般强度越强、时间越长,消毒效果越好。但有少数消毒剂例外,如乙醇消毒剂的最佳浓度范围在70%~75%,过高浓度的乙醇会使微生物表面的蛋白质快速变性凝固,降低进入微生物内部乙醇的浓度,导致对微生物的杀灭作用下降。

(二)微生物污染程度

微生物的种类、数量、生长状态等,特别是生物膜的形成,均会影响其对消毒因子的抵抗力。微生物污染越严重,消毒所需的时间越长,消毒所需剂量越大。

(三)温度和湿度

温度变化对消毒效果影响的程度,因消毒方法、作用方式以及微生物种类不同而异。一般情况,温度越高效果越好,但也有少数例外。如电离辐射灭菌中,较高温度有时可加强细菌芽胞的耐受力,但超过80℃后,耐受力又会减弱。

湿度过高或过低均会影响消毒效果,不同消毒方法适宜湿度范围不同,湿度的影响程度也不同。使用环氧乙烷或甲醛消毒都有一个最适相对湿度,过高或过低都会降低杀灭微生物的效果。

(四)酸碱度

消毒环境的酸碱度是多数化学消毒剂消毒效果的主要影响因素之一。一方面,酸碱度可改变消毒剂的溶解度、离解程度和分子结构,影响消毒剂有效成分的释放;另一方面,酸碱度影响微生物的生命活动,过高或过低对微生物生长均有影响。

(五)其他因素

自然情况下,微生物常与其他物质混在一起,这些物质往往会影响消毒效果。有机物常以血液、脓液、痰液、粪便等形式出现,蛋白质、油脂类有机物包围在微生物外面可阻碍消毒因子的穿透;在化学消毒中,有机物可通过化学反应消耗一部分消毒剂,从而降低消毒效果。一般来说,有机物污染程度越高,消毒就越困难。而无机物如铁盐和亚铁盐、硫代硫酸盐等,会中和一部分消毒剂,导致消毒效果减弱。

第三节 | 常用消毒方法

一、物理消毒

物理消毒(physical disinfection)是指利用热、辐射、紫外线、静电等物理因子或过滤方式杀灭或清除有害微生物的消毒处理。常用的物理消毒方法有热力消毒、紫外线消毒、辐射消毒、过滤除菌、微波消毒等。

(一) 热力消毒

热力消毒是最常用的物理消毒法,是指采用干热或湿热等方式杀灭有害微生物的消毒处理。热可以灭活一切微生物,包括细菌繁殖体、真菌、病毒和抵抗力最强的芽胞。热力消毒法通过加热使介质上的微生物升温,最终达到杀灭微生物的目的。热力消毒分为干热消毒和湿热消毒两类。

1. 干热消毒 是指利用干热高温杀灭有害微生物的消毒处理,如焚烧、干烤等。干热消毒主要利用高温氧化作用,导致微生物缺水、干燥,代谢酶无活力,内源性分解代谢停止,也可使微生物的蛋白质发生氧化、变性、炭化,以及破坏核酸,最终导致微生物死亡。干热对物品的穿透力与杀菌作用不如湿热。干热消毒所需时间较长、温度较高,一般 160℃ 120 分钟,可以杀灭所有常见的细菌繁殖体、真菌、病毒,可使芽胞失活。干热消毒法可用于手术器械,玻璃器皿,粉剂、油脂类物品等灭菌。焚烧主要用于被病原体污染的价值低廉的衣物、纸张及细菌接种环等的灭菌。

2. 湿热消毒 是指利用湿热使病原微生物蛋白质变性或凝固、酶失活、代谢障碍,进而死亡的消毒处理,包括巴氏消毒、煮沸消毒和压力蒸汽灭菌。湿热对物品的热穿透力强,蒸汽中的潜热可以迅速提高被灭菌物品的温度,灭菌速度快,效果好。巴氏消毒用于生奶、葡萄酒、啤酒和果汁消毒时,需要根据消毒对象和微生物种类调整温度和作用时间;煮沸消毒主要用于餐具、奶瓶、瓶塞等的消毒;压力蒸汽灭菌主要用于手术器械、医疗器械、玻璃器皿、培养液等医疗器械和实验物品的灭菌等。

(二) 紫外线消毒

紫外线消毒是指利用微生物吸收波长在 200~280nm 间的紫外线能量后,其遗传物质发生突变导致细胞不再分裂繁殖,达到杀灭有害微生物目的的消毒处理。可用于空气、光滑物品表面和水的消毒,但紫外线穿透力弱,消毒时应使待消毒物品充分暴露。目前紫外线消毒灯包括普通紫外线消毒灯、无极紫外线消毒灯、发光二极管紫外线消毒灯、脉冲紫外线消毒灯和 222nm 紫外线消毒灯等五大类。

(三) 辐射消毒

辐射消毒是指利用电离辐射或电磁辐射如钴-60、高能电子加速器杀灭微生物的消毒处理。常用辐射消毒灭菌装置有产生 γ 射线的放射性同位素钴-60(^{60}Co)或铯-137(^{137}Cs)装置,以及产生电子束或 X 射线的电子加速器。辐射消毒对消毒物品材质和剂型没有特殊要求,普遍应用于食品加工行业、农业、渔业及各种工业领域。可应用于所有物品,包括金属、橡胶、陶瓷、玻璃、塑料及纤维等,以及一次性使用医疗用品,密闭包装后需长期储存的器材和精密仪器,移植用的组织、人工器官,可重复使用的医疗用品和实验设备;中药材、中成药、抗生素、激素以及各种生物制品包括血液制品。辐射消毒应用广泛,灭菌效果可靠,对物品损害程度较轻,但实际使用中应注意防范其对人体和物品的损伤。

(四) 过滤除菌

过滤除菌是指以物理阻留的方法,去除液体、空气等介质中微生物的消毒处理。除菌过滤器采用孔径分布均匀的微孔滤膜作为过滤材料。微孔滤膜分为亲水性和疏水性两种,孔径一般有 0.45μm 和 0.22μm 两种。过滤除菌只能过滤去除微生物,不能杀灭微生物。过滤除菌法主要用于不耐高温的血清、毒素、抗生素、药液以及空气的除菌处理。

(五) 微波消毒

微波消毒是指通过微波照射产生热效应及非热效应,从而达到消毒效果的过程。微波消毒的常用频率为 915MHz 或 2 450MHz,可杀灭包括芽胞在内的所有微生物。微波热效应的消毒作用必须在有一定含水量的条件下才能显示出来。微波消毒的物品应浸入水中或用湿布包裹,如牙钻和手术器械包的消毒,食品的消毒与灭菌,餐具、饮具的消毒。

(六) 超声消毒

超声消毒是指利用振动频率高于 20kHz 的声波进行消毒处理。超声波在介质中传播时,与介质

179

相互作用,使介质发生物理和化学变化,产生机械效应、热效应、空化作用和化学效应。较少单独用超声波进行消毒,多用于清洗和预消毒。

二、化学消毒

化学消毒(chemical disinfection)是指使用化学制剂清除或杀灭有害微生物,以预防、控制感染发生和传染病传播的处理。

(一)消毒剂的种类

1. **按杀灭微生物的能力分类** ①高水平消毒剂(high level disinfectant):能够杀灭所有细菌繁殖体、分枝杆菌、病毒、真菌及其孢子和绝大多数细菌芽胞,达到消毒合格要求的消毒剂。如含氯消毒剂、二氧化氯、过氧乙酸、过氧化氢等。②中水平消毒剂(medium level disinfectant):能够杀灭除细菌芽胞以外的各种微生物,达到消毒合格要求的消毒剂。如聚维酮碘、邻苯二甲醛等消毒剂。③低水平消毒剂(low level disinfectant):能够杀灭除分枝杆菌以外的细菌繁殖体和亲脂病毒,达到消毒合格要求的消毒剂。如季铵盐类消毒剂、胍类消毒剂等。微生物对化学消毒剂的抵抗力,由强到弱的顺序是:朊病毒>细菌芽胞>分枝杆菌>亲水病毒>真菌>细菌繁殖体>亲脂病毒。

2. **按有效成分分类** 可分为含氯消毒剂、二氧化氯、含溴消毒剂、酚类消毒剂、过氧化物类消毒剂(过氧乙酸、过氧化氢等)、醛类消毒剂、醇类消毒剂、含碘消毒剂、胍类消毒剂、季铵盐类消毒剂等。

3. **按用途分类** 可分为物体表面消毒剂、医疗器械消毒剂、空气消毒剂、手消毒剂、皮肤消毒剂、黏膜消毒剂、疫源地消毒剂等。

(二)消毒剂浓度

1. **有效成分** 有效成分(active ingredient),又称"活性成分",是指在消毒剂配方中,对微生物具有杀灭作用的物质。在复方消毒剂中有多种杀灭微生物的有效成分时,起主要杀灭微生物作用的有效成分称主要有效成分。消毒剂浓度一般用有效成分含量表示,即单位体积或单位质量中,消毒剂有效成分的量,单位常用质量浓度和百分比浓度表示。

有效成分质量浓度是单位体积中有效成分的质量,单位常以 mg/L、g/L、g/m^3 等表示。有效成分质量分数是消毒剂有效成分的质量与该样品中总物质质量之比,单位以 % 表示。有效成分体积分数是液体消毒剂有效成分的体积与全部溶液体积之比,单位以 % 表示。

2. **浓度换算**

(1)由百分比浓度换算 mg/L 浓度:用百分比浓度×10 000 即可,如 0.05% 的过氧乙酸水溶液,换算 mg/L 浓度,即 0.05×10 000=500mg/L。

(2)由 mg/L 浓度换算百分比浓度:用 mg/L 浓度除以 10 000,如 500mg/L 的过氧乙酸水溶液,换算百分比浓度,则将 500mg/L 除以 10 000,为 0.05%。

(三)消毒作用方式

1. **喷撒消毒** 是指使用喷粉机或人工直接将消毒粉剂散布在待消毒场所和物体表面的处理,适宜在环境潮湿条件下使用。一般用于物品表面、室内地面等的消毒。

2. **喷洒(雾)消毒** 是指使用常量喷雾器或超低容量喷雾器等喷雾设备,将消毒剂雾化喷洒于污染物体表面或空间的消毒处理。主要用于污染的室内表面、空气及装备的消毒。

3. **浸泡消毒** 是指将污染物品浸没于消毒剂溶液中的处理。消毒过程应保持消毒剂的有效浓度和浸泡时间,根据消毒剂溶液的稳定程度和污染情况及时更换所用消毒剂。适用于耐湿器械、玻璃器皿、餐(饮)具、其他生活用具及衣物等的消毒。

4. **擦拭消毒** 是指使用消毒剂对污染物体表面进行擦拭的消毒处理方法。常用于物体表面、体表等污染表面的处理。适用于对家具、办公用具、生活用具、玩具、车辆等物体表面,医院和实验室环境表面实施消毒处理。对大件物品或其他不能采用浸泡法消毒的物品,可采用擦拭法消毒。

5. **揉搓消毒** 是手消毒方式,是指通过揉挤、搓擦方式使消毒剂完全覆盖裸露的手和皮肤,以杀灭病原微生物的消毒处理。

6. **覆盖消毒**　是指将固体消毒剂铺撒附着于待消毒物体表面,以消除污染的处理。一般用于呕吐物、排泄物等污染物的消毒处理。

7. **汽化消毒**　是指利用高温加热将过氧化氢、二氧化氯、过氧乙酸等消毒剂变为蒸气,对空气和物体表面进行消毒的过程。常用于隔离室等密闭空间的消毒。

8. **熏蒸消毒**　是指将消毒剂加热气化后,对空气和物体表面进行消毒的过程。常用的熏蒸消毒剂有过氧乙酸等,在密闭空间使用。包括直接加热法熏蒸消毒、化学法加热熏蒸消毒和负压熏蒸消毒等。

(四) 常用化学消毒剂

1. **含氯消毒剂**(chlorine disinfectant)　是指在水溶液中以次氯酸为主要有效成分的消毒剂。次氯酸分子量小,电荷呈中性,易扩散到细菌表面并穿透细胞膜进入菌体内,使菌体蛋白氧化导致细菌死亡。含氯消毒剂消毒效果与其有效氯含量成正比。有效氯(available chlorine)是指与含氯消毒剂氧化能力相当的氯量,是衡量含氯消毒剂氧化能力的指标。含氯化合物分子中氯的化合价大于 -1 者均为有效氯。含氯消毒剂使用剂量应按照有效氯的含量计算。

常用的含氯消毒剂有漂白粉、漂白粉精、次氯酸钠、84 消毒液、二氯异氰尿酸钠、三氯异氰尿酸等。

(1)漂白粉:由次氯酸钙、氯化钙和未反应的氢氧化钙所组成的有效成分为次氯酸钙的复合盐类含氯消毒剂,有效氯含量约 25%~32%(w/w)。遇日光、热、潮湿等分解加快,对物品有漂白与腐蚀作用。

(2)漂白粉精:又称"漂粉精"。其片剂为漂粉精片。由次氯酸钙、氯化钙和未反应的氢氧化钙组成的有效成分为次氯酸钙的复合盐类含氯消毒剂,有效氯含量大于 55%(w/w)。

(3)次氯酸钠:化学式为 NaClO,纯品为白色粉末,通常为灰色结晶,在空气中不稳定。工业上将氯气通入氢氧化钠溶液中制成白色次氯酸钠乳状液,含有效氯 8%~12%,适用于餐具、物体表面等的消毒。

(4)84 消毒液:是一种以 NaClO 为主要成分的含氯消毒剂,常用于环境、物体表面的消毒。为无色或淡黄色液体,且具有刺激性气味,有效氯含量 5.5%~6.5%。

(5)三合二消毒剂:化学名称为三次氯酸钙合二氢氧化钙,是以次氯酸钙为主要成分的复合消毒剂。有效氯含量 56%~60%(w/w),易潮解。能溶于水,溶液有杂质沉淀。

(6)二氯异氰尿酸钠:主要成分为二氯异氰尿酸钠的含氯消毒剂,是由异氰尿酸加氯气生成的钠盐。含有效氯 55%~65%(w/w),性质稳定,易溶于水。

(7)三氯异氰尿酸:由异氰尿酸加氯气生成的以三氯异氰尿酸为主要成分的含氯消毒剂,含有效氯不低于 89.7%(w/w)。水中溶解度较低,水溶液呈酸性。

常用含氯消毒剂的剂型有片剂、粉剂、颗粒和液体。含氯消毒剂适用于医疗卫生机构、公共场所和家庭的一般物体表面消毒,医疗器械、医疗废物、食具、饮具、织物、果蔬和水等的消毒,也适用于疫源地各种污染源的处理,不宜用于室内空气、手、皮肤和黏膜的消毒。在使用时,需根据有效氯含量,将含氯消毒剂配制成所需浓度溶液。含氯消毒剂为强氧化剂,不得与易燃物接触,应远离火源。对金属有腐蚀作用,对织物有漂白、褪色作用。

2. **醇类消毒剂**(alcohol-based disinfectant)　是指以乙醇和/或丙醇为主要有效成分且有效浓度一般为 70%~80%(v/v)的消毒剂。醇类对微生物的作用主要是使微生物蛋白质变性、酶失活,从而干扰微生物代谢,致使微生物死亡。醇类消毒剂能迅速杀灭各种细菌繁殖体、结核分枝杆菌和亲脂病毒,对亲水病毒和真菌孢子的杀灭效果较差,不能杀灭芽胞。

醇类消毒剂的剂型包括液体、凝胶。主要用于卫生手消毒和外科手消毒、皮肤消毒、普通物体表面消毒、医疗器械消毒。醇类消毒剂用于卫生手消毒,手上无肉眼可见污染物时,取适量消毒剂原液进行擦拭或揉搓至手部干燥。用于外科手消毒时,在外科洗手基础上,取适量消毒剂原液进行擦拭或

NOTES

181

揉搓至干燥,作用时间不应少于2分钟。用于皮肤消毒时,消毒剂原液擦拭,作用1~3分钟。注射部位皮肤消毒时间不应超过1分钟。用于普通物体表面消毒时,取消毒剂原液进行擦拭消毒,作用3分钟。用于复用医疗器械、器具、物品的中、低水平消毒时,按照标准要求清洗、干燥后,取消毒剂原液进行擦拭或浸泡消毒,作用3分钟;用于复用医疗器械清洗后灭菌前的消毒时,取消毒剂原液进行擦拭或浸泡消毒,作用3分钟。醇类消毒剂不宜用于空气消毒和脂溶性物体表面的消毒。

3. **过氧化物类消毒剂**(peroxide disinfectant) 是指化学分子结构中含有二价基"—O—O—"的消毒剂,其能产生具有杀菌能力的活性氧,具有强氧化能力,各种微生物对其十分敏感,因此可将所有微生物杀灭。这类消毒剂包括过氧化氢(H_2O_2)、过氧乙酸(CH_3COOOH)等,剂型包括固体、液体。过氧化物类消毒剂有腐蚀性,对眼、黏膜或皮肤有刺激性,有烧伤危险。若不慎接触,应使用大量水冲洗并及时就医。在实施消毒作业时,应佩戴个人防护用具。

(1)过氧乙酸(peroxyacetic acid,PA):其化学分子式为CH_3COOOH,是具有广谱、高效、快速杀菌作用的一种强氧化剂,属灭菌剂,对多种微生物,包括细菌芽胞及病毒都有高效、快速的杀菌作用。但普通过氧乙酸性质不稳定,有较强的腐蚀性。过氧乙酸适用于普通物体表面消毒、食品用工具和设备消毒、空气消毒、耐腐蚀医疗器械消毒(如透析机管路清洗消毒、透析器灭菌、内镜消毒与灭菌等)、传染病疫源地消毒。常用消毒方法有浸泡、擦拭、喷洒等。

(2)过氧化氢(hydrogen peroxide):俗称"双氧水",化学分子式H_2O_2,为无色透明液体,是一种强氧化剂。过氧化氢中尚未结合成氧分子的氧原子具有很强的氧化能力,与细菌接触时,能破坏组成细菌的蛋白质,使细菌死亡。过氧化氢适用于普通物体表面消毒、食品用工具和设备消毒、空气消毒、皮肤伤口冲洗消毒、黏膜消毒、耐腐蚀医疗器械消毒、传染病疫源地消毒。皮肤伤口冲洗消毒时,使用1.5%~3.0%过氧化氢消毒剂,直接冲洗伤口部位皮肤表面,作用3~5分钟。

4. **醛类消毒剂**(aldehyde disinfectant) 是指主要有效成分为醛类化合物的一类消毒剂,如甲醛、戊二醛、邻苯二甲醛等多用于医疗器械消毒灭菌。戊二醛和甲醛均为灭菌剂。

(1)甲醛(formaldehyde):分子式为CH_2O,无色可燃气体,具有强烈的刺激性气味,易溶于水、醇,性质活泼。用于消毒的通常为福尔马林溶液和多聚甲醛。甲醛消毒有液体浸泡和气体熏蒸两种方法。甲醛液体可用于医疗器械等物品的浸泡消毒,但目前已较少用,多以医用低温蒸汽甲醛灭菌器的方式利用甲醛蒸气对物品进行灭菌处理。

(2)戊二醛(glutaraldehyde,GA):分子式为$C_5H_8O_2$,是无色至微黄色透明油状液体,易挥发。戊二醛消毒剂对细菌繁殖体、芽胞、分枝杆菌、真菌和病毒均有杀灭作用。适用于医疗器械的浸泡消毒与灭菌,但不能用于注射针头、手术缝合线及棉线类物品的消毒或灭菌。还适用于内镜清洗消毒机和手工内镜消毒。

(3)邻苯二甲醛(o-phthalaldehyde,OPA):淡黄色结晶,能溶于水、乙醇、乙醚和其他有机溶剂,有刺激性。邻苯二甲醛消毒剂是指以邻苯二甲醛为有效成分,可以添加增效剂和pH调节剂等辅料的消毒剂。0.5%邻苯二甲醛消毒剂常用于软式内镜的消毒。

5. **含溴消毒剂**(bromine disinfectant) 是指溶于水能产生次溴酸的消毒剂,剂型包括粉剂、颗粒剂、片剂、泡腾片。含溴消毒剂适用于游泳池水、污水、普通物体表面和疫源地消毒,可采用喷洒、擦拭、浸泡、冲洗、直接投加等消毒方法。含溴消毒剂有刺激性气味,对眼睛、黏膜、皮肤等有灼伤危险,应避免与人体直接接触;另外对织物有漂白褪色作用,对金属有腐蚀性。

6. **含碘消毒剂**(iodine disinfectant) 是指以碘为主要杀菌成分的消毒剂。常见的含碘消毒剂有碘酊、聚维酮碘和复方含碘消毒剂。剂型包括液体、粉剂。碘酊又称碘酒,为碘和碘化钾的乙醇溶液,适用于手术部位、注射和穿刺部位皮肤以及新生儿脐带部位皮肤消毒,不适用于黏膜、对醇类刺激敏感部位和破损皮肤消毒。聚维酮碘是由碘、碘化钾、聚氧乙烯脂肪醇醚/烷基酚聚氧乙烯醚/聚乙烯吡咯烷酮等组分制成的络合碘消毒剂,常见的有聚维酮碘和聚醇醚碘。聚维酮碘和复合含碘消毒剂适用于外科手及皮肤消毒;手术切口部位、注射和穿刺部位皮肤以及新生儿脐带部位皮肤消毒;黏膜冲洗消毒;卫生手消毒等。

7. **季铵盐类消毒剂**（quaternary ammonium disinfectant） 是指以氯型季铵盐或溴型季铵盐为主要杀菌有效成分的消毒剂,包括单一季铵盐组分的消毒剂及以季铵盐组分为主要杀菌成分的复配消毒剂。常用的季铵盐类消毒剂有苯扎氯铵、苯扎溴铵等,适用于一般物体表面与医疗器械表面、织物、外科手、卫生手、皮肤与黏膜、食品加工设备与器皿的消毒,不适用于蔬菜和水果的消毒。可采用擦拭、浸泡、冲洗、喷洒、泡沫滞留等方式进行消毒。

8. **酚类消毒剂**（phenol disinfectant） 指以苯酚、甲酚、二甲酚、对氯间二甲苯酚、三氯羟基二苯醚等酚类化合物为主要原料,采用适当表面活性剂作增溶剂,以乙醇、异丙醇、水作为溶剂,不添加其他杀菌成分的消毒剂。苯酚、甲酚为主要杀菌成分的消毒剂应用于物体表面和织物等消毒,不宜用于皮肤、黏膜消毒。对氯间二甲苯酚为主要杀菌成分的消毒剂应用于卫生手、皮肤、黏膜、物体表面和织物等消毒,其中黏膜消毒仅限于医疗机构诊疗处理前后使用。三氯羟基二苯醚为主要杀菌成分的消毒剂应用于外科手、卫生手、皮肤、黏膜、物品表面等消毒,其中黏膜消毒仅用于医疗机构诊疗处理前后使用。酚类消毒剂仅用于低水平消毒,不能用于医疗器械的高、中水平消毒。

9. **胍类消毒剂**（guanidine disinfectant） 是指主要有效成分为含胍基化合物的一类消毒剂,如氯己定、聚六亚甲基胍等,属低效消毒剂。胍类消毒剂适用于外科手、卫生手、皮肤、黏膜消毒和一般物体表面消毒,不适用于分枝杆菌、芽胞等污染物品的消毒;单方胍类消毒剂不适用于无包膜病毒污染物品的消毒。可采用擦拭、浸泡、冲洗、泡沫滞留等方法进行消毒。

10. **二氧化氯消毒剂**（chlorine dioxide disinfectant） 是指以亚氯酸钠或氯酸钠为主要原料生产的制剂(商品态),通过物理化学反应产生游离二氧化氯(应用态),将其作为主要有效杀菌成分的消毒剂。可用于环境和物体表面的消毒;食品加工器具、餐饮具、蔬菜和水果等的消毒;生活饮用水(包括二次供水)、游泳池水、医院污水、城市中水的消毒处理;非金属医疗器械等的消毒。常用消毒方法有浸泡、擦拭、喷洒、喷雾等方法。

第四节 | 突发事件的预防性消毒

预防性消毒的目的是预防传染病的发生,通过杀灭或清除环境中的致病微生物,减少病原体传播的机会,降低感染风险。本节主要介绍地震灾区、洪涝灾区以及其他突发公共卫生事件的预防性消毒。

一、地震灾区预防性消毒

对地震灾区进行预防性消毒,可有效预防传染病疫情的发生,切实保护灾民健康,保证应急状态下利用灾后初期数量有限的消毒剂科学开展消毒工作,并同时保证消毒效果,防止过度消毒与滥用消毒剂。

（一）预防性消毒原则
1. 预防性消毒应由疾病预防控制机构根据灾情及当地传染病发生风险提出。
2. 预防性消毒应在疾病预防控制机构消毒专业人员指导下进行。
3. 一般情况下,灾区的环境和物品等应以清洁为主,室内空气应以自然通风为主。
4. 对重点环境和物品,可采用消毒剂进行消毒;必要时对室内空气采用空气消毒器进行消毒,室外空气无须消毒。
5. 使用的消毒产品应符合《消毒管理办法》《医疗机构消毒技术规范》（WS/T 367—2012）等规定,消毒剂应便于运输、储存和使用。
6. 必要时,应及时对消毒效果进行评价。
（二）预防性消毒对象
1. 灾区内群众使用的饮用水及其他临时供水设施设备供应的饮用水。

2. 灾区内公共使用的餐具、饮具。

3. 运送外伤性伤员、遇难者遗体的车辆/工具及工作人员手。

4. **重点环境、场所** ①医院的医疗废物存放处、污水、公共厕所及临时诊疗场所；②中小学临时教室，幼儿园临时教室、活动室、玩具、临时餐厅和厨房；③食品生产、加工、销售、存储场所，受到破坏的家畜、家禽、水产品养殖场所和屠宰场所；④已腐烂的尸体及其周围 2m 范围内被污染的环境，遇难者遗体和动物尸体集中掩埋场所；⑤临时避难所和临时安置点（居民聚集居住的场所、室内公共活动场所、公用物品、公共厕所等）环境和物体表面。

5. 由专业人员现场调查后确定的其他环境、场所和对象。

（三）不需要进行预防性消毒的场所或对象

包括地震造成的普通建筑物废墟；未腐烂的遇难者遗体；进入灾区参与救灾或撤离的车辆、人员、物品；灾区内的道路、地面、室外空气；临时安置点产生的日常生活垃圾、粪便（不需要进行预防性消毒，但应进行无害化处理后排放）。

（四）预防性消毒的技术要求与方法

1. 饮用水消毒 未被破坏的自来水厂，须加强出厂水和末梢水的监测。

对于临时集中式供水设施、设备，应配备消毒设备或饮用水消毒剂。使用含氯消毒剂处理时，作用 30 分钟后，出水口游离氯含量应≥0.3mg/L；使用二氧化氯处理时，出水口二氧化氯含量应≥0.1mg/L。使用槽车（如消防车、绿化工程用水车、洒水车等）临时供水的，应灌装符合《生活饮用水卫生标准》（GB 5749—2022）要求的水，槽车在应用于罐装饮用水前，罐体内应进行清洗消毒。

对于分散式供水，如直接从江、河、渠、溪、塘、井、涌泉等水源取用水者，应在盛器内加入饮用水消毒剂进行消毒处理。采用含氯消毒剂消毒时，在作用 30 分钟后，游离氯含量应≥0.05mg/L。

提倡饮用高温煮沸消毒后的水。

2. 餐、饮具的消毒 使用后的餐、饮具清洗后首选煮沸消毒，煮沸时间应在 15 分钟以上。也可使用消毒剂进行浸泡消毒（如用 250~500mg/L 有效氯消毒剂浸泡 30 分钟），消毒剂浸泡后应用清洁水冲洗干净。

3. 运送外伤性伤员、遇难者遗体的车辆或工具 被血液、体液等污染的部位可采用 1 000~2 000mg/L 有效氯消毒剂喷洒，作用 30~60 分钟。如遇较大量血液、体液等污染的情况，应先采用 5 000mg/L 有效氯消毒剂去除污染后再用前法处理。

4. 工作人员的手卫生 工作时应穿戴防护手套，工作完毕或手套破损时应脱下手套。手有明显污物时应先清洗双手，干燥后用速干型手消毒剂揉搓双手；无明显污物时可直接用速干型手消毒剂揉搓双手，也可使用其他符合要求的手消毒剂进行手消毒。

5. 重点场所、环境的消毒 物体表面可采用 50~500mg/L 有效氯消毒剂喷洒、擦拭消毒。腐烂尸体在装入裹尸袋后，应对裹尸袋表面和被腐烂尸体污染的环境用 1 500~2 000mg/L 有效氯消毒剂喷洒消毒。

6. 临时安置点居室的消毒 对居民集中居住的居室、室内公共活动场所、公用物品、公共厕所等环境和物体表面，可采用 250~500mg/L 有效氯消毒剂喷洒、擦拭表面。

室内空气以自然通风为主，对于无法通风或通风不良的室内空气宜采用机械通风。必要时可使用 250~500mg/L 二氧化氯，按 10~20ml/m³ 计算用量，超声雾化或超低容量喷雾；或使用 1.2%~1.8%（质量分数）过氧化氢喷雾消毒，按 20ml/m³ 计算用量，作用 30 分钟。消毒时室内不能有人。

（五）消毒效果评价

1. 物体表面消毒后对自然菌的消亡率≥90.00%，可判为消毒合格。

2. 室内空气消毒后对自然菌的消亡率≥90.00%，可判为消毒合格，或符合相关标准规定。

3. 医疗机构、医院污水、饮用水消毒效果，预防性消毒效果均按照相关规定进行评价。

二、洪涝灾区预防性消毒

（一）预防性消毒原则

1. 应根据传染病预防需要,有针对性地及时开展清洁卫生与预防性消毒工作,以消除洪涝灾害对人类健康的不良影响。

2. 根据灾情及当地传染病发生风险制订防疫消毒方案,以病原体可能污染的范围为依据确定消毒范围和对象。

3. 消毒工作应在消毒专业人员指导下由有关单位和人员进行,尽可能选择消毒效果可靠、简便易行、对人畜安全、对环境没有严重污染的消毒方法。工作人员要了解各种消毒剂的使用方法及注意事项,正确实施消毒措施。从事现场清污,消毒人员应注意个人防护。进行现场消毒时应阻止无关人员进入消毒区。

4. 一般情况下,外环境以清污为主,重点区域清污后再行消毒处理。清污所产生的大量垃圾应及时清运,严禁倾倒河中。一般不必对无消毒指征的灾区外环境、交通道路、交通工具、帐篷等进行喷洒消毒,防止过度消毒。

5. 加强重点区域消毒工作,灾民安置点、医院、学校、幼儿园、集贸市场等与人们生活、工作密切相关的场所是环境卫生工作与消毒工作的重点区域。重点场所室内环境和物体表面清污后消毒,空气以通风为主,人员密集场所室内环境和物体表面可定期消毒。对受淹水源、厕所、牲畜养殖场所等也应全面进行消毒。

6. 保护水源,注意饮水安全,做好受灾地区饮用水消毒与水质监测工作;做好餐(饮)具、瓜果、蔬菜消毒与清洗保洁工作。

7. 及时清理动物尸体,做好无害化处理。

8. 及时清除和处理日常生活垃圾、粪便。对设置的临时厕所、垃圾堆集点,应有专人负责,做好粪便、垃圾的消毒、清运等卫生管理,必要时用卫生杀虫剂杀虫,控制苍蝇孳生。

9. 加强灾区腹泻和发热症状监测,如发现疫情应及时做好消毒工作。

10. 必要时应对灾民集中安置点、集中供水等消毒重点区域开展消毒效果检测与评价,由具备检验检测资质的实验室相关人员进行。

11. 待灾后恢复常态,或通过预防性消毒确定消除健康影响,方可终止预防性消毒工作。

（二）各类消毒对象与消毒方法

1. **环境**　对室内外进行彻底的环境清污,改善环境卫生。彻底的卫生处理,做到先清理、后消毒、再回迁,尽可能消除导致疫源地传染病发生的各种隐患。居家、街道、社区、安置点等场所物体表面、墙壁、地面可采用有效氯 500mg/L 含氯消毒剂,或 200mg/L 二氧化氯,或 1 000mg/L 过氧乙酸进行喷洒、擦拭消毒,作用 30 分钟。临时安置点启用期间每天定期消毒 1~2 次;在无疫情情况下,不必对室内空气进行消毒剂喷雾消毒,应保持室内空气流通,以自然通风为主,通风不良的场所可采用机械通风。

2. **饮用水**　集中式供水,未被破坏的自来水厂,按照《生活饮用水卫生标准》(GB 5749—2022)执行,并加强水源水和末梢水的监测。在洪涝灾害期间,水厂应根据水源水质变化情况,及时使用或加大混凝剂和消毒剂的使用量,保证出水水质符合《生活饮用水卫生标准》(GB 5749—2022)的要求。集中供水点有条件的首选净水消毒设备进行生活饮用水消毒,对临时集中供水设施、设备,应添加饮用水消毒剂。在使用含氯消毒剂处理时,作用 30 分钟后,出水口游离氯不应低于 0.3mg/L,使用二氧化氯处理时,出水口余量不低于 0.1mg/L。使用槽车(如消防车、绿化工程用水车、洒水车等)临时供水,应灌装符合《生活饮用水卫生标准》(GB 5749—2022)要求的水,槽车在每天使用前应进行清洗消毒。分散式供水,如直接从江、河、渠、溪、塘、井、涌泉等水源取用水者,可根据水源水状况,采用含氯消毒剂消毒,在专业人员的指导下,参阅消毒剂使用说明书,控制消毒剂用量和接触时间。被洪水污染的水井应立即停止供水,待水退后经彻底清洗消毒恢复灾前状况后方可恢复供水。煮沸是简单有效的消毒方式,在有燃料的地方可采用。煮沸消毒的同时可杀灭寄生虫卵,未经消毒处理的饮用水宜煮沸后饮用。

3. 生活用品 家具、卫生洁具、办公用品等清污后,用有效氯 500mg/L 的含氯消毒剂冲洗、擦拭或浸泡,作用 30 分钟,或采用 200mg/L 二氧化氯、1 000mg/L 过氧乙酸、1 000mg/L 季铵盐类消毒剂作消毒处理,消毒时间 15~30 分钟。消毒后再用清水擦拭干净。

4. 餐(饮)具的消毒 首选煮沸消毒,煮沸时间应在 15 分钟以上。也可使用消毒剂进行浸泡消毒,如用有效氯 250~500mg/L 含氯消毒剂浸泡 30 分钟,消毒剂浸泡后应以清洁水冲洗干净。临时避难所、临时安置点公共使用的餐(饮)具每次使用前均应消毒并保洁。

5. 瓜果、蔬菜 新鲜的瓜果、蔬菜可用含氯消毒剂 100~200mg/L 或二氧化氯 50~100mg/L 作用 20~30 分钟;或过氧乙酸 500~1 000mg/L,或酸性氧化电位水冲洗 10 分钟;或 10mg/L 臭氧水作用 10 分钟。消毒后均应再用清水冲洗干净。

6. 手和皮肤 参与灾后环境清污、动物尸体处理等工作后均应进行手消毒,可选用有效的手消毒剂或聚维酮碘搓擦双手。因长时间洪水浸泡造成皮肤红肿、损伤者应及时就医,也可用聚维酮碘或其他皮肤消毒剂进行涂抹消毒。

7. 尸体 对环境清理中清出的新鲜动物尸体应尽快深埋或火化,对已经发臭的动物尸体,可用有效氯 5 000~10 000mg/L 含氯消毒剂或 2 000mg/L 二氧化氯喷洒尸体及周围环境,去除臭味并消毒,然后再深埋处理或火化。尸体埋葬的场所应由当地政府指定,不得随意乱埋。地点应选择远离水源及居民点的地方,选择人口密集区的下风向。挖土坑深 2m 以上,在坑底撒漂白粉或生石灰,把动物尸体投入坑内,再用干漂白粉按 20~40g/m² 撒盖于尸体上,一层尸体一层漂白粉,然后覆土掩埋压实。遇难者的尸体一般不会引起传染病流行,或对公共卫生构成威胁,但对于已腐烂发臭的尸体,在裹尸袋内要适当喷洒漂白粉或其他消毒除臭剂。尸体用塑料尸袋包裹严密,不漏异味,不渗出腐败液体,及时送往火化场处理。在移运和处理过程中应遵循既要防止传播传染病、又要防止污染环境的卫生原则。尸体清理后需要对其场所进行消毒处理,可选用 1 000~2 000mg/L 有效氯消毒剂喷洒,作用 30~60 分钟。运送尸体的交通工具可采用 1 000~2 000mg/L 有效氯消毒剂,或其他有效的消毒剂溶液喷洒,作用 30~60 分钟。车辆、工具每次使用后消毒。

8. 垃圾和粪便 一般生活垃圾无须进行消毒处理,应做好卫生管理工作,日产日清。含有腐败物品的垃圾喷洒含有效氯 5 000~10 000mg/L 消毒剂,作用 60 分钟后收集并进行无害化处理。选择合适地点挖建的简易厕所,应建有围栏和顶盖,避免雨水漫溢粪便污染环境,厕所内可定时泼洒 20% 漂白粉乳液以除臭并消毒。当粪便达便池容积 2/3 时,应及时使用漂白粉覆盖,表面厚度达 2cm,再加土覆盖,另建厕所。野外分散少量粪便,可按粪便量的 1:10 加入漂白粉,作用 24 小时后再清除。

三、其他突发公共卫生事件预防性消毒

除了上述的地震、洪涝等自然灾害以及传染病外,在其他的突发公共卫生事件的处置中,也应根据事件特性及可能造成的传染病风险,科学开展预防性消毒工作。

许多新发传染病在发病之初,由于人们对病原体、发病机制、传播途径和防控措施了解甚少,常常表现为群体性不明原因疾病。针对可能的共同暴露风险因素,如空气、物体表面开展预防性消毒,可减少后续可能存在的传播风险。因此,在传染病突发公共卫生事件中,对未出现疫情的周边区域,应根据传染病的传播途径,针对性地加强预防性消毒工作。

食品安全事故中,在对患者紧急救治、对中毒食品控制和调查分析处理的基础上,对中毒场所及相关物品进行消毒处理。被污染的食品、用具和设备等应立即封存,并对其进行清洗消毒。对接触过细菌性中毒食品的餐饮具、容器和设备等,以及对被污染的冰箱、冰柜以及墙壁、地面等环境表面,使

用化学消毒剂浸泡或擦拭消毒。

对于非生物性突发公共卫生事件,处置中根据突发事件应急处理的需要,以预防为目的,适度开展预防性消毒,如对食物和水源采取消毒措施。非生物性的事件在现场处置中不应进行大规模环境消毒。

第五节 | 传染病消毒

传染病消毒(disinfection of infectious diseases)是指采取以切断病原体传播途径为主的消毒措施,包括预防性消毒、随时消毒和终末消毒。

随时消毒目的是及时杀灭或去除传染源所排出的病原微生物,如对患者的排泄物、污染物和分泌物随时进行的消毒。消毒工作必须随时、迅速,且应多次而重复。

终末消毒可以是传染病患者住院、转移或死亡后,对其住所及污染的物品进行的消毒;也可以是医院内传染病患者出院、转院或死亡后,对病室进行的最后一次消毒。终末消毒原则上只消毒一次,与随时消毒相比,应考虑加大消毒剂的浓度、剂量,以达到彻底杀灭病原体的效果。

一、消毒原则

1. 依法依规原则　传染病消毒工作按照《中华人民共和国传染病防治法》等法律、法规的规定,纳入当地传染病防治规划总体部署,落实属地、部门、单位和个人责任,在疾病预防控制机构的指导下或者按照其提出的卫生要求依法依规组织实施。与传染源管理、易感者保护,以及溯源调查、流行病学调查、杀虫、灭鼠等其他传染病防治工作协调配合。

2. 科学有效原则　传染病消毒应根据病原学特点、流行病学特征、疾病危害程度、疫情波及或可能波及范围情况,综合考虑消毒对象性质、污染程度、人群和环境因素等,确保杀灭环境和物体上的病原微生物。尽量选择对人、畜安全,对物体损伤轻微,对环境影响小的消毒产品和使用方法。

3. 避免过度消毒原则　传染病消毒不应随意提高消毒因子浓度/剂量、增加消毒频次或扩大消毒范围。优先选择相较于消毒措施更加经济、便捷的无害化处理方法。当消毒操作无法实现无害化时,应采取其他防控措施。当明确环境、物体上无存活的目标微生物时,不应进行消毒处理。

4. 安全防护原则　传染病消毒时应做好工作人员个人防护。既应预防目标微生物的感染,也应预防消毒因子的化学危害和/或物理危害,还应注意预防高温、低温环境条件对人体健康的影响。

二、预防性消毒

1. 基本要求

(1)在传染病暴发和流行期间、自然灾害后卫生防疫工作中以及重大活动卫生保障时,应加强预防性消毒。

(2)对于人员密集、流动性大、容易暴发聚集性疫情的场所,需要重点保障的场所,以及一旦发生疫情社会影响大、传播危害大且难以防控的场所,应做好预防性消毒。

(3)预防性消毒时,应突出重点,针对可能受到病原微生物污染的环境和物体进行消毒,不应全面无差别消毒。

(4)在传染病流行期间,对环境表面每天进行1~2次预防性消毒,必要时适当增加消毒频次或采用长效消毒剂。

2. 消毒方法

(1)环境表面以清洁为主,必要时进行消毒。

(2)对于一般物体表面,采用化学消毒剂进行擦拭、浸泡或喷洒消毒时,应确保物体表面全覆盖湿润或完全浸没;采用物理方法进行消毒时,应确保物体表面充分暴露于消毒因子。对于易腐蚀的物体表面,应采用物理消毒方法或腐蚀性较小的化学消毒方法;化学消毒剂在达规定作用时间后,用清水擦拭或冲洗。

（3）分泌物、呕吐物、排泄物等应按照随时消毒方法进行处理。

（4）生活垃圾应规范收集，及时进行无害化处理。在传染病暴发和流行期间，应加强生活垃圾暂存点、清运工具等环境和物体的预防性消毒，采用化学消毒剂喷洒、擦拭或浸泡消毒。

（5）对于生活饮用水源水，应做好水源地保护和水质监测工作。饮用水采用化学或物理消毒方法，确保水质符合《生活饮用水卫生标准》（GB 5749—2022）卫生要求。生活污水应按照《城镇污水处理厂污染物排放标准》（GB 18918—2002）和当地农村生活污水处理设施水污染物排放标准的规定，做好日常消毒处理。

（6）室内外通风状况良好时，首选自然通风。当自然通风条件不足时，采取机械通风的方法。机械通风风道设置应合理，送风量满足需要，通风设备安全可靠。当使用物理消毒方法进行空气消毒时，应严格按照产品使用说明书操作使用，避免采用化学因子对室内空气进行预防性消毒。呼吸道传染病流行期间，注意做好集中空调等通风设施的定期清洁消毒。

三、随时消毒

1. 基本要求

（1）有传染源存在时，对传染源的分泌物、呕吐物、排泄物和体液等污物及其污染的环境和物体应及时进行消毒处理。随时消毒由感染者、家属或护理人员实施。

（2）传染病患者的居家消毒，应根据传染病类型和居家具体情况做到"三分开"和"六消毒"，即住室（条件不具备者用布帘等隔开，至少确保分床），饮品、食品，生活用具（餐饮具、洗漱用具等）分开；对分泌物或呕吐物等污物，生活用具，手，衣服、被套床单和枕巾等织物，感染者居室环境表面，生活污水进行消毒。

（3）医疗机构的床旁消毒，要求不同床边区域内物体的使用不交叉，必要时消毒范围覆盖周边区域物体表面、医疗设备设施表面、地面等。

（4）集中隔离医学观察场所产生的分泌物、呕吐物、排泄物和体液等及其污染环境和物体应参照随时消毒进行处理。

2. 消毒方法

（1）感染者暴露或排出体外、附着于环境和物体表面的分泌物、呕吐物、排泄物和体液等，采用化学消毒剂或消毒湿巾擦拭、干粉或消毒干巾覆盖或喷洒等方式进行消毒。

（2）污染的环境和物体表面，以及污物等收集容器，根据污染程度和消毒对象材质，采用化学消毒剂或消毒湿巾擦拭、喷洒或浸泡消毒，或采用热力消毒等其他方式。

（3）采用机械通风或空气消毒机时，应定期进行维护与保养。

四、终末消毒

（一）基本要求

1. 根据传染病传播特点、疾病危害程度以及疫情防控形势等，有关单位和个人应在传染源离开后，对相关环境和物体及时开展终末消毒。

2. 规范、科学进行终末消毒。对被传染病病原体污染的水、物体和场所等，应科学制订终末消毒方案，进行科学严格的消毒处理。

3. 终末消毒措施应切实可行。实施终末消毒前，应根据流行病学调查结果，掌握消毒对象完整信息，确认终末消毒方案可操作，具备开展终末消毒的能力，同时做好相关沟通工作。

4. 终末消毒工作情况应可追溯。做到终末消毒方案制订、物资准备、现场实施、消毒评价等信息客观真实留存，便于后期回溯整体情况。

（二）不同类型传染病终末消毒方法

1. 甲类传染病终末消毒方法

（1）鼠疫

1）应做好室内环境表面、空气、污染用具和物体、排泄物和分泌物等污物、尸体以及室外环境的处理。

2）对鼠疫病原体污染的室内环境表面采用化学消毒剂进行喷洒消毒，肺鼠疫病原体污染环境采用气溶胶喷雾或熏蒸法进行空气消毒。

3）对污染的一般耐热、耐湿物体，如被罩、食具、茶具、玩具等，采用煮沸消毒、蒸汽/压力蒸汽消毒或化学消毒剂浸泡消毒；对不耐热或不耐湿的物体，如棉絮、棉衣裤、皮张、毛制品等，用环氧乙烷消毒柜等进行处理。对污染的含水分高的食物、干燥食物等，加热消毒后弃废；对污染的生活废物，猫、狗窝垫草等采取焚烧方式。

4）感染者的排泄物、分泌物等污物应有专门容器收集，使用化学消毒剂搅拌、浸泡消毒。

5）因患鼠疫死亡的感染者尸体，由治疗的医疗机构负责消毒处理。

6）对被鼠疫病原体污染的室内外环境应进行消毒、灭鼠和灭蚤，并捕杀染病动物和环境治理。

（2）霍乱

1）应及时做好感染者排泄物和呕吐物等污物、环境表面、餐（饮）具、饮用水、污水等的消毒以及尸体的处理。

2）对于稀便与呕吐物，采用化学消毒剂搅拌、浸泡消毒；干燥排泄物处理前适量加水或消毒剂稀释浸泡软化后，再按成型粪便消毒。

3）污染的房间、厕所、走廊等表面，先消毒再清除明显的排泄物；对泥土地面应刮去污染表土（另行消毒）后，再用化学消毒剂喷洒消毒。

4）对棉织物、金属、陶瓷、玻璃类等的耐热、耐湿物体，采用煮沸消毒、蒸汽/压力蒸汽消毒，或化学消毒剂浸泡消毒；对书籍、文件、字画、污染的棉絮、皮毛、羽绒制品等不耐热、不耐湿物体，采用环氧乙烷消毒柜等进行处理；对各种塑料制品、容器及人造纤维织物等耐湿物体，采用化学消毒剂浸泡、擦拭或喷洒消毒；对污染的精密仪器、家电设备等，采用腐蚀性较小的消毒剂擦拭消毒。对污染的含水分高的食物、干燥食物等，加热消毒后弃废。

5）感染者使用后的餐（饮）具采用煮沸、流通蒸汽或化学消毒剂浸泡等方式消毒处理，再用清水洗净。

6）饮用水消毒后应符合《生活饮用水卫生标准》（GB 5749—2022）的规定。

7）污水排放标准按《医疗机构水污染物排放标准》（GB 18466—2005）中相关要求执行；若污水已排放出去，应对污水沟进行分段截流加氯消毒。

8）因患霍乱死亡的感染者尸体，由治疗的医疗机构负责消毒处理。

2. 乙类、丙类传染病终末消毒方法

（1）对于经消化道途径传播的乙类、丙类传染病，采用适宜的方法对室内环境表面、污染的餐（饮）具、污染的其他物体或用具、饮用水、污水、剩余食物、排泄物或分泌物等污物、手或皮肤黏膜等进行消毒，以及感染者尸体、畜禽尸体等进行处置。

（2）对于经呼吸道途径传播的肺炭疽、白喉、肺结核、非典型病原体肺炎等传染病，采用熏蒸法、气溶胶喷雾法或空气消毒机进行室内空气消毒。同时注意做好空调系统的消毒。

（3）对于经皮肤、黏膜接触传播的乙类、丙类传染病，应采用适宜的方法对接触环境表面、污染的用具或物体、衣物等，以及手、皮肤和黏膜等进行消毒或处置。

3. 新发传染病、不明原因传染病终末消毒方法

（1）对新发传染病、不明原因传染病的终末消毒，应根据其流行病学特点和危害程度不同，按终末消毒基本要求和甲类、乙类、丙类传染病的终末消毒方法进行消毒处理。

189

（2）当传播途径和病原体明确时,应根据污染微生物的种类、数量和感染传播风险选择消毒方法。受到细菌芽胞、真菌孢子、分枝杆菌和经血传播病原体污染时,应采用高水平及以上消毒方法;受到真菌、亲水病毒、螺旋体、支原体、衣原体等病原微生物污染时,应采用中水平及以上消毒方法;受到一般细菌和亲脂病毒等污染时,应采用中水平或低水平消毒方法。

（3）当传播途径不明时,应按照多种传播途径,确定消毒的范围和物体。按病原体所属微生物类别中抵抗力最强的微生物,确定消毒的剂量;当病原体类别未知时(朊病毒污染除外),应按杀灭细菌芽胞的要求确定消毒剂量。

第六节 ｜ 消毒效果评价

任何一种消毒方法对微生物的杀灭或抑制作用都需要通过试验来进行评价,找出合适的有效剂量和作用时间,才能保证消毒灭菌工作的科学性和有效性。在建立一种消毒灭菌方法之前,需要进行广泛的实验室研究,最终形成科学的消毒灭菌程序。某种消毒灭菌方法在不同使用条件下,是否真正达到预期的消毒灭菌目标,也需要通过实验室研究进行评价。

一、现场消毒评价

1. 现场消毒评价包括现场消毒过程评价和现场消毒效果评价。进行现场消毒效果评价前,应先进行现场消毒过程评价。

（1）现场消毒过程评价:包括消毒方案、消毒产品、消毒工作程序、个人防护。消毒方案制订应根据消毒范围、消毒对象选择合理的消毒方法和消毒产品。使用的消毒产品应符合《消毒产品卫生安全评价技术要求》（WS 628—2018）等标准要求,在产品有效期内按照说明书规定的方法使用。根据病原微生物的危害程度和传播途径选择个体防护装备。

（2）现场消毒效果评价:包括现场评价和现场模拟评价。对重大活动卫生保障和目标微生物明确的传染病疫源地、突发公共卫生事件进行现场消毒效果评价时,首选现场评价;对目标微生物无法检测、不明原因的传染病疫源地及突发公共卫生事件、风险等级较高的污染如炭疽芽胞杆菌等进行消毒效果评价时选择现场模拟评价。

1）现场评价:以检测消毒对象自然菌的存在数量和/或目标微生物是否存在作为判定依据。

2）现场模拟评价:以检测指示微生物是否存在或存在的数量作为判定依据。根据病原微生物对消毒因子的抗力选择相应的指示微生物。选择大肠埃希菌（*Escherichia coli*）8099、金黄色葡萄球菌（*Staphylococcus aureus*）ATCC 6538 作为亲脂病毒、细菌繁殖体的指示微生物;选择白念珠菌（*Candida albicans*）ATCC 10231 作为致病性真菌的指示微生物;选择龟分枝杆菌脓肿亚种（*Mycobacterium chelonae* subsp. *Abscessus*）CMCC 93326 或 ATCC 19977 作为亲水病毒、人结核分枝杆菌的指示微生物;选择枯草芽胞杆菌黑色变种（*Bacillus subtilis* var.*niger*）（ATCC 9372）芽胞作为细菌芽胞的指示微生物;当发生未知病原微生物及不明原因传染病时,选择枯草芽胞杆菌黑色变种（*Bacillus subtilis* var.*niger*）（ATCC 9372）芽胞作为指示微生物。物体表面现场模拟评价已选择抗力强的指示微生物进行评价时,不再选择抗力弱的指示微生物,除非有特殊要求。

生活饮用水现场模拟评价选择大肠埃希菌（*Escherichia coli*）8099 作为指示微生物。

2. 根据现场消毒效果评价对象,选择合适的微生物种类进行评价,见表 10-1。

3. 现场消毒效果评价应记录地点或对象、采样时间、数量、采样者、样本编号、名称、检验指标及依据、检验结果及判定等信息。

表 10-1 现场消毒效果评价对象及微生物种类

现场消毒分类	评价对象	微生物种类	评价指标
重大活动卫生保障	物体表面 空气 生活饮用水	自然菌	杀灭率≥90%
传染病疫源地、突发公共卫生事件	物体表面	自然菌	杀灭率≥90%
		大肠埃希菌 8099、金黄色葡萄球菌 ATCC 6538、白念珠菌 ATCC 10231、龟分枝杆菌脓肿亚种 CMCC 93326 或 ATCC 19977、枯草芽胞杆菌黑色变种(ATCC 9372)芽胞	杀灭对数值≥3.00
	生活饮用水	自然菌	杀灭率≥90%
		大肠埃希菌 8099	0/100ml
	空气	自然菌	平均杀灭率≥90%,判为消毒合格;消毒前空气自然菌平均菌落数≤10 CFU/(皿·15min)时,可不计算杀灭率,消毒后空气自然菌平均菌落数≤4 CFU/(皿·15min),判为消毒合格
	排泄物、呕吐物	自然菌	杀灭率≥90%
	污水、污泥	按照 GB 18466—2005 执行	

注:1. 评价指标除满足以上要求外,还应符合相应标准;2. 传染病疫源地、突发公共卫生事件不得检出目标微生物。

二、消毒器械灭菌效果评价

1. **压力蒸汽灭菌效果评价** 指示菌为嗜热脂肪芽胞杆菌(ATCC 7953 或 SSI K31 株)芽胞菌片(布片或滤纸片),回收菌量≥1×10⁵ CFU/片,在 121℃±0.5℃条件下,D 值(在设定的暴露条件下,杀灭特定试验微生物总数的 90% 所需的时间)≥15 分钟;也可采用符合上述要求的自含式生物指示物。

判定灭菌器灭菌效果合格须同时满足:每次试验阳性对照培养基颜色变黄;阴性对照培养基颜色不变;对照菌片的回收菌量≥1×10⁵ CFU/片;试验组颜色不变。用自含式生物指示物进行评价时,结果判定按说明书进行。

2. **干热灭菌器(柜)灭菌效果鉴定试验** 指示菌为枯草芽胞杆菌黑色变种(ATCC 9372)芽胞悬液或菌片,菌片回收菌量≥1×10⁶ CFU/片,在温度为 160℃±2℃的条件下,D 值≥2.5 分钟。也可采用符合上述要求的自含式生物指示物。染菌载体为直径 12mm 不锈钢片,或面积为 10mm×10mm 玻片,必要时增用或改用其他载体。

判定灭菌器灭菌效果合格须同时满足:在 5 次灭菌试验中,各次试验菌数对照组的回收菌量≥1×10⁶ CFU/片;阳性对照组有菌生长;阴性对照组无菌生长;所有试验组菌片均无菌生长。用自含式生物指示物进行评价时,结果判定按说明书进行。

3. **环氧乙烷灭菌器灭菌效果鉴定试验** 指示菌为枯草芽胞杆菌黑色变种(ATCC 9372)芽胞或其生物指示物。在环氧乙烷浓度为 600mg/L±30mg/L,温度为 54℃±1℃,相对湿度为 60%±10% 时,D 值≥2.5 分钟(使用环氧乙烷混合气体)或 D 值≥2.0 分钟(使用 100% 环氧乙烷纯气体)。染菌载体为滤纸片,面积为 10mm×10mm,必要时增用或改用其他载体,菌片回收菌量应≥1×10⁶ CFU/片。也可采用符合上述要求的自含式生物指示物。

判定灭菌器灭菌效果合格须同时满足:每次试验菌数对照组的回收菌量≥1×10⁶ CFU/片;阳性对

照组有菌生长;阴性对照组无菌生长;所有试验组菌片均无菌生长。对难以判断结果的胰蛋白胨大豆肉汤培养基(TSB),取其中 0.1~0.2ml 悬液接种胰蛋白胨大豆琼脂培养基(TSA)平板,用无菌"L"形玻棒涂抹均匀,置 36℃±1℃恒温培养箱中培养。48 小时后涂片染色,显微镜下观察菌落形态,或进一步参照相关标准做其他试验,判断有无生长或生长的是否为试验菌。若为试验菌,则判定为灭菌不合格,若为非试验菌,则应重新进行试验。用自含式生物指示物进行评价时,结果判定按说明书进行。

4. 低温蒸汽甲醛灭菌器灭菌效果鉴定试验 指示菌为嗜热芽胞脂肪杆菌(ATCC 7953 或 SSI K31 株)芽胞,含菌量为 1×10^6~5×10^6 CFU/片,也可采用符合上述要求的自含式生物指示物。染菌载体包括:金属片(直径 12~15mm 不锈钢圆片)、玻璃片(10mm×10mm)和塑料片(10mm×10mm 聚四氟乙烯)。

判定灭菌器灭菌效果合格须同时满足:每次试验菌数对照组的回收菌量为 1×10^6~5×10^6CFU/片;阳性对照组有菌生长;阴性对照组无菌生长;所有试验组菌片均无菌生长。用自含式生物指示物进行评价时,结果判定按说明书进行。

5. 过氧化氢气体等离子体灭菌器灭菌效果鉴定试验 指示菌为嗜热脂肪芽胞杆菌(ATCC 7953 或 SSI K31 株)芽胞,抗力鉴定合格。染菌载体为直径≤0.4mm 的不锈钢钢针,以染菌后不堵塞管腔为限。必要时可增用或改用其他载体,载体回收菌量为 1×10^6~5×10^6 CFU/载体。在使用浓度为 59%±2% 过氧化氢,灭菌舱内作用浓度为 2.3mg/L±0.4mg/L,作用温度 50℃±0.5℃的条件下,D 值的要求为 0.75~8 秒。对于自含式的生物指示物,测试的 D 值应在说明书上的 D 值±20% 范围内。

判定灭菌器灭菌效果合格须同时满足:每次试验菌数对照组的回收菌量为 1×10^6~5×10^6 CFU/载体;阳性对照组有菌生长;阴性对照组无菌生长,试验组无菌生长。

第七节 | 灭 鼠

一、基本概念

灭鼠原则是以防为主,防治结合,综合治理;治标与治本相结合,突击灭鼠与经常性灭鼠相结合,专业队伍与群众队伍相结合。灭鼠时工作人员应做好个人防护。

二、灭鼠方法

(一) 化学灭鼠法

指使用有毒化合物杀灭鼠类的方法。常用灭鼠药剂包括胃毒剂、熏杀剂、驱避剂和绝育剂等。常将毒鼠药剂与基饵混在一起制成毒饵,或直接使用市售毒饵产品,投放于鼠经常活动场所。这种方法经济、易操作,效果好。此法的缺点是有些急性灭鼠毒饵使用和管理不慎会造成人畜中毒。

(二) 物理灭鼠法

主要是利用捕鼠器械如捕鼠夹、鼠笼和粘鼠板等器械以及水淹法等进行灭鼠。多利用金属(钢丝)弹性制成鼠夹、鼠笼等,在装置挂上诱饵,鼠盗食时被捕获。缺点:家鼠对未见过的捕鼠器械存在新物反应,不轻易进入,往往捕鼠效果欠佳。

(三) 生态灭鼠法

破坏鼠类生存环境,如改造环境、堵塞鼠洞、设置防鼠网、断绝"鼠粮"等,以不利于鼠类的生存繁衍,使鼠密度降低,鼠害得到控制。

(四) 生物灭鼠法

利用自然界中某些生物来防治。控制鼠类的生物如猫、犬、蛇、猛禽等,可以利用它们达到灭鼠、降低鼠密度的目的,控制鼠害。能致死鼠的微生物相关产品有 C 型肉毒梭菌毒素,是其他化学杀鼠剂的补充。

三、灭鼠剂的选择

理想的灭鼠剂应具有以下特点:①足够的毒力。②选择性强。③对人、畜、禽等动物毒性低;无二次中毒风险。④鼠适口性好。⑤在环境中较快分解。⑥有特效解毒剂。⑦不易产生抗药性。⑧性质稳定,易于制造,使用方便,价格低廉等。

常用的杀鼠剂有抗凝血杀鼠剂、绝育剂、肠道梗阻剂、肉毒毒素和维生素 D_3 制剂。抗凝血杀鼠剂包括第一代和第二代,两者的最大区别是第一代抗凝血杀鼠剂需要多次投药,以保证鼠类取食到致死剂量的药剂;而第二代抗凝血杀鼠剂属于亚急性药剂,一次摄入的剂量就可以致死,所以只需单次投药。常见的第一代抗凝血杀鼠剂有杀鼠灵、杀鼠醚、敌鼠钠盐;常见的第二代抗凝血杀鼠剂有溴敌隆、溴鼠灵和氟鼠灵等。绝育剂杀鼠剂有雷公藤甲素、莪术醇。肠道梗阻剂有地芬硫酸钡制剂。绝育剂和肠道梗阻剂适合草原、林业环境的鼠害控制。肉毒毒素制剂有 C 型和 D 型。维生素 D_3 制剂是新发展起来的更加安全的慢性杀鼠剂,更适合在食品加工行业使用。实际工作中应根据具体情况,扬长避短,选择适合当时当地情况的灭鼠剂。

四、除鼠效果评价

(一) 评价指标

1. 鼠密度　用某种特定方法测定的单位时间、单位空间内鼠类个体数或鼠类活动情况。有通过鼠夹(鼠笼或粘鼠板)等工具监测并通过捕获率来表示密度的(公式 10-1),也有通过观察鼠类活动或活动痕迹并以单位空间或距离内鼠数量或活动痕迹数来表示密度的(公式 10-2)。

$$鼠密度(捕获率) \frac{捕鼠数}{布夹数 \times 天数} \times 100\% \qquad (公式 10\text{-}1)$$

$$鼠密度(鼠迹阳性数) = \frac{鼠迹数}{检查距离} \times 100\% \qquad (公式 10\text{-}2)$$

2. 灭鼠率　用某种特定方法测定灭鼠后比灭鼠前鼠密度降低的百分比(公式 10-3、公式 10-4)。

$$灭鼠率 = \frac{灭前密度 - 灭后密度}{灭前密度} \times 100\% \qquad (公式 10\text{-}3)$$

$$灭鼠率(食饵消耗法) = \frac{前饵消耗量 - 后饵消耗量}{前饵消耗量} \times 100\% \qquad (公式 10\text{-}4)$$

鼠疫染疫、染疫嫌疑交通工具灭鼠率应 100%;预防性灭鼠率应为 80% 以上。

(二) 评价方法

常用方法有夹夜法、粉迹法。

1. 夹夜法　室内外均适用。室内每 15m² 放一夹。在野外可沿直线每隔 5m 放一夹,两列鼠夹间隔 50m 以上。放夹时间可根据当地鼠种的活动规律确定;如对家鼠和夜间活动的野鼠应晚放晨收。所用诱饵的种类和大小应统一。按每 100 只鼠夹捕获的鼠数(即捕获率)表示鼠密度。

2. 粉迹法　在鼠经常活动地点撒布滑石粉,观察鼠迹,借以判定鼠的密度。用纱布包裹滑石粉,沿墙边、角落布撒粉块(面积 20cm×20cm),或每 15m² 的独立环境布撒粉块 1 块,超过者布 2 块。大型库房、货堆(垛),沿边缘每 5m 布放 1 块粉板,间距 10~15m。傍晚放,次晨收。凡有鼠迹的粉块为阳性点。

第八节 | 害虫控制

一、基本概念

本书所述害虫主要指病媒昆虫,是能够将病原体从人或者其他动物传播给人的昆虫及其近缘节肢动物,主要包括节肢动物昆虫纲的蚊、蚤、蝇、虱、蠓、蚋和蜚蠊等,以及蛛形纲的蜱、螨等。可持续的害虫控制,要在科学监测的基础上,通过综合采用多种有效手段,包括环境治理、物理防制、化学防制等,把病媒昆虫控制在不足为害的水平,以达到除害防病和/或减少其危害的目的。

病媒昆虫控制应根据环境及行业要求,以人群环境安全为前提,以预防为主、综合治理为基本指导理念,重点加强环境治理,尤其是孳生地和栖息场所,建立物理隔离设施,必要时限制性使用化学防制,有效控制病媒生物危害。

二、害虫控制方法

害虫控制方法有生态防制、物理防制、化学防制、生物防制和遗传防制等。在常规的防制工作中,应以生态防制为主,结合物理、化学和生物等手段,将害虫控制在低密度水平。在应急的控制工作中,则应以化学防制为首选,将害虫密度迅速降低,然后再运用其他手段实现长期的控制效果。

(一) 生态防制

通过改造或改善生态环境,使病媒昆虫无孳生、栖息的场所,是害虫控制的治本措施。

(二) 物理防制

通过采取人工捕杀、高低温处理(如火烧、干热空气、煮沸、冷冻等)、灯光诱杀、装置防虫设施等措施而达到除虫的目的。此法简便易行,但有一定的局限性,不能大范围使用。

(三) 化学防制

将杀虫剂加工成一定剂型,如粉剂、可湿性粉剂、乳油、乳粉、烟剂、颗粒剂、涂抹剂,以手工或器械施药于一定环境中,通过不同途径作用于虫体,使昆虫中毒致死。化学杀虫剂通过触杀、胃毒、熏蒸等不同作用途径达到杀虫目的。

(四) 生物防制

利用生物或生物的代谢产物防治病媒昆虫。例如用病媒昆虫的天敌如鸟类、鱼类、寄生虫乃至微生物等杀灭昆虫。常用的有鱼类捕食蚊虫幼虫,寄生蜂控制农林害虫,苏云金杆菌(Bti)和球形芽孢杆菌(Bs)杀灭蚊幼虫等。

(五) 遗传防制

通过辐照绝育、化学绝育或杂交绝育技术生产不育的雄性害虫,并释放到自然环境中,导致自然种群中雌性个体与绝育雄性交配后不孕,从而降低自然种群密度直至不足为害,甚至自然种群消失。用于对一些畜牧业害虫如嗜人锥蝇(*Cochliomyia hominivorax*)的控制。

三、控制效果评价

(一) 评价原则

1. 设置对照区 设置合理的对照区,对照区与控制区自然条件相似,距离合理。一般控制效果评价可以不设对照区,直接评价控制前后的密度差异即可。在对产品进行控制效果评价过程中,需要设对照区。

2. 选择监测点 选择合适的监测点。控制区和对照区监测点数量适宜,分布合理。

3. 密度监测 控制前后,分别对控制区和对照区监测 1~2 次,计算平均虫密度。

4. 种类鉴定 捕获的病媒昆虫应分类鉴定,以便了解种群构成和防治措施对各种病媒昆虫的效果。

5. 虫媒传染病监测 掌握病媒昆虫密度与虫媒传染病发病率的关系,评价防治效果。

(二)评价指标

1. 密度指数下降比 传染病疫点杀虫后病媒昆虫密度指数应降低99%。

$$密度指数下降比 = \frac{措施前密度指数 - 措施后密度指数}{措施前密度指数} \times 100\% \qquad （公式10-5）$$

2. 相对种群指数(relative population index,RPI) 设置的对照区应该与试验区自然条件相似,距离合理。预防性杀虫其相对种群指数应≤20%,大于20%为效果不佳。

$$RPI = \frac{对照区处理前平均密度值 \times 试验区处理后某时密度值}{对照区处理后某时密度值 \times 试验区处理前平均密度值} \times 100\% \qquad （公式10-6）$$

(三)评价方法

1. 人工小时法 人工方法捕捉昆虫,以小时计数[虫数/(人·时)]。

2. 笼捕法 检测蚊蝇指数时以笼捕获,以日计算笼捕昆虫平均数[虫数/(笼·日)]。

3. 诱捕法 以灯光、诱饵等方法诱捕昆虫,以日或小时计算捕获率。

4. 浓度测定法 用熏蒸浓度检测仪测定熏蒸及散气前熏蒸剂浓度。

卫生处理是公共卫生技能的重要组成部分。通过卫生处理,能够杀灭或清除卫生处理对象中存在的公共卫生靶标,从而控制传染源、切断传播途径,最大程度地保护易感人群,防止传染病等公共卫生风险的扩散与流行。

(姬艳丽)

NOTES

第四篇

卫生应急检测技术

第十一章 微生物检验

微生物检验是一种从环境或生物样本中分离、培养和鉴定目标微生物,进而用于疾病诊断、传染源追溯、安全性评估的方法。在公共卫生和预防医学领域,重要任务之一是在感染性疾病,尤其是传染病疫情暴发后,对患者的临床标本进行病原学检验,快速确定病原体的种类和性质,并对相关环境中的相应病原体展开检测,为病例诊断和疫区性质判定提供病原学依据,以此实现隔离传染源、切断传播途径、保护易感人群的目的。因此,我们必须具备识别新发传染病的能力以及鉴定病原体的知识与技术。

第一节 病原微生物分离培养

常见感染性疾病的病原体种类繁多,主要包括细菌、病毒、真菌、寄生虫、支原体、衣原体、螺旋体以及立克次体等。在实际开展病原体分离培养工作时,通常依据其生长特性和培养需求,大体上分为非胞内寄生和胞内寄生两种类型。其中,非胞内寄生的病原体主要涵盖细菌、真菌、螺旋体和支原体等;而胞内寄生的病原体则包含病毒、立克次体和衣原体等。本章主要以细菌和病毒为例进行阐述。

为了确定某感染性疾病的病原体,1890 年罗伯特·科赫提出了如下四条准则(即科赫法则):①该病原体存在于患者体内,而健康者体内不存在;②从患病个体中分离出的病原体能够在体外培养和纯化;③将纯培养物接种到敏感宿主时,能够引起相同的疾病;④从接种后的敏感宿主中可以再次分离出该病原体。科赫法则的提出为感染性疾病的病原学奠定了基础。然而,随着医学的不断发展,科学家们发现科赫法则存在局限性。

分离培养病原微生物时,须依据《人间传染的病原微生物目录》(国卫科教发〔2023〕24 号)中规定的生物安全要求,在相应级别的生物安全实验室内,并且在采取必要防护措施的前提下进行。

一、细菌分离培养

细菌分离(bacterium isolation)是指用无菌操作的方法将目标菌从混杂的微生物群体中单独分离出来的过程。细菌培养(bacterium culture)是一种用人工方法使细菌生长繁殖的技术,通过将细菌接种于培养基上,使其在特定的条件下生长繁殖。由于不同种类细菌的生理学特性存在差异,分离培养时所要求的条件(如营养、温度、湿度、酸碱度和气体环境)也不同。目前,针对多数常见细菌有商品化培养基粉剂,按使用说明配制后经高压灭菌后即可使用。

(一)细菌接种方法

根据待检样本的性质和培养目的,采用不同的接种方法,常用于细菌分离培养的接种方法是平板接种法,此外还有斜面接种法、半固体培养基接种法和液体培养基接种法等,用于细菌的传代、纯培养、菌种保存及细菌鉴别试验。

1. 平板接种法 即平板划线接种法,是最常用的分离培养方法,常用于细菌分离和增菌,目的是使样本或培养物中混杂的多种细菌在培养基表面分散生长,形成彼此分开的菌落,以便根据菌落形态和特征,挑选所需的单个菌落,经转种获得纯的细菌群体。

(1)连续划线接种法:此法多用于含菌量不多的样本或用拭子所取样本的培养。用无菌接种环蘸取样本或少许培养物轻轻涂布于平板上 1/5 处,咽拭、棉拭培养物可直接涂布,然后左右来回以曲线形式连续划线接种,在整个平板表面划满曲线(图 11-1)。

（2）分区划线接种法：此法多用于含菌数量较多样本的细菌分离（如粪便样本），用接种环取少许样本或培养物，将其涂布于平板的一边，并做密集连续划线，范围约占平板的1/4，此即第一区。再转动培养皿约70°，并将接种环上剩余物烧掉，待冷却后通过第一区划线部分作第二区连续划线。再用同样的方法通过第二区划线部分作第三区划线，视培养皿大小进行三区、四区甚至五区划线（图11-2）。各区域的含菌量依次递减，以获得单个菌落。每一区的划线均应接触上一区的接种线1~2次或多次，但不能过多，否则降低分离效果。

（3）棋盘格划线接种法：本法用于分离肠道细菌较佳。将样本涂布于平板上1/5处，从1/5涂抹处自上而下平行划线数条（一般5~6条），接种环灭菌后，在平行线的垂直方向从左到右划数条平行线，与前次划线组成正方形格。同法可再划45°交叉相互垂直平行线，四组线组合起来恰似棋盘形（图11-3）。培养后即可在棋盘上看到从上到下、从左到右，细菌生长密度渐少的现象，而棋盘右下角的单个菌落可用于进一步划线分离。

（4）涂布接种法：常用于被检样本中的细菌计数和纸片法药物敏感性测定。用于细菌计数时，在培养基表面加上定量的被检样液，然后用无菌"L"形玻棒从不同方向反复涂布数次，使被检物均匀分散在琼脂表面。用于纸片法的药物敏感性测定时，用棉拭子蘸取菌液，沿不同方向均匀涂布在培养基表面。

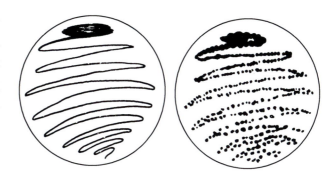

图 11-1　连续划线接种法（左）及培养后菌落分布（右）示意图

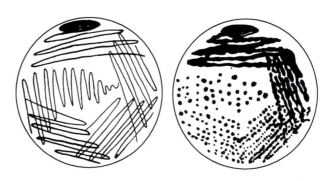

图 11-2　分区划线接种法（左）及培养后菌落分布（右）示意图

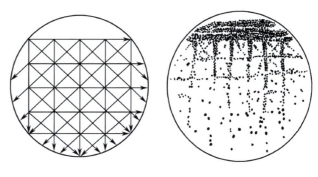

图 11-3　棋盘格划线接种法（左）及培养后菌落分布示意图（右）

（5）点种法：用于琼脂稀释法药物敏感性测定和某些生化试验。琼脂稀释法药物敏感性测定中，可用微量加样器定量吸取少许已知浓度菌液，轻轻加在培养基表面，也可用电子多头加样枪点种。用于生化鉴定时，取少量待检菌培养物点在鉴定培养基表面。

2. 斜面接种法　主要用于单个菌落的纯培养、保存菌种或观察细菌的某些特性。通过将单个菌落接种到斜面培养基上，可以获得纯种并进行进一步的鉴定和保存。通常可采取划线接种和穿刺划线接种两种方法。

3. 半固体培养基接种法　主要用于观察微生物的动力，也可以用于菌种保存。接种方法是用灭菌接种针蘸取少许菌，自培养基表面中心垂直刺入至底部上方3~4mm处，然后将接种针沿原路抽出。穿刺时勿接触底部，以免贴壁生长干扰动力观察。

4. 液体培养基接种法　主要用于增菌、细菌鉴定、原生质体培养、保存菌株等。接种方法是将培养管微微倾斜，用灭菌接种环取菌后，在接近液面的管壁上方轻轻研磨，并蘸取少量培养基调和，再将

NOTES

试管直立,此接种点就会被培养基淹没。

(二)细菌培养条件选择

细菌培养的基本条件包括适宜的营养、酸碱度、温度、气体环境等。培养基提供的碳源、氮源、无机盐等营养物质是细菌生长和繁殖的基础,多数细菌的最适 pH 是 6.5~7.5,最适生长温度为 20~40℃。根据细菌对氧气的需求不同,可采取需氧培养、CO_2 培养、微需氧培养和厌氧培养四种方法。

(三)细菌生长现象观察

不同的细菌在平板上形成的菌落有其固有的形态特征,可作为鉴定依据之一。观察的方法是将平板培养物放在自然光或白炽灯光的前面,从不同角度进行观察,菌落较小时,可利用放大镜观察。因细菌的代谢特点不同,其在不同固体培养基上的特征亦不同,这些生长特征均有助于细菌的初步识别和鉴定。

1. **营养琼脂平板上的生长现象** 可从形状、大小、表面性状、边缘、颜色、透明度、质地、黏度、气味和乳化性等方面描述细菌菌落。根据生长现象,常把菌落描述为三种类型:光滑型菌落(smooth colony),即 S 型菌落;粗糙型菌落(rough colony),即 R 型菌落;黏液性菌落(mucoid colony),即 M 型菌落。

2. **鉴定培养基上的生长现象** 细菌鉴定培养基种类繁多,菌落特征也多种多样,常见的特征有溶血、出现颜色、卵磷脂琼脂中是否有晕或"珍珠层"、蛋白水解和质地改变等。在血琼脂培养基上,细菌的溶血现象有三种情况:α 溶血、β 溶血和 γ 溶血。α 溶血表现为菌落周围出现绿色溶血环;β 溶血则在菌落周围形成一个完全清晰透明的溶血环;γ 溶血则没有溶血现象。此外,某些细菌在平板培养基上生长繁殖后会产生特殊气味,如铜绿假单胞菌有生姜气味,变形杆菌有巧克力烧焦的臭味等。

3. **半固体培养基的生长现象** 有动力的细菌会在穿刺线及其两侧形成混浊或小菌落,而无动力的细菌则仅沿穿刺线生长。

4. **液体培养基的生长现象** 多数细菌在液体培养基中生长时会呈现均匀混浊状态,如大肠埃希菌;少数链状排列的细菌如链球菌则会沉淀生长;专性需氧菌如枯草芽胞杆菌会在培养液表面形成菌膜。

二、病毒分离培养

病毒分离培养是诊断病毒感染的"金标准"。由于病毒缺乏完整的代谢系统和细胞结构,只能寄生于活细胞内,依靠宿主细胞的代谢系统、能量和原料合成自身的蛋白质和核酸,完成增殖过程,因此病毒的分离常使用敏感细胞、鸡胚和实验动物作为宿主。经分离培养能稳定传代的病原,如能确证无细菌污染或经除菌过滤仍具繁殖力与致病力,即可认为已分离到病毒,其种类需要进一步鉴定。

(一)用于病毒分离培养的细胞选择

敏感细胞培养法是一种常用的病毒分离方法。病毒对感染的细胞具有严格的选择性,病毒能够感染并在其中复制增殖的细胞称为病毒敏感细胞,也称允许细胞(permissive cell)。一种病毒往往对多种细胞敏感,不同种类病毒易感的细胞往往不同。进行病毒分离培养,首先要选择敏感细胞,特别是从样本中直接分离病毒时,原代细胞更能代表原有组织特性,敏感性较强。通常根据病毒的宿主来源,选择合适的细胞系进行培养。例如,猪源病毒可以使用 PK-15 细胞,禽源病毒可以选择鸡胚或鸭胚。某些病毒至今未找到合适的细胞进行分离培养,即使是敏感动物来源的细胞对不同病毒的敏感性也会有不同。

用于病毒培养的细胞有原代细胞、二倍体细胞株、传代细胞系,培养病毒时除考虑病毒的敏感性、方便应用外,在病毒疫苗生产时还要考虑细胞的安全性。由于原代细胞不能多代培养,制备技术复杂,应用受限,因此二倍体细胞和长期传代细胞在病毒分离培养方面的应用更为广泛。

(二)细胞分离培养病毒

1. **样本前处理** 固体样本如病灶组织,可将其制成匀浆,稀释离心后取上清作为接种材料;液体样本可直接离心沉淀去除颗粒杂质。如果怀疑接种材料有细菌污染,可加入适量青霉素-链霉素混合液,4℃过夜并过滤后再接种。

2. 样本接种与培养　将单层细胞传代培养24~48小时,倒出瓶中营养液,将准备好的病毒悬液接种于单层细胞培养瓶中,同时以Hanks液作对照,放置37℃1小时,每隔15分钟轻摇培养瓶,然后加入适量维持液,逐日观察细胞病变情况。

3. 病毒鉴定　①细胞病变观察法:接种于敏感细胞的病毒大部分可引起细胞病变,表现为细胞圆缩、细胞聚合、细胞融合形成合胞体等,可根据细胞病变初步判定病毒种类。②红细胞吸附试验:有些病毒能感染细胞,但不引起细胞病变,可使细胞具有吸附红细胞特性。如果将红细胞悬液加入已感染病毒的单层细胞,使其接触一段时间,在显微镜下可观察到红细胞吸附于受病毒感染的细胞周围。③空斑试验:将不同稀释度的病毒悬液接种于单层细胞上,使病毒吸附于细胞,然后覆盖一层营养琼脂培养基。由于琼脂的限制,病毒只能感染周围的细胞,出现蚀斑现象。加入中性红染料,由于死亡细胞不能摄入中性红染料,会出现不染色的空斑。一个空斑是由一个病毒粒子感染形成的,空斑试验可作为定量测定病毒感染力的方法。病毒悬液中具有感染性病毒量可表示为单位体积中空斑形成单位(PFU/ml)。④中和试验:观察分离的病毒能否被特异性标准血清中和,以此来鉴定病毒。具体分组方法为:A组,细胞+抗血清;B组,细胞+病毒;C组,细胞+(病毒+抗血清),如果A组和C组细胞存活,而B组出现细胞病变,则表明病毒与标准血清相对应。

(三) 鸡胚接种技术

许多感染人和动物的病毒及立克次体等能在鸡胚中繁殖,因此,鸡胚接种技术常用于对鸡胚敏感的病毒分离、鉴定、抗原制备、疫苗生产以及病毒性质研究等。常用羊膜腔接种、绒毛尿囊膜接种、尿囊腔接种及卵黄囊接种等四种方式。常见病毒在鸡胚中接种途径及培养特征见表11-1。

有些病毒在鸡胚中复制,产生肉眼可见的损害,因此,可通过直接观察法确认病毒的存在。这些损害表现主要有:①在绒毛尿囊膜上形成特殊的增生性损害或痘疱,如各种痘类病毒和疱疹病毒常产生白色或灰色痘疱,并可伴有膜上血管充血,偶可见出血;②引起鸡胚死亡,如新城疫病毒、流行性乙型脑炎病毒,但应与接种损伤和细菌污染引起的死亡区别;③造成鸡胚特殊损害和胚胎生长迟缓,如国外有人认为马流感病毒在鸡胚内繁殖引起鸡胚生长迟缓。

表11-1　各种病毒在鸡胚中的接种途径及培养特征

病毒	胚龄/日	适宜接种途径	孵育时间	孵育温度/℃	表现	收获材料
流感病毒	9~12	尿囊腔、羊膜腔	36~48小时	33~35	血凝	尿囊液、羊水
腮腺炎病毒	9~12	尿囊腔、羊膜腔	5~7天	35	血凝	尿囊液、羊水
新城疫病毒	9~11	绒毛尿囊膜、羊膜腔	4天	32	血凝、死亡	绒毛尿囊膜
水痘病毒	10~13	绒毛尿囊膜	2~3天	37	痘疱	绒毛尿囊膜
痘苗病毒	10~12	绒毛尿囊膜	2~3天	37	痘疱	绒毛尿囊膜
牛痘病毒	10~12	绒毛尿囊膜	2~3天	37	痘疱、死亡	绒毛尿囊膜
天花病毒	10~12	绒毛尿囊膜	3天	37	痘疱、死亡	绒毛尿囊膜
单纯疱疹病毒	10~13	绒毛尿囊膜	2~6天	37	痘疱、死亡	绒毛尿囊膜
带状疱疹病毒	10~13	绒毛尿囊膜	2~5天	37	痘疱、死亡	绒毛尿囊膜
流行性乙型脑炎病毒	6~8	卵黄囊、绒毛尿囊膜	3天	37	死亡	鸡胚、尿囊液、绒毛尿囊膜
东部马脑炎病毒	10~12	羊膜腔、尿囊腔	18小时	37	死亡	尿囊液、羊水

病毒	胚龄/日	适宜接种途径	孵育时间	孵育温度/℃	表现	收获材料
淋巴细胞脉络丛脑炎病毒	6~8	绒毛尿囊膜	3天	37	死亡	绒毛尿囊膜
狂犬病病毒	7~9	绒毛尿囊膜、羊膜腔	4~6天	37	血凝	绒毛尿囊膜、羊水

动物实验是最早用于病毒分离的方法。当通过细胞和鸡胚分离病毒未成功时,可依据病毒的靶器官、排泄途径以及对不同动物的敏感性,选择接种不同的敏感动物(如小鼠、大鼠、兔、豚鼠等)。实验动物在病毒致病性测定、疫苗效力试验、疫苗生产等方面发挥着重要作用。虽然动物实验需要专门的设施,存在饲养与维护成本高、个体差异较大等问题,但在某些特定情形下,它依然是不可或缺的病毒分离的方法。

第二节 │ 形态学检测

病原微生物的形态学检测是病原体鉴定的重要依据之一。由于病原体体积微小(以微米或纳米计量),且多为无色透明或半透明状态,因此必须借助显微镜的放大功能来观察细菌的形态结构特征。观察细菌类病原体最常用的仪器是各类光学显微镜,包括普通光学显微镜、暗视野显微镜、相差显微镜和荧光显微镜;而观察病毒类病原体则需要使用电子显微镜。当然,电子显微镜也可用于观察细菌的表面及内部精细结构。

通过镜下观察,能够快速了解样本中是否存在病原体及其大致特征,从而作出初步判断。对于细菌类病原体,还可依据细菌的形态、大小、排列方式、结构、染色特性及运动情况,结合样本来源作出初步诊断,为进一步鉴定提供依据。由于该方法简便易行,在基层实验室中仍具有重要地位。对于病毒类病原体中一些形态特征十分明确的,可直接作出判断,特别是在新发、突发传染病及生物恐怖事件病原体的检测中,形态学检测是最优先选择的检测方法之一,发挥着"侦察兵"的作用。

一、细菌的形态学检测

根据细菌是否被染色,分为不染色检查法和染色检查法。

(一)不染色检查法

不染色检查法是指样本涂片不经染色,直接在显微镜下观察细菌的形态、大小、某些内部结构及运动方式的方法,一般主要用于观察细菌的动力。应选用新鲜的幼龄细菌培养物,观察时需在20℃以上的室温中进行,同时要注意区分有鞭毛细菌的真正运动和无鞭毛细菌的布朗运动。常用的方法有悬滴法、压滴法,厌氧菌还可用毛细管法。

1. 悬滴法 在盖玻片中央滴加菌液,在凹玻片凹窝四周涂抹少许凡士林(或糨糊),将凹窝对准盖玻片菌液处扣上,使凡士林贴封四周后迅速翻转,让盖玻片朝上,菌液悬于盖玻片下。静置片刻,即可进行镜下观察。

2. 压滴法 在载玻片上滴加菌液后,用镊子夹好盖玻片,使其一边接触菌液,然后缓缓放下,以不产生气泡为宜,静置片刻,即可镜下观察。该法操作简单,但液体易干,所以观察时间不宜过长,且在观察烈性传染病样本时应小心操作,以免造成实验室感染。

3. 毛细管法 本法主要用于厌氧菌的动力观察。毛细管长60~70mm,管内直径0.5~1.0mm。取过夜增菌的液体培养物,将毛细管一端接触培养物,使菌液被吸入管内,用火焰封闭毛细管两端,将毛细管固定在载物台上镜检。

(二)染色检查法

染色检查法是将细菌进行各种染色后,再用显微镜观察。细菌着色后,可视性增强,在细菌鉴别方面比不染色检查法应用更为广泛。

1. 常用染色法　细菌常用染色法包括单染色法、复染色法、特殊结构染色法、负染色法及荧光染色法等。

（1）单染色法：用一种染料进行染色，如亚甲蓝或稀释石炭酸复红等。其最大特点是操作简便，但各种细菌均染成同一颜色，只能显示细菌的形态及大小，对细菌鉴别价值有限。

（2）复染色法：用两种以上染料染色，可使不同性质的细菌着色不同。因此，除了显示细菌形态、大小外，还具有鉴别细菌种类的价值，故也称鉴别染色法，如革兰氏染色法、抗酸染色法等。

（3）特殊结构染色法：细菌的某些结构，如鞭毛、荚膜、细胞壁、芽胞及异染颗粒等，用普通染色法不易着色，需用特殊结构染色法。这些染色法可使特殊结构与菌体着色不同，有利于观察。由于该染色操作耗时、复杂，除异染颗粒染色法较常用外，在日常检验工作中较少使用特殊结构染色法。

（4）负染色法：一种背景着色而细菌本身不着色的染色方法。采用墨汁或带负电的酸性染料，如刚果红、苯胺黑等，只使背景着色，而菌体因表面带负电无法着色。检查细菌的荚膜常用墨汁负染色法配合单染色法（如亚甲蓝），镜下可见背景呈黑色，菌体呈蓝色，荚膜不着色，荚膜包绕在菌体周围成为一层透明的空圈。

（5）荧光染色法：用带有荧光染料的特异性抗体对细菌染色，可加快检测速度、提高阳性率，如快速诊断霍乱弧菌的荧光菌球实验、直接荧光抗体染色凝集试验。被荧光染料染色的细菌短时间内不死亡，经培养仍能继续增殖，可挑取荧光菌团进行有效分离培养。结合荧光染色和培养能区分死菌与活菌，这在研究定向变异及抗生素和消毒剂对细菌的作用方面都具有重要用途。

2. 鉴别染色法　在细菌形态检查中，最常用的鉴别染色法是革兰氏染色法和抗酸染色法。在某些情况下，可进行特殊结构染色，有助于了解细菌特性和鉴别。

（1）革兰氏染色法：自 1884 年丹麦科学家 Gram 创立革兰氏染色法以来，至今仍是细菌学最重要的鉴别染色法。主要是利用 G^+ 菌与 G^- 菌细胞壁成分和结构的不同，着色性不同的原理。G^- 细胞壁中类脂质含量较多，肽聚糖含量较少。用乙醇脱色时，脂类溶解增加了细胞通透性，使结晶紫-碘复合物在水洗时易于脱去，导致细胞脱色，再经复红复染，便染上红色；而 G^+ 菌细胞壁中肽聚糖含量多且交联度大，类脂质含量又较少，经乙醇脱色后肽聚糖层孔径变小，通透性降低，细胞仍保留结晶紫颜色，经复红复染，其红色被掩盖，使菌体仍呈紫色。涂片的菌量要适中，菌膜不宜过厚，否则会出现固定不牢及脱色不均的情况。若要长期保留染色片，可用树脂封片，多年不会褪色。

（2）抗酸染色法：有些细菌，如结核分枝杆菌、麻风分枝杆菌等分枝杆菌，脂质含量多，一般不易着色，但分枝杆菌中含有分枝菌酸，能在加热条件下与渗入细胞内的石炭酸复红牢固结合，石炭酸复红在类脂中的溶解度高于酸酒精，不易被酸酒精脱色，这类细菌称为抗酸菌（acid fast bacteria）。应用此原理进行染色的方法称为抗酸染色法。样本中的一般细菌及其他成分被染成蓝色，抗酸菌仍为红色。放线菌、类白喉棒状杆菌的某些菌株、芽胞、酵母菌孢子及少数动物细胞也具有一定程度的抗酸性，但根据形态、排列、来源不难鉴别。此法常用于结核病人的痰、尿沉渣，麻风病人鼻分泌物及皮肤刮取物的检测。

（3）异染颗粒染色法：异染颗粒是某些细菌的胞质中储存营养物质的场所，常位于菌体一端或两端，具有鉴别意义，如白喉棒状杆菌、鼠疫耶尔森菌等。异染颗粒的主要成分是 RNA 和多偏磷酸盐，具有嗜碱性。Neisser 法是常用染色法，异染颗粒可与碱性亚甲蓝结合，染成深蓝色，而菌体则通过染料俾斯麦褐染成黄褐色。

（4）荚膜染色法：荚膜是某些细菌分泌到胞壁外的一层较厚的黏液性物质，结构疏松，含水 90% 以上，与染料结合力弱，不易着色。Hiss 法是常用染色法，用结晶紫或碱性复红加温浸染菌膜，再用较高浓度硫酸铜液洗去载玻片上染液并固定荚膜，造成菌体和背景物深染，荚膜浅染的效果。菌体为紫色或红色，荚膜为淡蓝色、淡红色或无色。荚膜染色也可用负染色法。

（5）芽胞染色法：芽胞壁厚而密，折光性强，通透性低，不易着色，而一旦着色又不易脱色。通常采用加热的方法使芽胞着色,水洗使菌体脱色,再复染菌体。石炭酸复红法的复染液为碱性亚甲蓝,使芽胞呈红色,菌体呈蓝色;孔雀绿法的复染液可选石炭酸复红,使芽胞呈绿色,菌体呈红色。

（6）鞭毛染色:鞭毛是由较多弹力纤维蛋白构成的丝状体,鞭毛直径只有 10~20nm,一般染色无法看到,经过丹宁酸、$FeCl_3$、硝酸银、碱性复红等染料反复染色和水洗脱色,鞭毛呈浅红色,菌体呈深红色。

二、病毒的形态学检测

病毒大小为 20~200nm,若要了解其形态结构等信息,必须借助电镜观察。有明确形态特征的病毒可以直接作出判断,如痘病毒、腺病毒、疱疹病毒、乳头瘤病毒、流感病毒、冠状病毒、乙型肝炎病毒、轮状病毒、丝状病毒、弹状病毒、副黏病毒等。对于形态学特征不明显的病毒,则需要通过病毒大小、有无包膜、有无刺突、对称类型、核衣壳等结构细节(表 11-2),并结合超薄切片及免疫电镜检测结果等进行综合分析,才能对病毒种类进行判断。

表 11-2 病毒结构形态概览

病毒分类	核衣壳形态	包膜	病毒形态	大小
DNA 病毒				
痘病毒科	复合对称	有	砖形、卵圆形	250nm×300nm
腺病毒科	立体对称	无	立体对称	90nm
疱疹病毒科	立体对称	有	球形,核衣壳与包膜间有皮质	150~200nm
乳头瘤病毒科	立体对称	无	立体对称	60nm
多瘤病毒科	立体对称	无	立体对称	45~50nm
细小病毒科	立体对称	无	立体对称	25nm
嗜肝 DNA 病毒科	立体对称	有	球形	42nm
RNA 病毒				
反转录病毒科	球形或棒状	有	球形	100nm
呼肠孤病毒科	立体对称	无	立体对称	100nm
沙粒病毒科	丝状,螺旋对称	有	球形	40~200nm
布尼亚病毒科	丝状,螺旋对称	有	球形	80~120nm
丝状病毒科	丝状,螺旋对称	有	丝状,多形态	直径 80nm,长度可达 μm
副黏病毒科	丝状,螺旋对称	有	球形,丝状,多形态	150~350nm
正黏病毒科	丝状,螺旋对称	有	球形,丝状,多形态	100~300nm
弹状病毒科	丝状,螺旋对称	有	子弹状	80nm×180nm
星状病毒科	立体对称	无	立体对称	28~30nm
杯状病毒科	立体对称	无	立体对称	27~40nm
黄病毒科	立体对称	有	球形	50nm
披膜病毒科	立体对称	有	球形	70nm
小 RNA 病毒科	立体对称	无	立体对称	30nm
冠状病毒科	螺旋对称	有	球形,多形态	80~120nm

(一) 超薄切片电子显微镜技术

超薄切片电子显微镜技术(ultrathin section electron microscopy)的基本程序与普通组织病理性切片类似,主要步骤包括样本固定、包埋、切片、染色,以及最后的观察与记录。不过,该技术所用的固定液和包埋材料与普通切片不同,并且要求切片厚度需在 100nm 以下。经过染色后,在电子显微镜下能够清晰地观察到病毒在细胞内的位置、大小、形态发生特征,以及病毒所引起的细胞病理改变等,这对于所分离病毒的鉴定具有极大的帮助。该技术适用于病变组织或培养细胞中病毒的观察与鉴定。

(二) 负染电子显微镜技术

负染电子显微镜技术(negative staining electron microscopy)是利用重金属盐对标本进行浸染,从而在标本周围形成电子不透明环境。在透射电子显微镜下观察时,背景密度较大而发暗,病毒密度较低而发亮,通过这种对比衬托出病毒的大小、形态和结构特征。负染电子显微镜技术具有简便、快速、经济以及易于观察的特点,能够显示病毒的立体结构。对于疱液、粪便、尿液、脑脊液、血液、细胞培养上清液等水分含量较高的样本而言,它仍是一种非常实用的病毒快速鉴定方法。具体操作方法如下。

1. **悬滴法** 吸取一滴标本悬液滴在有膜的铜网上,静置片刻,随后用滤纸从铜网边缘吸去多余的标本悬液。在标本尚未干燥时,立即滴上负染色液。染色 1~2 分钟后,用滤纸吸去多余染液,再将蒸馏水滴在铜网上清洗 1~2 次,最后用滤纸吸去水分,干燥后即可进行电镜观察。

2. **漂浮法** 吸取标本悬液滴于封口膜上,将带膜铜网覆盖在悬液上,1~2 分钟后用镊子夹起铜网,并用滤纸吸去多余的标本悬液。在一旁滴 1 滴染色液,将吸有标本的铜网膜面向下漂浮于负染色液滴上,染色 1~2 分钟,然后用镊子夹起铜网,用滤纸吸去多余的染液,干燥后进行电镜观察。

(三) 免疫电镜技术

免疫电镜技术基于抗原抗体相互特异结合形成免疫复合物的原理,并结合电镜技术,用于观察病毒的大小、形态和结构特征。与常规电镜技术相比,免疫电镜技术的灵敏度和特异度都有显著提高,同时还具备快速、简便、经济以及易于显示病毒立体结构的优点。在流行病学研究中,将临床表现相同的恢复期患者血清与急性期患者的血液、粪便、尿液等样本混合,进行免疫电镜检查,有助于发现新的致病性病毒病原体。利用免疫电镜技术,曾成功发现甲型肝炎病毒、轮状病毒等。

对于组织细胞中病毒的电镜检查,常用冷冻超薄切片免疫电镜技术。该技术不仅可以证实组织细胞中是否存在某种或某些病毒以及病毒数量的多少,还能揭示病毒的存在与组织细胞病理改变之间的关系。冷冻超薄切片免疫电镜技术采用冰冻切片,不需要蜡性包埋剂,也无须经过化学溶剂脱蜡,这有助于保持细胞结构的完整性和病毒抗原活性。与常规超薄切片相比,其检出率更高,且步骤更为简单,操作更加方便快捷。

第三节 | 核酸检测

在许多情况下,传统的病原体分离培养和形态学检测方法不仅耗时费力,检出率较低,还可能缺乏敏感性。近年来,分子生物学检测技术迅速发展,大量高灵敏度和高特异度的核酸扩增试验不断涌现。以聚合酶链反应(polymerase chain reaction,PCR)技术为基础,衍生出实时荧光定量 PCR、多重 PCR、数字 PCR 和等温扩增技术,以及基因芯片、高通量测序等检测技术。这些技术在病原微生物的应急检测、大型实验室批量检测以及现场核酸即时检测(point-of-care testing,POCT)中得到广泛应用,并逐渐成为实验室和现场检测的标准方法。

针对前述科赫法则存在的局限性,David N. Fredricks 和 David A. Relman 提出了基因组时代的科赫法则:①疑似病原体的核酸应该在大多数病例中检出,在未患病的宿主或组织中很少或几乎检测不到与病原体相关的核酸;②疾病缓解时,与病原体相关的核酸拷贝数应减少或消失,疾病复发时情况相反;③若核酸检测可预示疾病发生,或核酸拷贝数与疾病的严重程度有相关性,则核酸与疾病可存在强因果关系;④从现有核酸序列推断出的微生物特性应符合该生物类群的已知生物学特性,当疾病的表型可用基于核酸序列的系统发育关系进行推测时,则该序列更有意义;⑤应在细胞水平探求患病组织与病原体核酸的关系,如用原位杂交来显示发生组织病理变化或微生物存在的区域,以证明微生物的存在;⑥基于核酸分析的上述证据可重复获得。本节介绍几种目前公共卫生领域常见的快速检测技术。

一、聚合酶链反应

PCR 是以待扩增的 DNA 分子为模板,以一对分别与模板互补的寡核苷酸片段为引物,在 DNA 聚合酶的作用下,按照半保留复制的机制,沿着模板链延伸直到完成新 DNA 链的合成。它是一种级联反复循环的 DNA 合成反应过程,可以在短时间内将极微量的核酸特异地扩增上百万倍,达到 ng 乃至 μg 的检测水平。由于 PCR 技术具有高灵敏度、高特异度、简便、快速,以及对样本质量要求较低的特点,因此被广泛用于遗传物质为 DNA 的病原体检测。针对遗传物质是 RNA 的病原体,可以采用反转录 PCR。

(一)PCR 技术的基本原理

PCR 是根据 DNA 双螺旋结构的半保留复制,和在一定条件下可以变性、复性的特性而设计的,由变性—退火—延伸三个基本反应步骤构成。

(1)变性:通过加热使模板 DNA 完全变性成为单链,同时引物自身和引物之间存在的局部双链也得以消除。

(2)退火:将温度下降至适宜温度,使引物与模板 DNA 退火结合。

(3)延伸:将温度升高,热稳定 DNA 聚合酶以 dNTP 为底物,催化合成新 DNA 链。

以上三步为一个循环,新合成的 DNA 分子又可作为下一轮合成的模板,因而 PCR 可使 DNA 的合成量呈指数增长(图 11-4)。每完成一个循环需 2~4 分钟,2~3 小时就能将目的基因扩增放大几百万倍。

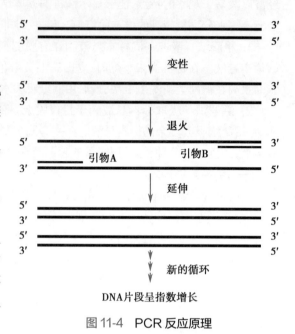

图 11-4　PCR 反应原理

(二)PCR 基本操作

1. 构建反应体系　在 25μl 的总反应体系中,加入 10×扩增缓冲液 2.5μl,4 种 dNTP 混合物各 200μmol/L,引物各 10~100pmol,模板 DNA 0.1~2μg,Taq DNA 聚合酶 2.5U,Mg^{2+} 1.5mmol/L,加双蒸水或三蒸水至 25μl,将各成分加入一支无菌 0.2ml 离心管中。

2. 设置反应程序　将上述混合液稍加离心,立即置于 PCR 仪上。一般程序:93℃预变性 3~5 分钟,进入循环扩增阶段,循环 30~35 次,最后在 72℃延伸 5~10 分钟。结束反应,PCR 产物放置于 4℃,待电泳检测或 –20℃长期保存。

3. 电泳检测　取 5~10μl PCR 产物,在含有核酸染料的 1%~2% 琼脂糖凝胶上进行电泳,结束后用紫外线灯或凝胶成像系统观察。

(三)反转录 PCR

反转录 PCR(reverse transcription PCR,RT-PCR),又称为逆转录 PCR。以 RNA 为模板,利用逆转录酶、Oligo(dT)或随机引物将 RNA 逆转录成 cDNA,再以 cDNA 为模板进行 PCR 扩增,进而获得目的基因。RT-PCR 技术广泛用于遗传物质是 RNA 的病原体检测。

二、实时荧光定量 PCR

实时荧光定量 PCR(real-time quantitative PCR,real-time qPCR)在 PCR 反应中加入荧光基团,利用荧光信号的积累实时监测整个 PCR 进程,使得每个循环变得"可见",最后通过标准曲线对未知模板进行定量分析。这是目前测定样品中 DNA 或 RNA 拷贝数最敏感、最准确的方法,可进行多重反应,不易污染,自动化程度高。与终点法的定量 PCR 技术相比,real-time qPCR 技术具有明显的优势:①操作简便、快速,有很高的灵敏度、重复性和特异度;②在封闭的体系中完成扩增并进行实时测定,大大降低了污染的可能性,且扩增后无须电泳;③可以多重检测,通过设计不同的引物,在同一反应体系中同时对多个靶基因分子进行扩增。

(一) 基本概念

1. **荧光阈值**（threshold） 是在荧光扩增曲线指数增长期设定的一个荧光强度标准（即 PCR 扩增产物量的标准）。在 real-time qPCR 中，特异性荧光信号随着反应的进行逐渐增强，系统在每个循环结束监测到的荧光信号值可以绘制成一条曲线（图 11-5），称为荧光扩增曲线。在 PCR 扩增早期（基线期），特异性荧光信号被背景信号掩盖，只有在荧光信号呈指数增长时，PCR 产物量的对数值才与起始模板量之间存在线性关系。荧光阈值可以设定在指数扩增阶段任意位置，一般将荧光阈值的缺省设置为 3~15 个循环荧光信号标准偏差的 10 倍，但在实际应用时要结合扩增效率、线性回归系数等参数来综合考虑。

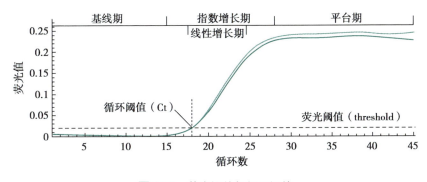

图 11-5 荧光阈值与循环阈值

2. **循环阈值**（cycle threshold value，Ct 值） 即 PCR 扩增过程中扩增产物的荧光信号强度达到荧光阈值时的扩增循环次数（图 11-5），Ct 值与荧光阈值和初始模板量有关。

(二) 定量原理

对一个理想的 PCR 反应：

$$X_n = X_0 2^n \qquad \text{（公式 11-1）}$$

对一个非理想的 PCR 反应：

$$X_n = X_0 (1+E_x)^n \qquad \text{（公式 11-2）}$$

式中 n 为扩增反应的循环次数；X_n 为第 n 次循环后的产物量；X_0 为初始模板量；E_x 为扩增效率。实时荧光定量 PCR 反应中，扩增产物达到阈值线时扩增产物的量 X_{Ct} 值可表示为：

$$X_{Ct} = X_0 (1+E_x)^{Ct} = N \qquad \text{（公式 11-3）}$$

阈值线设定后，X_{Ct} 为一个常数，设其为 N，可以得到 Ct 值的表达式：

$$Ct = \frac{-\lg X_0 + \lg N}{\lg (1+E_x)} \qquad \text{（公式 11-4）}$$

对于每一个特定的 PCR 反应而言，E_x 和 N 均是常数，Ct 值与 $\lg X_0$ 呈负相关，即初始模板量越多，扩增产物达到阈值时所需要的循环数越少。因此，根据样品扩增达到阈值的循环数就可计算出样品所含的模板量。real-time qPCR 方法采用始点定量的方式，利用 Ct 概念，在指数扩增的开始阶段进行检测，此时样品间的细小误差尚未放大且扩增效率也恒定，因此该 Ct 值具有极好的重复性。

(三) 引物及探针设计原理

目前 real-time qPCR 技术所使用荧光物质主要分两类：荧光染料和荧光探针。其中荧光探针又可

NOTES

分为水解探针、分子信标、双杂交探针和复合探针等。由于荧光探针法对目标序列的特异性好,检测时间短,便于同时对多个目标进行检测,尤其适合以症候群为基础的传染病诊断与监测以及人群大规模筛查。下面以最常用的 TaqMan 探针为例说明其设计原理。

TaqMan 探针,也称外切核酸酶探针。其原理是利用 Taq 酶天然的 5′→3′ 核酸外切酶活性,能够裂解双链 DNA 5′ 端的核苷酸,释放出单个寡核苷酸。基于 Taq 酶的这一特性,依据目的基因设计合成能够与之特异性杂交的探针,该探针的 5′ 端标记报告基团(荧光基团,如 FAM),3′ 端标记猝灭基团(如 TAMRA)。正常情况下两个基团的空间距离很近,荧光基团不能发出荧光。PCR 扩增过程中,特异探针结合在上下游引物之间,当扩增延伸到探针结合的位置时,Taq 酶将探针 5′ 端连接的荧光分子从探针上切割下来,荧光基团与猝灭基团分离,从而发出荧光,切割的荧光分子数与 PCR 产物数量成正比(图 11-6)。因此,根据 PCR 反应体系中的荧光强度即可计算出初始 DNA 模板数量。

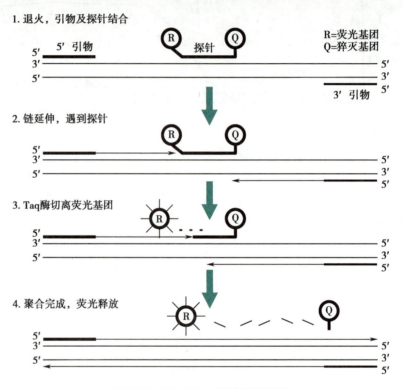

图 11-6 TaqMan 探针检测原理

三、多重 PCR

多重 PCR(multiplex PCR)技术是在一个 PCR 反应体系中加入多对特异性引物,针对多个 DNA 模板或同一模板的不同区域扩增多个目的片段的技术。由于多重 PCR 同时扩增多个目的基因,具有节省时间、降低成本、提高效率的优势,特别是能节省珍贵的实验样品。当待检样品存在多个病原体时,通过多重 PCR 便可在单个 PCR 反应中实现同时检测。多重 PCR 的技术要素主要包括目的片段选择、引物设计、变性温度、复性温度和时间、延伸温度和时间、各反应成分的用量等。由于寡核苷酸序列之间的非特异性反应或竞争性抑制,可能使其灵敏度受到影响。尽管如此,多重 PCR 技术在病原体检测中仍具有巨大潜力。

四、环介导等温扩增

环介导等温扩增(loop-mediated isothermal amplification,LAMP)是在双链 DNA 复性及延伸的中间温度 60~65℃下,使用针对靶基因 6 个区域而设计的 4 条特异性引物,在具有链置换活性的 DNA 聚合酶（Bst DNA polymerase）的催化下，反应约60分钟，使得链置换DNA合成自我循环，并扩增出特征性LAMP梯形条带，同时释放出大量的焦磷酸根离子。焦磷酸根离子与Mg^{2+}结合生成肉眼可见的白色焦磷酸镁沉淀，可根据是否有沉淀产生，肉眼判定反应结果。此外，侧流层析试纸条（lateral flow dipstick，LFD）是一种可视化观察扩增产物的端点检测技术，LAMP扩增的双标记产物通过抗原抗体结合，在检测线位置形成"荧光素抗体-双标记核酸扩增产物-胶体金复合体"，肉眼观测特异性扩增产物生成情况。该方法如果结合反转录步骤，也能检测RNA。LAMP技术具有操作简单、快速高效、高特异度、高灵敏度、不需昂贵的热循环仪和能肉眼观察结果的优点。

除了LAMP之外，恒温扩增技术还包括重组酶聚合酶扩增（recombinase polymerase amplification，RPA）、滚环核酸扩增（rolling circle amplification，RCA）、交叉引物扩增（cross priming amplification，CPA）、链替代扩增（strand displacement amplification，SDA）、解旋酶依赖性扩增（helicase-dependent amplification，HDA）等。这些技术起初的最适反应温度多数是37℃左右，对设备要求低，但是在该温度下反应易产生假阳性扩增，故在此基础上又开发出了一系列较高温度（如54℃或65℃）的反应体系，提高反应特异性的同时便于启动扩增。

此外，近年来发展起来的基于CRISPR的分子生物学检测技术也可用于病原体快速检测，它是利用了具有反式切割活性的Cas蛋白（如Cas12和Cas13），能与病原体特定序列结合的特点。该系统识别并切割靶标核酸后，将反式切割非靶标报告分子的核酸，产生荧光信号或可通过便携式试纸条检测，从而指示特定病原体的表达。将RPA与CRISPR技术结合的RPA-CRISPR/Cas12a技术兼具快速和准确的特点。

由于核酸扩增技术灵敏度高，实验过程中常出现假阳性结果，除了考虑样本本身的非特异性扩增等原因外，最重要的是对实验室采取严格的质控措施，减少实验过程各种潜在污染引起的假阳性。

五、基因芯片

基因芯片（gene chip）是专门用于核酸检测的生物芯片，也是目前应用最广泛的微阵列芯片。其基本原理是：在固相载体上按照特定排列方式固定大量已知序列的DNA片段，形成DNA微阵列。将样品基因组DNA/RNA经体外反转录、PCR/RT-PCR扩增等技术掺入标记分子后，与微阵列上的已知序列进行杂交。通过激光共聚焦荧光检测系统等对芯片进行扫描，检测杂交信号强度，再经计算机软件进行数据比较和综合分析，即可获得样品中大量的基因表达特征信息（图11-7）。

cDNA芯片、RNA芯片和寡聚核苷酸芯片均基于核酸杂交原理，在微阵列上产生信号，它们都属于核酸芯片范畴。这些芯片将核酸扩增与杂交、检测反应完全分离，不仅单个试验能够检测多种病原体，而且不会降低对每个目标的检测灵敏度。因此，当前基因芯片技术

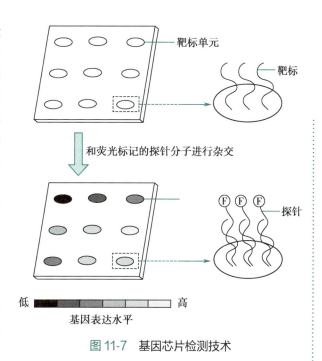

图11-7 基因芯片检测技术

在病原学检测中的应用日益广泛。根据实际需求，该技术既能够实现同时检测多个病原体，也可设计成适用于大规模人群筛查的高通量检测模式。目前，在固相芯片的基础上发展起来的液态芯片技术，是一种以经过特殊编码、可识别的微球作为核酸反应及信号检测载体的阵列分析技术。

209

六、病原体高通量测序

自 2005 年以来,第二代测序技术相继涌现,该技术能够同时对几百万甚至几千万条 DNA 序列进行测序,从而实现对一个物种的整体转录组和基因组进行全面分析。当常规微生物检验无法明确病原体,或者急需快速鉴别病原体时,可采用宏基因组高通量测序(metagenomic high-throughput sequencing),也被称为第二代测序技术(second-generation sequencing)或下一代测序技术(next generation sequencing,NGS),该技术能够无偏倚地检测样本中的所有微生物,包括那些难以或无法通过传统培养方法获取的微生物。这使得 NGS 成为公共卫生领域新发突发传染病病原体鉴定、病原体基因组变异性研究、环境中病原体监测、病原体传播规律探究、耐药诊断等工作中极为有效的工具。

在高通量测序过程中,首先要构建 DNA 模板文库。基因组 DNA 被随机打断,得到长度为数十到数百个碱基对的片段。随后在双链片段的两端连接上接头序列,接着变性得到单链模板文库,并将其固定在固体表面(平面或微球表面)。之后通过桥式 PCR、微乳滴 PCR 或原位成簇等方式对模板进行克隆扩增,在芯片上形成 DNA 簇阵列的 DNA 簇或扩增微球。利用聚合酶或者连接酶进行一系列循环反应,通过显微检测系统监控每个循环生化反应中产生的光学事件,用 CCD 相机采集并记录图像。对产生的阵列图像进行时序分析,从而获得 DNA 片段的序列。最后按照特定算法将这些片段组装成更长的重叠群。测序完成后,运用生物信息学手段将检测到的核苷酸序列与数据库中的序列进行比对,依据其与已知病原体的同源性来确定病原体。

近几年,测序技术领域取得了里程碑式的突破,主要体现在以单分子实时测序(single molecule real time sequencing,SMRT)和纳米孔测序为代表的第三代测序技术的发明。这些技术的最大的特点是单分子测序,测序过程无须进行 PCR 扩增,具有测序通量更高,读取长度更长,测序成本更低,测序时间更短,所需起始用量更少,检测精确性更高,仪器和试剂相对便宜,操作相对简单,并且能准确定量一个单细胞核中的基因拷贝数目等诸多优势。尤其是纳米孔测序,读长可达几十 kb,甚至 100kb,错误率仅为 1%~4%,且为随机错误,一旦发现测序错误也较容易纠正,数据可实时读取,测序通量高,样品制备简单。同时,这些技术能够直接读取出甲基化的胞嘧啶,而无须像传统方法那样对基因组进行重亚硫酸盐处理,因而比前两代测序技术具有更广阔的应用空间。

第四节 │ 常用免疫学检测技术

免疫学检测(immunological detection)具有灵敏度高、容易操作等特点,但存在非特异性反应的干扰,常用于疾病的初筛和流行病学调查。一般而言,免疫学检测结果阳性并不能作为疾病确诊的依据,而免疫学检测结果阴性则可基本排除相应病原体的感染。免疫学检测的对象包括抗体、循环抗原和免疫复合物等。本节主要介绍实际工作中常用的免疫学检测方法。

一、皮内试验

皮内试验(intradermal test,IDT)是基于宿主的速发型(或迟发型)变态反应原理,将特异抗原液注入皮内,通过观测皮丘及红晕反应,以此判断机体是否存在特异性 IgE 抗体(或致敏 T 细胞)的试验。该方法具有灵敏度高、操作简便、反应迅速、读取结果快捷、无需特殊仪器设备以及适宜现场应用等诸多优点。然而,由于所用抗原存在不纯等问题,皮内试验存在较为严重的假阳性反应和交叉反应,这在一定程度上限制了其在疾病诊断中的广泛应用。

二、间接血凝试验

间接血凝试验(indirect hemagglutination assay,IHA)以红细胞作为免疫配体的载体,依据红细胞凝集情况来判定结果。IHA 操作简便、灵敏度高,适合在现场使用,可作为辅助诊断方法,用于流行病学调查以及综合查病。不过,目前此方法的应用并不广泛,仅有部分机构采用或因为特定的诊断试剂而采用。

三、胶乳凝集试验

胶乳凝集试验（latex agglutination test，LAT）属于间接凝集试验的一种，其所用的载体颗粒为聚苯乙烯胶乳。该试验的灵敏度虽不及间接血凝试验，但具有较好的特异度和稳定性。国外一些机构运用此方法检测弓形虫抗体，取得了较好的效果。因此，它常被用作新研发弓形虫检查试剂的参考标准。

四、酶联免疫吸附试验

酶联免疫吸附试验（enzyme-linked immunosorbent assay，ELISA）具备灵敏、特异、操作简单、检测快速、性能稳定以及易于自动化操作等特点，是目前应用较为广泛的免疫学检测方法之一，也是疾病血清学检查中最常用的方法之一。ELISA 不仅适用于临床标本的检测，还可对批量样本进行检测，适用于血清流行病学调查。ELISA 既可以用来测定抗体，也可用于测定样本中的抗原。由于该方法能够实现自动化检测，也被用于一些高致病性病原体及其感染者的样本检测。

五、斑点 ELISA

斑点 ELISA（dot-ELISA）选用对蛋白质有较强吸附能力的硝酸纤维素（NC）膜作为固相载体，抗原（抗体）与吸附在膜上的抗体（抗原）特异性结合，底物经酶促反应后会形成有色沉淀物，可目测判断结果，或用光密度扫描仪进行半定量分析。dot-ELISA 可用于检测抗体、抗原和免疫复合物，该法操作简便、检测快速，适合现场应用。但由于其难以实现标准化，目前尚未见商业化产品。

六、免疫印迹法

免疫印迹法（Western blotting，WB）是由十二烷基硫酸钠聚丙烯酰胺凝胶电泳、电泳转印和酶联免疫吸附试验这 3 项技术相结合而形成的一种免疫学技术。该技术常用于科学研究中蛋白表达的验证、优势诊断抗原分子的筛选与鉴定，也可作为多种实验诊断试剂评价的参考标准。

七、免疫荧光技术

免疫荧光技术（immunofluorescence technique）与 ELISA 的基本原理相同，二者的不同之处在于ELISA 采用酶标记抗体，而免疫荧光技术则采用荧光素标记抗体，并且需要借助荧光显微镜进行观察。该方法在科研实验室应用较多，在疾病临床标本检测中较少使用。

八、免疫胶体金技术

免疫胶体金技术（immune colloidal gold technique，ICGT）是 20 世纪 80 年代继荧光素、放射性同位素和酶"三大标记"技术之后发展起来的固相标记免疫测定技术。目前，已广泛应用于多种疾病的免疫学诊断。常用检测方法有斑点免疫金银染色法、斑点金免疫渗滤测定法、斑点金免疫层析实验和浸染试验。此法具有操作简单、无需任何仪器、最快 2 分钟即可出结果的特点，适合现场快速筛查。常见的快速检测试纸大多是基于此项技术开发的。

九、微量中和测定

微量中和测定（microneutralization assay，MNA）是一种在病毒学研究中广泛应用的技术，主要用于定量评估中和抗体的抗病毒活性。该方法通过逐步稀释抗体或抑制剂，并观察其对病原体活性产生的影响，从而评价抗体或药物对病毒的抑制能力。与传统的血凝抑制试验相比，MNA 结果能够定量，使得不同实验之间的结果更具可比性，因而成为血凝抑制试验的重要替代方案，尤其在高通量检测中展现出独特优势。MNA 与流式细胞术相结合,可快速获取人群的免疫状态数据,这对临床队列筛查和疫苗研发具有重要意义。

十、其他免疫学检测方法

除上述免疫学检测方法外,还有放射免疫法、亲和素和生物素标记的免疫法、时间分辨荧光免疫分析等。

微生物检验在公共卫生与预防医学专业领域犹如"侦察兵",在新发、突发传染病,感染性疾病,生物恐怖事件的病原体鉴定、溯源和监测,以及环境卫生监测等方面,均发挥着至关重要的作用。在日常监测工作中,主要检测指示微生物;而在感染性疾病相关的公共卫生事件中,通常采用分子生物学和免疫学快速检测方法,迅速确定病原体的核酸、抗原或抗体,以辅助临床治疗进行病因诊断。此外,还需对临床标本进行病原体的分离鉴定,同时对环境样本进行卫生学和病原学检测,以便确定传染源,为疾病防控提供依据。传统的分离培养及快速检测技术在检测新发传染病的病原体时,往往会出现阴性结果,此时可通过宏基因组测序或第三代测序技术寻找病原体,再进行病原体分离培养鉴定,为后续病原学及致病机制研究、诊断试剂及疫苗研制和药物开发提供必要资料。

(雷晓颖　李　华)

本章数字资源

第十二章 | 理化检验

理化检验是运用物理、化学的方法与手段,对样品展开检测,以获取其理化性质相关信息的过程。应急实验室的理化检验流程涵盖样品预处理、分析方法的选择与测定、数据处理及结果表达。现场检测通常速度较快,在突发公共卫生事件或大量样品筛查工作中优势显著。本章将介绍常用的理化检验实验室分析技术和快速检验技术,同时阐述这些技术在食品样品、水样、空气样品和生物材料样品中的应用。

第一节 | 卫生理化检验常用方法

卫生理化检验常用的分析方法包括化学分析法和仪器分析法。化学分析法以物质的化学反应为基础,主要用于常量和半微量分析,所用仪器简单,结果准确度较高,但灵敏度较低。仪器分析法以物质的物理或物理化学性质为基础,用于测定微量和痕量组分,使用的仪器较为昂贵,但灵敏度高,发展迅速。

一、化学分析法

(一) 滴定分析法

滴定分析法(titration analysis)是把一种已知准确浓度的试剂溶液(标准溶液)滴加到待测物质的溶液中,直至化学反应完全,然后根据标准溶液的浓度和消耗的体积,按照化学计量关系计算待测物质的含量。滴定分析法需要合适的指示剂来指示滴定终点。其特点是操作简便、快速,具有较高的准确度和精密度,相对误差一般在 0.1%~0.5%,可用于常量和半微量分析。滴定分析法可分为以下四类。

1. 酸碱滴定法(acid-base titrimetry) 以质子转移反应为基础的滴定分析方法。常用于测定酸、碱以及能与酸/碱发生反应的物质的含量。例如,测定食品中酸价和有机酸的含量。

2. 配位滴定法(coordination titration) 也称络合滴定法,是以配位(络合)反应为基础的滴定分析方法。主要用于测定金属离子的含量。例如,水硬度的测定(测定钙、镁离子)。

3. 氧化还原滴定法(oxidation reduction titration) 以氧化还原反应为基础的滴定分析方法。可测定具有氧化还原性质的物质,如生活饮用水中高锰酸盐指数的测定。

4. 沉淀滴定法(precipitation titration) 以沉淀反应为基础的滴定分析方法。用来测定能够生成沉淀的物质,最常用的是生成难溶性银盐的反应,即银量法,如用硝酸银滴定法测定氯离子的含量。

(二) 重量分析法

重量分析法(gravimetric analysis)是先用适当的方法将被测组分与试样中的其他组分分离,转化为一定的称量形式,然后称重,由称得的物质质量计算该组分的含量。根据被测组分与其他组分分离方法的不同,分为沉淀法、气化法、电解法和萃取法。重量分析法的特点是准确度高,相对误差一般在0.1%~0.2%。但操作烦琐、耗时较长,不适用于微量和痕量分析。常用于常量元素的精确测定,如食品中灰分、脂肪的测定,空气中颗粒物的测定,工作场所游离二氧化硅的测定等。

二、仪器分析法

(一) 光学分析法

光学分析法(optical analysis)是基于能量作用于物质后产生电磁辐射信号,或电磁辐射与物质相

213

互作用后辐射信号的变化而建立起来的一类分析方法,是仪器分析的重要分支。

光学分析法的基础是光与物质的相互作用。光是一种电磁波,具有波动性和粒子性。物质中的原子、分子等微观粒子具有特定的能级结构。当光与物质相互作用时,粒子会吸收或发射特定频率的光,从而产生吸收光谱或发射光谱。此外,光在物质中传播时还可能发生散射、折射、反射、干涉和衍射等现象,通过对这些光现象的测量和分析,可以获得物质的组成、结构和含量等信息。以下介绍公共卫生领域常用的光谱分析方法。

1. 紫外-可见分光光度法 紫外-可见分光光度法(UV-Vis spectroscopy)是一种基于物质在紫外-可见光区(200~800nm)的分子吸收光谱来进行定量的分析方法。当一束紫外线通过含有吸光物质的溶液时,光子的能量被吸光物质的分子或离子吸收,使得透过光的强度减弱。根据朗伯-比尔定律($A = k \cdot b \cdot c$),吸光度(A)与吸光物质的吸光系数(k)、溶液的浓度(c)和光程长度(b)成正比。在已知k和b的情况下,可以通过测量吸光度来确定物质的浓度。

紫外-可见分光光度计包括光源(通常是氘灯和钨灯)、单色器(用于将复合光分解为单色光)、样品池(放置待测样品溶液)、检测器(将光信号转变为电信号)和信号处理及显示系统。

该方法灵敏度高,检出限较低,操作简便、快速,应用范围广。但由于谱线重叠而引起的光谱干扰比较严重,所以选择性有时较差。此外,由于通常需用化学方法将分析组分转化为吸光物质,操作往往比较烦琐,有时也会带来相应的干扰或误差。

2. 分子荧光分析法 分子荧光分析法(molecular fluorescent analysis)是根据分子的荧光谱线位置及其强度进行物质鉴定和含量测定的方法。物质分子在吸收特定波长的紫外线或可见光后,其价电子从基态跃迁至激发态,处于激发态的分子不稳定,会通过各种方式释放能量回到基态。其中,以光辐射的形式释放能量时,就会发出荧光。在一定条件下,当试样浓度较低时,荧光物质的荧光强度与该物质的浓度成正比,即$F = K \cdot c$,其中F是荧光强度,K是比例常数,c是物质的浓度。这是荧光分光光度法定量分析的基础。但如果浓度过高,分子间碰撞机会增大,会产生无辐射去激活现象,导致线性偏离。

分子荧光分析仪与紫外-可见分光光度计的基本组成部件相同,但有两个单色器,分别为激发单色器和发射单色器。

该方法灵敏度比分光光度法高 2~3 个数量级,能够检测微量和痕量的物质。由于不同物质具有不同的荧光光谱,通过测量荧光光谱的形状、位置和强度等信息,可以对物质进行准确的定性分析,因而具有较高的选择性。

3. 原子吸收分光光度法 原子吸收分光光度法(atomic absorption spectrometry, AAS)是基于待测元素基态蒸气对特征谱线的吸收程度建立起来的分析方法。当一束特定波长的光通过含有基态原子的蒸气时,原子会吸收特定频率的光,使光的强度减弱。根据朗伯-比尔定律($A=k \cdot b \cdot c$),其吸光度(A)与原子蒸气中待测元素的浓度(c)成正比,由此计算出待测元素的浓度。

原子吸收分光光度计由光源、原子化器、分光系统和检测系统组成。

原子吸收分光光度法对大多数金属元素具有较高的灵敏度,能够检测微量和痕量元素,选择性好,干扰少,精密度较高,分析过程相对简单,容易掌握。缺点是分析范围有限,主要适用于金属元素和部分非金属元素的分析,对一些难熔元素和非金属元素的分析比较困难。一般情况下,一次只能分析一种元素,分析速度相对较慢;对样品要求较高,样品需要进行消解等预处理。

4. 原子荧光光谱法 原子荧光光谱法(atomic fluorescence spectrometry, AFS)是通过测量基态原子吸收辐射被激发后,在去激发过程中所发射的特征谱线强度来进行定量分析的方法。基态原子(一般为蒸气状态)吸收合适的特定频率的辐射后被激发至高能态,随后在激发过程中以光辐射的形式发射出特征波长的荧光。气态自由原子吸收特征波长辐射后,原子的外层电子从基态或低能态跃迁到高能态,经过约 10^{-8} 秒,又跃迁至基态或低能态,同时发射出与原激发波长相同或不同的辐射,称为原子荧光。在一定实验条件下,原子荧光强度与被测元素浓度成正比。

原子荧光光谱仪由激发光源、原子化器、分光系统、检测和数据处理系统组成。氢化物发生原子荧光光谱仪为我国具有知识产权的分析仪器,在测定 As、Bi、Ge、Sn、Pb、Se、Te、Hg、Zn 和 Cd 等元素时具有非常高的灵敏度。

5. 电感耦合等离子体发射光谱法 电感耦合等离子体发射光谱法(inductively coupled plasma optical emission spectrometry,ICP-OES)是用于元素分析的先进技术。该方法利用高频感应电流产生的高温等离子体(温度可达 6 000~10 000K)作为激发源。当样品溶液被雾化并引入等离子体中时,样品中的元素原子被激发至高能态,这些原子从高能态回到低能态时,会发射出特定波长的光。这些特征光谱的波长与元素种类相关,可用于定性分析;而光谱的强度与元素的浓度在一定范围内成正比,可用于定量分析。

电感耦合等离子体发射光谱仪由激发光源、进样系统、分光系统、检测系统和数据处理系统组成。

电感耦合等离子体发射光谱法的优点是可多元素同时分析,一次进样可分析几十种元素,分析效率高;测定元素浓度的线性检测范围宽,一般可达 5~6 个数量级,可分析从痕量到常量的元素;对大多数元素具有较低的检出限,可检测到 µg/L 甚至 ng/L 级别的元素;仪器的精密度较高,相对标准偏差(RSD)通常小于 5%;样品适用性广,可分析各种类型的样品,包括液体、固体(经消解后)和气体样品。缺点是设备本身的价格以及运行和维护成本均较高;对样品前处理要求较高,固体样品需要进行消解等前处理,过程较为复杂,可能引入污染物。

(二) 电化学分析法

电化学分析法(electrochemical analysis)是建立在物质在溶液中的电化学性质基础上的一类仪器分析方法。基本原理是将试液作为化学电池的一个组成部分,根据该电池的某种电参数,如电阻、电导、电位、电流、电量或电流-电压曲线等与被测物质的浓度之间存在的一定关系进行测定。主要方法有以下几种。

1. 电位分析法 用指示电极和参比电极与试液组成化学电池,在零电流条件下测定电池的电动势,依此进行分析,包括直接电位法和电位滴定法。如玻璃电极用于溶液 pH 的测定,其电极电位与响应离子的活度符合 Nernst 方程。

2. 电导分析法 通过测量溶液的电导来分析被测物质含量。溶液的电导与溶液中各种离子的浓度、运动速度和离子电荷数有关,可分为直接电导法和电导滴定法。

3. 电解分析法 应用外加电源电解试液,电解后称量在电极上析出的金属的质量,从而测定溶液中被测离子含量,也称电重量法,可分为恒电流电解分析法、控制阴极电位电解分析法等。

4. 库仑分析法 应用外加电源电解试液,根据电解过程中所消耗的电量来进行分析。

5. 伏安法和极谱法 两者都是以电解过程中所得的电流-电压曲线为基础来进行分析的方法,统称为伏安分析法。极谱法是伏安法的早期形式。

6. 溶出伏安法 是将恒电位电解富集法与伏安法结合的一种极谱法。先将待测物质在适当电位下进行电解,并富集在固定表面积的特殊电极上,然后反向改变电位,让富集在电极上的物质重新溶出,同时记录电流-电压曲线,根据溶出峰电流的大小进行定量分析。

7. 电位溶出分析法 在一定电解电位上,通过预电解使金属离子在电极上形成汞齐富集在电极上,然后在工作电极上施加一个恒电流来氧化汞齐,使富集的金属重新变成离子进入溶液,根据溶出时的电位-时间曲线进行定量分析。

(三) 色谱分析法

色谱分析法简称色谱法(chromatography),又称层析法,是一种重要的分离、分析技术,它将分析样品的各组分先行分离,然后依次分别检测。根据流动相物理状态不同,分为气相色谱法和高效液相色谱法。

1. 气相色谱法 气相色谱法(gas chromatography,GC)是以惰性气体(又称载气)为流动相,以固定液或固体吸附剂为固定相的色谱分析法,适于分离、分析有适当挥发性、在操作温度下稳定且可气化的物质。

不同物质在固定相和流动相之间分配系数存在差异。样品被气化后,由载气(即流动相,通常为氮气、氢气或氦气等)带入色谱柱。色谱柱内填充有固定相,可以是固体吸附剂(填充柱)或涂渍在毛细管内壁的液体(毛细管柱)。当样品在色谱柱中移动时,各组分在固定相和流动相之间反复进行吸附-解吸(针对固体固定相)或溶解-挥发(针对液体固定相)。由于各组分与固定相的相互作用不同,它们在色谱柱中的移动速度也不同,从而实现了分离。分离后的各组分依次进入检测器,检测器将各组分的浓度或质量等信息转化为电信号,经放大后记录下来,形成色谱图。根据各组分的保留时间与已知标准物质的保留时间进行对比,可以确定样品中所含的组分。通过测量色谱峰的面积或峰高,并结合已知的标准曲线或校正因子,可以计算出样品中各组分的含量。

气相色谱仪由气路系统(包括气源、气体净化装置、稳压恒流装置)、进样系统(进样器和气化室)、分离系统(包括色谱柱、柱温箱和温控装置)、检测系统(包括检测器和温控系统)和数据处理系统组成。

气相色谱仪适用于分析气体、易挥发的液体和固体样品;能够分离复杂的混合物,对于结构相似、性质相近的化合物也能实现有效的分离;可以检测到微量甚至痕量的物质;完成一次分析通常只需几分钟到几十分钟,对于一些简单的样品,分析时间可能更短;通过选择合适的定量方法可以对样品中的各组分进行准确的定量分析,相对标准偏差一般较小。

2. 高效液相色谱法 高效液相色谱法(high performance liquid chromatography,HPLC)是以高压输送的液体为流动相,采用高效固定相及高灵敏度的检测器发展而成的一种现代分离分析技术,具有更高的分离效率、更快的分析速度和更高的灵敏度,可以分析高沸点、热稳定性差的样品。约 80% 的有机物可以采用高效液相色谱法进行分离分析。

高效液相色谱仪由高压输液系统、进样系统、分离系统、检测系统和数据记录与处理系统组成。分离系统是仪器的核心。

(四) 质谱法及其联用技术

1. 质谱法(mass spectrometry,MS) 是利用电磁学原理将待测物质离子化,并按照其质量与电荷的比值(简称质荷比,用 m/z 表示)大小对产生的离子进行分离分析的方法。样品在离子源中被电离,形成带正电荷的离子,这些离子在加速电场的作用下获得相同的动能进入质量分析器。在质量分析器中,不同质荷比的离子受到不同的电场或磁场力的作用,从而按质荷比大小分开。最后,离子到达检测器,产生信号,信号强度与离子数成正比。根据离子的质荷比和相对强度可以绘制出质谱图,通过对质谱图的解析,可以得到样品分子的相对分子质量、分子式、分子结构等信息。

质谱仪的基本组成包括真空系统、样品导入系统、离子源、质量分析器、检测器与数据处理系统六个部分。其中,离子源和质量分析器是质谱仪的两个核心部件。

质谱分析的特点是高灵敏度,能够检测到极微量的样品,对于痕量分析具有重要意义。高分辨率,可以区分质荷比非常接近的离子,从而提供更准确的分子结构信息;还能提供丰富的结构信息,通过对质谱图的解析,可以了解样品分子的结构特征,如官能团、化学键等,这对于有机化学、生物化学等领域的研究非常有帮助;可实现多组分同时分析,在一次分析中可以同时检测样品中的多种成分,提高了分析效率;适用范围广,可以分析气体、液体和固体样品,适用于从无机物到有机物、从小分子到大分子的各种物质的分析。

2. 质谱联用技术 将质谱仪与其他仪器在线联机使用的技术大大拓宽了质谱的应用领域。如色谱-质谱联用法(气相色谱-质谱法、高效液相色谱-质谱联用法)和电感耦合等离子体-质谱联用法。色谱-质谱联用法既能像色谱一样完成定性、定量分析,又能通过质谱图解析获得分子结构信息,是目前分析复杂成分样品中有机物应用最广的仪器。

第二节 │ 常用样品前处理方法

样品前处理(pretreatment of samples)是指样品在测定前,通过消除共存干扰成分、浓缩待测成分,使样品中的待测成分转变成适于测定的形式,能满足分析方法的操作过程。

不同性质的样品所需的前处理不同,选择前处理方法时应考虑样品和待测物质的理化性质与含量水平、共存干扰物质的种类与含量、所采用的测定方法等因素。前处理方法很多,但在选择时应满足以下基本要求:①避免待测元素损失及污染;②尽可能减少化学试剂的用量;③操作简便、省时;④待测组分回收率达到分析要求;⑤操作过程安全性高。以下就测定分析对象中无机成分和有机成分的前处理方法予以简述。

一、测定无机成分样品前处理

无机化处理又称有机物破坏法,是指采用高温或高温结合强氧化等条件,破坏并去除样品中的有机物,保留待测成分用于分析的样品前处理方法。根据具体操作条件的不同,可以分为湿消化法、干灰化法以及微波消化法等。

(一)湿消化法

湿消化法(wet digestion)是利用氧化性强酸或不同比例的混合酸,与样品一起加热,以破坏和分解有机物,使样品中的无机成分分离出来的方法。常用的湿消化法体系主要有:H_2SO_4、$HNO_3\text{-}HClO_4\text{-}H_2SO_4$、$HNO_3\text{-}H_2SO_4$、$HNO_3\text{-}HClO_4$、$H_2SO_4\text{-}H_2O_2$。

(二)干灰化法

干灰化法(dry ashing)是采用高温灼烧的方法来破坏样品中的有机物,因此又叫灼烧法。通常将一定量的样品放在坩埚中,先在电炉上使样品脱水、炭化,再置于$500\sim600{}^{\circ}\!C$的高温电炉(马弗炉)中灼烧灰化,使样品中的有机物彻底氧化分解为二氧化碳、水和其他气体而挥发,留下的无机物用稀酸溶解后供测定用。

(三)微波消化法

微波消化法(microwave ashing)多用密闭微波消解,即将样品与消化试剂密封于聚四氟乙烯消解罐中,置于微波炉内进行消解。在$2\,450MHz$的微波电磁场作用下,微波穿透消解容器直接辐射到样品和消化试剂的混合液,使消化介质的分子相互摩擦,产生高温。同时,交变的电磁场使介质分子极化,高频辐射使极化分子快速转动,产生猛烈摩擦、碰撞和振动,使样品与消化试剂接触界面不断更新。样品在高温下与溶剂发生剧烈作用,产生大量气体,在密闭的消解罐中形成高压,样品在高温、高压状态下迅速消解。微波消化具有消解速度快、氧化剂用量少、交叉污染小和易实现自动化控制等优点。缺点是密封加压消化不够安全,若反应过于剧烈可能会引起爆炸。

二、测定有机成分样品前处理

分析样品中有机成分时,待测组分的含量往往较低且共存的干扰物质常常较多。在测定前,须对待测成分进行提取、净化和浓缩,才能进行分析。这种处理过程可消除大量杂质对测定的干扰,将待测组分处理成适于测定的状态,满足分析方法的要求。

(一)提取

提取(extraction)是指将待测成分从样品基体中分离出来并转移至溶液中的处理过程。有机待测成分一般采用溶剂分离提取的方法。常用提取溶剂有正己烷、石油醚、丙酮、二氯甲烷、甲醇、乙醇、乙腈或其中两种以上溶剂的混合液等。溶剂选择基于以下几点:对待测组分溶解度较大,干扰杂质溶出尽量少,不引入新的干扰,尽量与后续检测仪器相匹配,沸点适中,毒性和价格较低。常用的提取法有以下几种。

1. **溶剂提取法**(solvent extraction)　根据相似相溶原理,用合适的溶剂将某种待测成分从固体样品或液体中提取出来,从而与其他基体成分分离。溶剂提取法是理化检验中最常用的分离提取方法之一,可分为浸提法和液-液萃取法。

2. **挥发法和蒸馏法**(volatility and distillation process)　利用待测成分的挥发性将其转变成气体,

或通过化学反应转变为具有挥发性的物质,从而与样品基体分离,经适当的溶剂或吸附剂收集后用于测定,也可直接导入检测仪测定。这种分离富集方法可以排除大量非挥发性基体成分对测定的干扰。主要包括扩散法、顶空法、蒸馏法和吹蒸法等。

3. 微波辅助萃取法(microwave-assisted extraction,MAE) 是指将样品和一定量的溶剂装入萃取容器中,密闭后置于微波系统中,利用微波能量辅助强化溶剂萃取速度和萃取效率的一种新型萃取方法。相对于传统萃取方法,MAE 高效快速、加热均匀,且具备选择性和生物效应等特点。微波辅助萃取法与微波消化法不同,微波消化法是将试样中的有机成分破坏,而微波辅助萃取法则是将试样中的有机待测组分以原有形态从基体成分中分离出来。影响萃取效率的因素主要有萃取溶剂的性质与料液比、萃取温度、萃取时间、微波辐射条件等。

4. 液-液微萃取法(liquid-liquid microextraction,LLME) 是基于待测物在样品溶液和微量有机溶剂(μl 或 nl 级)之间分配作用的一种新型样品前处理技术。无需特殊装置,集萃取和浓缩于一体,具有操作简单、萃取效率高、富集效果好和环境友好等优点。主要适用于亲脂性高或中等的待测组分,不适用于高亲水性待测物;对于具有酸碱性的待测物,可通过控制样液的 pH 使待测物以非离子化状态存在,从而提高分配系数。该技术可以与气相色谱仪、液相色谱仪等多种仪器联用,常用于痕量有机污染物和重金属等分析。

5. 加速溶剂萃取(accelerated solvent extraction) 是一种在较高温度和压力下进行样品萃取的技术。其原理是升高温度和压力可以增加物质溶解度。在高温(通常为 50~200℃)和高压(1 000~3 000psi,1psi=6.895kPa)条件下,溶剂的性质发生改变,如黏度降低、扩散系数增大等,使得溶质能够更快地从样品基质中被萃取出来。与传统的萃取方法相比,加速溶剂萃取具有萃取时间短(一般 15~45 分钟)、溶剂用量少、萃取效率高的特点。它能够自动化操作,减少了人工操作误差,并且可以同时处理多个样品。

(二)净化

在样品的提取液中,可能含大量的基体成分如蛋白质、脂肪、色素等,在进行有机成分分析时,检测结果常常受到这些基体成分的干扰。因此,需要对提取液进行适当的处理,以去除干扰成分,这个处理过程称为净化(clean up)。根据样品基体、待测成分和检测方法选择不同的净化方式。

1. 液-液分配法(liquid-liquid partition) 利用待测组分和拟去除的杂质在溶解度方面的差异,选择互不相溶的溶剂对样品提取液进行净化。

2. 液相色谱法(liquid chromatography) 利用物质在流动相与固定相两相之间分配系数的差异,即当两相做相对运动时,在两相间进行多次分配,分配系数大的组分迁移速度慢,反之迁移速度快,从而实现样品中各组分的分离。该分离方法的特点是分离效率高,能使多种性质相似的组分彼此分离,是理化检验中一类重要的分离方法。根据操作形式的不同,分为柱色谱法、纸色谱法和薄层色谱法等。

3. 固相萃取(solid phase extraction,SPE) 是一类基于液相色谱分离原理的样品前处理技术,能同时达到分离、净化和浓缩的目的,是目前应用最广泛的净化方法之一。

4. 固相微萃取法(solid phase microextraction,SPME) 是在固相萃取技术的基础上发展起来的新型样品前处理技术,即根据相似者相溶原理,利用石英纤维表面涂渍的固定相对待测组分的吸附作用,使试样中的待测组分被萃取和浓缩,然后利用气相色谱进样口的高温、高效液相色谱或毛细管电泳的流动相将萃取的组分从固相涂层上解吸下来进行分析。SPME 可与 GC、HPLC 等仪器联用,使样品萃取、富集和进样合而为一,从而大大提高了样品前处理的速度和检测灵敏度。

5. 凝胶渗透色谱(gel-permeation chromatography,GPC) 又称体积排阻色谱,是根据多孔性凝胶对不同大小分子的排阻效应进行分离的色谱技术。选择不同孔径的多孔凝胶作为固定相,流动相带动样液在柱内移动,大分子不能渗透到凝胶空穴内而被排阻,因而被较早洗脱下来,由于小分子可以渗透到凝胶空穴内部而较晚流出,从而使相对分子质量不同的物质达到分离。

6. 衍生化法（derivatization method）　是指将样品与特定的衍生化试剂反应，使化学结构发生改变，以提高其检测灵敏度和稳定性。常用的衍生化法有磺化法和皂化法。

7. QuEChERS（Quick，Easy，Cheap，Effective，Rugged，Safe）技术　是美国农业部 2003 年在乙腈提取和分散固相萃取的基础上开发的，用于农产品农药残留检测时的快速提取与净化的前处理技术，是振荡法萃取（食品样品分析时前处理常用的提取剂有丙酮、乙酸乙酯、乙腈等，但在 QuEChERS 体系中主要采用单一溶剂乙腈，因其对大多数极性、非极性农药残留有着更好的选择性或提取效率，且易于通过盐析与基质中水分分离）、液-液萃取法初步净化、基质分散固相萃取净化相组合所形成的一种样品前处理方法，处理后基本上可直接用于 HPLC-MS 或 GC-MS，具有操作简单快速，试剂消耗少，易于标准化且测定精确度与准确度高，分析范围广等明显优势。目前，该前处理技术已快速扩展到除农药之外的环境相关分析物以及除食品之外的基质，并针对不同的基质与分析成分均有系列商业化的优化方案。

（三）浓缩

若提取和净化后得到的样液中待测组分浓度较低，不能满足检测要求，则需要对样液进行浓缩。浓缩（concentration）是指减少样液的体积，使待测成分浓度增加的处理过程，以提高分析的灵敏度。另外，如果提取溶液与后续检测过程不匹配，也可以采用浓缩法转换溶剂。浓缩法通常包括：直接水浴浓缩法、气流吹蒸浓缩法、减压蒸馏浓缩法和真空离心浓缩法等。

综上所述，样品前处理方法众多，这些前处理过程并没有明确的界限，可能既是提取过程，也是净化和浓缩过程。可以根据样品的种类、待测成分与干扰成分的性质差异等，选择适合的样品前处理方法，以保证样品的分析能获得可靠的结果。

第三节 | 常用快速检测技术

快速检测（rapid assay）通常是指利用特殊仪器或装置，在较短时间内得出检测结果的行为。一般认为，理化检验若能在两小时内得出结果，其方法即可视为快速检测方法。与实验室常规测定方法相比，快速检测方法不仅具备设备简单、小型化、易于操作、反应快速、采样量少的特点，而且测定结果具有一定的准确度，能够满足相关规定限量检测的要求。因此，快速检测是公共卫生突发事件和日常监测中常用的检测手段。本节将介绍实际工作中常用的快速检测方法。

一、理化快速检测技术

理化快速检测技术是指在一定的实验条件下，借助各种仪器、设备和试剂，运用物理、化学的方法快速检测样品待测组分的一种方法，具有简单、快速、结果直观、便携、小型化等特点。

（一）化学比色分析法

化学比色分析法是根据待测成分的化学特点，通过化学反应，使待测成分与特定试剂发生特异性显色反应，通过与标准品比较颜色或在一定波长下与标准品比较吸光度值，确定待测成分含量的方法。常用的化学比色分析法包括各种检测试纸、检测管、试剂及相配套的微型检测仪器。化学比色分析法与一般的仪器分析方法相比，具有价格低、便于携带、操作简便、结果直观等优点，是目前应用最普遍、最成熟的快速检测方法，被广泛用于医学诊断、食品检验、环境监测等领域。

1. 试纸法　是一种以试纸为反应介质，待测物质与显色剂在试纸上发生化学反应产生颜色变化，根据标准色板比色定量的快速测定方法。试纸法有两种测定方式：一种是将滤纸浸渍显色剂制成试纸条，采样时待测物质在滤纸上与显色剂迅速发生化学反应，产生颜色变化，与标准色板比色定量。另一种是先用空白滤纸采集待测物质，采样后再在试纸上滴加或喷射显色剂，反应产生颜色变化，然后与标准色板比色定量。试纸法的特点是操作简便且快速、经济、便携，广泛应用于食品检验、环境监测等领域，如 SO_2、H_2S、AsH_3、亚硝酸盐等均可用快速检测试纸测定，但测定误差较大，是一种半定量的方法。

2. **溶液法** 是利用待测物与相应试剂迅速产生明显颜色变化的化学反应,定性或定量检测待测物的一种方法。使用时将待测物和相应的化学试剂加入反应管中,使其充分反应产生颜色变化,然后与标准色板或标准色管比色定量。溶液法的灵敏度和准确度均比试纸法高,但标准色管或标准色板应定时更新。可用溶液法快速测定的物质有 SO_2、H_2S、苯乙烯、丙酮等。

3. **检测管法** 是指选用适当的试剂浸泡载体颗粒,制备成指示粉后装入塑料或玻璃管中,当待测物接触检测管时,待测组分与试剂发生显色反应,根据生成有色化合物颜色的深浅或变色柱的长度确定待测组分的浓度。检测管有比色型和比长型两种类型,比色型依据指示粉的颜色或颜色深浅的变化进行定量,比长型根据指示粉的变色柱长度进行定量。检测管法操作步骤简单、测定迅速、采样量小、灵敏度较高。常用的检测管有 H_2S 检测管、CO_2 检测管、苯检测管等。

4. **微型速测仪** 随着科学技术的不断发展,用于检测的各种仪器设备也得到快速发展,与各种化学比色法相配套的微型检测仪器相继在市面上出现。与试剂检测方法相配套的微型光电比色计目前已经发展比较成熟,已有商品化产品。与试纸检测方法相配套使用的光反射仪,已有商品化产品。微型速测仪的出现,极大地提高了测定结果的准确度和精密度,使检测试剂或试纸法由原来的只能进行定性、半定量的分析发展为可以直接进行定量检测。

(二) 基于光谱学的快速检测技术

1. **基于荧光分子光谱的快速检测技术** 主要用于一些具有刚性平面结构、受到光能量激发后能发出荧光的物质检测。目前应用比较广泛的快速测定仪器主要有:真菌毒素荧光仪、食用菌荧光增白剂检测仪等。真菌毒素荧光仪结合免疫亲和层析前处理技术,可快速测定粮谷、油料中黄曲霉毒素、赭曲霉毒素、伏马菌素、玉米赤霉烯酮、呕吐毒素和 T-2 毒素等。食用菌荧光增白剂检测仪可用于食用菌或含有荧光增白剂成分作为保鲜剂的食品的快速检测。

2. **基于红外光谱的快速检测技术** 利用连续波长的红外光作为光源照射样品,引起化合物分子中成键原子的振动、转动能级跃迁而产生吸收光谱。一般分为三个区:近红外光区、中红外光区、远红外光区。利用红外光谱技术分析样品具有样品无须前处理、快速、高效、不破坏样品、不消耗化学试剂、不污染环境等优点。便携式红外光谱气体测定仪能对未知气体进行识别,是对空气中有害物质进行快速检测的重要工具。手持式近红外光谱分析仪及小型近红外光谱分析仪,已应用于花生油、豆油等的鉴别。

3. **基于拉曼光谱的快速检测技术** 是研究拉曼散射线频率与分子结构之间关系的技术。拉曼光谱可反映待测物中化学分子键的振动模式信息,进而可以了解分子构成及构象信息。激光技术不断发展并被用作拉曼光谱仪的光源之后,推动了拉曼光谱仪向小型化、低成本和高性能方向发展,使其在各领域的应用得到了广泛研究。与传统分析检测方法相比,拉曼光谱分析技术具有所需样品量少、样品前处理简单、水的干扰小、稳定性好、灵敏度高等特点。便携式激光拉曼光谱仪非常适用于环境、食品中微量及痕量危害因子的现场快速检测。目前已有商品化的便携式激光拉曼光谱仪用于三聚氰胺、孔雀石绿、结晶紫、苏丹红等违禁添加剂的快速检测。我国出入境检验检疫行业标准推荐拉曼光谱法作为出口食品中碱性嫩黄 O、苋菜红、西布曲明快速检测方法。

4. **基于表面等离子体共振技术的快速检测方法** 表面等离子体共振(surface plasmon resonance,SPR)是一种新兴的检测技术,其工作原理是入射光以临界角入射到两种不同折射率的介质界面时,可引起金属自由电子的共振,由于电子吸收了光子能量,从而使反射光在一定角度内强度发生改变。其中,使反射光在一定角度内完全消失的入射角称为 SPR 角。SPR 角随着表面折射率的变化而变化,而表面折射率的变化又与结合在金属表面的生物分子质量成正比。因此可以通过获取生物反应过程中 SPR 角的动态变化,得到生物分子之间相互作用的特异性信号。与传统的生物化学分析方法相比,SPR 具有前处理简单,无须标记,灵敏度高,便于实时、连续监测等特点。目前,已经成功研制出多种 SPR 传感器,用于测定食物中营养素、抗生素、细菌和真菌的含量,以及环境中毒素、杀虫剂、除草剂的含量。

5. 基于生物发光的快速检测技术　生物发光(bioluminescence)是指生物体发光或生物体提取物发光的现象。生物发光的机制是:由细胞合成的化学物质,在酶的作用下,使化学能转化为光能。它不依赖于有机体对光的吸收,是一种特殊类型的化学发光,化学能转变为光能的效率高,属于氧化发光的一种。具有发光能力的有机体种类多,目前研究最多、认识最深的生物发光体系主要有两种:细菌生物发光和萤火虫生物发光。细菌生物发光中的关键物质是细菌萤光素,萤火虫生物发光的反应底物为虫萤光素和ATP。利用生物发光特性可以建立系列快速检测方法。例如,ATP生物发光技术,已被广泛用于食品细菌污染状况或食品器具的现场快速检测。化学活性萤光素酶表达法(chemically activated luciferase expression,CALUX)是目前二噁英检测中灵敏度高、速度快的方法。

(三) 基于电化学的快速检测技术

电化学是研究电和化学反应相互关系的科学,电化学传感器基于指示电极敏感膜表面发生电化学反应,将化学信号转化成电信号,实现目标物的快速检测。它将电化学分析法与传感器技术相结合,具有便携、快速、成本低、灵敏度高、可进行多目标分析和可以实现连续现场检测等特点。根据工作原理可分为电导式检测仪、库仑式检测仪和定电位电解式检测仪。目前广泛应用的产品有便携式电化学气体测定仪、水质分析仪、便携式重金属测定仪等。

(四) 便携式气相色谱仪

指便于携带至现场,利用色谱原理对混合气体中不同组分进行分析检测的仪器。随着新型灵敏的广谱型检测器的出现、高效毛细管柱的广泛使用以及电子技术的快速发展,高性能的便携式气相色谱仪已经研制成功并得到推广应用。便携式气相色谱仪体积小、重量轻,可以手提携带,特别适用于野外或现场的快速分析测定。用普通气相色谱仪可以检测的挥发性和半挥发性有机污染物一般都可以用便携式气相色谱仪测定。

二、基于纳米金的检测技术

纳米金(nanogold)指直径在1~100nm范围内金的微小颗粒,具有电子密度高、介电特性好和催化性强的特性,能与多种生物大分子结合,且不影响其生物活性。可由氯金酸还原法制备得出不同粒径的纳米金,其颜色依直径大小而呈红色至紫色。纳米金具有特殊的稳定性、小尺寸效应及好的生物亲和性,使它在快速检验方面得到广泛应用。当修饰有抗体或其他生物探针的纳米金粒子在目标分子的作用下大量聚集后,纳米金由于其表面等离子吸收峰的改变而表现出与分散状态下明显不同的颜色,可以用于定性或半定量的快速免疫检测。该特性被广泛应用于农药残留、兽药残留、致病微生物和真菌毒素的检测工作中。

三、基于生物传感器的快速检测技术

生物传感器(biosensor)通常是指由生物分子识别元件与信号转换器紧密结合,对特定化学物质或生物活性物质具有选择性和可逆响应的分析装置。其基本原理为:待测物质和分子识别元件特异性结合后,产生的信息通过信号转换器转化为可以定量处理的电、光等信号,再经仪表放大和输出,从而达到分析检测的目的。常用的有酶传感器和微生物传感器。

1. 酶传感器　又称为酶电极,一般由固定化酶膜和电极组成。固定化酶膜的酶可以特异性地识别待测物,催化其发生化学反应,产生电信号。由于酶对底物具有高度专一性,酶电极检测的物质因膜上固定的酶的不同而不同,构成的传感器也不同。目前广泛使用的酶传感器主要有酶抑制型传感器和酶水解型传感器。

酶抑制型传感器应用最多的是胆碱酯酶型酶电极,主要用于农药残留的检测。检测的原理是基于有机磷类和氨基甲酸酯类农药能与乙酰胆碱酯酶发生反应,降低酶的催化活性,进而抑制乙酰胆碱的水解,引起电信号发生变化,从而达到检测农药残留的目的。

酶水解型传感器常用的水解酶有有机磷水解酶、酸性磷酸酶和对硫磷水解酶。有机磷水解酶应用得较多,该酶能催化水解有机磷农药,产生质子、乙醇等产物,这些产物可以向相关装置提供可以检测的信号,转换器再将这些信号转换成可定量分析的光或者电信号,从而检测有机磷农药的浓度。这种方法利用了酶的催化作用,简单快速,适合在线检测。

2. 微生物传感器 是以活体微生物细胞为核心感应元件,对靶标物质进行识别测定的装置。根据工作原理,微生物传感器可以分为两种类型:呼吸机能型和代谢机能型。呼吸机能型微生物传感器主要基于微生物呼吸量与有机物含量相关的特点,通过氧电极测定呼吸量变化引起的扩散电流值,从而间接测定有机物浓度。代谢机能型微生物传感器主要基于微生物使有机物分解而产生各种代谢生成物,这些物质中含有电活性物质,利用相应的离子选择性电极测定这些电活性物质的浓度,进而测定有机物的浓度。早期的微生物传感器以微生物测定和微生物电极的形式出现,近年来随着分子生物学和合成生物学技术的进步,基因工程类微生物传感器迅速发展,由于其成本低、使用便捷、功能扩展性强等优势,广泛应用于环境污染物监测、食品安全检测以及疾病诊断等领域。常见的微生物传感器有生化需氧量(BOD)快速测定仪、硫化物微生物传感器、尿素微生物传感器等。

第四节 | 食品理化检验

食品理化检验是指运用物理、化学的检测方法,对食品中的营养成分、添加剂、有害物质等进行定性或定量分析,以评价食品质量和安全性的一门学科和技术。本节着重阐述食品中潜在危害因子与非法添加物的理化检验,包括快速检测相关内容。

一、食品添加剂与非法添加物检验

食品添加剂(food additive)是为改善食品品质和色、香、味,以及为防腐和加工工艺的需要而加入食品中的化学合成或天然物质。为了规范食品添加剂的使用和保障食品安全,国家颁布了新的《食品安全国家标准 食品添加剂使用标准》(GB 2760—2024),详细规定了食品中允许使用的添加剂品种及其使用范围和最大添加量。

(一) 常见食品添加剂

1. 防腐剂 如苯甲酸与山梨酸。《食品安全国家标准 食品中苯甲酸、山梨酸和糖精钠的测定》(GB 5009.28—2016)规定了食品中苯甲酸、山梨酸测定的方法。该标准一种方法为液相色谱法,适用于食品中苯甲酸、山梨酸的测定,样品中苯甲酸、山梨酸经水提取(高脂肪样品则需先用正己烷脱脂、高蛋白样品需先用蛋白沉淀剂沉淀蛋白)后,采用液相色谱分离、紫外检测器检测,外标法定量;另一种方法为气相色谱法,适用于酱油、水果汁、果酱中苯甲酸、山梨酸的测定,样品经盐酸酸化后,用乙醚提取苯甲酸、山梨酸,气相色谱法分离,氢火焰离子化检测器测定,外标法定量。

2. 甜味剂 《食品安全国家标准 食品中环己基氨基磺酸盐的测定》(GB 5009.97—2023)规定了三种测定方法。第一种方法为气相色谱法,其原理为试样中的环己基氨基磺酸盐经水提取,在硫酸介质中与亚硝酸钠反应,生成环己醇亚硝酸酯和环己醇,用正庚烷萃取后,用气相色谱-氢火焰离子化检测器测定,外标法定量。该法不适用于蒸馏酒、发酵酒、配制酒、料酒及其他含乙醇的食品中环己基氨基磺酸盐的测定。第二种方法为液相色谱法,原理为试样中的环己基氨基磺酸盐经水提取,在硫酸介质中与次氯酸钠反应生成 N,N-二氯环己胺,用正庚烷萃取后,用高效液相色谱-紫外或二极管阵列检测器测定,外标法定量。第三种方法为液相色谱-质谱/质谱法,原理为试样中的环己基氨基磺酸盐经提取液提取后,液相色谱-质谱/质谱仪测定,保留时间及相对离子丰度定性,同位素稀释内标法定量。

3. 抗氧化剂 如没食子酸丙酯、2,4,5-三羟基苯丁酮、叔丁基对苯二酚、去甲二氢愈创木酸、叔丁基对羟基茴香醚、2,6-二叔丁基-4-羟甲基苯酚、没食子酸辛酯、2,6-二叔丁基对甲基苯酚、没食子酸十二酯等,根据《食品安全国家标准 食品中 9 种抗氧化剂的测定》(GB 5009.32—2016),可采用高效液相色谱法、液相色谱-质谱/质谱法、气相色谱-质谱法、气相色谱法以及比色法等测定。

4. 护色剂 如亚硝酸钠与硝酸钠,它们既是护色剂,也是防腐剂。基于《食品安全国家标准 食品中亚硝酸盐与硝酸盐的测定》(GB 5009.33—2016),可采用如下方法检测:①离子色谱法。试样经沉淀蛋白质、除去脂肪后,采用相应的方法提取和净化,以氢氧化钾溶液为淋洗液,阴离子交换柱分离,电导检测器或紫外检测器检测。以保留时间定性,外标法定量。②分光光度法。亚硝酸盐采用盐酸萘乙二胺法测定,硝酸盐采用镉柱还原法测定。试样经沉淀蛋白质、除去脂肪后,在弱酸性条件下,亚硝酸盐与对氨基苯磺酸重氮化后,再与盐酸萘乙二胺偶合形成紫红色染料,外标法测得亚硝酸盐含量。采用镉柱将硝酸盐还原成亚硝酸盐,测得亚硝酸盐总量,由测得的亚硝酸盐总量减去试样中亚硝酸盐含量,即得试样中硝酸盐含量。③紫外分光光度法。蔬菜、水果中硝酸盐的测定可采用紫外分光光度法。用 pH 9.6~9.7 的氨缓冲液提取样品中的硝酸根离子,同时加活性炭去除色素类物质,加沉淀剂去除蛋白质及其他干扰物质,利用硝酸根离子和亚硝酸根离子在紫外区 219nm 处具有等吸收波长的特性,测定提取液的吸光度,其测得结果为硝酸盐和亚硝酸盐吸光度的总和,鉴于新鲜蔬菜、水果中亚硝酸盐含量甚微,可忽略不计。测定结果为硝酸盐的吸光度,可从工作曲线上查得相应的质量浓度,计算样品中硝酸盐的含量。

5. 着色剂 如柠檬黄、新红、苋菜红、靛蓝、胭脂红、日落黄、诱惑红、亮蓝、酸性红、喹啉黄和赤藓红。《食品安全国家标准 食品中合成着色剂的测定》(GB 5009.35—2023)规定了食品中合成着色剂的液相色谱测定方法。试样中的合成着色剂用乙醇氨水溶液提取,经固相萃取净化后,用配有二极管阵列检测器的高效液相色谱仪测定,外标法定量。

(二) 非法添加物

食品中非法添加物是未经许可或违反法律规定而添加在普通食品、保健食品或相关产品及原料中的违禁物质,如药物、工业色素等,这些成分不属于产品正常的原料或成分,也未列入食品添加剂、强化剂范畴,是非食用物质,主要用于改变产品的性质或提高产品的某种效果以误导消费者,并可能对消费者造成健康危害。

1. 苏丹红 化学名为 2-萘基偶氮苯,是人工合成的红色油溶性染料,工业上主要用于红色的蜡、鞋油、地板等产品的增色增光,但因其潜在的肝肾毒性和致癌性而禁用于食品。不法分子可能会在辣椒粉、辣椒酱等食品或蛋禽饲料中添加苏丹红以增色。食品中苏丹红的常规检测常参照《食品中苏丹红染料的检测方法 高效液相色谱法》(GB/T 19681—2005),可经溶剂提取、固相萃取净化后采用反相高效液相色谱-紫外可见光检测器进行色谱分析;通过质谱/质谱法还可对苏丹红进一步分型测定。对于辣椒制品中的苏丹红,可采用免疫胶体金技术进行快速检测。

2. 三聚氰胺 俗称蛋白精,被用作化工原料,对身体有害,不可用于食品加工或做食品添加物。《原料乳与乳制品中三聚氰胺检测方法》(GB/T 22388—2008)规定了原料乳、乳制品以及含乳制品中三聚氰胺的三种测定方法,即高效液相色谱法(HPLC)、液相色谱-质谱/质谱法(LC-MS/MS)和气相色谱-质谱联用法[包括气相色谱-质谱法(GC-MS),气相色谱-质谱/质谱法(GC-MS/MS)]。该标准高效液相色谱法的定量限为 2mg/kg,液相色谱-质谱/质谱法的定量限为 0.01mg/kg,气相色谱-质谱法的定量限为 0.05mg/kg(其中气相色谱-质谱/质谱法的定量限为 0.005mg/kg)。

二、食品中农药残留检验

《食品安全国家标准 食品中农药最大残留限量》(GB 2763—2021)、《食品安全国家标准 食品中 2,4-滴丁酸钠盐等 112 种农药最大残留限量》(GB 2763.1—2022)等食品安全国家标准规定了数百种农药在不同品种/类别食品及其部位中的最大残留限量,加强检测分析与监测是控制食品农药残留的重要措施。

1. 有机氯农药 是在农业上用作杀虫剂的各种有机氯化合物的总称,是一种高效广谱杀虫剂。常见如滴滴涕、六六六等。因其广谱高效且持效期长、价廉、稳定和急性毒性小而曾广为使用,但也因其在环境中难以降解和强脂溶性而生物富集,成为高残留农药的代表。尽管大多数研发出的有机氯农药已退出我国的农药使用舞台,但有机氯农药的危害远没有结束。

根据《食品中有机氯农药多组分残留量的测定》(GB/T 5009.19—2008)、《植物性食品中有机氯和拟除虫菊酯类农药多种残留量的测定》(GB/T 5009.146—2008)、《动物性食品中有机氯农药和拟除虫菊酯农药多组分残留量的测定》(GB/T 5009.162—2008)、《食品安全国家标准　乳及乳制品中多种有机氯农药残留量的测定　气相色谱-质谱/质谱法》(GB 23200.86—2016)、《食品安全国家标准　水产品中多种有机氯农药残留量的检测方法》(GB 23200.88—2016),动、植物性等各类食品中的有机氯农药常采用丙酮、石油醚或正己烷等作为萃取剂萃取、浓缩后,凝胶渗透色谱/弗罗里硅土柱层析净化,然后应用毛细管柱或填充柱气相色谱分离,利用对负电极强的化合物具有极高灵敏度的电子捕获检测器检测,以保留时间定性,外标法定量;或联用质谱(GC-MS或GC-MS/MS)进行检测。

2. 有机磷农药　是一类以磷酸酯或硫代磷酸酯为主要结构,具有抑制胆碱酯酶活性的化学合成农药,是目前使用范围最广、使用量最大的农药,也是常用农药中毒性最大的一类农药。常见如敌敌畏、乐果。各类动物、植物性食品中的有机磷农药残留,根据其特性常采用水-丙酮溶液、乙酸乙酯、乙腈等有机溶剂提取,凝胶色谱柱净化(必要时结合三氯甲烷液-液分配和石墨化炭黑固相萃取柱净化)或直接采用QuEChERS前处理技术处理后,再应用配有火焰光度检测器、氮磷检测器的气相色谱仪或气相色谱-质谱联用仪分离定量。

3. 氨基甲酸酯类农药　是一类以氨基甲酸为骨架并具有较高选择性的农药,是高效的杀虫剂、除草剂,部分品种还可杀菌、杀螨、杀线虫。常见如西维因、速灭威。参照相关食品安全国家标准,各类动、植物性食品中的氨基甲酸酯类农药残留,主要采用乙腈等提取后(必要时正己烷除脂),HLB、石墨化炭黑(Envi-Carb)等固相萃取柱净化、中性氧化铝柱层析净化、微孔滤膜过滤或QuEChERS处理后,高效液相色谱-质谱联用仪(HPLC-MS、HPLC-MS/MS)或配有紫外检测器或荧光检测器与柱后衍生系统的高效液相色谱仪分离定量;或参照有机磷农药的测定方法采用配有火焰光度检测器或氮磷检测器的气相色谱仪分离与定量。

利用氨基甲酸酯类农药对胆碱酯酶的抑制效应,可采用酶抑制法,以碘化乙酰硫代胆碱(ATCHI)为底物,硫双硝基苯甲酸(DTNB)为显色剂,测定酶活性变化来快速判断样品中是否存在氨基甲酸酯类农药残留。此外,酶联免疫检测法和生物传感器法也常应用于氨基甲酸酯类农药的现场快速检测。

4. 拟除虫菊酯类农药　是一类模拟除虫菊所含天然除虫菌素的化学结构合成的仿生农药,主要用作杀虫剂和杀螨剂,具有高效、杀虫谱广、持效期长、毒性低、半衰期短、残留低、对人畜较安全等特点。根据食品安全国家标准及推荐标准,食品中拟除虫菊酯类农药残留的检测,多采用乙腈提取、C_{18}固相萃取柱/弗罗里硅土固相萃取柱净化后,使用气相色谱-电子捕获检测器法或气相色谱-质谱法分离检测。此外,酶联免疫吸附试验(ELISA)、侧流免疫层析(LFIA)、荧光传感和电化学传感等技术,也在拟除虫菊酯的现场快速检测中得到大量应用。

5. 除草剂　是可使杂草彻底地或选择地发生枯死的药剂,如敌草隆、百草枯等。长期频繁使用除草剂,不仅会导致田间耐药性杂草孳生和生态环境破坏,还可能通过污染农作物与饮水危及人类健康。《食品安全国家标准　除草剂残留量检测方法　第1~6部分》(GB 23200.1~6—2016)分别规定了食品中芳氧苯氧丙酸酯类除草剂残留量的气相色谱-质谱/质谱法和粮谷、油籽中酰胺类、二苯醚类除草剂残留量的气相色谱-质谱法,以及食品中环己烯酮类、硫代氨基甲酸酯类除草剂和杀草强残留量的液相色谱-质谱/质谱法测定方法。《食品安全国家标准　食品中解草嗪、莎稗磷、二丙烯草胺等110种农药残留量的测定　气相色谱-质谱法》(GB 23200.33—2016)规定了大米、糙米、大麦、小麦、玉米中110种农药残留量的气相色谱-质谱法,其他食品中相应农药残留量测定可参考该方法。

6. 新烟碱类农药　是一类神经活性农药,可作用于昆虫神经系统突触后膜的乙酰胆碱受体及其周围的神经,从而使昆虫异常兴奋而死。是继有机磷类、氨基甲酸酯类和拟除虫菊酯类杀虫剂之后的第四代杀虫剂。自上市以来成为增速最快、销量最大的杀虫剂种类。我国登记的新烟碱类农药有吡虫啉、噻虫嗪、啶虫脒等。《水果、蔬菜及茶叶中吡虫啉残留的测定　高效液相色谱法》（GB/T 23379—2009）规定了苹果、梨、香蕉、西红柿、黄瓜、萝卜等水果和蔬菜及茶叶中吡虫啉农药残留的测定方法，该标准的方法检出限为：水果 0.02mg/kg，蔬菜和茶叶 0.05mg/kg。《食品安全国家标准　食品中噻虫嗪及其代谢物噻虫胺残留量的测定　液相色谱-质谱/质谱法》（GB 23200.39—2016）规定了食品中噻虫嗪和噻虫胺残留量的液相色谱-质谱/质谱法检测方法，适用于大米、大豆、栗子、菠菜、油麦菜、洋葱、茄子、马铃薯、柑橘、蘑菇、茶等植物源性产品和鸡肝、猪肉、牛奶等动物源性产品中噻虫嗪、噻虫胺残留量的检测和确证，其他食品可参照执行。

三、动物性食品中兽药残留检验

兽药是指用于预防、治疗、诊断动物疾病或者有其他目的调节动物生理功能的物质（含药物饲料添加剂），兽药残留（residues of veterinary drug）是动物产品的任何可食部分所含兽药的母体化合物和/或其代谢物，以及与兽药有关的杂质，即兽药残留既包括原药，也包括药物在动物体内的代谢产物和兽药生产中所伴生的杂质的残留。《食品安全国家标准　食品中兽药最大残留限量》（GB 31650—2019）明确规定了数百种兽药在不同品种/类别食品及其部位中的最大残留限量。

1. **氯霉素**　又名氯胺苯醇，是由氯链丝菌产生的一种具有抑制细菌生长作用的广谱抗生素。各类食品中氯霉素残留量的测定，通常在乙酸乙酯提取和正己烷脱脂后，经 C_{18} 柱、Oasis HLB 柱、弗罗里硅土柱等固相萃取柱净化，采用气相色谱法（须硅烷化试剂衍生）、气相色谱-质谱法（须硅烷化试剂衍生）、液相色谱-质谱/质谱法测定。

氯霉素的快速检测方法分为比色法、化学发光法、荧光法、电化学法以及表面增强拉曼光谱法等。特别是一些新型功能材料（如核酸适配体、金属-有机框架、氧化石墨烯、碳量子点、金属纳米团簇等）的开发应用，大大增强了快速检测方法的信号强度，提高了灵敏度、精确性和选择性。

2. **四环素类**　四环素是 20 世纪 40 年代发现的一类具有菲烷母核的黄色晶状广谱抗生素。食品中四环素残留测定时，通常采用 Na_2EDTA-Mcllvaine 缓冲溶液提取、固相萃取柱净化或微孔滤膜过滤，高效液相色谱法或质谱/质谱法测定。但这些方法需要昂贵的设备和专业操作人员，前处理过程复杂，应用受到限制。基于微生物法，特别是以抗原抗体特异性结合为基础的 ELISA 在快速检测领域中占据主导地位。在传统 ELISA 基础上，近年来发展出多种快速分析方法。如用适配体取代抗体建立了酶联核酸适配体分析方法；引入了荧光、纳米颗粒等信号报告分子，提高了检测灵敏度，缩短了检测时间。

3. **磺胺类**　磺胺类兽药是具有对氨基苯碱酰胺结构、用于预防和治疗细菌感染性疾病的一类广谱抗菌药物的总称，主要用于防治动物体内的多种细菌感染。按照相关检测标准，不同动物性食品中磺胺类药物的残留常采用二氯甲烷、环氧丙烷、乙腈、乙酸乙酯、Na_2EDTA-Mcllvaine 缓冲溶液等萃取，固相萃取柱净化，高效液相色谱法或高效液相色谱-质谱/质谱法等经典的仪器分析。在快速检测领域，微生物法、免疫分析法，特别是免疫胶体金技术得到广泛的应用。与传统的实验室检测方法相比，胶体金免疫层析可以快速检测肉、奶、蜂蜜、动物体液等不同食品基质中磺胺类药物残留，具有检测成本低、灵敏度高、操作简单等诸多优势。将其制作成试纸后，不仅方便保存和携带，而且操作简单易行。

4. **呋喃唑酮**　是一种常用的抗菌药物，具有杀菌、抑菌的功效，鉴于其严重的不良反应，国家药品监督管理局于 2019 年 2 月 12 日发布公告，停止含呋喃唑酮复方制剂的生产、销售和使用。食品中呋喃唑酮残留经盐酸/三氯乙酸水解、脱蛋白后，乙酸乙酯提取，Oasis HLB 等固相萃取柱净化，高效液相色谱法或高效液相色谱-质谱/质谱法分离检测。也可采用酶联免疫吸附法进行快速检测。

5. **动物激素类**　为减少以克仑特罗为代表的 β-受体激动剂在动物性食品中的残留污染，控制和禁止激素类药物在养殖业中的使用，我国出台了相关的食品安全国家标准。根据《食品安全国家标准　动物性食品中 β-受体激动剂残留量的测定　液相色谱-串联质谱法》（GB 31658.22—2022）等，各类动物性食品中β-受体激动剂经酶解、高氯酸沉淀蛋白后,经乙酸乙酯/叔丁基甲醚(TBME)/异丙醇提取,固相萃取柱净化、液相色谱-质谱/质谱法测定(灵敏度高,分析时间短,但仪器价格昂贵、前处理复杂、溶剂耗费量大);或阳离子交换柱净化后双(三甲基硅烷基)三氟乙酰胺(BSTFA)衍生,然后采用气相色谱-质谱选择离子模式测定(衍生条件不易控制,不便于快速检测)。电化学法包括伏安法、石英晶体微天平法、阻抗法及近年来衍生的电致化学发光法,由于具有仪器设备简单、廉价、快速等优点而受到青睐;表面增强拉曼散射光谱法、化学发光法特别是免疫分析法(免疫层析试纸条法、酶联免疫吸附法、荧光免疫法)在快速检测中也得到广泛应用。

四、食品中真菌毒素检验

真菌毒素(mycotoxin)是真菌在生长繁殖过程中产生的次生有毒代谢产物。常见的对人类和牲畜健康明显有害的真菌毒素主要有黄曲霉毒素、赭曲霉毒素A、展青霉素、伏马菌素、玉米赤霉烯酮和雪腐镰刀菌烯醇/脱氧雪腐镰刀菌烯醇等。《食品安全国家标准 食品中真菌毒素限量》(GB 2761—2017)规定了食品中黄曲霉毒素B_1、黄曲霉毒素M_1、脱氧雪腐镰刀菌烯醇、展青霉素、赭曲霉毒素A及玉米赤霉烯酮的限量指标。无论是否制定真菌毒素限量,食品生产和加工者均应采取控制措施,使食品中真菌毒素的含量达到最低水平。食品中真菌毒素限量以食品通常的可食用部分计算,有特别规定的除外。干制食品中真菌毒素限量以相应食品原料脱水率或浓缩率折算,脱水率或浓缩率可通过对食品的分析、生产者提供的信息以及其他可获得的数据信息等确定。

1. **黄曲霉毒素**(aflatoxin,AFT) 是黄曲霉和寄生曲霉等某些菌株在禾谷类作物、油料作物籽实及其加工副产品中寄生繁殖并产生的香豆素-双呋喃环类毒素,相关衍生物有约20种,分别命名为AFT B_1、AFT B_2、AFT G_1、AFT G_2、AFT M_1、AFT M_2等,在双呋喃环结构中凡末端含有双键者毒性较强并具有致癌性,其中以AFT B_1的毒性最大,致癌性最强,一次性大量摄入还会产生严重的急性肝毒性。黄曲霉毒素及其产毒菌株在自然界分布广泛,有些菌株产生不止一种类型的黄曲霉毒素,但黄曲霉中也有不产生任何类型AFT的菌株。

根据《食品安全国家标准 食品中真菌毒素限量》(GB 2761—2017)的规定,玉米、玉米面(渣、片)及玉米制品、花生及其制品(包括花生油)、玉米油中AFT B_1含量不得超过20μg/kg;稻谷、糙米、大米及花生油与玉米油之外的其他油脂中AFT B_1含量不得超过10μg/kg;玉米与稻谷之外的其他谷物及制品、发酵豆制品、花生之外的其他熟制坚果与籽类、酱油、醋及酿造酱中AFT B_1含量不得超过5μg/kg。婴幼儿配方食品、婴幼儿辅助食品、特殊医学用途配方食品、辅食营养补充品、运动营养食品、孕妇及乳母营养补充食品等特殊食品中AFT B_1和AFT M_1的含量均不得超过0.5μg/kg。

《食品安全国家标准 食品中真菌毒素限量》(GB 2761—2017)规定了食品中AFT B_1、AFT M_1的限量指标。《食品安全国家标准 食品中黄曲霉毒素B族和G族的测定》(GB 5009.22—2016)规定了食品中AFT B_1、AFT B_2、AFT G_1、AFT G_2的测定方法,其中同位素稀释液相色谱-质谱/质谱法、高效液相色谱-柱前衍生法、高效液相色谱-柱后衍生法适用于谷物及其制品、豆类及其制品、坚果及籽类、油脂及其制品、调味品、婴幼儿配方食品和婴幼儿辅助食品中四种黄曲霉毒素的测定;酶联免疫吸附筛查法适用于谷物及其制品、豆类及其制品、坚果及籽类、油脂及其制品、调味品、婴幼儿配方食品和婴幼儿辅助食品中AFT B_1的测定;薄层色谱法适用于谷物及其制品、豆类及其制品、坚果及籽类、油脂及其制品、调味品中AFT B_1的测定。

《食品安全国家标准 食品中黄曲霉毒素M族的测定》(GB 5009.24—2016)规定了食品中AFT M_1和AFT M_2的测定方法,其中同位素稀释液相色谱-质谱/质谱法、高效液相色谱法适用于乳、乳制品和含乳特殊膳食用食品中AFT M_1和AFT M_2的测定;酶联免疫吸附筛查法适用于乳、乳制品和含乳特殊膳食用食品中AFT M_1的筛查测定。

2. **赭曲霉毒素** 由曲霉、青霉属中部分菌株产生,其中毒性最大、分布最广、对农产品污染最重、与人类健康关系最密切的是赭曲霉毒素A(OTA)。赭曲霉毒素主要污染燕麦、大麦、小麦、玉米、豆类

六、食品中多环芳烃的测定

多环芳烃是分子中有两个或两个以上苯环的烃类,简称PAHs,产生于工业生产、有机物热解或不完全燃烧等,其中有许多被证明具有致癌毒性。《食品安全国家标准　食品中多环芳烃的测定》(GB 5009.265—2021)规定了食品中多环芳烃的测定方法,其中气相色谱-质谱法适用于粮食及其制品、肉及其制品、水产及其制品、动植物油脂及其制品中16种多环芳烃(苯并[c]芴、苯并[a]蒽、环戊并[c,d]芘、䓛、5-甲基䓛、苯并[b]荧蒽、苯并[k]荧蒽、苯并[j]荧蒽、苯并[a]芘、茚并[1,2,3-c,d]芘、二苯并[a,h]蒽、苯并[g,h,i]苝、二苯并[a,l]芘、二苯并[a,e]芘、二苯并[a,i]芘、二苯并[a,h]芘)的测定,以及婴幼儿配方乳粉、婴幼儿辅助食品中4种多环芳烃(苯并[a]蒽、䓛、苯并[b]荧蒽、苯并[a]芘)的测定;高效液相色谱法适用于粮食及其制品、肉及其制品、水产及其制品、蔬菜、动植物油脂中15种多环芳烃(萘、苊、芴、菲、蒽、荧蒽、芘、苯并[a]蒽、䓛、苯并[b]荧蒽、苯并[k]荧蒽、苯并[a]芘、茚并[1,2,3-c,d]芘、二苯并[a,h]蒽和苯并[g,h,i]苝)的测定。

七、食品中多氯联苯的测定

多氯联苯(PCBs)是联苯苯环上的氢被氯取代而形成的多氯化合物,对生物体有蓄积性毒害作用。多氯联苯不溶于水而易溶于脂肪和有机溶剂,具有半挥发性且极难分解,环境中有很高的残留性,能够沿生物链在生物体脂肪组织中大量富集,是《斯德哥尔摩公约》严格管控的持久性有机污染物。《食品安全国家标准　食品中污染物限量》(GB 2762—2022)规定水产动物及其制品中多氯联苯不得超过20μg/kg,在水产动物油脂中不得超过200μg/kg。

由于氯原子取代数目和位置不同,多氯联苯有众多同系物。指示性多氯联苯通常指全球环境监测系统/食品规划中规定的几种多氯联苯同系物,包括PCB28、PCB52、PCB101、PCB118、PCB138、PCB153和PCB180等。指示性多氯联苯具有较强的稳定性、生物累积性和毒性,常被作为指示物来监测环境中的多氯联苯污染。例如,在土壤、沉积物、水体以及生物样品等的检测中,通过分析指示性多氯联苯的含量,可以初步了解多氯联苯在该环境中的污染程度和分布情况。

《食品安全国家标准　食品中指示性多氯联苯含量的测定》(GB 5009.190—2014)将稳定性同位素稀释的气相色谱-质谱法和气相色谱法作为指定的检验方法,适用于鱼类、贝类、蛋类、肉类、奶类及其制品等动物性食品和油脂类试样中指示性PCBs的测定。《食品安全国家标准　食品接触材料及制品　食品接触用纸中多氯联苯的测定》(GB 31604.39—2016)规定了食品接触用纸中多氯联苯的气相色谱测定方法及气相色谱-质谱测定方法,适用于各类食品接触用纸中8种多氯联苯的测定。

八、食品中二噁英的测定

"二噁英"是一类具有高毒性的有机化合物。《食品安全国家标准　食品中二噁英及其类似物毒性当量的测定》(GB 5009.205—2024)规定了食品中17种2,3,7,8-取代的多氯代二苯并二噁英、多氯代二苯并呋喃(PCDD/Fs)和12种二噁英样多氯联苯(DL-PCBs)含量及其毒性当量(TEQ)的测定方法,其中同位素稀释-气相色谱-磁式高分辨质谱法适用于食品中17种PCDD/Fs和12种DL-PCBs含量及其TEQ的测定;同位素稀释-气相色谱-三重四极杆质谱法适用于肉及肉制品、水产动物及其制品、乳及乳制品、蛋及蛋制品和油脂中17种PCDD/Fs和12种DL-PCBs含量及其TEQ的测定。

九、食品中氯丙醇的测定

氯丙醇是食品加工过程中产生的污染物,包括3-氯-1,2-丙二醇(3-MCPD)、2-氯-1,3-丙二醇(2-MCPD)、1,3-二氯-2-丙醇(1,3-DCP)和2,3-二氯-1-丙醇(2,3-DCP),其中3-MCPD的污染量最大,主要污染食品为酱油、蚝油等调味品。酱油传统酿造过程中并不产生氯丙醇,而在某些配制酱油中检出,往往是因为添加了不符合卫生标准的酸水解蛋白质。

《食品安全国家标准　食品中氯丙醇及其脂肪酸酯、缩水甘油酯的测定》(GB5009.191—2024)规定了同位素稀释-气相色谱-质谱法测定食品中氯丙醇含量的方法,适用于含酸水解植物蛋白的调味品、肉及肉制品、婴幼儿配方食品中 3-MCPD、2-MCPD、1,3-二氯-2-丙醇(1,3-DCP)和 2,3-二氯-1-丙醇(2,3-DCP)含量的测定;规定了同位素稀释-碱水解-气相色谱-质谱/质谱法、同位素稀释-酸水解-气相色谱-质谱/质谱法适用于油脂及其制品、婴幼儿配方食品、乳及乳制品、水产动物及其制品、肉及肉制品、膨化食品、焙烤食品和油炸食品中 3-氯-1,2-丙二醇酯(3-MCPDE)、2-氯-1,3-丙二醇酯(2-MCPDE)和缩水甘油酯(GE)含量的测定;规定了同位素稀释-碱水解-气相色谱-质谱法适用于油脂及其制品中 3-MCPDE、2-MCPDE 和 GE 含量的测定。

近年来,电化学分析法、生物传感器法、荧光分析法、分子印迹法在氯丙醇的现场快速检测中得到一定的应用或探讨。

十、食品中邻苯二甲酸酯类的测定

邻苯二甲酸酯是一类由邻苯二甲酸与含 4~15 个碳原子的醇类反应生成的酯类化合物,在塑料工业中常用作增塑剂以提高塑料的柔韧性和可塑性,以邻苯二甲酸二辛酯(DOP)最为常见。研究表明,邻苯二甲酸酯具有内分泌干扰作用,可对人体健康产生不良影响。

《食品安全国家标准　食品中邻苯二甲酸酯的测定》(GB 5009.271—2016)规定了食品中 16 种邻苯二甲酸酯类物质含量的气相色谱-质谱的测定方法(GC-MS),以及食品中 18 种邻苯二甲酸酯类物质含量的气相色谱-质谱的测定方法(GC-MS)。《食品安全国家标准　食品接触材料及制品　邻苯二甲酸酯的测定和迁移量的测定》(GB 31604.30—2025)(2025 年 9 月 16 日起实施)规定了食品接触材料及制品中邻苯二甲酸酯的测定和迁移量的测定方法。食品接触材料及制品中邻苯二甲酸酯类化合物用四氢呋喃作溶剂,超声提取。可溶的试样,用正己烷沉淀聚合物等物质,提取液经离心分离、浓缩和定容后供气相色谱-质谱联用法测定;不溶的试样,用四氢呋喃重复提取,提取液经浓缩和定容后供气相色谱-质谱联用法测定。保留时间和特征离子定性,外标法定量。迁移量测定时,将食品塑料包装材料及制品采用食品模拟物浸泡,对于迁移至水性、酸性、含乙醇食品模拟物中的邻苯二甲酸酯类化合物,用正己烷提取后旋转蒸发浓缩;对于化学替代溶剂异辛烷和 95%(体积分数)乙醇,直接旋转蒸发至干,正己烷复溶;对于含油脂食品模拟物橄榄油,乙腈提取后用固相萃取小柱净化。试液用气相色谱-质谱联用法测定。保留时间和特征离子定性,外标法定量。

十一、食品中丙烯酰胺的测定

丙烯酰胺是白色晶体化学物质,分子量为 71,可致癌。含游离糖和氨基酸多的食品原料在热加工过程中会产生丙烯酰胺。主要在高温加工富含碳水化合物的食品过程中产生,尤其是在高温油炸、烘焙、烤制等加工条件下。《食品安全国家标准　食品中丙烯酰胺的测定》(GB 5009.204—2014)规定了热加工(如煎、炙烤、焙烤等)食品中丙烯酰胺的测定方法,包括稳定性同位素稀释的液相色谱-质谱/质谱法、稳定性同位素稀释的气相色谱-质谱法。《食品安全国家标准　食品接触材料及制品　丙烯酰胺迁移量的测定》(GB 31604.18—2016)规定了食品接触材料及制品中丙烯酰胺迁移量的液相色谱法测定方法。

应当注意的是,食品质量的优劣和消费者接受与喜爱的程度往往"直观"地表现在其感官特性上。食品直接的感官评价,可为后续"客观"的理化和微生物检验指示方向,并相互印证,因而也是食品卫生检验的基本内容。但限于篇幅,本节不作赘述。

第五节 | 水质理化检验

通过水质检测,可以及时发现并控制水源中的有害物质,从而避免水污染事件对人体健康造成的潜在威胁,为水资源管理和保护提供科学依据,有助于制定合理的用水计划和环保政策,促进水资源的可持续利用,推动经济发展和社会进步。

一、感官性状

水的感官性状是指水的颜色、透明度、气味和滋味等,通过人的感官(视觉、嗅觉、味觉等)可以直接感知的水的性质和特征,主要包括色度、浑浊度、臭和味、肉眼可见物等方面。这些感官性状指标是判断水质是否安全的重要依据。好的饮用水应该清澈透明,无异味,口感爽口。如果水呈现出异常的颜色、浑浊、有异味或者口感不佳,说明水质可能存在问题,甚至可能会对人体健康造成危害。《生活饮用水标准检验方法 第4部分:感官性状和物理指标》(GB/T 5750.4—2023)对生活饮用水感官性状与相关物理指标的推荐检测方法与原理如表12-1所示。

表12-1 生活饮用水感官性状与相关物理指标的推荐检测方法及其基本原理

检测指标	检验方法	基本原理与简要流程
色度	铂-钴标准比色法	用氯铂酸钾和氯化钴配制成与天然水黄色色调相似的标准色列,用于水样目视比色测定。规定1mg/L铂[以(PtCl$_6$)$^{2-}$形式存在]所具有的颜色作为1个色度单位,称为1度。浑浊水样测定前先离心,使之清澈后比色
浑浊度	散射法-福尔马肼标准	在相同条件下用福尔马肼标准混悬液散射光的强度和水样散射光的强度进行比较。散射光的强度越大,表示浑浊度越高
	目视比浊法-福尔马肼标准	在适当温度下,硫酸肼与六亚甲基四胺聚合,形成白色高分子聚合物,以此作为浑浊度标准液,在一定条件下与水样浑浊度相比较
臭和味	嗅气和尝味法	采用定性描述法,即依靠人的嗅觉和味觉对水中的臭和味进行检验
	嗅阈值法	用无臭水稀释水样,直至闻出最低可辨别臭气的浓度(称嗅阈浓度),用其表示嗅的阈限。水样稀释到刚好闻出臭味时的稀释倍数称为嗅阈值(TON)。分析人员的嗅觉敏感度有明显的个体差异,且过度工作也会导致敏感性下降。一般情况下,分析人员人数为3~5人,人数越多越有可能获得准确一致的试验结果
	嗅觉层次分析法	选定分析人员3~5人组成嗅觉评价小组,将水样加热到45℃,使臭溢出,分析人员闻其臭气。各分析人员先单独评价测试水样的异臭类型和异臭强度等级,再共同讨论确定水样的异臭类型,其中异臭强度等级取平均值
电导率	电极法	电导率是用数字来表示水溶液传导电流的能力,与电解质浓度成正比。纯水的电导率很低,天然水的电导率与水中溶解的矿物质有密切关系,根据水样的电导率可间接推测水中离子的总浓度和含盐量,评价水质受矿物质污染的程度
总硬度	乙二胺四乙酸二钠(Na$_2$EDTA)滴定法	水样中的钙、镁离子与铬黑T指示剂形成紫红色螯合物,这些螯合物的不稳定常数大于乙二胺四乙酸钙和镁螯合物的不稳定常数。当pH=10时,乙二胺四乙酸二钠先与钙离子、再与镁离子形成螯合物,滴定至终点时,溶液呈现出铬黑T指示剂的纯蓝色
溶解性总固体	称量法	水样经过滤后,在一定温度下烘干,所得的固体残渣称为溶解性总固体,包括不易挥发的可溶性盐类、有机物及能通过滤器的不溶性微粒等

严格的质量控制是发现、控制和分析误差来源的过程,可通过使用标准和质量控制样品、进行比对试验(如人员比对、方法比对、仪器比对、留样再测等)、参加能力验证计划和实验室间比对、平行双样法、加标回收法及其他有效技术方法来实现,以保证分析结构的准确性。

二、无机非金属指标检验

水样中无机非金属主要指硫酸盐、氯化物、氟化物、氰化物、硝酸盐、亚硝酸盐、氨、硫化物、磷酸盐、碘化物、高氯酸盐等,是水体污染的重要指标之一。《生活饮用水标准检验方法 第5部分:无机非金属指标》(GB/T 5750.5—2023)对无机非金属指标推荐的检验方法与原理如下。

1. **硫酸盐** ①硫酸钡比浊法:水中硫酸盐和钡离子生成硫酸钡沉淀,形成浑浊,其浑浊程度和水样中硫酸盐含量成正比。②离子色谱法:水样中各种待测阴离子随碳酸盐-重碳酸盐淋洗液进入离子交换柱系统(由保护柱和分离柱组成)分离后再流经阳离子交换柱或抑制器系统,转换成具高电导度的强酸(淋洗液则转变为弱电导度的碳酸),利用电导检测器测量硫酸根离子的电导率,以相对保留时间和峰高或面积定性和定量。③铬酸钡分光光度法(热法):在酸性溶液中铬酸钡与硫酸盐生成硫酸钡沉淀和铬酸离子,中和溶液,过滤除去多余的铬酸钡和生成的硫酸钡,滤液中即为硫酸盐所取代出的铬酸离子,呈现黄色,比色定量。④铬酸钡分光光度法(冷法):在酸性溶液中,硫酸盐与铬酸钡生成硫酸钡沉淀和铬酸离子,加入乙醇降低铬酸钡在水溶液中的溶解度。过滤除去硫酸钡及过量的铬酸钡沉淀,滤液中为硫酸盐所取代的铬酸离子,呈现黄色,比色定量。⑤硫酸钡烧灼称量法:硫酸盐和氯化钡在强酸性的盐酸溶液中生成白色硫酸钡沉淀,经陈化后过滤,洗涤沉淀至滤液不含氯离子,灼烧至恒量,根据硫酸钡质量计算硫酸盐的质量浓度。

2. **硫化物** 采用 N,N-二乙基对苯二胺分光光度法,硫化物与 N,N-二乙基对苯二胺及氯化铁作用,生成稳定的蓝色,于665nm 波长比色定量。

3. **氯化物** ①硝酸盐容量法:硝酸银与氯化物生成氯化银沉淀,过量的硝酸银与铬酸钾指示剂生成红色铬酸银沉淀,指示反应到达终点;②离子色谱法:参考硫酸盐对应方法;③硝酸汞容量法:氯化物与硝酸汞生成离解度极小的氯化汞,滴定到达终点时,过量的硝酸汞与二苯卡巴腙生成紫色络合物。

4. **氟化物** ①离子选择电极法:利用氟化镧单晶对氟化物的离子选择性及在氟化镧电极膜两侧形成的膜电位(膜电位大小与氟化物溶液的离子活度有关),将氟电极与饱和甘汞电极组成一对原电池,利用电动势与离子活度负对数值的线性关系直接读出水样中氟离子浓度;②离子色谱法:参考硫酸盐对应方法;③氟试剂分光光度法:氟化物与氟试剂和硝酸镧反应生成蓝色络合物,根据产物颜色深度确定氟离子浓度;④双波长系数倍率氟试剂分光光度法:氟试剂分光光度法中产生的蓝色络合物,采用双波长分光光度测定以消除试剂背景影响,降低试剂消耗量,提高灵敏度。

5. **氰化物** ①异烟酸-吡唑啉酮分光光度法:pH=7.0 条件下用氯胺T 将水样中氰化物转变为氯化氰,再与异烟酸-吡唑啉酮(1-苯基-3-甲基-5-吡唑啉酮)作用,生成蓝色染料,比色定量;②异烟酸-巴比妥酸分光光度法:水样中的氰化物经蒸馏和碱性溶液吸收后,与氯胺T 作用生成氯化氰,再与异烟酸-巴比妥酸试剂反应生成紫蓝色化合物,于600nm 波长比色定量;③流动注射法:pH 为 4 的弱酸条件下,水中氰化物在流动注射分析仪中进行在线蒸馏、通过膜分离器分离、用氢氧化钠溶液吸收,后与氯胺T 反应生成氯化氰,用异烟酸-巴比妥酸分光光度法进行比色测定;④连续流动法:利用蠕动泵将样品和试剂连续泵入分析模块中混合、反应,然后进入流通检测池,用异烟酸-吡唑啉酮分光光度法进行比色测定。

6. **硝酸盐** 以氮(N)计,方法包括:①麝香草酚分光光度法,硝酸盐和麝香草酚(百里酚)在浓硫酸溶液中形成硝基酚化合物,在碱性溶液中发生分子重排,生成黄色化合物,比色测定。②紫外分光光度法,利用硝酸盐在220nm 波长具有紫外吸收而在275nm 波长不具有紫外吸收的性质进行测定。③离子色谱法,参考硫酸盐对应方法。

7. **亚硝酸盐** 以 N 计,方法为重氮偶合分光光度法,即在 pH< 1.7 时,水中亚硝酸盐与对氨基苯磺酰胺重氮化,再与盐酸 N-(1-萘基)-乙二胺偶合生成紫红色的偶氮染料,比色定量。

8. **氨** 以 N 计,方法包括:①纳氏试剂分光光度法,水中氨与纳氏试剂(K_2HgI_4)在碱性条件下生成黄至棕色的化合物(NH_2Hg_2OI),比色测定。②酚盐分光光度法,氨在碱性溶液中与次氯酸盐生成一氯胺,在亚硝基铁氰化钠催化下与酚生成吲哚酚蓝染料,比色定量。③水杨酸盐分光光度法,在亚硝基铁氰化钠存在下,氨在碱性溶液中与水杨酸盐-次氯酸盐生成蓝色化合物,比色测定。④流动注射法,参考氰化物对应方法。⑤连续流动法,参考氰化物对应方法。

9. **磷酸盐** 采用磷钼蓝分光光度法:在强酸性溶液中,磷酸盐与钼酸铵作用生成磷钼杂多酸,再被还原剂(氯化亚锡等)还原生成蓝色的络合物,比色测定。

10. 碘化物　采用:①硫酸铈催化分光光度法,利用碘离子对砷铈氧化还原反应的催化作用间接测定碘含量;②高浓度碘化物比色法,在酸化的水样中加入过量溴水,将碘化物氧化为碘酸盐,用甲酸钠除去过量的溴,再加入碘化钾析出碘,以淀粉为指示剂,比色定量;③高浓度碘化物容量法,碱性条件下,高锰酸钾将碘化物氧化成碘酸盐后,加入碘化钾析出碘,以 *N*-氯代十六烷基吡啶为指示剂,硫代硫酸钠溶液滴定;④电感耦合等离子体质谱法,样品溶液经过雾化由载气(氩气)送入电感耦合等离子体(ICP)炬焰中,经过蒸发、解离、原子化、电离等过程,转化为带正电荷的正离子后,进入质谱仪分离检测。

11. 高氯酸盐　包括:①离子色谱法-氢氧根系统淋洗液,水样中的 ClO_4^- 和其他阴离子随氢氧化钾(或氢氧化钠)淋洗液进入阴离子交换分离系统,其余步骤参照硫酸盐对应方法;②离子色谱法-碳酸盐系统淋洗液,碳酸盐系统淋洗液可代替氢氧化钾(或氢氧化钠)淋洗液,其他方法相同;③超高效液相色谱-质谱/质谱法,水样经水相微孔滤膜过滤,直接进样,以超高效液相色谱-质谱/质谱法的多反应监测(MRM)模式检测,根据保留时间和特征离子峰定性,采用同位素内标法定量分析。

三、金属与类金属元素的检验

测定水体中金属元素广泛采用的方法有紫外-可见分光光度法、火焰/石墨炉原子吸收光谱法、原子荧光光谱法、阳极溶出伏安法、电感耦合等离子体质谱法、电感耦合等离子体发射光谱法等。这些方法各有优缺点,适用于不同的应用场景和检测需求。在实际应用中,可能会根据具体的检测对象和条件选择一种或多种方法联合使用,以达到最佳的检测效果。《生活饮用水标准检验方法　第6部分:金属和类金属指标》(GB/T 5750.6—2023)推荐了金属、类金属指标的检验方法,表12-2列出了铬、砷、汞、镉、铅的检测方法与基本原理。

表 12-2　生活饮用水重金属的检验方法与基本原理

指标	检验方法	基本原理
铬	二苯碳酰二肼分光光度法	在酸性溶液中,六价铬可与二苯碳酰二肼作用,生成紫红色配合物,比色定量
	电感耦合等离子体质谱法	水样经乙二胺四乙酸二钠(Na_2EDTA)络合后,使用阴离子交换色谱柱将六价铬和三价铬分离,再经雾化由载气送入 ICP 炬焰中,经过蒸发、解离、原子化、电离等过程,转化为带正电荷的离子进入质谱仪检测,以色谱保留时间与铬的质荷比定性,外标法定量
砷	氢化物原子荧光法	酸性条件下,三价砷与硼氢化钠反应生成砷化氢,由载气(氩气)带入石英原子化器,受热分解为原子态砷。在特制砷空心阴极灯的照射下,基态砷原子被激发至高能态,在去活化回到基态时,发射出特征波长的荧光,与标准系列比较定量
	二乙氨基二硫代甲酸银分光光度法	在碘化钾和氯化亚锡作用下五价砷还原为三价砷,再和锌与酸作用产生的新生态氢反应生成砷化氢气体,然后与溶于三乙醇胺-三氯甲烷中的二乙氨基二硫代甲酸银作用,生成棕红色的胶态银,比色定量
	锌-硫酸系统新银盐分光光度法	水中砷在碘化钾、氯化亚锡、硫酸和锌作用下还原为砷化氢气体,并与吸收液中银离子反应,在聚乙烯醇的保护下形成黄色单质胶态银,比色定量
	电感耦合等离子体质谱法	同铬对应方法
	液相色谱-电感耦合等离子体质谱法	利用高效液相色谱分离水中三价砷和五价砷,电感耦合等离子体质谱仪测定
	液相色谱-原子荧光法	水源水经离心、过滤,生活饮用水直接过滤后进样,待测砷形态经液相色谱分离后,在酸性介质下与还原剂硼氢化钠($NaBH_4$)或硼氢化钾(KBH_4)反应,生成气态砷化合物,以原子荧光光谱仪进行测定

指标	检验方法	基本原理
汞	原子荧光法	酸性条件下溴酸钾与溴化钾反应生成溴,可将试样所含汞全部转化为二价无机汞,再用硼氢化钠将二价汞还原成原子态汞,原子荧光法检测
	冷原子吸收法	根据汞蒸气对波长253.7nm的紫外线具有最大吸收的特征,将水样经消解后加入氯化亚锡,使化合态的汞转为元素态汞,用载气带入原子吸收仪的光路中,测定吸光度
	双硫腙分光光度法	汞离子与双硫腙在0.5mol/L硫酸的酸性条件下能迅速定量螯合,生成能溶于三氯甲烷、四氯化碳等有机溶剂的橙色螯合物,于485nm波长下比色定量
镉	无火焰原子吸收分光光度法	样品经适当处理后,注入石墨炉原子化器,所含的金属离子在石墨管内高温蒸发解离为原子蒸气,待测元素的基态原子吸收来自同种元素空心阴极灯发出的共振线,其吸收强度在一定范围内与金属浓度成正比
	原子荧光法	在酸性条件下,水样中的镉与硼氢化钾反应生成镉的挥发性物质,由载气带入石英原子化器,原子荧光法检测
	电感耦合等离子体发射光谱法	水样经过过滤或消解后注入电感耦合等离子体发射光谱仪,目标元素在等离子体火炬中被气化、电离、激发并辐射出特征谱线。在一定浓度范围内,其特征谱线的强度与元素的浓度成正比
	电感耦合等离子体质谱法	同铬对应方法
铅	无火焰原子吸收分光光度法	参考镉对应方法
	氢化物原子荧光法	在酸性介质中,水样中的铅与硼氢化钠或硼氢化钾反应生成铅的挥发性氢化物(PbH_4),由载气带入石英原子化器,原子荧光法检测
	电感耦合等离子体质谱法	同铬对应方法

四、有机物及其综合指标检验

水体有机物污染是水质污染的主要原因之一。要衡量有机物污染程度,最好进行有机物污染的全分析,但实际工作中难以实现。除规定的有毒有机污染物外,一般通过测定有机物综合指标(aggregate organic indices)来定量地反映水质有机污染程度。有机物综合指标主要有以下几种:①溶解氧(DO):间接反映水体受有机物污染的状况;②生化需氧量(BOD):是间接表示水体中可被生物降解的有机物含量的指标;③化学需氧量(COD):是表征水中能被强氧化剂氧化分解的有机物含量的参数;④总有机碳(TOC):是以水样中的含碳量来表示有机物含量的;⑤总需氧量(TOD):表示水中含C、N、H、S、P、M(金属)的有机物完全氧化生成稳定无机氧化态的需氧量。此外,尚有碳-三氯甲烷提取物(CCE)和碳-醇提取物(CAE),先用活性炭吸附,再用三氯甲烷或乙醇提取,脱去溶剂,恒重残渣即得结果。

水体中有机污染物的含量往往较低或极低,需要通过发展新的样品前处理技术或引进新型高灵敏度分析装置和方法才能对其进行测定。有机物的测定方法很多,其中常用的有色谱法、质谱法、气相色谱-质谱联用法等。《生活饮用水标准检验方法 第7部分:有机物综合指标》(GB/T 5750.7—2023)推荐了有机物综合指标及其检验方法(表12-3)。

针对具体的有机物,《生活饮用水标准检验方法 第8部分:有机物指标》(GB/T 5750.8—2023)推荐了四氯化碳、苯、二甲苯、双酚A、多环芳烃、多氯联苯等86种有机物、药品及个人护理用品的测定方法。

表12-3 生活饮用水有机物综合指标的检验方法与基本原理

检测指标	检验方法	基本原理
高锰酸盐指数（以 O_2 计）	酸性高锰酸钾滴定法	高锰酸钾在酸性溶液中将还原性物质氧化，过量的高锰酸钾用草酸还原。根据高锰酸钾消耗量表示高锰酸盐指数（以 O_2 计）
	碱性高锰酸钾滴定法	高锰酸钾在碱性溶液中将还原性物质氧化，酸化后过量高锰酸钾用草酸钠溶液滴定
	分光光度法	高锰酸钾在酸性环境中将水样中的还原性物质氧化，剩余的高锰酸钾则被硫酸亚铁铵还原，而过量的硫酸亚铁铵与指示剂邻菲罗啉反应生成稳定的橙色络合物，颜色的深浅程度与硫酸亚铁铵的剩余量成正比关系，测试波长为510nm，高锰酸盐指数（以 O_2 计）的质量浓度与吸光度成正比
	电位滴定法	高锰酸钾在酸性溶液中将还原性物质氧化，过量的高锰酸钾用草酸钠还原。根据高锰酸钾消耗量表示高锰酸盐指数（以 O_2 计），通过滴定过程中电位滴定仪自动记录高锰酸钾体积变化曲线和一阶微分曲线，测量氧化还原反应所引起的电位突变，确定滴定终点
生化需氧量（BOD_5）	容量法	生化需氧量是指在有氧条件下，微生物分解水中有机物的生物化学过程所需溶解氧的量。取原水或经过稀释的水样，使其中含足够的溶解氧，将该样品同时分为两份，一份测定当日溶解氧的质量浓度，另一份放入20℃培养箱内培养5天后再测其溶解氧的质量浓度，两者之差即为五日生化需氧量（BOD_5）
石油	称量法	水样经石油醚萃取后，蒸发去除石油醚，称量，计算水中石油的含量。用本方法测定的结果是水中可被石油醚萃取物质的总量
	紫外分光光度法	石油组成中所含的具有共轭体系的物质在紫外区有特征吸收。具苯环的芳烃化合物主要吸收波长位于250~260nm；具共轭双键的化合物主要吸收波长位于215~230nm；一般原油的两个吸收峰位于225nm和256nm；其他油品（如燃料油、润滑油）的吸收峰与原油相近，部分油品仅一个吸收峰。经精炼的一些油品如汽油则无吸收。因此在测量中应注意选择合适的标准，原油和重质油可选256nm；轻质油可选225nm，有条件时可从污染的水体中萃取或从污染源中取得测定的标准物
	荧光光度法	水中微量石油经二氯甲烷萃取后，在紫外线激发下可产生荧光。荧光强度与石油含量呈线性关系，可用荧光光度计或在紫外线灯下目视比较定量。萃取物组成中所含具有共轭体系的物质在紫外区有特征吸收
	荧光分光光度法	水样中石油经石油醚或环己烷萃取，于选定的激发光照射下，测定发射荧光的强度定量
	非分散红外光度法	水样中石油经四氯化碳萃取后，在 3 500nm 波长下测量吸收值定量
总有机碳	直接测定法	向水样中加入适当的氧化剂，或紫外催化（TiO_2）等方法，使水中有机碳转为二氧化碳（CO_2）。无机碳经酸化和吹脱被除去，或单独测定。生成的 CO_2 可直接测定，或还原为 CH_4 后再测定。CO_2 的测定方法包括：非色散红外光谱法、滴定法（最好在非水溶液中）、热导池检测器（TCD）法、电导滴定法、电量滴定法、CO_2 敏感电极法和把 CO_2 还原为 CH_4 后氢火焰离子化检测器（FID）法
	膜电导率测定法	向水样中加入适当的氧化剂，或使用紫外催化等方法，使水中有机碳转化为 CO_2。无机碳经酸化和脱气被除去，或单独测定。生成的 CO_2 使用选择性薄膜电导检测技术进行测定

五、其他指标检验

(一)农药指标检验

随着农业的发展,农药的使用也更为广泛,饮用水农药污染风险也在不断增加,成为农药残留进入人体的重要途径之一。《生活饮用水标准检验方法 第9部分:农药指标》(GB/T 5750.9—2023)推荐了滴滴涕、溴氰菊酯、毒死蜱、敌敌畏、乙草胺等38种农药的测定方法。

(二)消毒副产物和消毒剂指标检验

饮用水消毒过程不可避免地会产生一些新的水质问题,例如消毒副产物、有机氯胺、衍生嗅味等,这些问题同样对水质安全构成潜在的威胁。《生活饮用水标准检验方法 第10部分:消毒副产物指标》(GB/T 5750.10—2023)推荐了三氯甲烷、氯乙酸类等20种消毒副产物的检测方法。《生活饮用水标准检验方法 第11部分:消毒剂指标》(GB/T 5750.11—2023)推荐了游离氯、总氯、含氯消毒剂中有效氯、氯胺、二氧化氯、臭氧水平的测定方法。

第六节 | 空气理化检验

空气理化检验应用理化检验手段,发现和分析空气中有毒有害物质的来源、种类、数量、迁移、转化和消长规律,为消除空气污染、改善空气质量、保护人群健康提供科学依据。

一、空气物理性参数的测定

空气物理性参数也称气象参数,属于自然环境的物理因素,常用来描述空气的物理性状和特征,包括气温、气湿、气流和气压等。测量范围根据研究的目的分为大气、生产环境、居住区域和公共场所等。空气物理性参数测定对于评价大气中污染物浓度及污染物的扩散、稀释、沉降和消除具有重要意义。一方面,各种气象参数同时存在并综合作用于人体及整个生物圈,直接影响着人们的心理感受和日常生活安排、动植物的生长发育等;另一方面,污染物在大气中除受重力作用自然沉降外,还受气流、气温、气压、降水及太阳辐射等气象因素的影响扩散、转移或转化,从而对环境污染产生不同的作用。此外,污染物测定中采样内容的标准化计算,也需要用到气温、气压等气象参数,因此物理性参数监测是空气理化检验的重要项目之一。

《公共场所卫生检验方法 第1部分:物理因素》(GB/T 18204.1—2013)和《室内环境空气质量监测技术规范》(HJ/T 167—2004)规定了针对公共场所与室内场景,利用玻璃液体温度计法与数显式温度计法测量空气温度的基本步骤,利用干湿球法、氯化锂露点法和电阻电容法测定空气相对湿度的基本步骤,以及利用电风速计法测量室内风速、利用示踪气体法或风管法测量室内新风量的基本步骤。

二、空气中颗粒物的测定

空气颗粒物(atmospheric particulate matter)是空气中存在的各种固态和液态颗粒状物质的总称。空气中各种颗粒状物质均匀地分散,构成一个相对稳定的庞大的气溶胶类悬浮体系,按空气动力学直径(D)的大小可分为总悬浮颗粒物(total suspended particulate,TSP)、可吸入颗粒物(inhalable particulate matter,PM_{10})和细颗粒物(fine particulate matter,$PM_{2.5}$)。

环境空气中颗粒物质量浓度测量方法包括重量法、微量振荡天平(TEOM)法、β射线测量法等,其中重量法是直接、最可靠的测量方法,可直接溯源至质量等国家计量基准、标准,是测量环境空气中颗粒物质量浓度的基准方法,其他测量方法的测量结果必须使用重量法进行校准。《环境空气 颗粒物质量浓度测定 重量法》《环境空气 总悬浮颗粒物的测定 重量法》《环境空气 PM_{10}和$PM_{2.5}$的测定 重量法》和《室内空气质量标准》推荐滤膜称重法作为空气中TSP、PM_{10}、$PM_{2.5}$的测定方法,其基本原理是分别通过具有一定切割特性的采样器,以恒速抽取定量体积空气,使空气中的TSP、PM_{10}和$PM_{2.5}$被截留在已知质量的滤膜上,根据采用前后滤膜的质量差和采样体积,计算出浓度。

三、空气中无机污染物的测定

空气中无机污染物主要有臭氧、二氧化氮、二氧化硫、二氧化碳、一氧化碳、氨及铅、汞、锰等。空气中无机污染物的测定方法主要有紫外/可见/荧光/激光/化学发光分光光度法、质谱法、红外光谱法、气体传感器法、电化学分析法等。

1. 二氧化硫　测定方法主要有：①甲醛吸收-副玫瑰苯胺分光光度法：依据《环境空气　二氧化硫的测定　甲醛吸收-副玫瑰苯胺分光光度法》（HJ 482—2009），利用二氧化硫被甲醛缓冲溶液吸收后，生成稳定的羟甲基磺酸加成化合物，在样品溶液中加入氢氧化钠使加成化合物分解，释放出的二氧化硫与副玫瑰苯胺、甲醛作用，生成紫红色化合物，在波长577nm处测量吸光度。该方法具备易于掌握，所用试剂无剧毒，价廉易得，对低浓度样本采样吸收率高等特点，但是操作相对比较烦琐，对于采样人员和分析人员的要求较高。②紫外荧光法：依据《环境空气　二氧化硫的自动测定　紫外荧光法》（HJ 1044—2019），将样品空气以恒定的流量通过颗粒物过滤器进入仪器反应室，利用二氧化硫分子在200~220nm紫外线照射下被激发后，返回基态时释放出240~420nm荧光的特性予以定量。该法灵敏度高，选择性相对较好，但也容易受到其他气体的干扰。

2. 二氧化氮及氮氧化合物　①Saltzman法：根据《环境空气　二氧化氮的测定　Saltzman法》（GB/T 15435—1995），采集的空气样品通过吸收液时与对氨基苯磺酸进行重氮化反应，再与N-(1-萘基)乙二胺盐酸盐作用，生成粉红色的偶氮染料，于540~545nm之间具有特征吸收峰而予以定量。该法具有较高的灵敏度和准确性，且操作简便、成本较低，但对湿度敏感。②盐酸萘乙二胺分光光度法：根据《环境空气　氮氧化物（一氧化氮和二氧化氮）的测定　盐酸萘乙二胺分光光度法》（HJ 479—2009），首先利用冰乙酸、对氨基苯磺酸和盐酸萘乙二胺配制成吸收液。当空气中的二氧化氮被串联的第一支吸收瓶中的吸收液吸收，并反应生成粉红色偶氮染料；而一氧化氮不与吸收液反应，通过氧化管时才被酸性高锰酸钾溶液氧化为二氧化氮，被串联的第二支吸收瓶中的吸收液吸收，并反应生成粉红色偶氮染料。生成的偶氮染料在波长540nm处的吸光度与二氧化氮的含量成正比。分别测定第一支和第二支吸收瓶中样品的吸光度，计算两支吸收瓶内二氧化氮和一氧化氮的质量浓度，二者之和即为氮氧化物的质量浓度（以 NO_2 计）。

3. 一氧化碳　按照《环境空气　一氧化碳的自动测定　非分散红外法》（HJ 965—2018），样品空气以恒定的流量通过颗粒物过滤器进入仪器反应室，一氧化碳选择性吸收以 4.7μm 为中心波段的红外光，在一定的浓度范围内，红外光吸光度与一氧化碳浓度成正比。作为环境空气中一氧化碳的自动测定方法，非分散红外法具有相对安全、方便的优势，但在测定时需要注意水蒸气、悬浮颗粒物及空气中较高浓度的二氧化碳与甲烷的干扰。

四、空气中有机污染物的测定

空气中有机污染物种类较多，其中挥发性有机物（VOCs）污染较普遍，尤以室内空气污染最为严重。VOCs是参与大气光化学反应的有机化合物，包括非甲烷烃类（烷烃、烯烃、炔烃、芳香烃等）、含氧有机物（醛、酮、醇、醚等）、含氯有机物、含氮有机物、含硫有机物等，是形成 O_3 和 $PM_{2.5}$ 污染的重要前体物。

依据《环境空气　65种挥发性有机物的测定　罐采样/气相色谱-质谱法》（HJ 759—2023）等，利用内壁经惰性化处理的真空采样罐采集空气样品，经浓缩、热解吸后，进入气相色谱分离，质谱检测器检测。通过与标准物质保留时间和质谱图对比定性，内标法定量。该法适合环境空气中苯、四氯化碳、乙酸乙酯等65种挥发性有机物的测定，但须注意，实验环境应远离有机溶剂操作区域，降低、消除有机溶剂和其他挥发性有机物的本底干扰，采样罐应尽量盖上密封帽密封，以防止罐口落尘影响采样罐气密性。进样系统、浓缩系统中气路连接材料可能含有挥发性有机物，对分析造成干扰，可适当升温烘烤和延长烘烤时间，有效降低干扰。样品经过的管路和管件内壁均应经惰性化处理并保温，以避免产生吸附、冷凝和交叉污染等影响。

《环境空气挥发性有机物气相色谱连续监测系统技术要求及检测方法》（HJ 1010—2018）规定了环境空气挥发性有机物气相色谱连续监测系统的组成、技术要求、性能指标和检测方法。

《环境空气 挥发性有机物的测定 便携式傅里叶红外仪法》（HJ 919—2017）则规定了采用便携式傅里叶红外仪测定环境空气中丙烷、乙烯、丙烯、乙炔、苯、甲苯、乙苯、苯乙烯等8种挥发性有机物的方法。

五、工作场所空气有毒物质的测定

工作场所空气有毒物质除上述常见的无机和有机污染物,还包括锑、钡、铍等大量金属和稀土金属及其化合物,氰化物、硫化氢、氯化亚砜等无机化学物质,以及戊醇、苯酚、糠醛等有机化学物质。《工作场所空气有毒物质测定 第1部分:总则》（GBZ/T 300.1—2017）推荐了工作场所空气中数百种有毒物质测定的基本原则、要求和使用注意事项,适用于从事职业卫生检测的专业技术人员正确使用制定的标准检测方法。

第七节 | 生物材料检验

生物材料检验是通过分析机体的体液、分泌物、排泄物、指甲、毛发以及组织、脏器等生物材料中的化学物质及其代谢产物的含量,或由化学物质引起机体产生的生物学效应指标变化,评价人体接触有害物质的水平及其对机体造成的危害程度。生物材料样品主要根据环境污染物在体内的代谢特点和是否便于采集和分析来选择。常用的生物样品有血液、尿液、唾液、头发、指甲、牙齿、脂肪和呼出气等。

在分析前需对样品进行相应的前处理,检测元素和无机污染物可进行灰化、消化、共沉淀分离或离子交换层析等前处理;检测有机污染物常用的前处理方法主要有溶剂萃取、色谱分离或蒸馏和挥发分离等。生物材料的检测方法除一般的化学分析方法外,近年来还采用原子吸收分光光度法、中子活化法、质子诱导X射线发射光谱法、激光显微光谱法等技术。

一、血液样品检验

（一）胆碱酯酶活性

血清胆碱酯酶是肝细胞合成而半衰期较短的酶类之一,其活性的高低能够较为灵敏地反映肝细胞合成的功能和肝脏的损伤程度。有机磷中毒时乙酰胆碱酯酶活性受到抑制,乙酰胆碱蓄积,胆碱能神经受到持续冲动导致出现毒蕈碱样、烟碱样和中枢神经系统症状。《全血胆碱酯酶活性的分光光度测定方法 羟胺三氯化铁法》（WS/T 66—1996）和《全血胆碱酯酶活性的分光光度测定方法 硫代乙酰胆碱-联硫代双硝基苯甲酸法》（WS/T 67—1996）分别推荐了两种分光光度法测定全血胆碱酯酶活性。前者基于血液胆碱酯酶使乙酰胆碱分解为胆碱和乙酸,未被胆碱酯酶水解而剩余的乙酰胆碱与碱性羟胺反应生成乙酰羟胺,乙酰羟胺与三氯化铁在酸性溶液中反应形成红色羟肟酸铁络合物,其颜色深度与剩余乙酰胆碱的量成正比,在波长520nm比色定量,由水解的乙酰胆碱的量计算胆碱酯酶活性。后者则根据胆碱酯酶水解硫代乙酰胆碱生成硫代胆碱和乙酸。硫代胆碱与巯基显色剂5,5′-联硫代-双-2-硝基苯甲酸反应形成黄色化合物5-巯基-2-硝基苯甲酸（TNB）,在波长412nm处比色定量。

（二）锌原卟啉和游离原卟啉

测定锌原卟啉和游离原卟啉可以帮助诊断多种血液疾病和营养缺乏症,特别是缺铁性贫血和铅中毒。《血中锌原卟啉的血液荧光计测定方法》（WS/T 92—1996）规定了用血液荧光计测定血中锌原卟啉的方法。锌原卟啉（ZPP）具有特征性荧光光谱,血中ZPP在425nm入射光的激发下,发射光波长为594nm时,用校准过的ZPP血液荧光计,表面荧光法测量其荧光强度,直接读出ZPP含量的μg/g

Hb 值进行定量。《血中游离原卟啉的荧光光度测定方法》(WS/T 22—1996)推荐了荧光光度法测定血中游离原卟啉。用乙酸乙酯-乙酸混合液破坏红细胞,使原卟啉溶出,再用盐酸萃取此溶液中的游离原卟啉,在激发光 403nm、发射光 605nm 处显示其荧光谱峰,根据荧光强度进行定量。

(三) 金属元素

镍、铅、铬、镉、铜等金属元素,多采用石墨炉原子吸收光谱法、原子荧光光谱法、电感耦合等离子体质谱法测定。尤其是电感耦合等离子体质谱法以电感耦合等离子体作为离子源,以质谱进行无机多元素的检测,元素覆盖范围包括碱金属、碱土金属、过渡金属和其他金属、类金属,稀土元素,大部分卤素和一些非金属元素。

二、尿液样品检验

尿液样品作为生物样本之一,具有采集方便、无创、重复性好的特点,在环境污染物监测和人体暴露评估中具有重要的应用价值。尿液中的铅、镉、汞等重金属含量,以及多环芳烃、多氯联苯、有机氯农药等有机污染物水平,可以反映人体内对应污染物的暴露水平,为其污染的防治提供科学依据。尿液中的酶活性、蛋白质含量等生物标志物可以反映环境污染物对生物体的氧化应激和损伤程度,为环境污染的早期预警和防治提供科学依据。

相关国家标准推荐了石墨炉原子吸收光谱法、原子荧光光谱法、电感耦合等离子体质谱法测定尿中多种金属元素含量的方法,以及气相色谱法/顶空-气相色谱法或气相色谱-质谱法测定丙酮、1-溴丙烷、甲苯二胺、N-甲基乙酰胺、三甲基氯化锡、二氯甲烷的含量,推荐液相色谱-质谱/质谱法测定尿中1,2-双羟基-4-(N-乙酰半胱氨酸)-丁烷等。

本章在重点介绍卫生理化检验常用方法、相应样品前处理流程以及常用现场快速检测方法的基础上,以国家和行业主管部门颁布的检验方法标准为依据,结合卫生检验领域的发展趋势以及公共卫生现场快速检测工作的实际情况,特别介绍了食品中常用添加剂、非法添加物与潜在危害因子,如农药兽药残留、真菌毒素和常见污染物的实验室理化检验与现场快速检测等内容,同时涵盖了水质、空气和生物样本的相关检验内容。目的在于提升检验内容与方法的权威性和实用性。

(高 蓉 姚 平)

本章数字资源

第十三章 | 媒介生物识别

媒介生物(vector)指的是能够直接或间接传播人类疾病的生物,涵盖脊椎动物和无脊椎动物。其中,脊椎动物媒介主要为哺乳纲啮齿目鼠类;无脊椎动物媒介主要是昆虫纲和蛛形纲的节肢动物。由媒介生物传播的疾病被称作媒介生物性疾病(vector-borne disease,VBD)。媒介生物能够传播病毒、细菌、寄生虫等多种病原体,进而导致 VBD 的扩散与暴发流行。此外,媒介生物除了传播疾病,还可能对工业、农业、旅游、电信、水利、仓储、文物等领域造成破坏,对人类的危害极为严重。所以,媒介生物防制是公共卫生领域的重要任务。

第一节 | 常见媒介生物

一、鼠类

鼠类(rodent)属于啮齿动物,是"四害"之一,也是哺乳动物中物种数量最多的类群。在陆地上,但凡动物能够存活的环境,几乎都有鼠类的踪迹,它们对人类生活和生态环境产生了十分广泛的影响。全球已知的鼠类有 1 700 余种,我国约有 250 种。鼠类可通过排泄物及其携带的体外寄生虫传播疾病,其能携带的病原体达 200 余种,其中 60 多种可引发人兽共患病,包括细菌、病毒、立克次体和寄生虫等。

(一)鼠的一般生活习性

1. **栖息** 鼠类适应性极强,栖息环境广泛,从寒冷的高山到干热的沙漠,从森林到草原,无论是农村还是城镇,都有它们的身影。根据不同鼠种相对固定的栖息场所,可将鼠类分为家栖鼠类和野栖鼠类。不过,鼠类的栖息地并非一成不变,家鼠与野鼠的相互窜动,可能致使野鼠传播的疾病扩散到家鼠身上,进而传染给人类。

2. **食性** 家鼠食性较为繁杂,而野鼠则更偏爱植物种子、茎叶以及各类蔬菜和水果。鼠类的食性会依据食物来源和环境的变化而改变。在干燥且食物丰富的地方,鼠类容易被水分含量较多的食物所吸引;而在水分充足的环境中,它们则更倾向于干燥的食物。所以,在灭鼠时,应根据当地鼠类的食性来选择诱饵,以增强引诱效果。

3. **活动** 鼠类的活动与年龄、食物来源、筑巢、交配、育幼以及生活环境紧密相关。其活动时间因鼠种而异,家鼠及大部分野鼠主要在夜间活动,而像松鼠科的黄鼠和旱獭等野鼠则多在白天活动。鼠类通常沿着固定路线活动,例如褐家鼠常沿着墙根、墙角和夹道行走,久而久之便形成了明显的鼠道,因此可以在鼠道上设置鼠夹等灭鼠器械。

4. **鼠洞** 大多数鼠类具备挖掘鼠洞的能力,通常能打通数十厘米至二十米长的地道。有鼠栖息的洞口一般较为光滑,周围没有杂草或蜘蛛网,且有鼠的足迹或跑道,洞口附近往往会有新鲜、疏松的颗粒状土粒,有时还能发现新鲜的鼠粪和被盗食的庄稼。准确识别鼠洞,有助于提高灭鼠效率。

5. **迁移** 大多数鼠类一般不会迁移。野鼠的迁移行为与食物来源、气候、农田翻耕、天敌、疾病以及人工捕杀等因素有关。例如,在暴雨期间,栖息在低洼地区的黑线姬鼠可能会转移到附近的高地;在严重干旱时,一些鼠类可能会进行远距离迁移;当食物匮乏时,大批鼠类会迁移至农作物和水草丰富的地区。鼠类的迁移可能引发鼠传疾病的扩散。

6. **繁殖与寿命** 鼠类的繁殖受食物、季节、气候和自然环境的影响,春秋两季是它们繁殖的高峰

NOTES

期。一般来说,家鼠和一些体型较小的野鼠每年可繁殖 2 至 8 次,而具有冬眠习性的黄鼠则每年仅繁殖 1 次。鼠的平均寿命约为 1~2 年,黄鼠可存活数年,旱獭的寿命可达 10 年以上。

7. **冬眠** 家鼠不冬眠,但在冬季活动会减少。有些野鼠如松鼠科、跳鼠科和睡鼠科的鼠在冬季会在巢内冬眠,通常在九、十月份进入冬眠状态,次年三、四月份苏醒出蛰;鼠科的黑线姬鼠和仓鼠科的长爪沙鼠、布氏田鼠等则不冬眠。

8. **感觉** ①鼠的嗅觉非常灵敏,能够迅速嗅到新鲜的食物并进行盗食;鼠类通常沿着自身排泄物的气味路线活动,形成鼠道。②鼠的视觉不发达,存在色盲现象,因此毒饵的警戒色不会影响鼠类的接触。③鼠类的味觉敏锐,配制毒饵的粮食必须新鲜干净,灭鼠剂的含量要准确、均匀,否则容易导致拒食。④鼠类的听觉极为灵敏,能够在黑暗中判断声音来源的方向。⑤鼠的触觉也非常发达,夜间活动时,其触须和触毛能够与环境障碍物保持一定距离,弥补视觉的不足。

9. **鼠迹** 鼠类活动留下的痕迹称为鼠迹,可通过油迹、足迹、鼠道、门齿印、粪便等特征识别家栖鼠类的活动痕迹。

10. **属性** 家鼠对环境变化敏感,对新出现的食物和毒饵等表现出警惕性。当食入急性灭鼠剂配置的毒饵未达到致死量时,再次遇到同类毒饵时可能会拒食;同时,对灭鼠剂,尤其是急性灭鼠剂,可能产生不同程度的耐药性。

11. **共栖和互相残杀** 某些鼠种能够与其他动物共栖,如黑线姬鼠与麝鼩;而另一些鼠种则会互相残杀,甚至会捕食幼鼠,如褐家鼠和黑线姬鼠。鼠类的共栖与互相残杀行为,可能导致疾病在鼠群中传播。

(二)常见鼠种外形识别要点

1. **体长与尾长的比例** 体长指从鼠的吻端(即嘴的前端)到肛门的长度,尾长是从肛门到尾巴末端的长度(不包括尾巴末端的毛发)。不同鼠种的体长与尾长比例存在差异,有的鼠种体长大于尾长,有的则相反。测量通常以 mm 为单位(图 13-1)。

2. **尾毛的长短与分布** 尾巴上的毛发也是识别鼠种的重要特征之一。有的鼠种尾巴毛发均长而蓬松,如某些松鼠;有的鼠种尾巴毛发短,或仅在末端有较长的毛发,如某些田鼠。

3. **毛色和毛的组成** 鼠类的毛色和毛的组成也是重要的识别特征。不同鼠种的毛色可能有所

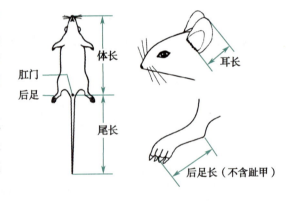

图 13-1 鼠的外形测量示意图

不同,有的鼠种背部为棕色,腹部为白色;有的鼠种则全身为同一颜色。此外,鼠类的毛发类型也多种多样,包括刺毛、针状毛、柔毛和普通毛等。

4. **耳的大小与厚薄** 耳的大小和厚薄也是识别鼠种的重要依据。不同鼠种的耳大小和厚度存在差异,如黄胸鼠的耳大而薄,向前折可达眼部;而褐家鼠的耳则短而厚,向前折不及眼部。

5. **其他识别特征** 除上述特征外,鼠类的门齿也是重要的识别特征之一。不同鼠种的门齿形状和特征不同,比如小家鼠的上门齿从侧面看有一明显缺刻,家鼠则无缺刻;大沙鼠的上门齿表面有两条纵沟,子午沙鼠只有一条纵沟。

为方便快速检索,本章列举了我国常见的 38 种鼠种的识别要点,扫描左侧二维码查看不同鼠种的外形识别要点,包括体长与尾长比例、尾毛长短与分布、毛色和毛的组成、耳大小和厚薄以及其他识别特征等。在实际识别过程中,可依据这些要点对鼠种进行初步判断,必要时进一步检查头骨等特征加以确认。鼠类识别有助于我们深入了解鼠类的分布和生态习性,以便采取有效的防制措施。

(三)我国常见鼠类

我国常见鼠种较多,下面列举几种常见鼠的形态特征、生活习性和防制方法。

1. 褐家鼠（*Rattus norvegicus*）　又称沟鼠、大家鼠、挪威鼠，是大型家栖鼠。分布广泛，除青藏高原外，我国各地都能见到。可传播鼠疫、钩端螺旋体病、恙虫病等多种传染病。

（1）形态特征：褐家鼠成鼠体重约150g，最重可达850g；体长160~210mm，尾长等于或稍短于体长。耳短而厚，向前折时不能触及眼部；背部呈现棕褐色至灰褐色，而腹部则为灰白色，背腹毛界线不清晰。尾较粗，尾毛稀疏，上黑下白，鳞环明显，鳞片基部生有白色和褐色的细毛。

（2）栖息与食性：主要栖息于住宅区的仓库、厨房、住房、畜圈、厕所、垃圾堆、下水道及附近的耕地、菜地、沟渠、路旁和河堤。善于游泳和掘穴，喜食含水分较多的食物。在住宅区内，常盗食粮食和其他各种食物，也会吃垃圾和粪便。由于对饥渴的耐力较差，需要频繁觅食。

（3）活动与繁殖：主要在夜间活动，清晨和黄昏是其活动的高峰期。由于攀爬能力较差，行动时往往沿着墙根和墙角移动。在农村地区，常因季节变化发生迁移，春末夏初由室内迁至室外，秋收后则回迁。每年在条件适宜的情况下，可繁殖6~8次，寿命可达2年。

（4）防制方法：针对褐家鼠强大的环境适应能力、杂食性及较差的耐饥渴特点，应制订有针对性的灭鼠措施，并定期更换灭鼠方法。这些措施包括环境治理、物理防制和化学防制等综合手段，具体详见第十章　卫生处理。

2. 黄胸鼠（*Rattus tanezumi*）　又称长尾鼠、家耗儿，长江以南各省份比较常见，北部保定、银川和西宁一带可见；可传播钩端螺旋体病、肾综合征出血热、恙虫病等疾病。

（1）形态特征：黄胸鼠体型中等，体长约140~180mm，体重120g左右。其背毛棕褐色，腹部毛灰黄色，胸部的颜色较深，呈现明显的黄色。口鼻较尖，耳较大且薄，向前折时可以触及眼部；尾长大于体长。

（2）栖息与食性：喜欢攀爬，主要栖息在屋顶、天花板、瓦片缝隙以及门框和窗框的上端等处。夹墙中通常会有多个鼠洞，与天花板、地板及其周边环境相连。黄胸鼠食性较杂，偏好植物性食物和富含水分的素食。

（3）活动与繁殖：洞穴较为简单，主要在夜间活动，清晨和黄昏时最为活跃，白天也常常出洞。对新物品的警觉性较低，通常随庄稼的生长和收获在住宅和农田之间迁移。黄胸鼠全年均可繁殖，平均每年可产3~5胎，寿命约为2年。

（4）防制方法：黄胸鼠的防制方法与褐家鼠相似。由于它们常栖息在房屋的上层，往往难以找到鼠洞，依据其栖息特点，将毒饵布放于天花板等鼠经常活动的场所。

3. 小家鼠（*Mus musculus*）　又称小鼠，是一种小型鼠类，广泛分布于我国各省份。可传播鼠疫、钩端螺旋体病、恙虫病等疾病。

（1）形态特征：小家鼠体型较小，体长6~10cm，体重10~30g，尾长等于或略短于体长；其毛色因季节和环境变化而有所不同，背部呈灰棕、灰褐或黑褐色，腹部则呈灰白或灰黄色，尾部上半部分为黑褐色，下半部分为沙黄色；鼻尖而短；耳短，向前折不能达到眼部；上颌门齿侧面观具明显缺刻。

（2）栖息与食性：家栖或野栖，较褐家鼠更适应高层建筑，常见栖息地包括住宅、厨房、仓库的橱柜、箱盒、抽屉以及杂物堆中，也有栖于野外谷草垛和田野中的。成鼠通常独居，仅在交尾阶段或哺乳期群居。食性广泛，以各类种子为主，尤其喜爱小粒谷物种子。小家鼠较耐渴，需水量远低于褐家鼠，在比较缺水的环境中更容易出现。

（3）活动与繁殖：以夜间活动为主，常在野外或泥土中挖掘简单的洞穴，也常栖息于办公桌、衣物和家具中。随着谷物收割和温度下降，会从野外迁入家中，春季后则返回野外。由于体型小巧，小家鼠能轻松随家具或交通工具迁往远处。小家鼠与褐家鼠或黄胸鼠常常共存，由于竞争食物和栖息空间，彼此的数量会相互影响。小家鼠繁殖能力强，全年均可繁殖，每年可产6~8胎，仔鼠在2个月后便可成熟。

（4）防制方法：针对小家鼠频繁取食、每次取食量小的特性，投饵应遵循"多堆少放"的原则，诱饵宜选择各种植物种子。小家鼠体型轻盈，使用鼠笼时应注意网眼大小适中，以确保捕捉的有效性。

4. 黑线姬鼠（*Apodemus agrarius*）　又称黑线鼠、田姬鼠或长尾黑线鼠，是小型野栖鼠类。广泛分布于我国东部季风区，数量众多，成为该地区生态系统中一种重要的优势种。是流行性出血热的主要宿主，可传播鼠疫、钩端螺旋体病、莱姆病等疾病。

（1）形态特征：黑线姬鼠体型小巧，体长通常在 65~120mm，尾长与体长相近。背部中央特有的黑色条纹，从耳部之间延伸至尾基，这一特征在部分个体中可能不明显。其背毛呈现棕褐色，而腹部毛发则为灰白色。

（2）栖息与食性：生态适应性强，栖息地广泛，尤其在平原的农业区较为常见。此外，它们还栖息于草原、森林与农田的边缘地带。该物种偏好向阳、潮湿及靠近水源的环境。在农业区，经常出现在农田、田埂、堤边、土丘、杂草丛及柴草垛中。其食性杂泛，以种子、植物的嫩绿部分以及根茎类为主。

（3）活动与繁殖：属于夜行性动物，春秋季节活动尤为频繁。它们会根据自然条件和食物来源进行迁移。繁殖季节主要集中在夏季，在中南部地区，每年春秋两季是繁殖的高峰时期。雌鼠每月可产仔 1 次，每年可繁殖 4~8 胎，寿命大约 1.5 年。

（4）防制方法：由于黑线姬鼠繁殖速度快，每年应增加灭鼠次数。灭鼠最佳时机通常为冬末春初，此时鼠类食物来源稀少；或在大雨后及田间灌水后鼠类集中在田埂时。多种毒饵均可有效控制其数量，基饵可选择番薯、玉米、小米、大米、胡萝卜等。

5. 其他常见鼠类　黄毛鼠（*Rattus losea*），亦称罗赛鼠，是南方地区最为常见的农田野栖鼠类，是流行性出血热、血吸虫病、恙虫病、钩端螺旋体病的重要储存宿主。黑线仓鼠（*Cricetulus barabensis*），又称背纹仓鼠，主要分布于中国东北、华北和华中地区，部分华东地区如山东、江苏、安徽等亦可见其踪迹，是鼠疫、流行性出血热和钩端螺旋体病的储存宿主。布氏田鼠（*Lasiopodomys brandtii*），也称为布兰其田鼠，主要分布于黑龙江、吉林、河北和内蒙古等地，是鼠疫重要宿主。东方田鼠（*Alexandromys fortis*），又称沼泽田鼠、远东田鼠，是一种中等体型的野栖鼠种，主要分布于我国 18 个省、自治区、直辖市，是鼠疫和流行性出血热的储存宿主。

二、节肢动物

无脊椎动物媒介主要为昆虫纲和蛛形纲的节肢动物，昆虫纲媒介生物包括蚊、蝇、白蛉、蜚蠊、蚤、虱等，蛛形纲媒介生物主要有蜱和螨。

（一）蚊

属于昆虫纲双翅目长角亚目蚊科，是多种传染病的传播媒介，能够传播登革热、疟疾、寨卡病毒病等多种传染病，因此控制蚊媒传染病成为公共卫生的重要任务之一。本节将重点介绍按蚊属、伊蚊属和库蚊属的识别方法。

1. 形态特征

（1）成蚊：成蚊体形细长，体长约为 1.6~12mm，具有刺吸式口器，分为头、胸、腹三部分。雄蚊触角上的轮毛长且密集，雌蚊的轮毛短而稀疏。成蚊的头部、胸部、翅脉、足部以及多数种类的腹部覆盖着鳞片，其鳞片的大小和色泽各异，形成了不同的纵条、斑点、花纹和色环，这些特征是蚊虫分类鉴别的重要依据。雄蚊的尾器形态同样是种类鉴别的重要参考。常见重要蚊种的形态识别要点见表 13-1。

（2）蚊卵：库蚊的卵呈圆锥形，聚集成筏状的卵块通常漂浮于水面；伊蚊的卵呈椭圆形，缺乏浮囊，多黏附在水平线附近的潮湿容器内壁或沉落于水底；而按蚊的卵则呈舟形，两侧具有浮囊，且大多数单个漂浮于水面。

（3）幼虫：幼虫分为 1 至 4 龄，通常以 4 龄幼虫的标本进行镜检分类鉴定。幼虫的身体分为头、胸、腹三部分，其中前胸、中胸和后胸已愈合为 1 节，仅一些毛序显示出原来 3 节的痕迹。腹节共有 10 节，呼吸管位于腹节第 8 节的背面，气门开口于末端。库蚊的呼吸管相对细长，而伊蚊的呼吸管则较粗短，按蚊幼虫则没有呼吸管。

表 13-1　常见重要蚊种形态识别要点

分类依据	大劣按蚊	嗜人按蚊	中华按蚊	微小按蚊	日月潭按蚊	济南按蚊	淡色库蚊	致倦库蚊	刺扰伊蚊	海滨伊蚊	三带喙库蚊	二带喙库蚊	埃及伊蚊	白纹伊蚊
上位特征	雌蚊下颚须与喙等长;翅大多有黑白斑点,小盾片呈弧形						雌蚊下颚须较喙明显短,翅大多无黑白斑点,小盾片分3叶;喙细直						雌蚊下颚须较喙明显短,翅大多无黑白斑点,小盾片呈弧形	
	下颚须有4个白环		下颚须有3个白环				中胸背板无白色条纹;体褐色						中胸背板有白色条纹;体黑色	
	翅前缘脉有2个白斑		翅前缘脉有4大白斑 翅基有3个小白斑	翅前缘脉有4个白斑	翅前缘脉有5个白斑	翅前缘脉有6个白斑	喙无白环				喙中段有1个明显白环		中胸背板有4条白色纵纹,中央2条平直,侧2条向外凸呈弧形;体中型	中胸背板黑色,中央有1个明显白色纵纹;两侧翅前基有数簇排列不规则的白鳞
	后足胫、附关节处有1个宽白环	第5纵脉的第2分支无翅端穗白斑	第5纵脉的第2分支末翅端有穗白斑	足跗节黑色无白环;体型小	足跗节有白明显白环;末1附节为暗色;体中型,深褐色	足跗节上有明显白环,后足末1附节全白;中型,灰褐色	腹背板基部有直线状灰白横带;体中型,淡褐色	腹背板基部有圆弧状白横带;体中型,黄褐色	中胸背板黄色无淡色纵纹;腹背各节基部有狭窄的白带;腹背中回正中各有1个横白斑;体中型,黄褐色	中胸背板有数条淡黄色纵纹;腹背各节基部有狭窄的白带;第5节起两端白带较宽;体中型,深褐色	翅鳞全黑色;中胸背板暗棕色;腹背各节基部有淡黄接带,后足股、胫节暗棕色;体型较小	翅鳞黑白夹杂,麻点状;中胸背板前半部有淡黄鳞片;腹背各节基部有淡黄宽带;后足股、胫节夹杂白鳞片;体型较大		

243

2. 生活习性

（1）生活史：蚊的生活史属全变态，在适宜的温湿度条件下，经过卵（2~3 天）、幼虫（6~10 天）和蛹（1~2 天）的发育，最后羽化为成蚊，一般需 9~15 天。发育时间与环境温度及幼虫的进食量有关，冬季及食量不足时发育较慢。蚊虫的生活史离不开水，因此，防制的关键在于消除无用积水，管理好有用积水，防止蚊虫孳生。

（2）吸血：雌蚊在羽化后 2~3 天开始吸血，大都夜间吸血。雄蚊不吸血，以植物汁液为食。雌蚊对宿主血源不同程度的偏好性称为嗜血性。多数伊蚊种类常白天吸血，按蚊和库蚊常夜间吸血，这种规律有助于选择最佳灭蚊时间。

（3）栖息：蚊虫多在隐蔽、阴暗和通风不良的地方栖息，可分为家栖型、半家栖型和野栖型。杀虫剂室内滞留喷洒对家栖型蚊虫的杀灭效果较好，但反复使用后，有些蚊种为逃避杀虫剂的击杀，由家栖型或半家栖型转变为野栖型，如中华按蚊和微小按蚊。

（4）孳生：不同种类的蚊虫选择不同类型的水体孳生（表 13-2）。了解蚊虫的孳生习性及其孳生环境类型，便于针对性地采取防制措施。

表 13-2　不同种类蚊虫的孳生环境

蚊虫种类	孳生环境
骚扰阿蚊	高度污染水体，如粪坑、粪池、垃圾水坑等
淡色（致倦）库蚊	轻度污染水体，如污水沟、清水粪坑、洼地积水等
微小按蚊	清洁而流动水体，如山溪或溪床等
中华按蚊、三带喙库蚊	面积较大的清洁水体，如稻田、荷塘、沼泽、灌溉沟等
白纹伊蚊、仁川伊蚊	小型自然容器水体，如树洞、竹筒、坛、罐等小积水
埃及伊蚊	家宅内外的容器，如水缸、瓶盖积水等

3. 防制措施
通常采用综合防制方法，包括环境治理、化学防制、生物防制和法规防制等。

（1）环境治理：消灭孳生地是灭蚊最根本的环节。改造环境，消除积水，使蚊虫无处孳生。如清除小型积水、堵塞树洞、填平洼坑、疏通沟渠等。

（2）化学防制：蚊媒传染病流行时应迅速使用杀虫剂灭蚊，控制疾病蔓延。宜根据当地蚊虫对杀虫剂的抗药性背景资料选择有效的杀虫剂。为防止抗药性的产生，需定期更换杀虫剂。

（3）生物防制：稻田、池塘、水沟等处养殖鱼类可捕食蚊幼虫。食蚊鱼能有效控制小型积水中的蚊幼虫，鲤鱼、鲫鱼、草鱼等都能捕食蚊幼虫。另外也有一些微生物用于蚊虫防制，如苏云金杆菌、球形芽孢杆菌等。

（4）法规防制：制定法律、法规、条例；加强对机场和港口的检疫，防止媒介蚊虫通过交通运输工具入境；定期监测蚊密度。

（5）防蚊驱蚊：安装纱窗、纱门防蚊叮咬。在皮肤上涂搽驱避剂（避蚊胺等）可暂时防蚊叮咬。盘式蚊香、电蚊香均有较好的驱蚊作用。

（二）蝇

蝇类属于双翅目环裂亚目，是"四害"之一。全球有 3 000 多种蝇类，我国有 1 600 多种。常见的蝇类包括家蝇、绿蝇、金蝇、麻蝇、阿丽蝇等。蝇类可机械性传播多种疾病，例如痢疾、霍乱、伤寒等；部分蝇种还会叮刺吸血，幼虫寄生人体或动物体可导致蝇蛆病。

1. 形态特征
成虫体型差异大，大者 10mm 以上，小者仅 3~4mm，分为头、胸、腹三部分。

（1）头部：球形或半球形，头部两侧有 1 对复眼；雄蝇的两复眼距离较近，雌蝇的两复眼距离较远；头顶有鬃 3~4 对，头顶下方的单眼三角上有 3 个单眼，一前两后，有单眼鬃 1 对；额上有额鬃和侧额鬃。

（2）胸部：分为前胸、中胸、后胸 3 节，每节有足 1 对，中胸有前翅 1 对，后胸有平衡棒 1 对，中胸和后胸侧面各有 1 对气门。

（3）腹部：分为前腹部和后腹部，第 1~5 节为前腹部，肉眼可见背板 4 个，第 1~2 背板在近腹缘处有 2 对气门，第 3~5 背板在近腹缘各有 1 对气门。

（4）体色：有灰、蓝、绿、褐和黑色，有的带淡黄色斑纹，有的带金属光泽，颊部的颜色在分类上具有鉴别意义。不同鳞被形成的斑纹色泽，常因反光而导致从不同方向观察时色泽发生变化，影响蝇种鉴定。

此外，体表鬃毛的位置和数量、第 4 纵脉的弯曲度、雄性外生殖器、幼虫后气门的形状等都是分类的重要依据。常见重要蝇属（种）的识别要点见表 13-3。

表 13-3 常见重要蝇属（种）识别要点

翅第4纵脉直走达翅缘,触角芒裸		第4纵脉向上弯曲;触角芒上有纤毛							
第6纵脉长,第7纵脉不弯曲于第6纵脉前;体黑色,有金属光泽	第6纵脉短,第7纵脉弯曲于第6纵脉前;体灰黑色,无金属光泽	第4纵脉向上角弯						第4纵脉向下微弯小盾片棕黄色	
		体有金属光泽			体无金属光泽				
		胸背有黑色纵纹	胸背无黑色纵纹		胸背有2条黑色纵纹,前端分叉	胸背有4条黑色纵纹	胸背有3条黑色纵纹;后中鬃仅小盾片前有1对	喙柔软能折缩;触角芒两侧有细毛	喙细长前突,触须长为喙长的1/3,触角芒仅侧有细毛
		胸背前端正中有3条黑色纵纹,正中1条较宽;无缝前翅内鬃;体大,其有深蓝光泽	胸背鬃多而发达,成纵行;侧额上半无毛;体中型,具铜绿光泽	胸背鬃少而不发达,仅小盾片后缘有鬃数对;复眼鲜红色;两颊橙黄色	体型小;腹背正中有黑纹,两侧有银灰点	体型中等;触角芒羽状分支到顶	体型大;腹背有棋盘状银黑斑块		
黑蝇	厕蝇	阿丽蝇	绿蝇	大头金蝇	市蝇	家蝇	麻蝇	腐蝇	鳌蝇

2. 生活习性 蝇的生活史属全变态，包括卵、幼虫（蝇蛆）、蛹和成虫四个发育阶段。在适宜的条件下，完成一代生活史约 11~13 天，成蝇寿命为 1~2 个月，适宜的湿度为 65%~70%，低于 40% 时蝇蛆的发育停滞。蝇常孳生于粪便、垃圾、腐败物等有机物质中。家蝇、麻蝇、绿蝇、金蝇等常见蝇类偏爱人畜粪便和腐败物质，部分蝇种对孳生地的选择不严格。蝇多为杂食性，有边吃、边吐、边排、频繁取食的特点，常在污秽物与食品之间活动，引起病原体传播。也有蝇类嗜食人和畜血液，野外作业受伤时，应保护伤口免遭嗜血蝇幼虫寄生。

3. 防制措施 采用综合治理原则。①环境治理：及时清除粪便、垃圾，控制蝇类孳生的环境。②灭蝇：选择杀虫剂对蝇类活动和栖息场所进行滞留喷洒；采用笼诱、黏蝇纸、各种强光灯、电诱蝇器诱杀成蝇；采用捞捕、掩埋、闷杀及堆肥发酵等方法杀灭幼虫和蛹。③防蝇：安装纱窗、纱门、风幕，食物加盖纱罩。

（三）蜚蠊

蜚蠊，俗称蟑螂，是"四害"之一，隶属于节肢动物门昆虫纲蜚蠊目。目前，全球已知的蜚蠊种类约有 5 000 多种，而在我国，已知的种类超过 250 种。其中，美洲大蠊、黑胸大蠊、日本大蠊、澳洲大蠊、褐斑大蠊以及德国小蠊是常见的家栖种。蜚蠊的体内能够携带细菌、病毒、真菌、寄生虫等数十种病原体，会传播多种疾病。

1. 形态特征 ①成虫体长种间差异大，在 2~90mm 之间；体色因种而异，有黄褐色、红褐色至黑褐色，有的具华丽斑纹或油状光泽，有的具微毛。②卵鞘形状、大小、颜色等因种而异。③若虫形态与成虫类似,体型较小,触角、尾须节数较少。若虫体色、斑纹与成虫有不同程度的差异,可根据中胸背板和触角色泽等仔细鉴别。

2. 生活习性 蜚蠊属于不完全变态昆虫,其发育过程包括卵、若虫、成虫三个阶段。卵期因种类不同而存在差异,且受温度、湿度等环境条件影响。德国小蠊繁殖力最强,其卵荚含卵数最多可达45个,完成一代生活史大约需要3个月。蜚蠊具有畏光特性,常于夜间活动。多数蜚蠊栖息于野外,少数则偏好栖息在室内杂乱、潮湿、阴暗、隐蔽且靠近水和食物的地方。它们食性繁杂,以人和动物的食物、排泄物、分泌物以及垃圾等为食。蜚蠊拥有咀嚼式口器,进食时有边食、边吐、边排的习性。

3. 防制措施 因其背腹扁平,善于钻缝,因此堵塞缝隙、及时清除垃圾、消除蜚蠊孳生环境是最为有效的方法。非餐饮和食材储存场所采用拟除虫菊酯类杀虫剂滞留喷洒效果好。餐饮和食材储存场所用毒饵杀灭蜚蠊安全环保。

(四) 蚤

蚤属昆虫纲蚤目,善跳跃,俗称"跳蚤"。全球已记载的蚤超过2 000种(亚种),我国近700种(亚种)。雌雄蚤均吸血,并能传播鼠疫、地方性斑疹伤寒等多种疾病。

1. 形态特征 成蚤无翅,体形侧扁,长2~4mm,通常雌蚤长于雄蚤;棕黄色至深褐色,体表多鬃毛。分头、胸、腹三部分,头部略呈三角形,触角3节,末节膨大;触角窝将头分为前头和后头两部分,前头的上方称为额,下方称颊;具刺吸式口器。胸部由前胸、中胸和后胸组成。足3对,长而发达,善跳跃。腹部10节,每节由腹板和背板构成。雌蚤的受精囊和侧板杆是重要识别特征。常见重要蚤种的形态识别要点见表13-4。

表13-4 常见重要蚤种形态识别要点

有颊栉和前胸栉				无栉		只有前胸栉			
有眼,颊栉超过5个		无眼,颊栉少于5个		眼鬃位于眼下方,中胸侧板无纵脊,受精囊头部圆形,尾部为细筒状	眼鬃位于眼前方,中胸侧板有纵脊,受精囊头部圆形,尾部较头部粗,呈马蹄形	下唇须长超过前足基节		下唇须短不超过前足基节	
额部尖削,颊栉第一刺几乎与第二刺等长	额部钝圆,颊栉第一刺明显短于第二刺	颊栉有4个刺,呈平行排列,额前端有2个弯曲的棘鬃	颊栉有2个刺,一长一短,水平排列,额鬃5根			眼发达,大而黑	眼小,中部缺少色素	额三角突明显	额三角突不明显
						受精囊头部为卵形,与尾等长	受精囊头部短于尾,直形或稍弯	受精囊头部圆形,尾部细筒状、弯曲	受精囊头部粗圆,柱形,尾部细短
猫栉首蚤	犬栉首蚤	缓慢细蚤	二齿新蚤	人蚤	印鼠客蚤	方形黄鼠蚤(松江亚种)	长须山蚤	具带病蚤	不等单蚤

2. 生活习性 蚤属完全变态昆虫,包括卵、幼虫、蛹、成虫四个阶段。蚤的栖息场所取决于其宿主的生活习性,通常喜欢生活在温暖、潮湿且有丰富宿主资源的地方。在有家养宠物的环境中,蚤常栖息于宠物的窝垫、地毯、墙角、地板缝隙等地方。在野外,蚤可在鼠洞、鸟巢以及草丛等处找到适宜的生存环境。蚤具有敏锐的嗅觉和热感应能力,能够快速定位宿主。蚤的活动和数量受季节影响较大。

3. 防制措施 ①保持良好的卫生习惯,经常清洗手和身体,特别是在接触可能被蚤污染的物品后。②避免与可能有蚤类寄生的动物接触。③避免共用床上用品、梳洗用具等私人物品。④用高温烘干受染衣物以杀死蚤及蚤卵。⑤保持环境干燥整洁,定期进行深度清扫,特别是地毯、沙发缝隙等;必要时可使用杀虫剂喷洒灭蚤。

(五) 蜱

蜱又名壁虱,俗称"草爬子",属蛛形纲蜱螨亚纲硬蜱科和软蜱科。估计全球蜱类约有1 000种,我国 100 种左右,其中传播疾病的有 10 多种。蜱(叮刺吸血)是发热伴血小板减少综合征、森林脑炎、克里米亚-刚果出血热、蜱传回归热的传播媒介和贮存宿主,给公共卫生带来严重挑战。

1. **形态特征**　蜱成虫背腹扁平,呈囊状,无头、胸、腹之分,通常只分为假头和躯体两部分。软蜱无盾板;硬蜱背面有盾板。雄蜱盾板比例大,几乎覆盖整个背面;雌蜱盾板比例小,仅占背面前方的一小部分。

2. **生活习性**　蜱类生活史包括卵、幼蜱、若蜱、成蜱四个发育阶段,有更换宿主和滞育习性。在一个发育阶段内,软蜱可多次吸血和蜕皮,硬蜱只有一次吸血和蜕皮。蜱主要孳生在山林、草原及野生动物洞穴中。蜱的宿主包括多数陆生哺乳动物和鸟类,少数爬行类和极少的两栖类。某些种类可侵袭人体,一般附在宿主皮肤较薄、不易被搔到的部位吸血。蜱假头的口下板有倒齿,不要试图在蜱吸血过程中将其强力拔出,以防假头脱落在组织中,造成感染或其他并发症。

3. **防制措施**　①环境治理:铲除住宅周围的杂草及灌木丛,减少蜱的栖息场所;开展灭鼠行动,减少蜱的宿主;家畜厩舍应建在远离住宅的地方;住宅区须抹平墙面缝隙,并经常打扫室内卫生,保持环境整洁。②灭蜱:野外灭蜱可采用喷洒杀虫剂的方式,草原地区可采取牧地轮换的方法进行灭蜱;在家禽家畜的厩舍内喷洒杀虫剂灭蜱;针对牲畜体上的蜱,可选用高效低毒杀虫剂进行杀灭。③个人防护:经过蜱类活动场所时,应快速通过,切勿停留;在蜱孳生地作业时,须穿防护服,身体裸露部分可涂搽驱避剂;在林间停止作业后,应立即检查并清除附着在衣服或身体上的蜱;若发现已被蜱叮刺吸血,应尽快就医,不可强行拔出。

(六) 螨

螨属蛛形纲蜱螨亚纲,种类繁多,全球已知螨类约 5 万种,我国约 1 000 种,其中革螨和恙螨具吸血习性,能传播多种疾病。

1. **革螨**　又称腐食螨,自然界中革螨种类较多,已知全球超过 800 种,我国约 400 种。大多数革螨营寄生生活,但某些革螨叮刺吸血,引起革螨性皮炎,可能传播流行性出血热、森林脑炎、地方性斑疹伤寒等疾病。

(1)形态特征:革螨成虫呈卵圆形或圆形,黄色、黄褐色或棕褐色,吸血后为鲜红色至紫红色。体长一般约 0.2~0.5mm,头、胸、腹融合成躯体,体表被刚毛;躯体背面有盾板,腹面有胸叉、胸板、生殖板、腹板、肛板、气门板等。颚体位于躯体前端,由颚基、螯肢、须肢和口器组成,具螯肢 1 对。气门板位于腹面前端的两侧。雄螨的胸板、生殖板、腹板、肛板常融合为全腹板。生殖孔位于胸板区前缘,呈漏斗状。足 4 对,足跗节末端具 1 对爪和 1 个叶状爪垫。

(2)生活习性:生活史包括卵、幼虫、第 1 若虫、第 2 若虫和成虫五个阶段。一个生活史周期需 1~2 周。自生生活的革螨栖息于枯枝烂叶下、草丛、土壤、巢穴和仓库。寄生生活革螨的宿主包括小型哺乳动物、鸟类和爬行类动物,以啮齿动物常见,也可侵袭人。革螨主要孳生在宿主的巢穴,或寄生于宿主的体表或腔道。

(3)防制措施:消除孳生场所,药物杀螨和个人防护是防制革螨的主要措施。勤洗勤换日常生活用品,被污染衣被等用品可暴晒,或采用紫外线灯或臭氧消毒,成人用品可用低浓度含氯消毒液浸泡消毒。体表皮肤螨虫感染时应及时就医。

2. **恙螨**　又称恙虫或沙螨,全球已知恙螨约 3 000 多种,我国已报道的约有 527 种。恙螨仅幼虫营寄生生活,鼠是其主要宿主,其他各期营自生生活。地理纤恙螨和小板纤恙螨是我国恙虫病的传播媒介。

(1)形态特征:恙螨幼虫呈卵圆形,体长约 0.3~0.6mm,体宽约 0.2~0.4mm。体色以沙红色为主,亦有橘红、淡黄或乳白色。虫体分颚体和躯体两部分。颚体位于虫体的前端,有螯肢和须肢各 1 对。躯体背部前端有盾板 1 块,大多呈宽扁长方形,少数呈长舌形、五角形等。盾板上通常有刚毛 5 根,中部有 2 个圆形的感器基。鉴别要点主要包括盾板、躯体长宽、足指数、体毛数量和长度、背毛序、附肢长度、基节的长和宽等。

（2）生活习性：恙螨的生活史主要包括卵、幼虫、若虫、成虫四个发育阶段，完成一代生活史约需2~3个月，小板纤恙螨则需9个月以上。恙螨幼虫宿主广泛，常寄生于鼠类、鸟类的耳窝、肛门等皮薄湿润处。我国黑线姬鼠、黄毛鼠、黄胸鼠等是恙螨的主要储存宿主。孳生地常为潮湿阴暗的丛林，或河沟岸边的草丛。幼虫叮刺吸血后留下的"焦痂"可作为恙虫病临床诊断的重要依据。

（3）防制措施：灭鼠是预防和消灭恙虫病的重要环节。①清除杂草、砖砾、垃圾堆等恙螨的孳生地；②以杀虫剂喷洒灭螨；③注意个人防护，不在杂草丛中坐卧休息；勤洗澡、勤换衣；④野外作业时，应扎紧袖口和裤口，裸露部位涂搽驱避剂。

第二节　媒介生物快速鉴定技术

媒介生物的识别是对其进行有效控制的前提和基础。随着分子生物学以及多种组学技术的不断发展，媒介生物所传播或携带的病原体，例如病毒、细菌等，可通过核酸检测、基因组测序等方法实现快速检测。截至目前，一些重要媒介生物的基因组测序工作已经完成，这为研发其快速鉴定技术奠定了基础。但目前大多数媒介生物的识别与鉴定仍主要依据其形态学特征。

一、媒介生物形态学鉴定

1. 人工识别　目前，节肢动物的鉴别主要基于形态学特征，分类检索表综合了各类媒介生物的形态学特点，并以检索表的形式呈现。依据虫体的体型大小，我们可以直接用肉眼，或者借助放大镜、显微镜来观察虫体结构，对照检索表的特征描述，参考已有的照片或模式图，从而鉴别媒介生物的类别。这种传统方法的优势在于能够准确鉴定媒介生物的种类，但其缺点是耗费时间和精力，并且操作人员需要具备一定的鉴定经验。

2. 自动识别　随着机器学习技术的发展，研究人员开始依据媒介生物的形态学特征，研发能自动识别某些媒介生物的设备。例如，数字化鼠类监测系统不仅能识别常见鼠类，还能检测鼠密度；利用高清摄像头拍摄蚊虫形态和停落的姿态特征，建立深度学习模型，便可以区分按蚊、伊蚊和库蚊，用于蚊虫密度监测。不过，这些自动识别系统目前尚处于试验阶段，一旦投入使用，将极大地降低媒介监测成本。

二、基于核酸序列的快速鉴定技术

DNA 条形码（DNA barcoding）基于 DNA 序列信息的生物标记技术，选择特定的 DNA 序列区域，对该区域进行测序并进行序列比对来识别物种。该方法稳定、准确，可实现高通量检测，不仅可以鉴别已知种类，还可能发现新的种类。多基因片段联合的 DNA 条形码鉴定系统已经成为一个探索的趋势，随着 DNA 条形码技术的发展及其数据库的不断完善，DNA 条形码技术将在生物多样性研究领域得到更广泛的应用。

随着科学技术的不断发展，新的检测方法层出不穷，其中不乏将最新技术与已有的检测技术相融合的情况。例如，采用重组酶聚合酶扩增（RPA）技术与 CRISPR/Cas12a 系统相结合的方式，构建家蚕微粒子虫快速检测系统。当快捷、简便、准确的检测方法得以广泛应用，并结合大数据和人工智能技术，媒介生物的识别将不再困难。

控制病媒生物密度是减少媒介生物性疾病暴发与流行的重要举措，对某些疾病而言，甚至是唯一有效的手段。病媒生物识别是病媒生物监测和控制的基础，同时也是公共卫生相关部门新入职人员面临的一大难题。

（李　华）

NOTES

第五篇

现场调查与处置

第十四章 | 突发公共卫生事件与现场流行病学

突发公共卫生事件具有突发性、不确定性、公共性、严重性、紧迫性、复杂性和阶段性等显著特点。一旦发生,须立即开展现场调查,提出假设、分析假设并验证假设,同时及时制定公共卫生政策与行动计划。在现场调查和处置过程中,必须充分考量公共卫生伦理,并强化法律规范的约束。

案例 14-1

退伍军人不明原因肺炎疫情

1976 年 8 月 2 日上午,美国疾病控制与预防中心流行病情报局(EIS)官员罗伯特·卡莱文(Robert B. Craven)博士接到宾夕法尼亚州费城一家退伍军人医院护士来电。护士报告该院接诊了两例严重急性呼吸道疾病病例,其中一例已死亡,且两名患者均参加了近期在费城召开的第 58 届美国退伍军人大会。随后,卡莱文博士在与当地和州公共卫生官员沟通中了解到,在 7 月 21 日至 24 日参会者中,突然出现一种不明原因疾病,主要症状包括发热、寒战、咳嗽、咳痰、胸痛以及呼吸困难等。在 7 月 26 日至 8 月 2 日期间,有 18 人死亡,主要死因均为肺炎。截至 8 月 2 日晚,参会退伍军人中新增 71 例患者。

这是一起典型的由不明原因疾病暴发引发的突发公共卫生事件。此次疫情共有 221 例确诊病例,其中 34 例死亡。初始病例由医院发现并报告,事件的紧急性和严重性要求当地卫生行政部门迅速组织开展现场流行病学调查和应急处置。经过多部门协作、多学科联合攻关,事件得到有效处置,最终证实这起退伍军人不明原因肺炎疫情是由军团菌感染引发的新发传染病。

第一节 | 基本概念

一、突发事件

(一)定义

突发公共卫生事件属于突发事件范畴。2024 年 11 月 1 日起施行的《中华人民共和国突发事件应对法》对突发事件作出如下定义:突然发生,造成或可能造成严重社会危害,需要采取应急处置措施予以应对的自然灾害、事故灾难、公共卫生事件和社会安全事件。

(二)分级

按照社会危害程度、影响范围等因素,将突发自然灾害、事故灾难、公共卫生事件分为特别重大、重大、较大和一般四级。突发事件的分级标准由国务院或者国务院确定的部门制定。

二、突发公共卫生事件

(一)定义

突发公共卫生事件(emergency public health event)是指突然发生,造成或者可能造成公众健康严重损害,需要采取应急处置措施予以应对的重大传染病疫情、群体性不明原因疾病、群体性中毒以及其他严重影响公众健康的事件。

1. 重大传染病疫情　指某种传染病在短时间内发生、波及范围广泛，出现大量的患者或死亡病例，其发病率远超常年发病率水平的情况。例如，1976 年美国费城退伍军人不明原因肺炎，就属于重大传染病疫情引发的突发公共卫生事件。

2. 群体性不明原因疾病　指在短时间内，某个相对集中的区域内同时或者相继出现具有共同临床表现的患者，且病例不断增加，范围不断扩大，又暂时不能明确诊断的疾病。2007 年卫生部印发的《群体性不明原因疾病应急处置方案》(试行)指出：群体性不明原因疾病是指一定时间内(通常是指 2 周内)，在某个相对集中的区域(如同一个医疗机构、自然村、社区、建筑工地、学校等集体单位)内同时或者相继出现 3 例及以上相同临床表现，经县级及以上医院组织专家会诊，不能诊断或解释病因，有重症病例或死亡病例发生的疾病。

群体性不明原因疾病具有临床表现相似性、发病人群聚集性、流行病学关联性、健康损害严重性的特点。这类疾病可能是传染病、中毒或其他未知因素引起的疾病。一些重大传染病疫情初期也可表现为群体性不明原因疾病。

3. 重大食物和职业中毒　指由于食品污染和职业危害而造成的人数众多或者伤亡较重的中毒事件。

(二) 分级

《国家突发公共卫生事件应急预案》根据突发公共卫生事件性质、危害程度、涉及范围，将其划分为特别重大(Ⅰ级)、重大(Ⅱ级)、较大(Ⅲ级)和一般(Ⅳ级)四级。

三、国际关注的突发公共卫生事件

国际关注的突发公共卫生事件(public health emergency of international concern, PHEIC)是指通过疾病的国际传播构成对其他国家的公共卫生风险，以及可能需要采取协调一致的国际应对措施的不同寻常事件。

自《国际卫生条例(2005)》颁布实施以来，WHO 宣布了 8 次 PHEIC，分别为 2009 年甲型 H1N1 流感疫情、2014 年脊髓灰质炎疫情、2014 年西非埃博拉疫情、2016 年寨卡疫情、2018 年刚果(金)埃博拉疫情、2020 年 COVID-19 疫情、2022 年猴痘疫情，2024 年又再次宣布猴痘疫情构成 PHEIC。

四、现场流行病学

(一) 定义

索尼娅·A. 拉斯穆森(Sonja A. Rasmussen)和理查德·A. 古德曼(Richard A. Goodman)主编的《CDC 现场流行病学(第 4 版)》将现场流行病学定义为："以立即采取行动解决关注的公共卫生问题为目标的流行病学，是流行病学在以下情形中的应用：要解决的问题具有突发性，即时间难以预料；要求及时响应；公共卫生流行病学家必须前往现场开展实地工作以解决问题；由于需要及时干预以及研究设计或方法等的制约，调查范围可能会受到限制。"

我国学者曾光教授提出，现场流行病学是运用流行病学方法和其他方法，到现场去解决实际发生的公共卫生问题。从方法学角度，强调不同方法的串联和组合；从系统的角度，提倡多学科团队组合，发挥流行病学宏观分析的优势。现场流行病学的产出不仅仅是调查论文或学术报告，更重要的是疾病控制的效果和防治对策建议。

(二) 调查现场与信息来源

现场流行病学的工作场所是现场，包括：公共卫生事件实际发生的场所，如医院、工厂、学校、托儿所、车站、餐厅等；与被调查对象沟通的场所；汇集或交流公共卫生信息的场所等。

现场流行病学的信息来源，不仅包括医院信息系统的报告、公共卫生监测系统数据，还应当包括政府部门、大众传媒、国际组织、非政府组织(non-governmental organization, NGO)、科研机构等的信息。也就是说，任何可以利用的信息渠道，都应当是现场流行病学的信息来源。现场流行病学的信息主要是通过流行病学调查获取的。

五、流行病学调查

(一) 定义

流行病学调查,简称流调,是指对人群中疾病或健康状况的分布及其影响因素进行调查研究,以提出疾病预防控制措施及保健对策。

(二) 调查内容

根据调查目的可分为传染病暴发调查、健康状况调查、慢性病流行情况调查和食物中毒调查等,其调查内容既有共性也有个性。例如,传染病暴发调查时需要收集调查对象(一般为患者、家属或朋友、接诊医生等)的基本人口学信息(如姓名、年龄、性别、职业、受教育程度等)、流行病学史(如是否接触过患者,是否到过疫区)、临床资料(如是否发热、咳嗽、腹泻以及在医疗机构血液学和影像学检查结果如何)以及接触史(如出现症状后在什么时间什么地点接触过哪些人)等。收集方式包括问卷、访谈、录像、录音以及查询行动轨迹、就餐记录和病案资料等。通过流行病学调查,可为下一阶段密切接触者排查、医学隔离、疫点疫区划分、停工停课的实施以及应急预案的启动与终止提供依据。

六、暴发

(一) 定义

暴发是指在特定社区、地理区域或季节内发生的疾病病例超过通常预期。暴发描述的是较短时间、局限范围内病例数激增的现象。

人们往往会产生误解,认为只有传染病才能引起疾病暴发。实际上,非传染性疾病或大规模伤害事件,有时也会被报告为急性不明原因疾病暴发,并需要立即开展调查。

暴发和流行这两个术语有时可以互换使用,但是其针对的地域范围和时间有所不同。暴发一词更强调短时间、较小地域范围,传达了更紧迫的感觉。在涉及较大地域和大规模人口的情况下,流行病学家倾向于使用"流行"一词,体现其更大规模、更大范围、有扩散趋势的特点。判断不同疾病是否发生流行,使用的预期值各不相同,取决于人群类型,既往流行史,疾病发生时间、发生地点等。

(二) 判断标准

判断是否为暴发的标准是病例数是否超出预期水平,包括既往没有发生过但突然出现新发病例。

1. **同一地点和时期病例数超预期** 在同一地点和同一时期,病例或事件数量较既往年份多,超过预期值。例如,图 14-1 所示为某地伤寒月报告病例数分布图,设定暴发阈值为 5 例(预期值)。从图中可以看出,2023 年 5 月开始,病例数超过 5 例,提示出现伤寒暴发疫情,需要立即采取行动,开展现场调查和处置。图 14-2 所示为某地流感样病例周报告数分布图,由于该病存在季节性波动特征,并没有按照图 14-1 所示设定固定预期值(阈值),而是采用动态预警线和需要采取行动线进行判断。从图中可以看出,第 47 周开始,病例数超过预期数,提示出现暴发疫情,需要立即采取行动。

2. **相同疾病聚集性病例与相同暴露有关** 一组相同疾病的聚集性病例可能与相同的暴露有关。例如,2012 年 5 月,某县发生一起聚餐引起的霍乱疫情,共发病 10 人,检出带菌者 5 人。流行病学调查结果显示,患者均参加了该县某村民母亲的丧宴。需要注意的是,聚集性病例可能是暴发或可能发展成暴发,但不一定均是暴发。不能简单地把聚集性病例等同于暴发,还需要通过现场调查进一步确定。

3. **特殊单个病例也可视为暴发** 以前从未发生过的单个病例,或可能对公共卫生政策和实践产生重大影响的单个病例,也可被认为是需要调查的暴发疫情。例如,1997 年 5 月,某地发现第一例人感染新亚型流感(H5N1)病例,患者为一名 3 岁儿童,这也被视为一起值得全面调查的流感暴发疫情。

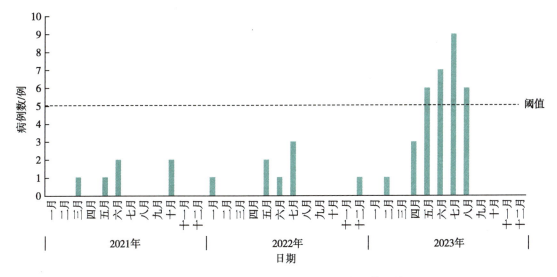

图 14-1 某地伤寒月报告病例数及暴发预警阈值

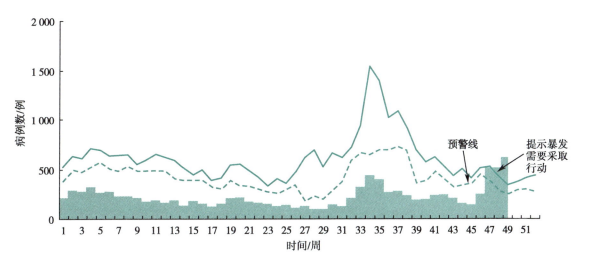

图 14-2 某地流感样病例周报告数及暴发预警阈值

第二节 | 突发公共卫生事件应急响应与处置

针对突发公共卫生事件,应构建应急响应与处置机制,旨在有效预防、及时控制并消除突发公共卫生事件及其危害,规范各类应急处置工作流程,最大程度降低对公众健康的损害,切实保障公众的身心健康与生命安全。

一、工作原则与指导方针

突发公共卫生事件应对工作坚持中国共产党的领导,贯彻总体国家安全观,统筹发展和安全,坚持人民至上、生命至上。遵循预防为主、预防与应急相结合的原则,坚持依法应对、科学应对、精准施策、联防联控、群防群控。

1. 预防为主,常备不懈 提高全社会对突发公共卫生事件的防范意识,落实各项防范措施,做好人员、技术、物资和设备的应急储备工作。对各类可能引发突发公共卫生事件的情况要及时进行分析、预警,做到早发现、早报告、早处理。

2. 统一领导,分级负责 根据突发公共卫生事件的范围、性质和危害程度,对事件实行分级管理。各级人民政府负责突发公共卫生事件应急处置的统一领导和指挥,各有关部门按照预案规定,在各自的职责范围内做好突发公共卫生事件应急处置的有关工作。

3. **依法规范,措施果断** 地方各级人民政府和卫生行政部门要按照相关法律、法规和规章的规定,完善突发公共卫生事件应急体系,建立健全系统、规范的应急处置工作制度,对发生和可能发生的公共卫生事件做出快速反应,及时、有效开展监测、报告和处理工作。

4. **依靠科学,加强合作** 充分尊重和依靠科学,重视开展防范和处理突发公共卫生事件的科研和培训,为突发公共卫生事件应急处置提供科技保障。有关部门和单位要通力合作,资源共享。同时要广泛组织、动员公众参与突发公共卫生事件的应急处置。

二、管理与指挥系统

突发公共卫生事件可能波及多个地区,涉及多个机构,需多部门协同合作共同应对,建立高效的管理和指挥系统是有效应对突发公共卫生事件的重要保障。指挥系统应确保来自不同机构、不同学科领域的人员在同一管理体系中,按照清晰、统一的指令协同工作,同时为所有工作人员提供后勤保障和支持。现场调查人员应当熟悉突发公共卫生事件指挥系统和应急处置中心,明确其架构和职责。

针对突发事件,我国建立了统一指挥、专常兼备、反应灵敏、上下联动的应急管理体制和综合协调、分类管理、分级负责、属地管理为主的工作体系。

县级人民政府对本行政区域内突发事件的应对管理工作负责。不能消除或者不能有效控制突发事件引起的严重社会危害的,应当及时向上级人民政府报告。上级人民政府应当及时采取措施,统一领导应急处置工作。事件涉及两个以上行政区域的,其应对管理工作由有关行政区域共同的上一级人民政府负责,或者由各有关行政区域的上一级人民政府共同负责。

县级以上人民政府是突发事件应对管理工作的行政领导机关,应设立由本级人民政府主要负责人、相关部门负责人、国家综合性消防救援队伍和驻当地中国人民解放军、中国人民武装警察部队有关负责人等组成的突发事件应急指挥机构,统一领导、协调本级人民政府各有关部门和下级人民政府开展突发事件应对工作,在突发事件应对过程中可以依法发布有关突发事件应对的决定、命令、措施。突发事件应急指挥机构发布的决定、命令、措施与设立它的人民政府发布的决定、命令、措施具有同等效力,法律责任由设立该机构的人民政府承担。

县级以上人民政府应急管理部门和卫生健康、公安等有关部门应当在各自职责范围内做好有关突发事件应对管理工作,并指导、协助下级人民政府及其相应部门做好有关突发事件的应对管理工作。

乡级人民政府、街道办事处应当明确专门工作力量,负责突发事件应对有关工作。

居民委员会、村民委员会依法协助人民政府和有关部门做好突发事件应对工作。

公民、法人和其他组织有义务参与突发事件应对工作。

三、监测预警

(一) 传染病监测预警

传染病监测预警是防范和化解传染病疫情风险,保护人民健康、保障公共卫生安全、维护经济社会稳定的重要保障。2024 年 8 月,国家疾控局、国家卫生健康委、国家发展改革委等 9 部委联合印发《关于建立健全智慧化多点触发传染病监测预警体系的指导意见》,明确到 2030 年,建成多点触发、反应快速、科学高效的传染病监测预警体系,新发突发传染病、群体性不明原因疾病、重点传染病监测预警的灵敏性、准确性明显提升,疫情早期发现、科学研判及及时预警能力达到国际先进水平。

(二) 开展多渠道传染病监测

巩固优化疫情报告管理系统,拓展临床症候群监测网络,病原微生物实验室监测网络,病媒生物、宿主动物和环境相关风险因素监测网络,行业协同风险监测,社会感知监测,全球传染病疫情信息监测,传染病有关监测等 8 类传染病监测渠道。

（三）预警级别划分

《中华人民共和国突发事件应对法》指出，可以预警的自然灾害、事故灾难和公共卫生事件的预警级别，按照突发事件发生的紧急程度、发展势态和可能造成的危害程度分为一级、二级、三级和四级，分别用红色、橙色、黄色和蓝色标示，一级为最高级别。预警级别的划分标准由国务院或者国务院确定的部门制定。

四、应急响应

（一）概念

应急是指需要立即采取某些超出正常工作程序的行动，以避免事故发生或减轻事故后果的状态。突发公共卫生事件发生后，应采取应急措施，减少其对社会政治、经济及人民群众生命安全的危害。国家对突发公共卫生事件实行分级应急响应。

（二）应急响应分级

《中华人民共和国突发事件应对法》指出，国家建立健全突发事件应急响应制度。突发事件的应急响应级别，按照突发事件的性质、特点、可能造成的危害程度和影响范围等因素分为一级、二级、三级和四级，一级为最高级别。突发事件应急响应级别划分标准由国务院或者国务院确定的部门制定。县级以上人民政府及其有关部门应当在突发事件应急预案中确定应急响应级别。

（三）应急响应启动

突发事件发生后，履行统一领导职责或者组织处置突发事件的人民政府应当针对其性质、特点、危害程度和影响范围等，立即启动应急响应，组织有关部门，调动应急救援队伍和社会力量，依照法律、法规、规章和应急预案的规定，采取应急处置措施，并向上级人民政府报告；必要时，可以设立现场指挥部，负责现场应急处置与救援，统一指挥进入突发事件现场的单位和个人。启动应急响应，应当明确响应事项、级别、预计期限、应急处置措施等。

第三节 │ 特殊考虑

在现场调查和处置过程中，会涉及诸多伦理和法律问题。只有科学地制定预案，充分考量伦理原则并强化法律规范，才能够有效应对突发公共卫生事件。

一、公共卫生伦理

公共卫生伦理体现的是人类在面对突发公共卫生事件时，如何审视群体与个体利益冲突，以及人与自然、人与人之间的伦理关系。对公众而言，限制自由、隔离观察、隐私公开等防控举措，会引发公民义务和个人权益之间的伦理冲突；一线医护人员同样会面临个人安危与职业义务冲突的伦理困境。

（一）个人权利与公共利益权责冲突

公共卫生干预措施基于社会整体论，从群体视角对事物进行综合分析。这种为实现公共善而实施的行动，可能会引发个人与集体之间的矛盾。例如，在传染病疫情处置过程中，隔离措施虽有效维护了公众健康，但在一定程度上侵害了个体的人身自由权和自主选择权。如何平衡个人权利与公共健康，成为健康领域重要的伦理问题。世界卫生组织强调："政府若要证明强制措施合理，必须仅在明显存在健康威胁的情况下采取行动。公共卫生官员必须能够证明其秉持善意信念，并能提供支持理由，以表明强制方法是必要的。"

在突发公共卫生事件中，公众健康利益的实现需要个人秉持集体主义原则。当个人利益与社会利益出现分歧时，个人应意识到自身的生存和发展无法脱离社会，不能只追求自身利益而忽视社会整体利益。因此，个人在权益方面须做出必要的妥协和牺牲，积极履行公民应尽的义务。同时，社会也应尊重个人的主体地位，在实现公共利益的过程中遵循道德原则，最大限度地保护个人权益。

（二）隐私权与知情权的利益冲突

隐私权是指公民享有的私人生活安宁与私人信息依法受到保护，不被他人非法侵扰、知悉、搜集、利用和公开等的一种人格权。知情权则是公民具有知悉、获取信息的自由与权利，是我国政治生活民主化的必然要求。

隐私权作为一项独立的人格权利，着重对个体自身行为进行保护。在突发公共卫生事件处置过程中，开展流行病学调查以及信息数据共享，虽能产生较大的社会利益，维护公共健康，但在一定程度上也存在个人隐私泄露的风险，给个人及家庭带来负面影响。公共卫生伦理学以尊重个人权益、保障个人隐私为准则，即便在发生重大传染病疫情的紧急与特殊情境下，也不能以疫情防控需要等为由，肆意侵犯和损害个人隐私权。

公众知情权与个人隐私权是突发公共卫生事件处置中均须保护的重要权利。由于两者在尊重和保障公民权利、维护公众健康等方面具有价值统一性，所以两种权利仍可且应通过有限度的让渡方式实现平衡。平衡公众知情权与个人隐私权的价值，应基于公共利益优先和生命健康至上理念，坚持必要性、最小化和不伤害等伦理原则，使个人隐私权有限度地让渡于公众知情权。

（三）优先救治与公平救治的伦理冲突

公平是伦理学的基本原则。但突发公共卫生事件往往涉及人数众多、影响范围广泛，应急处置时常伴随着人力和物力资源紧缺的情况。若按照公平的分配原则，可能会导致许多危重症患者得不到及时救治。因此，突发公共卫生事件应急资源分配须在秉持生命至上、危重症优先救治的基础上，再考虑公平原则。

例如，新冠疫情发生后，由于医疗资源有限，国外一些医疗机构采取放弃老年人、优先救治年轻人的措施，此时他们面临的已不是如何尽可能保护脆弱群体，而是考虑是否该放弃老弱病残。这种选择性放弃的做法，不仅在伦理层面站不住脚，更可能对社会公平正义的价值根基造成根本性冲击。

（四）生命优先和生存质量的伦理冲突

生命是人存在的体现，是享有权利和承担义务的前提与基础，是自然人的最高人格利益。应对突发公共卫生事件时，应坚持人民至上、生命至上，尊重和保障人权。但仅依据"生命优先"原则，难以应对不同场合的事件。除挽救生命外，患者的生存质量是否应纳入决策考量？患者自身的意愿是否应得到尊重？总之，在面临延长生命和减轻痛苦的抉择时，应充分考虑生命质量、本人意愿和伦理原则，权衡风险和收益，寻求多学科合作，综合做出明智选择。

二、法律问题

（一）数据收集、分析和传播相关的法律问题

在开展流行病学现场调查前，须了解可能涉及的数据收集、分析和传播相关的法律问题，具体包括：谁要求收集、分析和/或传播这些数据？为何要收集、分析和/或传播这些数据？数据类型是什么（如地区代码、个人姓名、身份证号、手机号或其他个人可识别信息）？法律授权依据是什么？如何存储、保护和维护数据？谁可以访问数据以及出于何种目的使用数据等。

（二）个人信息与隐私问题

在现场调查过程中，既要保障防控效率，又要防止权力滥用，实现公共利益与保护个人隐私的动态平衡。隐私性保护和保密性考量必须贯穿现场调查的各个阶段。调查报告应避免泄露调查所涉及相关人员的个人信息。

《中华人民共和国个人信息保护法》指出，个人信息是以电子或者其他方式记录的与已识别或者可识别的自然人有关的各种信息，不包括匿名化处理后的信息。个人信息的处理涵盖个人信息的收集、存储、使用、加工、传输、提供、公开、删除等。

目前我国已初步建立个人信息保护的法律体系，在一定程度上形成了由法律、法规、规章以及规范性文件等多种法律和制度文件共同构成的个人信息保护法律和制度体系，呈现出多层次、多领域、

结构复杂的特点。当前,我国关于个人信息保护的法律规定分布于《中华人民共和国个人信息保护法》《中华人民共和国民法典》《中华人民共和国刑法》《中华人民共和国网络安全法》等多部法律文件中。而有关疫情个人信息的规定则分布于《中华人民共和国民法典》《中华人民共和国个人信息保护法》《中华人民共和国传染病防治法》《中华人民共和国突发事件应对法》等法律文件中。

　　提高应对突发公共卫生事件能力是保障和维护人民健康的必然要求。防范和应对突发公共卫生事件是一项复杂性、关联性很强的系统工程,是对国家治理体系和治理能力的重大考验。我们需要不断完善公共卫生伦理体系和法律规范,以更好地应对未来可能出现的各种突发公共卫生事件,切实保障人民群众的生命健康和合法权益。未来,在公共卫生事件的具体实践中,还需要进一步细化这些伦理和法律原则的应用。

(王建明)

NOTES

第十五章 | 现场流行病学调查

突发公共卫生事件现场流行病学调查的主要目的是确定事件原因和危险因素,识别高风险人群,采取控制措施,防止疫情扩散,并提出未来类似事件的防控策略和措施建议,在实际工作中应用十分广泛。在发生疾病暴发、流行或其他公共卫生事件时,流行病学工作者及时到达现场,通过现场流行病学调查,可以不断完善对已知传染病流行病学特征的认识,发现新发传染病,评估现有公共卫生项目和措施,并提出制定或修改建议等。本章以主要传染病暴发疫情为例,介绍现场流行病学调查的基本步骤以及近年来出现的新技术、新方法。

第一节 | 现场流行病学调查的基本步骤

现场流行病学调查包括十个基本步骤,在实际调查中可根据需要调整各步骤的先后顺序,也可多个步骤同步进行。

一、准备工作

(一) 相关知识准备

前往现场之前,应尽可能全面地收集与事件相关的资料和信息。例如,在进行传染病疫情调查前,须收集病例的临床表现、发病就诊过程等信息,同时通过查阅文献、咨询专家,分析可能的致病因子,了解以往类似疾病的传染源、传播途径以及危险因素等。对于涉及标本采集和检测的现场调查,要提前与实验室人员探讨确定样本的采集、保存、运输和检测等事宜,确保携带合适的采样设备和试剂,并准确无误地执行样本的采集、保存、运输和检测流程。

(二) 组织协调准备

多数调查任务由团队共同完成。调查组一般由流行病学、临床和实验室等专业人员构成,通常为2~3人,根据实际需要,还可纳入环境卫生、消毒消杀、健康教育、兽医、中毒、核辐射、心理咨询、临床急救等其他专业人员。团队中必须明确指定队长,建议由流行病学家担任,并清晰分配职责任务。提前确定信息传递的责任人、渠道和接收者。若调查涉及跨地区,出发前须向上级主管部门报告,并与当地负责应对的机构沟通,以获取必要的批准和当地支持。

(三) 后勤保障准备

调查组应确保具备充足的后勤支持,包括交通、住宿、经费和物资等。可携带必要的现场调查装备,如采样器材、现场检测设备、个体防护用品、电脑、手机、相机、GPS定位仪,以及疫苗和常用药品(包括抗疟药、防蚊液和必需的长期治疗药物等)。国际事件调查还须完成外事手续(护照、签证)、旅行文件及外币兑换等准备工作。若无法预测返回时间,应妥善安排家庭事务。

二、确定暴发或流行的存在

此步骤常用于传染病疫情调查处置。首先,依据已报告病例的临床症状/体征、实验室检测结果及疾病的人口学分布特征等,分析判断报告的病例是否属于同一疾病。确认报告病例所患为同一种疾病后,将当前观察到的病例数与历史同期的基线水平或前期数据进行对比,以判断当前病例数是否超过暴发或流行的阈值。

阈值可通过疾病监测系统分析建立历史基线水平,也能利用学校和工厂的缺勤记录、医院门诊和住院记录、实验室检测记录、死亡统计等其他资料进行估算。在某些疾病缺乏监测资料且难以获取其他可用资料的情况下,可通过多种途径进行疫情强度分析,判断并提出应对建议。例如,向临床医生了解情况,初步判断病例是否较既往增多;咨询专家,辅助做出判断;根据文献中的社区人群调查结果,确定基线发生水平;参考邻近地区或全国数据。

须注意排除人为导致的虚假升高。常见的人为原因包括报告方式的改变,监测系统的改变,病例定义的改变,报告单位或报告人员的增加,新诊断方法的出现,临床或实验室错误诊断,当地人口突然增加等。

三、核实诊断

到达现场后,首先了解前期调查处置情况,通过访视病例和查阅病历资料,收集病例临床症状/体征,将病例临床特征制作成频数分布图,描绘疾病谱,最终判断临床特征与诊断是否一致,以核实诊断的正确性。若临床特征与所诊断疾病存在不符之处,应进一步排查,确定这种不一致是由诊断错误还是其他原因所致,有时这对形成病因假设也有帮助。

四、制定病例定义、病例搜索和个案调查

(一) 制定病例定义

病例定义是判断个体是否患有所调查疾病的标准。调查中应按照统一的病例定义对所有被调查对象进行判定。病例定义应简单、客观且易于操作,传染病暴发或流行现场调查所使用的病例定义通常包含流行病学标准(时间、地点和人群的要求)和临床诊断标准(疾病的临床症状、体征和实验室检测结果)两方面内容。其中,流行病学标准的时间、地点和人群通常依据已报告病例的流行病学特征加以限定。病例搜索时需要追溯的时间范围,通常从报告的首例病例发病日期再往回追溯1~2个最长潜伏期;病原体不明确时,可根据已报告病例的时间分布来确定追溯时间范围。地点和人群可根据已报告病例的地区分布范围和人口学特征制定。临床诊断标准可选择报告病例中全部或多数病例出现的症状/体征,如腹泻、体温≥38℃或皮疹等,具有这些症状/体征者可诊断为疑似病例。部分传染病的患者可能会出现更特异的临床症状/体征,如猩红热患者的杨梅舌、麻疹患者的柯氏斑等,这些特异的症状/体征可作为可能病例的判断标准。同类临床症状/体征不能在定义中重复使用。

制定和使用病例定义时须注意以下3点。

1. 一般可根据实际需要制定一个级别、两个级别或更多级别的病例定义。通常分为疑似病例、可能病例(或称临床诊断病例)和确诊病例三个级别。确诊病例通常必须有实验室证据,如核酸检测结果、血清学检测结果、病毒分离或细菌培养结果。若病原体不明,则调查中可以没有确诊病例定义。若某病例没有实验室阳性结果,但有典型的临床症状,则可诊断为可能病例。疑似病例的定义最宽松,通常缺乏典型的临床症状,只具有多数或全部病例所具有的共同症状。在现场调查早期,缺乏实验室确认证据时,可采用宽松或敏感的病例定义,如疑似病例定义收集病例,以便尽可能发现更多的病例。随着调查的进展,需要采用病例对照研究或者回顾性队列研究等分析流行病学方法验证假设时,宜采用特异度较高的可能病例或确诊病例,以减少非病例纳入,提高研究效率。

2. 病例定义可根据调查需要进行调整。最初可能仅限于某一特定区域,若疫情蔓延超出该区域,病例定义中对"地点"的限定可以相应扩大,也可随着调查深入缩小人群范围的限定。

3. 病例定义是用来区分个体是否患有某种疾病的标准,但具有轻微症状的病例可能会被遗漏,或具有相似症状但不是所调查疾病的病例可能会被纳入。因此,病例定义通常尽可能包括绝大多数真实病例,尽量减少或不包括非病例。高灵敏度的病例定义很少漏掉真实病例,但会纳入很多非病例;高特异度的病例定义会漏掉很多真实病例,但很少纳入非病例。

(二) 病例搜索

病例搜索方式包括利用现有疾病监测报告系统,到各级医疗部门搜索病例(如查阅门诊和住院记

录),查阅学校和工厂的缺勤记录,查阅实验室检测记录,入户搜索,媒体宣传,询问病例等。由于不同搜索方式的实施难易程度、所需资源和条件以及发现病例的效率效果等方面差异较大,应根据现场实际情况选择一种或多种方式。事件或疫情波及多个地区或多个单位时,要尽量采用相同方式系统地搜索病例,避免因不同方式搜索病例导致偏倚。

(三) 个案调查

搜索病例后,需要使用统一的个案调查表,采用面访、电话访谈或自填问卷等方式,尽可能收集病例的所有相关信息。个案调查表一般包括以下 8 个部分。

1. **唯一编码** 每个调查对象有一个唯一编码,标示在个案调查表的最上方或醒目位置,提前填好编码或粘贴带背胶的条形码。流水号是最简单的唯一编码,还可以在此基础上添加省份、地市或机构的唯一编码。流水号的起始编码不一定统一,有时可根据现场调查员分组情况,给各组不同的起始编码。流水号的位数要留出足够的空间。

2. **个人信息** 包括姓名、住址、联系方式等,以便进一步联系。一定要确保收集到真实有效的联系方式(可以是本人的,也可以是监护人的或最了解情况的家庭成员的)。

3. **人口学信息** 包括年龄、性别、种族、职业等,用于描述人口学特征。一些输入性疫情或涉外事件,还需要收集国籍以及出入境时间、出入境方式、交通工具信息(航班号、列车号、车牌号、座位号等)。

4. **临床信息** 包括发病日期或时间、临床症状和体征、病程、实验室检测结果等,发病日期用于描述时间分布特征,临床症状和体征用于判断病例是否符合病例定义的标准、描述病例的临床分布特征。

5. **流行病学暴露信息** 通常包括感染来源(人、动物或环境)、暴露日期、接触方式、接触时长、预防性措施等。不同疾病的传播途径不尽相同,例如伤寒通常是介水和食物传播的,很少通过人传人的途径传播;而细菌性痢疾则既可通过水、食物,也可通过人传人造成传播。因此,在设计个案调查表收集信息时,要根据实际情况进行调整。

6. **密切接触者信息** 应该尽可能全面地收集所有密切接触者的姓名、与病例的关系、联系方式、首末次接触时间等信息。待追踪到密切接触者后,再使用个案调查表进行详细调查。

7. **实验室信息** 一些传染病疫情或中毒等事件调查过程中,应在个案调查表中设置专门的病例临床实验室检查和病原学检测结果的信息收集项目,且一般会直接查阅资料进行收集和补充。

8. **调查员信息** 包括调查员姓名、单位和调查时间等,以便进行问卷调查质量的分析和评估。一些要求严格的现场调查,还应设置审核员,也应收集审核员姓名、单位和审核时间等。

五、描述性分析

(一) 时间分布

流行曲线是描述疫情时间分布特征的一种图表,通常以直方图形式呈现(不使用条图或线图),其中的横轴(x 轴)代表病例的发病日期,纵轴(y 轴)则显示相应时间段内的病例数量。流行曲线的主要作用包括识别传播模式,推断暴露时间,识别特殊病例,评价措施效果等。

绘制流行曲线时,横轴要等距且长度合适,时间间隔一般小于平均潜伏期的一半,通常为 1/8 至 1/3 个平均潜伏期,如果病例数较多,时间间隔可以再缩短,以便充分显示疫情传播模式,但间隔也不能一味缩短,过短的时间间隔会影响疫情传播模式的判断。横轴的起点时间应与病例搜索的起点时间或病例定义中的起点时间一致,横轴的结束时间应在末例病例发病日期后再延长 1~2 个平均潜伏期。对于未知疾病,可以变换不同时间间隔,以帮助识别疫情分布特点和传播模式。流行曲线上应标记重要信息和时间节点,例如,首例病例的关键节点(暴露、发病、就诊、入院、报告、诊断、入住 ICU、出院或死亡等),推动或影响疫情或事件进展的重要事件(如婚礼、葬礼、停水、暴雨),现场调查工作流程(抵达、开始、结束、返回),采取的主要控制措施(接种疫苗、停课、水井消毒、预防性服药)等。

（二）地区分布

地区分布特征的最佳展示形式是地图,常用标点地图和面积(阴影)地图。

1. 标点地图　在具有背景信息(如河流、高山、池塘、村庄、道路、学校、工厂)的地图上标记出病例位置(居住地点或报告地点),直观展示病例之间(是否存在聚集性)以及病例与可疑暴露之间(是否存在流行病学关联)的相互位置关系,是一种简单、有效的分析环境因素(生活、工作、暴露)对疫情影响的工具。但是,如果疫情与环境因素无关,使用标点地图将无法发现病因线索;标点地图也无法排除人口基数对某地病例数增多的影响。

2. 面积地图　采用同一系列颜色(如黑色、蓝色),用颜色的深浅代表某地区(如市、县、区、乡镇、村庄)发病率的高低,未报告病例的地区采用另一种颜色表达,综合反映不同地区发病风险大小。面积地图多用于不同人口密度地区的发病率比较,适合分布较广且各地区病例数较多(一般大于 10 例)的疫情。绘制面积地图应采用发病率而不是构成比,计算发病率的分子和分母必须来自同一个地区。面积地图虽然展示了不同地区的发病风险高低,但不能明确单个病例的具体位置以及一些详细的环境因素(如河流、道路、高山),更适合于某地区的发病风险评估。

（三）人群分布

人群分布特征通常使用社会人口学指标(如年龄、性别、职业、种族)以及其他描述人群分类的指标进行分类描述,如学校暴发疫情中,按年级或班级分类描述学生发病情况,或食物中毒事件中,按就餐食物或就餐地点分类描述病例情况等。通过描述不同人群的发病率等分布特征,可以识别高风险人群及其可能的暴露或危险因素,还有助于提出病因假设。描述人群分布特征时应采用发病率或罹患率而不是构成比,计算年龄别罹患率时可以根据疾病特征划分年龄组。例如,麻疹暴发时,可按照麻疹疫苗接种的免疫程序规定,将年龄组划分为<8 个月、8~11 个月、12~17 个月、18~23 个月、24~35 个月、>36 个月;托幼机构或学校暴发疫情时,可按年级分组,如小班、中班、大班、学前班、1~6 年级。

六、形成假设

在现场调查过程中,需要从事实、数据和信息中得出一个可验证的假设,然后通过现场调查进行验证。假设中一般包括传染来源、传播方式、暴露因素、高危人群 4 个方面。例如,××校学生因在 11 月 10 日至 15 日期间饮用学校供水系统中未烧开的井水,导致 11 月 20 日至 12 月 15 日期间出现副伤寒暴发。形成假设的途径通常有以下 4 种。

（一）基于疾病特征形成假设

针对已知病原体的疫情,根据病原体特性、宿主、传播途径、易感人群和危险因素等对疾病的认知,推断可能的原因。

（二）基于现场访谈形成假设

在现场访谈过程中,了解到的可疑暴露地点和行为(如发病前去过的地方、生活习惯改变、周围是否有其他患者),以及患者和其他相关人员(如家属、邻居、村医)对可能发病原因的主观推测或想法,都可为形成假设提供线索。

（三）基于现场勘查形成假设

在现场勘查中发现的异常情况,如供水系统位置不合理(进水口低于排污口等情况)及周围环境不合规、学生手卫生和饮水习惯较差、厨房用具生熟不分等,也可为形成假设提供线索。

（四）基于描述性分析形成假设

通过了解疫情三间分布特征,在解释分布特征出现原因时形成假设。分布特征与常见的或自然的传播方式不符时,需要考虑人为原因(如人为污染、人为投毒)。

七、检验假设

形成假设后,通常需要收集流行病学、环境卫生调查、临床和实验室调查等相关证据,采用分析流行病学方法,通过评价暴露和疾病之间的关联程度来验证假设。如果分析流行病学结果不支持假设,则需要继续调查,获得更多信息来重新形成新的假设后再次检验。并不是所有调查都必须采用分析流行病学方法来检验假设,如果已收集的证据已经明显支持假设时,无须再使用分析流行病学方法检验假设。常用的分析流行病学方法包括病例对照研究和回顾性队列研究。

(一)病例对照研究

尽量选择特异度高的病例(如确诊病例、可能病例)作为病例组,以减少错分偏倚;尽量选择新发病例,减少回忆偏倚;对照应存在与病例相同的暴露机会;虽然随机抽取的社区人群对照的代表性好、偏倚小,但相对成本较高,应答率可能较低;选择病例的同事、朋友、同学、邻居作为对照时,容易造成匹配过度,选择邻居对照时可以在病例居住地附近(如 50m 内)的所有家庭中随机选择;在验证家庭外部原因时,通常选择家庭成员对照,省时省力,且应答率高,但需要匹配时难度较大(如年龄组或性别匹配);选择同一医院的其他疾病患者对照时,虽然操作简便,但代表性不好,且对照所患的其他疾病可能与研究的暴露因素有关,进而影响结果,引入偏倚;病例组和对照组的信息来源和调查收集方法应该一致,降低信息偏倚。

(二)回顾性队列研究

常用于人数较少的确定人群现场调查;暴露信息的调查收集一定要全面、准确,减少错分偏倚;避免在无任何假设的前提下直接开展研究,将有统计学意义的暴露因素直接作为暴发的危险因素。

八、现场卫生学调查

(一)调查初期

应尽量确保疫情发生后第一时间抵达现场开展调查并采样。重点调查现场环境,包括居住和工作场所环境、食品加工场所和条件、水源和排水系统位置及周边环境等,通常还要采集相关环境标本进行检测,如空气、水源、可疑食品标本以及物表涂抹拭子等,为形成假设提供线索。

(二)调查中期

此时一般已经形成假设,当分析流行病学有了提示性发现时,通过现场卫生学调查,可以从卫生学角度收集到支持假设的证据,并且在进一步验证假设的同时,实施针对性防控措施。如病例对照研究提示,饮用未加热的自备井水是发病的危险因素,通过现场卫生学调查发现,水井构造不合理,水井周围环境存在厕所、排污沟、化粪池等污染源,采集水井水标本检测细菌超标等。因此,采取水井及周边环境改造、井水消毒煮沸、更换饮用水源等针对性措施后,疫情迅速得到控制。

九、采取控制措施

控制措施宜早不宜迟,尤其在调查初期病因不明时,不要等待确认病原体或传染源,应根据经验或已有知识,尽早采取隔离患者、密接追踪管理、戴口罩、增加社会距离、高危人群应急接种等通用防控措施,防止疫情进一步扩散。一旦假设得到验证,应立即采取针对性措施,如受污染水源的改造处理等。应实时监控和评价控制措施的实施效果,一旦疫情未出现下降甚至继续发展,必须尽快查找真正的原因并对控制措施做相应调整。

十、结果交流和反馈

调查全程应及时、定期向事件调查处置责任部门和调查组派出机构汇报进展,形式不限,一般以书面形式汇报(如随报、日报、周报),也可口头汇报。同时,应及时向疫情所在地相关部门和机构进行信息反馈,尤其事关阐明事件原因和危险因素、采取或调整针对性措施建议时。调查结束后,应及时撰写最终调查报告,总结经验和教训,并以书面形式向疫情所在地相关部门、事件调查处置责任部门和调查组派出机构反馈和报告。调查结果可根据需要,在完成规定程序后,通过新闻稿件、发布会、会议投稿或文章发表等形式,与国内外同行交流和共享。部分涉及调查对象的结果(如标本检测结果、体检结果),应根据知情同意书约定流程和内容,及时反馈给调查对象,并注意个人信息和隐私保护。

第二节 | 流行病学调查的新技术与新方法

传统的流行病学调查方式,如问卷调查、病例报告、现场调查等,在长期实践中发挥了重要作用,帮助研究人员掌握疾病的发生、发展和传播规律。然而,在当今社会,随着疾病流行态势与防控需求的不断变化,疾病谱的复杂化和全球化趋势对流行病学调查提出了更高要求。传统调查方式在速度、精度和覆盖面上已显露出不足,迫切需要应用新技术与新方法,以更有效地预防和控制疾病。

一、社交媒体平台

(一) 社交媒体平台在流行病学调查中的应用

1. 疫情预测和监测 用户在社交媒体上分享自己的健康状况和疾病症状,所生成的健康信息成为疫情监测及防控的重要数据来源。通过后续分析,能够预测公共卫生事件以及疾病的发病率和规模,实现对疫情的早期预警和监测。

2. 信息收集和分析 社交媒体平台提供了低成本、高效率的信息收集与分析途径。例如,研究人员可从社交媒体文本中挖掘医学信息,如症状、药物、疫苗等相关内容,这有助于专家及研究人员更好地理解和应对突发公共卫生事件。

3. 公共卫生干预和沟通 社交媒体能够有效参与公共卫生信息传播,比如发布防疫指南、辟谣虚假信息等,促进公众从认知到行为的转变,同时也能促进疫情期间的公共沟通,缓解公共卫生资源获取上的不平等问题。

4. 应对信息疫情 构建基于社交媒体的数字化防控机制,有助于对信息流行病进行搜集、研判与应对,进而减少因虚假信息和谣言传播而引发的社会无序和次生灾害。

(二) 现场流行病学调查中应用社交媒体平台案例

曾有研究运用线性判别分析(linear discriminant analysis,LDA)主题聚类模型,结合社交媒体用户间的"转发"关系,发现突发公共卫生事件背景下社交网络中存在的网络社群,并对划分后的社交网络社群进行结构特征分析及情感特征分析。某医院在疫情期间运用社交媒体新媒体技术,开展科普专场直播讲座,有效实现实时直播、在线回放和互动交流等功能,提高了健康教育宣传的服务效能,发挥了区域医疗中心健康促进和健康宣传引领作用,为突发公共卫生事件应急体系提供了一种健康教育宣传思路。有研究在对用户问答行为的调查中发现,人们使用社交媒体寻求问题答案,主要是为了社会互动,因为他们认为网友有相关经验或知识,这展现了社交媒体在突发公共卫生事件发生时,在新闻传播和社会交际方面的强大能力。

二、在线调查工具

(一) 在线调查工具在流行病学调查中的应用

1. 实时数据收集 在线调查工具具备高效的部署能力,能够迅速覆盖广阔的地理区域,对突发公共卫生事件做出快速响应。同时,其实时数据分析与可视化功能,有助于实时监控疫情动态,以便及时调整防控策略。

2. 追踪接触者与传播链 借助在线调查,能够高效地追踪确诊病例的接触者,深入分析病毒的传播链,这对阻断传播途径起着关键作用。

3. 监测疫苗效果与不良反应 在线调查工具可用于收集接种人群的健康数据,从而评估疫苗的保护效果,并监测不良反应。

4. 行为科学研究 通过在线调查,研究人员能够了解公众对突发公共卫生事件的健康建议和防控措施的依从程度,为制定更有效的公共卫生干预措施提供依据。

5. 资源分配 流行病学调查所获取的数据,能够协助政府和卫生组织合理分配医疗资源,如病

NOTES

床、医疗物资以及疫苗等。

6. 公众教育与沟通　在线调查工具还可用于收集公众对健康信息的认知和态度,助力公共卫生部门制定更有效的健康教育策略。

7. 长期健康监测　在疫情结束后,这些工具能够继续用于监测人群的健康状况,为未来可能出现的公共卫生事件提供预警。

(二)现场流行病学调查中常用的在线调查工具

常用的在线调查工具有其各自的优点:①用于数据收集与分析,例如基层医疗机构应对能力调查、应急管理现状调查、应急能力评估等,能为应对突发公共卫生事件提供强有力的在线技术支持。②用于各类调查场景,如市场调查、学术研究等。③具备多种功能,包括与应用程序和插件的整合能力,还可利用内建的 AI 技术提升调查问卷的质量。④提供简洁的操作界面和多语言服务,支持个性化问卷设计,拥有丰富的问卷模板和问题类型,支持数据收集与分析,适合高度定制化的调查。⑤提供永久免费的在线调查、测验和表格创建服务,并具备多种问题类型和高级逻辑功能,可满足不同的调查需求。

三、健康应用程序

(一)健康应用程序在流行病学现场调查中的应用

1. 数据收集和监测　健康应用程序可以收集用户的健康数据,如体温、血压、心率、运动量等,这些数据在流行病学调查中可以帮助研究人员监测疾病的流行趋势和模式。

2. 症状跟踪　健康应用程序可以跟踪用户的症状,帮助早期发现病例,及时进行隔离和治疗。

3. 接触者追踪　部分应用程序运用 GPS 或其他技术追踪用户地理位置,这在追踪确诊病例的接触者工作中极为有用。

4. 健康教育和信息传播　健康应用程序可以提供疫情相关的信息和健康教育,帮助公众了解如何保护自己免受疾病侵害。

5. 行为科学研究　通过分析健康应用程序的用户行为数据,研究人员能够了解公众对健康的建议和防控措施的依从情况,为制定更有效的公共卫生干预措施提供依据。

6. 远程医疗和咨询　在疫情期间,健康应用程序可以提供远程医疗和咨询服务,减少患者对医院的依赖,降低交叉感染的风险。

7. 干预措施的效果评估　通过分析应用程序中的数据,能够评估各类公共卫生干预措施,如人员管控、保持社交距离等的实施效果。

8. 疫苗监测和效果评估　健康应用程序可用于监测疫苗接种情况和评估疫苗效果。

(二)现场流行病学调查中常用的健康应用程序

1. 健康码　有研究探讨了运用健康码和自行开发的电子版筛查表等辅助筛查的二维码工具,在某综合医院开展三级预检分诊管理实践中的科学性。研究发现,三级预检分诊体系有助于降低医院感染风险,健康码和电子版筛查表的应用对提高预检分诊效率、实现精准防疫具有重要意义。

2. 疫情追踪应用　在暴发中东呼吸综合征(MERS)疫情的地区,调查者利用健康应用程序,实时监控和追踪患者的移动轨迹以及与患者接触的人群。通过分析收集的数据,迅速确定疫情的高风险区域,预测病毒的传播路径,并及时隔离潜在感染者。这大大提高了接触者追踪的效率和准确性,有效遏制了 MERS 疫情的继续蔓延。

四、在线协作平台

(一)在线协作平台在流行病学调查中的应用

1. 数据共享和协作　在线协作平台允许研究人员、政策制定者和其他相关人员实时共享数据和信息,从而加快决策过程,缩短响应时间。

2. 远程工作　在线协作平台通常包含视频会议、聊天和讨论版块功能,使团队成员能够便捷地沟通和举行会议,进行远程协作,以开展调查和分析工作。

3. 多学科合作　在线协作平台促进了不同领域专家之间的沟通与合作,有助于团队跟踪项目进度、分配任务,确保调查工作按时完成。

4. 实时数据分析和可视化　许多在线协作平台提供实时数据分析和可视化工具,帮助团队快速理解复杂数据,并基于这些数据做出决策。

5. 文档共享和管理　这些平台通常具备文档共享和管理功能,使调查文档的创建、编辑和审核更加高效便捷。

（二）现场流行病学调查中的在线协作平台特点

一些新的在线协作平台在流行病学调查中促进了跨地区、跨机构合作,对于快速响应公共卫生事件、提高调查质量具有重要意义。

1. 提供即时消息、语音和视频通话功能,方便团队成员沟通,允许团队成员共享文件、协作编辑文档和演示文稿,同时可以安排在线会议,支持屏幕共享和会议记录,帮助团队管理和跟踪调查项目的进度。

2. 可通过频道进行团队沟通,或通过私聊进行一对一交流。可以集成多种第三方服务,如数据分析和可视化工具,以便于数据的实时更新和共享,支持搜索历史消息,帮助团队成员快速找到所需的信息或数据。

五、数据分析和可视化工具

（一）数据分析和可视化工具在流行病学调查中的应用

1. 数据整理和清洗　在流行病学调查中收集到的数据需要整理和清洗,数据分析和可视化工具可帮助去除重复、错误或缺失的数据。

2. 探索性数据分析　数据可视化工具能快速识别数据中的模式、趋势和异常,为进一步的统计分析提供线索。

3. 统计分析　数据分析和可视化工具通常具备统计分析功能,可帮助研究人员对数据进行深入分析,以验证假设或探索变量之间的关系。

4. 结果展示　图表、地图和其他可视化形式能帮助研究人员更直观地展示调查结果,使非专业人员也更易理解复杂数据。

5. 实时监控和预警　一些工具支持实时数据的收集和分析,这对监控疾病的流行趋势和及时发出预警至关重要。

6. 决策支持　分析工具提供的实时数据和可视化结果有助于更快速、准确地做出公共卫生决策,如资源分配、防控策略调整等。

7. 公众沟通和教育　数据可视化工具有助于更有效地向公众传达健康信息,如疾病的传播趋势、预防措施的有效性等。

（二）现场流行病学调查中常用的数据分析和可视化工具特点

数据分析和可视化工具帮助研究人员更深入地理解数据,为公共卫生决策提供科学依据。

1. 自带机器学习库,可以用来开发预测模型和分类算法,同时可以自动化生成疫情报告。

2. 可创建交互式仪表板来展示疫情数据,连接实时数据源,提供疫情发展的实时监控。用户可以用其创建故事叙述,以解释和分析疫情数据。

3. 能集成不同源数据,提供了丰富的分析功能和易于使用的报告工具,帮助决策者理解疫情趋势,同时支持数据报告的共享和协作。

265

六、新型流行病学调查技术与手段的数据准确性与隐私性

(一)准确性和隐私保护问题

流行病学调查中的新技术和新手段虽具重要价值,但仍面临数据质量和隐私保护等需要解决的关键问题。

(二)数据准确性的应对建议

1. 验证机制　可经二次确认、逻辑检查或其他验证来确保数据准确完整。

2. 用户教育　教用户正确使用,包括如何准确输入数据和遵守调查指导。

3. 定期更新　定期更新以及时修复任何可能导致数据错误的漏洞或问题。

(三)数据隐私性的应对建议

以下是一些隐私处理工具和技术建议,具体选择和应用应以具体的数据处理需求、隐私保护要求以及适用的法律法规作为依据。

1. 匿名化技术　对敏感数据进行匿名化处理,例如使用 K 匿名或 L 多样性等技术,以确保数据在发布时不会泄露个人隐私。

2. 数据脱敏　通过对个人敏感信息进行处理,用虚构的数据或随机生成的数据替换真实数据,以保护个人隐私。

3. 差分隐私　在数据集中添加噪声,旨在提供一种数学证明,证明数据集中添加的噪声足以保护个人隐私,同时仍允许进行有用的数据分析。

4. 访问控制和用户权限管理　进行严格的访问控制和用户权限管理,同时建立责任制度,明确数据处理的责任人和责任范围。

5. 加密技术　使用加密技术来保护存储和传输过程中的数据安全,防止未授权访问和数据泄露。

6. 隐私影响评估　在数据处理前进行,识别潜在的风险和隐私问题,并采取相应保护措施。

7. 合规性检查工具　使用合规性检查工具来确保数据处理活动符合相关的隐私法规和标准。

8. 机器学习隐私保护技术　训练模型可以在不共享原始数据的情况下进行,从而保护数据隐私。

9. 区块链技术　利用区块链的不可篡改性和分布式账本技术,以增强数据的安全性和透明性,以保护个人隐私。

10. 用户同意和透明度　用户应能管理个人数据,包括查看、更新或删除。须提供便捷的退出选项,并确保收集数据时获得明确同意,告知数据用途和保护措施。

现场流行病学调查是针对疾病,尤其是传染病等突发公共卫生事件相关疾病、健康相关事件等开展的一种调查方式,其具有时效性强、情况复杂、需多部门、多专业协作等特点,对快速控制疾病传播、保障公众健康起着重要作用。在实际应用中,健康应用程序、在线协作平台、数据分析和可视化工具等为现场流行病学调查提供了有力支持,同时新型流行病学调查技术与手段的数据准确性与隐私性也需要得到充分关注和妥善解决。未来,随着技术的不断发展,现场流行病学调查将在应对公共卫生挑战中发挥更为关键的作用。

(周　蕾　涂华康)

本章数字资源

第十六章 | 数据管理与质控

数据管理与质量控制(简称质控)是公共卫生领域的两大支柱,共同构建起一个坚实且高效的数据支持架构。数据管理确保决策的科学性与服务的精准性,同时保障数据采集、存储、整理及维护过程的高效与安全。面对数据的多样性和管理过程中的挑战,建立全面且安全的数据管理体系,对于公共卫生工作的持续发展而言尤为关键。完成现场调查后,数据质控成为确保数据准确性、可靠性和有效性的核心环节。凭借精细的数据管理手段和严格的质控流程,公共卫生响应在应对突发事件时能够更加迅速、有效,从而推动公共卫生服务质量不断提升。

第一节 | 数据管理

流行病学现场调查的精准度,很大程度上依赖于公共卫生数据管理的科学性。本节将重点围绕流行病学调查中的数据管理展开,深入探讨多维度的数据收集方法,保障数据存储与安全的重要性以及数据组织与维护所面临的挑战。将深入剖析现场调查中的数据管理难题,并提出具有针对性的解决方案,致力于构建一个全面、高效且安全的流行病学调查数据管理体系,从而提升现场调查工作的精准性。

一、数据管理基础

(一)数据管理定义

数据管理是运用计算机硬件和软件技术,对数据进行有效收集、存储、处理及应用的过程,其核心目的是充分发挥数据的价值。数据管理涵盖多个环节,包括数据收集、数据清洗、数据处理、数据存储、数据检索以及数据分析等,每个环节都须遵循一系列原则与规范。

(二)数据管理在现场调查中的作用

1. **数据质量保障** 协助研究人员识别并纠正数据中的错误,为疾病预防和控制策略的制定提供准确的数据基础,确保策略的正确性。

2. **数据整合与分析** 整合来自不同源头的数据,形成统一的数据集,提升数据分析效率,为疾病预防和控制工作提供更有力的支持。

3. **数据共享与利用** 推动数据资源的共享与利用,减少重复性劳动,提高现场调查、处置以及研究的工作效率。

4. **数据安全与隐私保护** 保障数据的安全性,防范数据泄露,特别是在涉及个人隐私信息的调查中,要尤为重视隐私保护。

(三)数据管理原则

1. **规范化** 严格遵循国家和行业的相关标准规范,确保数据具备一致性和可比性。

2. **准确性** 在数据收集、录入和处理的全过程中,采取切实有效的措施降低误差。

3. **完整性** 不得随意删除或隐瞒数据,对于缺失或不完整的数据,应进行合理的填补或作出明确说明。

4. **安全性** 采用适当的技术手段和管理措施,防止数据出现泄露、篡改和丢失的情况。

5. **隐私保护原则** 严格遵守相关法律法规,确保个人隐私信息不被泄露。

6. **共享与开放原则** 积极促进数据资源的共享与开放,提高数据的利用效率。

NOTES

267

调查数据的合规管理,不仅确保了数据能够及时、准确地发布,提升了公共卫生响应的质量与效率,同时也有力地保护了数据安全和隐私。

二、数据收集

(一) 确定数据需求

1. 确定研究目标　在公共卫生现场调查与处置中,研究目标通常涉及疾病的流行病学特征、健康风险因素、干预措施的效果等。

2. 确定数据类型和来源　数据类型包括定量数据和定性数据。数据来源可以是第一手数据或第二手数据。第一手数据是直接的证据,是未经过任何修饰的信息;第二手数据是指特定的调查者按照调查目的收集、整理的各种现成的资料,如年鉴、报告、公共卫生数据库等。

(1) 调查问卷:问卷是现场流行病学调查中的一种重要的数据收集工具,用于快速了解疾病流行特征、传播途径和影响因素。

(2) 医疗数据:随着中国推进分级诊疗和家庭医生签约服务,各级医生能够对患者进行健康监测,生成健康数据,成为公共卫生现场调查数据的重要来源。

(3) 家庭护理和便携式设备检测数据:智能手环、计步器、专门测量呼吸的运动背心等能生成大量健康数据。例如,基于手机 app 和云端大数据的糖尿病管理平台上,用户通过手机实时记录、存储和利用糖尿病数据,为医生的诊疗和后续相关流行病学调查提供有效资料。

(4) 地理和环境数据:公共卫生数据大多具有空间属性,进行大数据分析时常结合地理信息系统分析其空间特征和规律。

(5) 生物医学数据库和政府基础数据平台:各类公共生物数据库提供了关于生物分子、微生物分类等的详细信息。例如,中国最新建设的"国家人口健康科学数据中心",承担国家人口健康领域科学数据整合汇交、审核、加工、保存、挖掘、认证和共享服务任务,保障人口健康领域科学数据的长期保存和持续管理。

3. 确定数据需求的具体内容　包括需要收集的变量和指标,如人口统计学信息、疾病信息、环境因素等,还需要遵循一定的原则和方法。包括:①相关性:所收集的数据应与研究目标和研究方法直接相关。例如,三间分布描述需要收集关于人群、地点和时间的数据;因果推断或者病例对照分析需要收集暴露、结果和潜在混杂因素数据。②可获取性:在选择数据时,应考虑数据的可获取性和收集成本,确保数据能够在规定的时间和预算内获得。③标准化方法:使用标准化的变量和指标,比如使用统一的分类系统,如国际疾病分类(international classification of diseases,ICD),来记录疾病信息。④参与者反馈:征求潜在参与者或利益相关者的意见,可以更全面地理解所需数据的实用性和重要性。

(二) 设计数据收集工具

1. 设计合适的数据收集工具　除了传统问卷、访谈大纲、实验记录表等,还可以利用执法记录仪、基于 AI 的音视频采集终端、手机和平板电脑等工具。在选择新技术和新工具时,应考虑工具的适用性和可靠性。大规模人口健康调查时可以采用在线问卷平台,以扩大调查的覆盖面和提高效率;实验室研究可以继续使用实验记录表;应急现场调查可以考虑动态数据采集云平台、实时信息采集 app 等。

2. 设计问卷和访谈大纲　问卷设计应遵循简洁、明确、易于理解的原则,避免使用模糊或含糊不清的问题。访谈大纲设计应考虑对象背景和访谈目的,以指导性和开放性问题鼓励访谈对象表达详尽的信息。

3. 数据收集工具的测试和改进　根据预调查的结果和上述原则,对数据收集工具进行修改和完善。这个过程可能需要多次迭代,直到工具能够在实际数据收集中有效运行。

（三）数据收集方法

1. 定量数据收集方法　在现场流行病学调查中,常常通过问卷调查、体检数据收集、病例报告等方式获取定量信息。此外,一些新兴工具,如地理信息系统分析、远程感知技术以及人工智能辅助的数据分析平台等,也为流行病学调查提供了更为高效和精确的数据收集与处理手段。

2. 定性数据收集方法　主要涵盖个体深入访谈、专题焦点组讨论和实地观察等。个体深入访谈着重于与研究对象展开一对一的深度交流,以此揭示其对疾病经历、健康行为及影响因素的深刻见解。专题焦点组讨论汇聚了受影响个体或关键知情人士,通过集体讨论,探究公共卫生事件和流行病学调查背后的集体认知与行为模式。实地观察则是直接对研究对象的日常活动和所处环境进行监测,从而收集其健康相关行为的直接证据。

在流行病学现场调查中,若遭遇特殊情况,比如受访者拒绝配合或环境条件不佳,研究人员须灵活运用替代工具和方法,例如使用智能手机应用程序或在线调查平台,或者通过直接观察和行为研究的方式。同时,要制定应急计划以适应时间和地点的变动,确保数据收集工作的连续性。

三、数据存储与安全

有效的数据存储解决方案、严密的数据安全与隐私保护措施是公共卫生现场调查数据能够持续、稳定和安全运行的重要保障。

（一）数据存储

1. 本地存储　指将数据存储在本地计算机或服务器上。这种存储方式的数据存取速度较快,数据所有权和控制权完全由组织自行掌握。然而,本地存储存在明显的局限性,例如扩展性较差。一旦数据量急剧增加,硬件资源可能难以满足需求。此外,设备故障以及自然灾害等因素,都会对数据的安全性构成威胁。

2. 网络存储　常见的网络存储解决方案包括网络附加存储（network attached storage,NAS）和存储区域网络（storage area network,SAN）,但它们的初期建设成本相对较高。NAS是一种专用的文件存储设备,通过网络把存储设备与客户端相连,便于数据共享与集中管理;而SAN是一种高速专用网络,连接存储设备和服务器,能够提供高性能、高可用性的存储服务。

3. 云存储　这是一种基于云计算技术的数据存储模式,将数据存储于云服务提供商的数据中心。用户能够根据自身需求购买存储资源,无须担忧硬件维护和管理方面的问题。云存储一般还配备数据加密和访问控制等安全手段,提升了数据的安全性和隐私保护水平。

（二）数据安全与隐私保护

1. 数据加密　将明文数据转换为密文,能够有效防止未授权访问者读取和篡改数据。常见的加密技术主要有对称加密和非对称加密。对称加密算法,如高级加密标准（advanced encryption standard,AES）,具备加密和解密速度快的显著优势,十分适合大规模数据的加密处理;非对称加密算法,如李维斯特-沙米尔-阿德尔曼算法（Rivest-Shamir-Adleman,RSA）,则更适用于数据传输过程中的密钥交换场景。

2. 访问控制　常用的访问控制方法包含基于角色的访问控制（role-based access control,RBAC）和基于属性的访问控制（attribute-based access control,ABAC）。RBAC依据用户角色来分配权限,而ABAC则根据用户属性以及环境条件进行动态权限分配。公共卫生现场调查数据通常涉及多个部门和人员的协同作业,所以需要灵活且细致的访问控制策略。明确不同角色及其对应的权限,能够确保数据的访问权限得到有效管理,避免未经授权的访问和操作。

3. 数据匿名化　常用的匿名化技术涵盖数据遮蔽、数据混淆和数据概括。数据遮蔽是指替换敏感信息,例如把调查对象的姓名替换为不相关的代码;数据混淆技术是通过引入随机误差,在保持数据统计分析价值的同时,使其无法精准指向个人;数据概括则是将具体数据抽象化,比如将确切的居住地址归纳为更宽泛的地理区域,或者把确切的年龄信息转换为年龄组别。这些措施既有助于保护个人隐私,又能维持数据在流行病学研究中的可用性。

四、数据组织与维护

(一) 数据分类与编码

1. 数据分类 公共卫生现场调查数据可以分为基础信息数据(如人口统计数据)、健康监测数据(如疾病发生数据)、环境数据(如空气质量数据)等。

2. 数据编码 数据编码是为数据分配唯一标识符的过程,通过编码可以简化数据的存储和处理。编码方式应具备唯一性、简洁性和易扩展性。例如,在疾病分类中,可以采用 ICD 编码,每种疾病都有一个唯一的编码。

3. 数据字典 数据字典是记录数据分类和编码规则的文档,包含每个数据项的名称、类型、编码规则、含义等信息。

(二) 数据更新与维护

1. 数据更新 指对数据库中已有数据进行修改、添加或删除的操作。

2. 数据维护 包括对数据库进行性能优化、安全管理和备份恢复等操作,以保障系统的稳定运行和数据的安全性。安全管理包括设置访问权限、加密敏感数据等,防止数据泄露和非法访问。

3. 数据质量管理 通过数据清洗、数据验证和数据审计等措施,可以发现并纠正数据中的错误和不一致。

五、数据管理的挑战与解决方案

(一) 技术挑战

一些常用的数据库管理系统在一定程度上能够实现数据管理。然而,随着数据规模的不断扩大以及种类日益繁杂,分布式数据库成为必然选择。当前,已经有一些技术能够有效管理特定领域的数据,但这类数据库的运行依赖相应的服务器和技术支持,成本相对高昂。此外,数据管理的一大瓶颈在于数据的异质性,不同类型的数据需要专门针对性的过滤、导入、检索模块,通过合适的接口将其转换为标准形式,这对软件开发提出了极高的要求。

(二) 资源限制

管理和存储大规模数据需要高性能的服务器和存储设备,这无疑需要大量的资金投入。对于中小型公共卫生机构而言,往往难以承担如此高昂的成本。

(三) 政策与法规

公共卫生数据的管理必须严格遵循相关法规和标准,如《中华人民共和国网络安全法》以及国际上的《通用数据保护条例》(General Data Protection Regulation,GDPR)等。这些法规对数据的收集、存储、处理和传输都提出了明确且细致的要求。例如,数据共享必须经过严格的审批流程,数据使用过程中必须进行匿名化和去标识化处理,这无疑增加了数据管理的操作难度和运行成本。因此,公共卫生机构应当制定并实施完善的数据保护政策,定期开展内部审计。同时,采用数据加密、访问控制等技术手段,切实保障数据的安全和隐私。

第二节 | 数据质控

在完成突发公共卫生事件的现场调查后,数据质控成为确保数据准确性、可靠性与有效性的关键环节。本节将围绕数据质控的重要性、基本原则、步骤、策略及方法展开阐述。

一、数据质控的重要性

在突发公共卫生事件调查中,数据是制定防控策略、评估疫情趋势以及预测未来走向的重要依据。数据质控旨在运用一系列方法与手段,对数据的收集、整理、分析及解释过程实施质量控制,其重要意义体现在以下方面。

1. **确保数据准确性与可靠性** 准确的流行病学数据是了解疾病传播规律、评估风险级别、制定防控策略的基石。

2. **降低数据误差与偏倚** 数据质控通过一系列方法,识别并纠正数据中的错误与偏倚,进而提升数据的可信度。

3. **提高研究有效性与可靠性** 高质量的数据能够支撑更深入、更精确的研究,提高研究的有效性与可靠性。

4. **支持政策决策与防控策略制定** 准确的流行病学数据能为政府部门提供科学依据,助力合理决策与防控策略调整。例如,划定疫区范围、实施隔离措施、调配医疗资源等。

5. **提升公众信任度与满意度** 高质量的流行病学数据可提升公众对政府和卫生部门的信任度与满意度。

6. **促进国际合作与信息共享** 在全球化时代,突发公共卫生事件往往需要国际合作与信息共享来共同应对。高质量的流行病学数据能够提升国际合作的效率与效果,携手应对全球公共卫生挑战。

二、数据质控的基本原则

在流行病学调查中,数据质控无疑是确保研究结果可靠、决策科学的关键环节。以下是流行病学调查数据质控的六个基本原则,它们共同为公共卫生决策的精准制定筑牢坚实基础。

(一)数据完整性原则

数据质控的首要任务是确保流行病学调查数据的全面性与完整性,杜绝任何形式的遗漏或缺失。这要求在设计调查表格时充分考量,涵盖所有必要的流行病学信息字段,并对调查员展开详尽培训,使其能够全面、准确地收集数据。在数据收集过程中,实时检查每个必填字段的填写情况;在数据录入阶段,可采用双重录入或校验方式,保障数据完整录入。

(二)数据准确性原则

数据的准确性直接关乎调查研究的可信度。为此,在设计调查问卷时,应力求问题合理、明确,避免出现引导性或模糊性问题。同时,要对调查员进行准确的数据收集方法培训。在数据收集过程中,实时开展逻辑校验和异常值检查,并借助数据清洗和验证工具。

(三)数据一致性原则

为确保流行病学调查数据在不同来源、不同时间段内保持一致,须制定统一且严格的数据收集标准和操作规范。对来自不同渠道的数据进行细致比对与整合,消除冗余和冲突数据。采用标准化的数据编码和格式,保障数据一致性。

(四)数据可解释性原则

在数据描述时,应使用清晰、简洁的语言,同时提供数据的背景信息和解释性说明。借助图、表格等可视化工具,让数据更加直观、易于理解。

(五)数据保护原则

在流行病学调查中,保护数据的安全性和隐私性至关重要,须制定严格的数据管理制度和操作规程,确保数据不被泄露和滥用。运用加密和访问控制等先进技术保护数据安全,对涉及个人隐私的数据进行脱敏处理或匿名化。同时,定期对数据保护措施进行评估和改进,持续保障数据安全性。

(六)持续改进原则

流行病学调查数据质控应随公共卫生需求的变化和数据的更新持续改进。须定期开展数据质量评估分析,发现问题并制定改进措施。关注新的数据收集和分析技术,及时将其应用于流行病学调查数据质控中,并建立文档和记录,便于追溯和审查。

三、数据质控的步骤

为贯彻落实数据质控的基本原则,须确保数据来源可靠、数据准确完整。对于现场调查收集的数据,应严格依照调查方案执行。同时,对于从其他来源获取的数据,要进行严格核实和校验,确保数据准确可靠。整理数据时,须对收集到的数据进行清洗、整理和分类,删除重复、错误和无效数据,从而确保数据的准确性和一致性,并对数据进行分类和编码,便于后续数据分析和解释。要对整理后的数据进行质量检查,确保数据的完整性和准确性。以下为数据质控的常见步骤。

(一)数据核查与初步清洗

1. 数据完整性检查　确保所有数据记录完整,无遗漏或缺失的关键字段。检查必填项是否均已填写,如患者信息、发病日期、症状描述等。

2. 数据一致性检查　检查数据在不同来源、不同时间点是否保持一致。例如,对比患者自报信息与医疗记录中的信息是否一致。

3. 初步数据清洗　去除明显错误或异常的数据,如日期格式错误、数值范围超出常理等。标记缺失值并统一处理方式,如删除、插补等。

(二)数据验证与校对

1. 逻辑校验　依据流行病学调查的逻辑关系,检查数据是否存在逻辑矛盾。例如,发病日期应在调查日期之前,年龄和性别应匹配等。

2. 异常值处理　对异常值进行深入分析,判断是真实存在的异常还是数据录入错误。如有必要,联系受访者进行核实或更正。

3. 双重录入或交叉校验　对于关键数据,采用双重录入或不同调查员交叉校验的方法,可提高数据准确性。

(三)数据标准化与整合

1. 数据编码标准化　对所有数据进行统一编码和格式化,确保数据格式一致。例如,疾病名称、地区代码、年龄分组等应有统一标准。

2. 数据整合　将不同来源、不同格式的数据整合到一个统一的数据库中。在整合过程中,须注意处理重复数据和冲突数据。

(四)深入分析与审核

1. 描述性统计分析　对数据进行描述性统计分析,如计算均值、中位数、众数、标准差等。通过统计结果,初步判断数据的分布情况和可能存在的问题。

2. 专业审核　邀请流行病学专家或相关领域的专业人员对数据进行审核。根据专家的意见和建议,对数据进行必要的修正和完善。

(五)数据保存与备份

1. 数据保存　经过质控的数据可存储在专业数据库管理系统或云端服务器中,以保障数据的安全性、完整性和可恢复性。

2. 数据备份　定期进行数据备份(如异地备份、云备份等),以防意外情况导致数据丢失。所有存储数据须加密处理,并严格限制访问权限,确保数据安全。

(六)持续监控与改进

1. 数据质量监控　建立数据质量监控机制,定期对数据质量进行评估和检查。根据评估结果,及时发现并解决问题,确保数据质量持续提升。

2. 持续改进　根据实际工作需要和新技术的发展,不断改进数据质控方法和流程。学习和借鉴先进数据质控经验和做法,提高数据质控水平。

四、数据质控的策略和方法

(一)制定详细数据质控计划

在调查开始前,首先须明确数据质控的目标,即确保所收集的数据能够满足流行病学分析的需要,为突发公共卫生事件的预防、控制和管理提供科学依据。为确保数据的准确性和一致性,须制定详细的数据收集与整理规范。规范应涵盖以下内容。

1. **数据收集方法** 明确采用何种方式收集数据,如问卷调查、现场观察、实验室检测等。

2. **数据记录格式** 规定数据记录的标准格式,如使用统一的表格、编码等。

3. **数据整理流程** 明确数据整理的步骤和方法,如数据清洗、数据转换、数据合并等。

(二)建立数据质控体系

为确保数据质控工作的有效实施,须建立一个完整的数据质控体系。体系应包含以下方面。

1. **数据质控团队组织架构** 明确组织架构和人员职责。一般应设置质控领导小组,负责制定具体计划、目标和标准,监督工作进展,评估质控效果并调整决策;数据收集与整理小组,须确保数据来源准确可靠,对数据进行初步清洗和整理,去除无效、重复或错误的数据;数据质控执行组,须按照质控标准对数据进行详细检查,记录质控过程中的问题和异常,并与相关人员沟通解决数据质量问题。

2. **数据质控流程** 规定数据质控的流程和方法,如数据审查、数据验证、数据清洗等。

3. **数据质控工具** 运用合适的数据质控工具和方法,如数据质量评估表、数据可视化工具等。

4. **数据质控标准** 制定明确的数据质控标准,如数据完整性、准确性、一致性等指标的量化要求。

5. **定期进行数据质控检查** 在调查过程中,应严格按照数据质控计划实施,定期进行数据质控检查。检查结果应及时反馈到数据质控体系中,以便及时调整和优化质控策略。

6. **加强培训和指导** 制定全面的培训计划,确保调查人员了解数据质控的重要性,掌握基本的数据质控方法和技能,包括数据收集、录入、审核、分析和报告等各个环节的质控要点和注意事项。根据调查人员的实际需求和项目进度,合理安排培训时间和频率,确保培训效果。

(三)数据质控效果评价

进行数据质控评价时,须遵循一系列明确的步骤和方法,以确保数据的准确性、完整性和一致性。以下是一个详细的数据质控评价流程。

1. **明确评价目标和范围** ①确定评价目标:明确数据质控评价的目的,例如发现数据质量问题、评估数据质量改进的效果等。②界定评价范围:确定需要评价的数据集、数据流程或数据系统,确保评价的全面性和针对性。

2. **确定评估指标和标准** ①评估指标:根据数据的特点和需求,确定数据质量评价的指标,如数据准确性、完整性、一致性、可靠性等。②评估标准:根据行业标准、组织内部规定或业务需求,制定具体的评估标准,以便对各项指标进行量化评价。

3. **收集和整理数据** ①收集数据:从数据源、数据仓库、数据传输系统和数据处理系统等渠道收集评价所需的数据。②整理数据:对收集到的数据进行清洗、筛选和转换,确保数据的准确性和一致性。

4. **进行数据质量评估** ①数据分析:利用统计学方法和质量控制图表对整理后的数据进行分析,检查数据的分布、异常值、缺失值等情况。对于数据准确性,可以使用均值、标准差、变异系数等指标进行评估;对于数据完整性,可以计算缺失值比例、异常值比例等指标;对于数据一致性,可以通过比较不同来源或不同时间点的数据,检查是否存在矛盾或不一致。②方法比对和设备比对:当质量监控项目对人员依赖性不强时,可以采用方法比对和设备比对的方式,将不同方法或设备的测量结果进行比较,评估数据的准确性和可靠性。③与质量监控样品比对:当已知质量监控样品的数据时,可以使用归一化偏差(normalized deviation)对结果进行评价,判断实际测量结果与监控样品之间的差异。④利用控制图进行统计分析和评价:绘制质控图,根据控制限和警示限等参数,判断调查过程是否处于正常状态,识别可能的数据质量问题。

5. 识别和解决数据质量问题　根据评估结果,识别数据质量问题,并制定相应的解决方案。解决方案可包括数据清洗、数据整合、数据标准化、数据验证等。解决数据质量问题需要跨部门的合作和协调。

6. 监测和改进数据质量　建立数据质量监测机制,定期监测和评估数据质量。监测数据质量可能包括收集数据质量指标、跟踪数据质量问题的解决情况、分析数据质量变化趋势等。根据监测结果,制定改进措施,并持续改进数据质量管理流程。

7. 总结和报告　总结数据质控评价的结果和经验教训。编写数据质量评价报告,向相关部门和人员报告评价结果和改进建议。

通过以上步骤和方法,可以全面评价数据质控的效果,并为数据质量的持续改进提供有力支持。

五、案例分析

 案例 16-1

> 2014 年,在西非暴发的埃博拉病毒病(Ebola virus disease,EVD)疫情,是自 1976 年埃博拉病毒首次被发现以来规模最大的一次疫情。8 月 8 日,世界卫生组织正式宣布西非埃博拉疫情为国际关注的突发公共卫生事件。几天后,国际医疗队(International Medical Corps,IMC)对疫情进行评估,并启动了初步应对措施。为确保研究结果的可靠性,研究团队在数据管理和质控方面采取了一系列举措。
>
> IMC 负责管理利比里亚和塞拉利昂的 5 个埃博拉治疗单位(Ebola treatment unit,ETU),采用批次质量保证随机抽样的方法,评估从原始患者图表录入 ETU 特定数据库的数据质量。从每个 ETU 的 EVD 阳性和 EVD 阴性两个子层级中,分别随机选取 19 个患者 ID 号,用于数据质量审核。
>
> 研究人员发现,分诊、巡房和治疗病历与统一数据库中录入的数据存在差异。为此,他们使用原始病历的扫描文件重新录入数据,并为所有入院患者重新录入分诊数据。为最大程度减少数据重新录入过程中的错误,采取了以下步骤:①在 Excel 重新输入文件中使用数据验证设置;②使用代码簿确保各种病历中的患者数据标准化;③由数据输入研究助理进行额外审核;④与首席研究员讨论数据输入问题。
>
> 重新录入工作完成后,再次通过随机抽样开展数据质量检查。在每个 ETU 中,从 EVD 阳性和 EVD 阴性两个子层级里随机选取 19 个患者,将病历中的患者数据信息与统一数据库中的数据进行对比。每一处差异均被记录为错误。将每个病历的错误数除以特定患者总数(与患者住院时长相关),进而计算出总错误百分比。根据抽样检查结果得出结论,IMC 统一数据库中约 99% 的数据与病历扫描信息相符。

流行病学现场调查的准确性和精确性,依赖科学的数据管理体系。规范数据收集流程、保障存储安全、有效组织维护数据,可应对数据丢失、泄露等问题。利用先进技术和完善机制,能提升数据质量,确保调查准确完整,提高调查效率,增强可靠性。流行病学调查数据质量控制,是突发公共卫生事件科学精准应对的关键。它保证数据准确、可靠、有效,为政策决策和防控策略制定提供支撑。数据质控遵循完整性、准确性原则,经收集、整理、核查等步骤确保数据全面准确。在流行病学现场调查中,须制定数据质控计划,运用逻辑校验、异常值处理等方法提升数据质量,处理数据不一致性,解决数据质量问题,以共同构成完整的数据质控体系。

(涂华康)

第十七章 | 数据分析与解读

现场流行病学调查资料的分析,对于应对突发公共卫生事件具有至关重要的意义。它有助于深入了解和认识疾病的临床特征与流行病学特征,进行精准的病因推断,还能预测疾病的发展态势,为防控措施的制定与防控效果评价提供有力指导。

第一节 | 现场流行病学调查数据分析的一般过程

一、明确分析目的

现场流行病学调查资料的分析,主要目的在于描述特征、发现线索以及检验假设。若面对病因已知的疾病,应选用专用的调查表展开调查;若为不明原因的未知疾病,则须依据调查目的,确定分析内容与分析方法等关键问题后,制作专门的调查表。假设通常在思考病因和疾病传播过程,与患者、医务工作者交流,或者对资料进行描述性流行病学分析时产生。针对病因、传播方式(传播媒介)、疾病的危险因素等关键环节,均可能产生假设。一旦假设形成,就必须明确采用何种研究设计,收集哪些资料来检验和验证假设。

二、数据分析一般过程

调查表的设计应涵盖社会人口学资料、临床资料以及危险因素的暴露信息等方面。社会人口学资料主要用于流行病学特征分析与发现病因线索;而症状体征、疾病严重程度、住院情况、疾病转归等临床资料,对于明确疾病的临床诊断极为关键;危险因素的暴露信息,对于病因推断、追踪传染源和确定传播途径具有重要意义。对时间、地区和人群分布相关的资料进行收集与分析,不仅可用于判断疾病的特征,还能用于评价组间的一致性,例如病例对照研究中病例组和对照组之间、队列研究中暴露组和非暴露组之间的一致性等,这有助于提出病因假设。图 17-1 介绍了现场流行病学调查数据分析的一般过程。

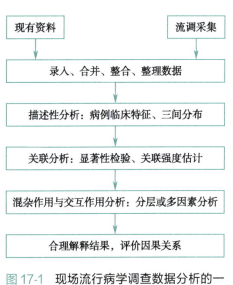

图 17-1 现场流行病学调查数据分析的一般过程

三、质量控制

过去,现场流行病学调查资料的收集通常采用纸质调查表,随后将其输入计算机进行整理与分析。如今,在线软件或小程序已广泛应用于流行病学调查和信息采集等工作,这极大地提高了调查效率和数据质量。然而,必要的数据整理是确保分析结果科学可靠的前提。数据整理的主要内容包括数据质量的核查、分组以及赋值等工作,数据质控对于保障数据分析结果的可靠性起着至关重要的作用,第十六章已针对数据管理与质控方面进行了详细介绍。

在数据整理过程中,及时发现并纠正数据错误是关键。在现场调查阶段,由于工作繁杂,容易出现遗忘或疏忽。若在数据整理时同样未能察觉,等到计算出结果并得出结论后再去查找错误,

NOTES

往往难以发现,进而可能导致得出错误的结论。因此,在数据整理过程中,须充分考虑数据分析的需求,科学合理地进行分组与赋值,并依据数据类型选择恰当的数据分析方法,必要时进行数据变换。

第二节 | 描述性分析与解读

收集现有的发病病例数据,计算发病率或罹患率,以此描述流行强度,判断此次疫情是否属于暴发或流行。

一、病例临床特征

以病例的临床信息作为数据基础,重点描述疾病的临床特征,这对于形成病例定义以及实现病例的早期识别至关重要。具体内容包括临床症状和体征、实验室诊断情况、重要实验室诊断指标、重症病例所占比例、住院病例或死亡病例的百分比等。对于指示病例(如首发病例、重症病例或死亡病例)须予以重点关注。通常采用频数或构成比进行描述,并常以条形图或百分比构成条形图的形式呈现。倘若为不明原因疾病,此部分分析可借助已掌握的临床数据来建立病例定义。如图 17-2 所示为某不明原因疾病主要临床症状的发生情况,由此不难看出,在本次疫情中,病例主要临床表现为发热、恶心/呕吐、咽喉痛和咳嗽等症状。

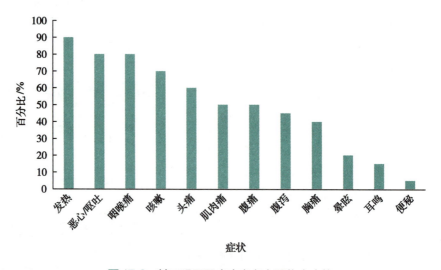

图 17-2　某不明原因疾病患者主要临床症状

二、疾病流行特征分析

(一)时间分布

时间分布是对疾病随时间变化情况的描述。在暴发调查中,须将特定时间段内的病例数与同期预期病例数作比较,以此判断是否出现疾病暴发或流行。进行时间分布分析时,首要任务是明确各病例的发病时间,进而绘制疾病流行曲线。该曲线是以时间(小时、天等)为横坐标,发病人数为纵坐标绘制而成的直方图。通常,x 轴上最为合适的时间单位是天,但也可依据疾病的潜伏期以及疾病分布的时间跨度等来确定。经验显示,间隔时间单位若为可疑疾病潜伏期的 1/8~1/3 长度,便能较为清晰地呈现疾病的传播模式、潜伏期长短和二代病例发病状况,同时还能估算病例的暴露时间,以及评估控制措施的效果。

一般而言,点源传播的显著特征是流行曲线快速上升且快速下降。从首例病例发病日期向前推算一个最短潜伏期,从病例高峰日期向前推算一个平均潜伏期,从末例病例发病日期向前推算一个最长潜伏期,即可估算出暴露时间。例如,因一次聚餐引发的细菌性痢疾暴发,可参考图 17-3。持续同源传播是指因持续暴露于同一传染源而引发的疾病暴发,与点源传播相似,其流行曲线快速上升,达到发病高峰后,会出现一个平台期。若传染源得以消除,曲线便会快速下降;若传染源自然损耗,曲线则呈缓慢下降态势。比如受污染食物商品导致的沙门菌暴发,可查看图 17-4。连续传播流行模式的特点为:起始阶段病例数较少,随后病例数缓慢增加;在暴发初始阶段,每代病例的间隔时间相等(约为一个平均潜伏期),具有显著的周期性;发病高峰过后,由于易感人群数量减少,曲线会快速下降。例如学校中发生的流行性感冒暴发,见图 17-5。

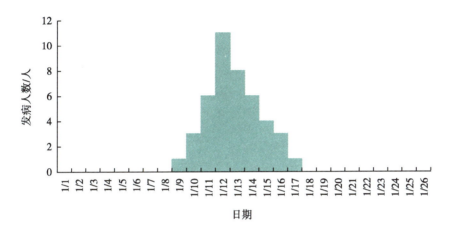

图 17-3　点源传播模式

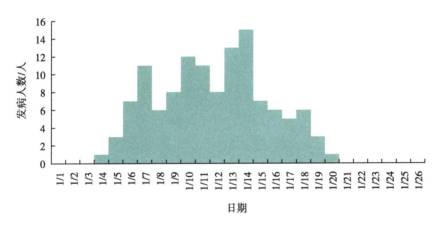

图 17-4　持续同源传播模式

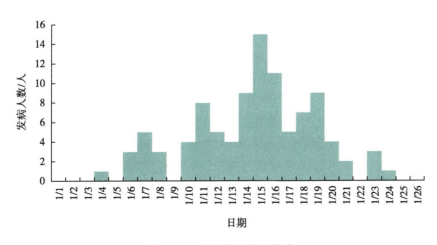

图 17-5　连续传播流行模式

NOTES

277

(二) 地区分布

地区分布能够提示事件发生的范围,有助于进一步构建暴发假设。早在1854年,斯诺(Snow)采用标点地图法,揭示了伦敦霍乱死亡的分布规律。通过分析,确定污染的饮用水是其传播途径,并推断其病原或许是一种活的物质,进而追溯到污染源头。直至29年后,人类才发现霍乱弧菌。这一成功的流行病学调查,成为流行病学史上不朽的里程碑。

收集地区分布资料时,应涵盖居住地、工作场所、学校以及旅行地等信息,同时,还须收集在上述地点的详细活动方式和停留时间等资料。在观察病例的地区分布特点时,须留意分布的独特之处,例如是否处于同一供水系统范围内、班级座位顺序、交通工具中的座位排列,以及是否位于同一风向的下风处等。将病例按照地理特征绘制成图,有助于分析传播途径和暴露因素。

在突发公共卫生事件中,对比不同时间的病例标点地图,能够估计病例在地理位置上的变化趋势。比如,疫情可能会沿着河流、交通线蔓延,有时还可结合时间分布,描述疾病在人群中的传播蔓延情况。图17-6展示的是欧洲某市某呼吸道传染病病例发病地点分布图,该标点地图能清晰呈现病例主要聚集的地区,为各区域疫情防控提供了重要线索。

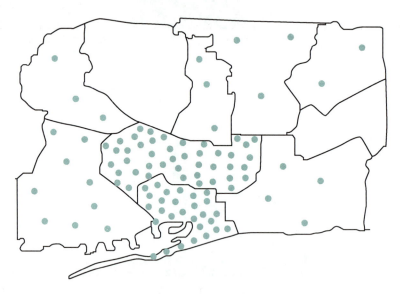

图17-6 欧洲某市某呼吸道传染病病例发病地点分布图

随着大数据和人工智能在疫情防控中的应用,可将病例信息的分布以流行病学地图的形式呈现,为行政主管部门和政府提供直观的传播蔓延图,这有利于疫情分析以及实施有效的控制措施。

(三) 人群分布

按人群特征(如按年龄、性别、职业、文化程度、经济状况,生活习惯等)分别计算其罹患率、死亡率,进行流行病学分布分析,目的在于比较不同人群的罹患率或死亡率差异,有助于提出与危险因素有关的宿主特征。有些疾病高发于一定的年龄组,如在2008年我国手足口病暴发时,病例多集中于6岁以下儿童,死亡病例多为3岁以下患儿。有些疾病的发生与特定的种族有关,如库鲁病仅见于巴布亚新几内亚东部高地有食用已故亲人脏器习俗的土著部落;有些疾病与职业明显相关,如发热伴血小板减少综合征病例,则多为从事农业和林木业生产者。表17-1描述了亚姆布库出血热疫情中病例的年龄和性别分布特征。

表17-1　亚姆布库出血热病例年龄和性别分布

年龄/岁	男		女		合计	
	病例数/人	百分比/%	病例数/人	百分比/%	病例数/人	百分比/%
<1	10	7.1	14	7.9	24	7.6
1~<15	18	12.8	25	14.1	43	13.5
15~<30	33	23.4	60	33.9	93	29.2
30~<50	57	40.4	52	29.4	109	34.3
≥50	23	16.3	26	14.7	49	15.4
合计	141	100.0	177	100.0	318	100.0

第三节 ｜ 因素与疾病之间的关联分析与解读

基于现场流行病学调查数据,在初步描述性研究发现病因线索后,研究人员会建立假设。随后,利用流行病学调查数据(包括现有资料和补充收集的资料)构建队列研究或病例对照研究,对研究假设进行检验与验证,为结果解释和因果推断提供数据支持。

一、病例对照研究的数据分析

若在现场流行病学调查中发现的病例数量较多,构建成组或成组匹配的病例对照研究,即可实现对病因假设的检验目的;若病例数相对较少,则可构建个体匹配的病例对照研究来检验病因假设。

在病例对照研究中,一般在进行推断性分析之前,须先对病例组与对照组进行均衡性检验,之后再进一步开展关联分析。关联分析主要是比较病例组和对照组之间研究因素暴露比例的差异,以此推断暴露与疾病之间是否存在统计学关联(采用 χ^2 检验),并计算关联强度(OR)及其 95% 置信区间(confidence interval, CI)。

(一)成组病例对照研究资料分析

一般成组病例对照研究的关联分析可总结为以下表格(表17-2)的结构,用于进行单因素分析,筛选可能的影响因素。

表17-2　某疾病危险因素病例对照研究(成组设计)单因素分析结果例表

暴露因素		病例组		对照组		P 值	OR 值(OR 95% CI)
		n	暴露率	n	暴露率		
因素 1	有						
	无						
因素 2	有						
	无						
因素 n	有						
	无						

获得某暴露因素在不同暴露水平的资料后,计算不同暴露等级的 OR 值,并作趋势性 χ^2 检验,可判断暴露和疾病之间是否存在剂量-反应关系(dose-response relationship),以增加因果关系推断的依据。通常按表17-3整理分级暴露资料。

表 17-3　分级暴露资料整理表（趋势 χ^2 检验资料整理表）

暴露等级	X_0	X_1	...	X_i	合计
病例	$a_0(=c)$	a_1	...	a_i	n_1
对照	$b_0(=d)$	b_1	...	b_i	n_2
合计	m_0	m_1	...	m_i	n
OR	1.00				
χ^2	0.00	χ_1^2	...	χ_i^2	
P	1.00	...	...	...	
趋势性检验			$\chi_{趋势}^2=\cdots$,　$P=\cdots$		

（二）1：1 配对和 1：M 配比设计资料的分析

1：1 配对和 1：M 配比设计病例对照研究资料的分析方法与成组设计资料的分析方法不同。资料整理通常按表 17-4 和表 17-5 格式进行。1：1 配对四格表数据采用 McNemar χ^2 检验分析暴露与疾病间的统计学关联,再计算 McNemar OR 及其 95% CI 来计算关联强度大小。1：M 配比设计病例对照研究资料分析相对复杂,一般采用条件 Logistic 回归进行分析,并报告 OR 值及其 95% CI。

表 17-4　1：1 配对病例对照研究资料整理表

对照	病例		对子数
	有暴露史	无暴露史	
有暴露史	a	b	$a+b$
无暴露史	c	d	$c+d$
对子数	$a+c$	$b+d$	n

表 17-5　1：M 配比病例对照研究资料整理表

病例暴露史	对照中有暴露史者数						合计
	0	1	2	3	4	...	
有	a	b	c	d	e	...	...
无	f	g	h	i	j	...	...

（三）混杂作用与交互作用分析

混杂作用是指由于第三因素的存在,暴露与疾病的关联被夸大或掩盖,这个第三因素就是混杂因素（confounder）。混杂因素需要满足下列条件:第一,与疾病有关联,且独立于暴露因素之外,它也是一种独立的影响因素;第二,与暴露因素有关联;第三,该因素不是所观察暴露因素导致疾病的中间环节。要将暴露的效应从混杂作用中区分开来,常用的方法是根据混杂因素作分层分析,或直接进行多因素分析。

交互作用主要表现为暴露与疾病的联系由于受某个因素的作用而改变,这个因素称为效应修饰（effect modifier）因素,其所产生的影响称为效应修饰（effect modification）。

在病例对照研究中,评价混杂和交互作用最常用的方法是按某一因素分层后,再看各层的 OR 是否相同,一般须检验各层 OR 是否同质,如果同质一般为混杂作用,如果不同质,其主要作用则为交互作用。还可以用多因素分析的方法来评价,如果某个代表交互作用的回归系数检验具有统计学意义,就认为该系数所代表的几个因素之间存在交互作用。常用的有 Logistic 回归、Cox 回归等。

1. 分层分析　分层分析把研究人群（暴露与未暴露人群或者病例与对照）根据某些特征或因素分为不同层（如按性别分为两层）,然后分别分析各层中暴露与疾病的关联。如果各层 OR 值接近,异

NOTES

质性检验无统计学意义,则可通过 Mantel-Haenszel 方法计算 χ^2_{MH},并计算控制混杂因素(分层因素)影响后暴露和疾病之间真实的关联强度 OR_{MH} 及其 95% CI;如果各层 OR 值相差较大,异质性检验有统计学意义,则不宜采用 Mantel-Haenszel 方法合并,一般是因素之间存在交互作用,可通过计算标准化死亡比(standard mortality ratio,SMR)或标准化率比(standard rate ratio,SRR)评价控制混杂因素影响后暴露和疾病的真实关联强度(具体原理和计算方法参见相关专业书籍)。分层资料可按表 17-6 进行整理和分析。

表 17-6　病例对照研究分层资料整理表

暴露或特征	第 i 层的发病情况		合计
	病例	对照	
+	a_i	b_i	n_{1i}
−	c_i	d_i	n_{0i}
合计	m_{1i}	m_{0i}	n_i

控制和识别混杂作用最常用的方法,是通过对资料进行分层,并计算关联强度。在计算出总调整值后,将其与粗值进行比较。若调整后的比值比(aOR)与粗 OR 不一致,则可认为存在混杂。分层分析的结果达成了"同质相比"的目标。例如,按性别分层时,在一层内比较女性暴露与疾病的关联,在另一层内评价男性暴露与疾病的关联。如此一来,性别因素就不再是层内的混杂因素。

分层分析的另一目的是评价交互作用,即判断暴露因素与疾病之间的关联程度在不同人群中是否存在差异。比如,对于大于 15 个月龄的幼儿,麻疹疫苗具有很强的保护作用;但对于小于 15 个月龄的幼儿,其预防麻疹的作用则较小。在这个例子中,暴露因素与疾病(或卫生事件)之间的关系受到第三变量的修饰。效应修饰分析旨在明确第三变量的存在和作用,厘清进一步研究须解决的问题,这通常会涉及病理生理学、疾病自然史、遗传因素等宿主自身特征与疾病的关系。

分层分析是探究两种相关暴露因素与疾病关联的有效方法。假设在中学生中发生了甲肝暴发,在传播因素不明的情况下,研究人员选取了 100 名甲肝患者和 100 名正常对照者,通过调查表询问他们的食物摄入情况,发现牛奶和油饼这两个暴露因素与疾病的关联均具有统计学意义,且 OR 值较大,详见表 17-7。据此初步判断,牛奶和油饼是本次甲肝暴发的危险因素。然而,进一步分析发现,油饼常常与牛奶搭配食用,许多人总是同时选择二者,而非其中之一。那么,究竟是一种食物引发感染,还是两种食物都有影响呢?分层分析是解决这一问题的有效手段。首先要确定两种暴露因素中何者为分层变量,在本案例中,由于油饼的 OR 值较大,可将其确定为暴露因素,而将牛奶确定为分层变量,结果见表 17-8。由此可见,无论是否饮用牛奶,食用油饼的 OR 值均为 6.00,表明油饼是甲肝暴发的危险因素。如果将油饼作为分层变量,观察饮用牛奶与甲肝的关系,结果见表 17-9,即无论是否食用油饼,牛奶与甲肝之间均无明显关联,OR 值均为 1.00。也就是说,真正的危险因素是油饼,牛奶之所以与甲肝有关,是因为饮用牛奶者同时食用了油饼。

表 17-7　甲型肝炎与食用牛奶和油饼的关系

因素		病例组/人	对照组/人	合计/人	χ^2	P	OR(95% CI)
食用牛奶	是	74	42	116	21.02	<0.001	3.93(2.16~7.15)
	否	26	58	84			
	合计	100	100	200			
食用油饼	是	80	40	120	33.33	<0.001	6.00(3.19~11.30)
	否	20	60	80			
	合计	100	100	200			

表 17-8 以饮用牛奶为分层变量分析甲型肝炎与食用油饼的关系

分层因素	食用油饼	病例组/人	对照组/人	合计/人	χ^2	P	OR（95% CI）
饮用牛奶	是	72	36	108	5.60	0.018	6.00（1.15~31.23）
	否	2	6	8			
	合计	74	42	116			
未饮用牛奶	是	8	4	12	6.52	0.011	6.00（1.61~22.31）
	否	18	54	72			
	合计	26	58	84			

注：同质检验 $P=1.000$；$\chi^2_{MH}=11.99$，$P=0.001$；$OR_{MH}=6.00$。

表 17-9 以食用油饼为分层变量分析甲型肝炎与饮用牛奶的关系

分层因素	饮用牛奶	病例组/人	对照组/人	合计/人	χ^2	P	OR（95% CI）
食用油饼	是	72	36	108	0	1.000	1.00（0.19~5.40）
	否	8	4	12			
	合计	80	40	120			
未食用油饼	是	2	6	8	0	1.000	1.00（0.28~3.54）
	否	18	54	72			
	合计	20	60	80			

注：同质检验 $P=1.000$；$\chi^2_{MH}=0$，$P=1.000$；$OR_{MH}=1.00$。

另一种分析两个暴露因素与疾病关系的方法是 2×4 表，见表 17-10，这种方法称为叉生分析法。在表 17-10 中，以两种食物均未食用为非暴露，将其他三种情况作为暴露分别计算 OR 值。从表 17-10 中，能够清晰地看出食用油饼和饮用牛奶分别单独作用（第 3 行和第 2 行数据）、两个因素同时作用（第 1 行）时，疾病关联强度的变化。从表 17-11 资料可以明确，单独食用油饼者 OR 值为 6.00，而单独饮用牛奶者 OR 值为 1.00。综上所述，甲肝的危险因素是油饼而非牛奶。此外，叉生分析表还可以通过比较因素间共同作用和各因素单独作用的关系，来判断是否存在交互作用。

表 17-10 甲型肝炎与食用牛奶和油饼关系的叉生分析表

食用油饼	饮用牛奶	病例组/人	对照组/人	合计/人	χ^2	P	OR（95% CI）
是	是	72	36	108	30.00	<0.001	6.00（3.08~11.69）
否	是	2	6	8	0	1.000	1.00（0.28~3.54）
是	否	8	4	12	6.52	0.011	6.00（1.61~22.31）
否	否	18	54	72			1.00
合计		100	100	200			

表 17-11 甲型肝炎与食用牛奶和油饼关系的 Logistic 回归分析结果

因素	单因素分析		多因素分析	
	OR（95% CI）	P	aOR（95% CI）	P
饮用牛奶	3.93（2.16~7.15）	<0.001	1.00（0.36~2.75）	1.000
食用油饼	6.00（3.19~11.30）	<0.001	6.00（2.14~16.76）	<0.001

2. 多因素分析 在病例对照研究中，常常需要同时探究多个因素的作用。若仅运用一般分层分析方法，同时对若干因素加以控制，不仅计算过程复杂，还会受到样本量的限制。随着多因素分析方法和软件的不断涌现，如今能够较为便捷地分析多个因素与疾病之间的关联、关联强度以及各因素之间

的相互关系。目前,条件和非条件 Logistic 回归模型被广泛应用。病例对照研究设计所获取的资料,通常直接采用 Logistic 回归模型进行分析,以此控制混杂作用并剖析交互作用。一般来说,条件 Logistic 回归分析适用于 1∶1 或 1∶M 个体匹配资料,而非条件 Logistic 回归分析则用于成组设计资料。

例如,在分层分析中,关于食用油饼、饮用牛奶与甲肝关系的案例,采用多因素分析进行数据处理会相对更为简便。表 17-11 展示了利用非条件 Logistic 回归分析结果,对甲型肝炎与饮用牛奶和食用油饼关系的分析情况。单因素分析结果表明,饮用牛奶和食用油饼均为甲型肝炎的危险因素。然而,经过多因素分析后发现,饮用牛奶不再具有统计学意义,并未发现其暴露会增加甲型肝炎的发病风险,这主要是因为牛奶常与油饼搭配食用。那么,二者之间是否存在交互作用呢?利用多因素 Logistic 回归,在自变量中加入两个因素的交互项,表 17-12 的结果显示,饮用牛奶与食用油饼的交互项无统计学意义,即二者不存在交互作用。而食用油饼的 aOR 值仍为 6.00,这提示油饼是甲型肝炎的主要感染来源。

表 17-12　甲型肝炎与食用牛奶和油饼关系的交互作用分析

因素	P	aOR(95% CI)
饮用牛奶	1.000	1.00(0.19~5.40)
食用油饼	0.008	6.00(1.61~22.31)
饮用牛奶×食用油饼	1.000	1.00(0.12~8.24)

二、队列研究资料的分析

在假设验证阶段,若资料条件允许,可构建队列研究以验证病因假设。在进行队列研究的数据分析时,首先须描述所构建队列研究中研究对象的一般社会人口学特征,并对暴露组与非暴露组开展均衡性检验,对比各组除研究因素外的某些特征构成是否一致,以此检验其可比性。

在现场流行病学调查中,采用队列研究设计进行假设和病因假说验证时,通常需要计算各组的罹患率、发病率或死亡率。通过对两组或多组间罹患率或发病率进行比较,推断暴露与疾病之间的关联,并运用相对危险度(RR)及 95% CI 来评估关联强度的大小。若数据符合正态分布或近似正态分布,可进行两个率差异的 U 检验;当样本较小、发病率较低时,可用直接概率法、二项分布或 Poisson 分布检验;若样本稍大且发病率较大,可用四格表 χ^2 检验。之后再分组或分层计算 RR 和 95% CI。两组之间累积发病率和发病密度的比较,可分别采用表 17-13 的格式进行整理。

表 17-13　队列研究累积发病率比较资料整理表

组别	发病人数	随访人数	累积发病率	P 值	RR(95% CI)
暴露组					
非暴露组					
合计					

在队列研究中,若暴露为分级资料,可进行剂量-反应关系分析,以反映暴露与疾病间的共变关系。若暴露剂量越大,其效应越大,则该暴露作为病因的可能性越大。可采用表 17-14 格式整理暴露等级和发病率关系资料,计算各暴露等级的发病率和关联强度指标(RR),并进行趋势性 χ^2 检验。

表 17-14　队列研究暴露等级和发病率关系资料整理表

暴露等级	随访人数	病例数	发病率	RR 及 95% CI
第一级(最低暴露)				1.00
第二级				
第三级				

续表

暴露等级	随访人数	病例数	发病率	RR 及 95% CI
第…级				
合计				

注:趋势性检验 $\chi^2_{趋势}=\cdots$,$P=\cdots$。

队列研究资料也常运用分层分析,具体方法与病例对照研究相同。Logistic 回归和 Cox 回归等分析方法,不仅能够探索疾病的危险因素、混杂因素及研究因素之间的交互作用,还可以估计在不同暴露水平下个体发病或死亡的可能性。

三、关联分析结果解读注意事项

当 RR 或 OR 值较大,且统计学检验差异具有统计学意义时,并不意味着暴露因素一定是病因。虽然关联可能呈因果关系,但由于研究设计、实施和分析阶段可能存在误差,会使原本人为造成的关联呈现出统计学意义。不过,若数据显示因素与疾病之间具有较大的 RR 或 OR 值,那么该因素确实有更大的概率与疾病存在因果关联,但需要综合评估机遇干扰、选择性偏倚、信息偏倚、混杂偏倚、研究者误差等因素对结果的影响后,才能做出客观的因果推断。

(一) 要正确评价机遇对结果的可能影响

无效假设指的是研究人群是总体的一个样本,疾病发生与总体中的暴露无关。通过统计学检验和区间估计能够评价机遇的作用。一般来说,P 值越低,表明无效假设成立的可能性越小。但即便 P 值很小,如小于 0.01,也不能完全排除机遇的影响。显著性检验只是对机遇的评价,无法对选择性偏倚、信息偏倚、混杂偏倚和研究者误差的作用作出评价。若想科学地解释数据分析的结果,尤其是在因果推断过程中,在发现统计学关联的基础上,还须检查这种关联是真实关联还是虚假关联,即要排除偏倚和研究者误差的影响,才能最终给出科学、客观、可靠的评价。

(二) 因果关系的判断

当考量关联是否呈因果关系时,须考虑关联是否由机遇干扰、选择性偏倚、信息偏倚和混杂偏倚导致。若 RR 和 OR 值较大且置信区间较窄,那么机遇干扰的可能性不大。若病例和对照诊断标准合理,研究对象选择恰当,则选择性偏倚的可能性较小。采用标准调查表,由训练有素的调查者进行调查,信息偏倚会得到一定程度的控制。若进行了混杂偏倚的评价并证实其不存在,且资料输入、整理及统计运算可靠,那么就可排除研究者误差的可能。在这种情况下,就应重点考量关联的因果关系。因果关系判定常用希尔准则(Hill criteria),主要涵盖时间顺序、关联强度、剂量-反应关系、关联的特异性、实验证据、生物学合理性、生物学一致性、关联的可重复性和关联的相似性等 9 条标准。在现场流行病学调查中,综合所获得的数据进行因果关系的判断时,关联的时间顺序、关联强度、剂量-反应关系、关联的可重复性是较为常用的标准,当前实验证据也尤为重要。

在现场调查中,引起某病的病因不一定都能满足上述准则,也许反应率比想象的要低,病原因子没有从特定的食物中分离到,或者不存在剂量-反应关系等。若调查中发现某因素对大众健康有威胁,不要因为与上述标准不符而放弃应采取的措施。

现场流行病学调查资料分析对突发公共卫生事件意义重大,能助力病因推断、防控决策等。在分析过程中,强调针对不同疾病设计调查表,以及数据整理的关键步骤。描述性分析通过计算发病率判断疫情强度,从病例临床特征,疾病流行的时间、地区、人群分布角度剖析。关联分析方面,病例对照研究和队列研究用于检验假设,队列研究则注重人群特征描述、率的计算及分析方法。解读关联分析结果时,要考虑多种偏倚影响,判断因果关系常用希尔准则,但即便不完全满足准则,发现威胁健康因素也应采取措施,以保障公共卫生安全。

(寇长贵)

第十八章 | 现场干预与处置

 案例 18-1

2009 甲型 H1N1 流感疫情应对

2009 年 4 月 15 日，美国发现 2009 甲型 H1N1 流感病毒感染的首例病例；4 月 18 日，美国将该情况报告给世界卫生组织；4 月 21 日，开始进行疫苗研发；4 月 23 日，相关信息向公众披露。4 月 25 日，距离首例病例发现仅 10 天，世界卫生组织宣布 2009 甲型 H1N1 流感疫情构成国际关注的突发公共卫生事件。4 月 26 日，美国政府宣布全国范围内进入公共卫生紧急状态，美国疾病控制与预防中心随即启动国家应急响应。

尽管世界卫生组织和美国政府高度重视，但流感疫情仍以难以阻挡的态势迅速蔓延。在首例病例发现约一个月后，感染人数就突破了 1 万人。2009 年 7 月 16 日，在记录到 94 000 例确诊病例和 429 例死亡病例后，世界卫生组织发布声明，认为流感大流行在已发生疫情的国家内进一步传播且疫情蔓延到更多国家将不可避免。2009 年的流感大流行以空前的速度在国际上传播。在不到 6 个星期的时间里，新型 H1N1 病毒传播的广泛程度已与既往大流行 6 个多月的传播程度相当。2011 年美国疾病控制与预防中心的模型研究显示，在 2009 年 4 月 12 日至 2010 年 4 月 10 日期间，美国估计感染人数达 6 080 万人，住院治疗 27.4 万人，死亡 12 469 人，住院病例的病死率约为 4.5%。2010 年 8 月 10 日，世界卫生组织宣布甲型 H1N1 流感大流行结束后，2009 甲型 H1N1 流感病毒已成为季节性流感病毒，每年大约导致 3 万美国人死亡。

突发公共卫生事件不仅涵盖传染病暴发疫情，还涉及自然灾害、化学事故、核泄漏、恐怖袭击等多种类型。从 SARS 到案例 18-1 中的甲型 H1N1 流感，再到 2020 年的新型冠状病毒（COVID-19）感染大流行，每一次事件都强烈警示我们，有效的预防以及快速、科学的应对，对于减轻这些事件对人类社会的影响至关重要。本章旨在通过系统阐述现场干预与处置的决策过程、干预策略和具体措施，帮助学生系统地理解突发公共卫生事件现场干预与处置的全过程，培养学生的应急响应能力和危机管理技能。

第一节 | 现场干预决策

一、决策流程

现场干预通常涵盖以下 6 个关键步骤（图 18-1）。

（一）事件识别与初步评估

事件识别作为决策流程的起点，重点在于对事件展开初步快速分析，内容包含确定事件的性质、规模、发生地点、影响范围、潜在威胁以及紧急程度等。关键在于保证信息能够迅速且准确地传达给相关的卫生部门和决策者。

（二）风险评估

一旦事件被识别，须即刻评估事件对公众健康、安全和福祉的可能影响。可借助评估工具和指

NOTES

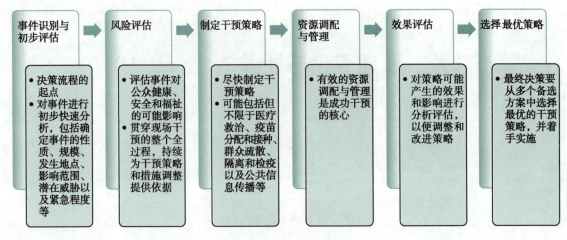

图 18-1　决策流程步骤

南,分析现有的数据和信息,助力决策者了解事件可能引发的具体风险,例如疾病的传染性、致病性、死亡率,以及受影响群体的年龄、健康状况和人口密度等特征,以此评估事件的严重性、紧迫性以及可能的发展趋势,为制定干预策略和措施做好铺垫。风险评估应贯穿现场干预的整个过程。

(三)制定干预策略

在完成风险评估的基础上,须尽快拟定医疗救治、疫苗分配与接种、群众疏散、隔离和检疫以及公共信息传播等干预策略。应综合考量不同策略的可行性、成本效益和潜在影响,一般遵循 8 个原则。

1. **以证据为基础**　科学、循证是最根本原则。切忌盲目依据经验制定干预策略。

2. **有针对性**　依据事件特点、进程和影响来制定干预策略。比如,在传染病暴发流行时,主要依据疫情严重程度、病原体、传染来源、传播途径、事件的危害程度、干预措施效果等因素制定干预策略。通常来说,后果越严重、危害越大的事件,干预策略就越严格、越紧迫。理论上,不同事件的干预策略各不相同。

3. **时效性好**　应与不同阶段的事件特征和调查处置目的相契合。例如,在传染病暴发流行早期,病原体可能尚未明确,此时应迅速制定针对来源和传播途径的干预策略,待病原体明确后还可及时调整策略。

4. **可行性强**　应充分考虑政府、部门或相关单位是否有能力且愿意参与应对,以及应对响应的可持续性,切勿提出不可能实现的建议。

5. **成本效益好**　应具备良好的成本效益,可采用测量的方法估计成本和效益,在缺乏定量证据时可用常识进行判断。

6. **可接受度高**　应充分考虑利益相关者在政策、文化、习俗等方面的接受程度,最好提前进行沟通讨论,增强认同感,以提升可接受度。

7. **兼顾政治和社会影响**　应及时回应社会和公众的关切,尤其是在传染病暴发流行时,要充分考量政治和社会影响,传递准确信息,避免引发舆论风波和谣言。

8. **符合伦理要求**　应做好个人隐私保护工作,确保公平公正,关注少数民族民俗,防止出现性别、职业和地区歧视,避免提出带有侮辱或指责性的建议。

(四)资源调配与管理

决策者须根据事件评估结果和干预策略,合理分配人员、设备、物资以及经费等支持性资源,以确保必要资源能够及时到位。须制定清晰明确的资源调配和管理策略,比如物资储备和管理、紧急采购程序、人员调度和培训等。

(五)效果评估

须对策略可能产生的效果和影响进行分析评估,以便调整和改进策略。评估内容通常包括策略实施的直接效果(如减少感染发病的人数)、间接效果(如对公共卫生系统的短期和中长期影响)以及其他影响(如社区和公众信任度的改变)。对干预策略可能带来的经济负担、社会恐慌等负面后果也须进行评估。效果评估应贯穿现场干预的全过程。

（六）选择最优策略

决策者最终应基于前述步骤,遵循 8 个原则,从多个备选方案中选择最优的干预策略,并迅速组织必要的资源实施策略措施。应指导并密切监控实施过程,及时调整策略。每一次策略调整都应遵循上述步骤和原则。

二、利用决策支持系统和专家咨询

（一）决策支持系统

决策支持系统(decision support system,DSS)是一种借助计算机和信息技术辅助决策制定和问题解决的系统,通常是一类集成了高级数据分析、模型仿真和实时信息处理的软件平台,能够快速处理大量数据,提供实时分析和预测,进而支持决策者快速精准决策。目前,国家级和部分省市级疾控机构已开发并配置了此类系统(如智慧应急指挥调度管理平台等)。DSS 具有以下 3 方面区别于传统方式的优势。

1. 高级数据分析　可以通过收集和分析历史与实时数据来辅助决策。在应对传染病类事件时,通过分析传染病监测数据,结合社交媒体检索数据、医疗机构门急诊记录以及媒介、环境监测数据等,DSS 能够帮助识别疾病暴发的早期信号,还能帮助了解疫情现状和发展趋势、疾病特点和传播模式以及干预措施的潜在效果等,以便制定和及时调整干预策略和措施。

2. 模型仿真　可借助计算机模型,模拟不同干预策略可能产生的结果,包括疾病传播速度、干预措施效果评估等,通过预测预警来辅助决策。

3. 实时信息处理　能够实时整合不同来源的信息,如医疗卫生监测数据、交通运输数据、海关监测数据、地理信息数据、环境气候数据、网络媒体舆情数据、移动可穿戴健康追踪数据等,为决策者提供最新动态。

（二）专家咨询

专家团队提供的见解、建议和反馈能够帮助决策者更好地理解现场情况,并指导他们选择最合适的干预措施,因此,在处理复杂公共卫生事件中往往发挥着不可或缺的作用。专家咨询可以从提供专业见解、政策和伦理指导、危机沟通等 3 个方面发挥作用。例如,在案例 18-1 中,墨西哥政府面对流感大流行的挑战和威胁时,向国际公共卫生专家咨询防控建议,制定了关闭学校、远程办公和大规模疫苗接种等干预策略。

第二节 ｜ 现场干预的实施

一、应急响应

（一）应急响应启动

通常从以下 5 个方面考虑启动条件。

1. 事件严重性　根据事件可能对公共健康、安全和社会秩序造成的影响程度,确定应急响应启动级别。

2. 事件紧急性　主要考虑事件发生速度和潜在扩散能力。对于发生速度快、蔓延迅速且波及面广,可能导致重大损害的,应立即启动应急响应。

3. 资源可用性　评估现有人员、设备、资金等资源是否足以应对事件,如资源不足,可能需要启动应急响应以调动额外资源。

4. 信息证据充分性　支持启动应急响应的信息和证据是否充分,如事件规模、影响范围、可能后果等。

5. 法律法规政策要求 依照相关法律法规、政策和预案方案等文件规定,满足启动条件时,应适时启动应急响应。

(二) 应急响应流程

1. 信息收集与评估 通过监测系统、情报报告和现场调查收集关键信息。对信息进行快速评估,确定是否满足启动条件。

2. 决策 由相关管理部门或应急响应领导小组根据评估结果做出决策,决策过程应快速、透明,并记录所有决策依据。

3. 通知与动员 一旦决定启动应急响应,应立即通知所有相关机构和人员,动员所需人员、设备、物资等资源。

4. 部署与执行 根据预先制定的应急预案和应急作业计划,迅速部署资源并实施现场救援、疏散、隔离、治疗等应急响应措施。

5. 信息沟通 建立有效的信息沟通机制,确保信息在应急响应团队、政府机构、公众和媒体之间准确、及时地传递。

6. 持续监控与评估 对已实施的应急响应措施进行持续监控和评估,根据实际情况调整策略和措施。

7. 后续行动 后续行动包括事件稳定后的恢复和重建,以及应急响应复盘和总结。

二、应急作业

(一) 建立应急作业中心

在启动应急响应后,首先需要迅速建立或启动预先设定的应急作业中心(emergency operation center,EOC)来进行现场管理和资源调配。EOC 作为核心机构,负责收集信息、分析数据和下达指令,应配备必要的通信和信息技术设备,如地理信息系统、实时数据分析和移动通信技术;应依托相关部门,与联防联控机制内的多个部门和机构建立有效的密切协作机制,确保应急作业能够跨越行政和地理界限。

(二) 评估与资源需求分析

须进行资源需求分析,如医疗物资(如药物、医疗设备、防护用品等)、人力资源(如医生,护士,疾病控制、后勤支持人员等)以及其他必需品(如食品、水、能源等)。

(三) 资源分配与管理

资源分配与管理应遵循优先级原则,根据事件的严重性和影响范围,优先支持关键区域和脆弱人群;应与事件发展变化和应对策略调整相匹配;必须严格遵守相关法律法规,尊重人权,符合伦理,确保公平、透明、合理,避免浪费。需要建立高效的供应链,监控物资的储备、运输和分发。还应与可靠的供应商建立紧密联系,确保有需要时迅速增加物资供应。在合理调配医疗卫生专业人员,后勤、安全、通信等人力资源时,还应关注人员的心理健康和生理需求,提供必要的支持和建立轮休制度。

(四) 事后评估与反馈

组建包括公共卫生专家、应急管理人员和一线人员、受影响群体代表等人员在内的多学科评估团队;收集事件处理过程中的关键决策、资源调配、医疗救治效果、信息传播活动等信息,以及一线人员、管理层人员和受影响群体代表的反馈和意见等;通过数据分析和访谈,总结经验教训,形成评估报告并分享给所有相关人员和机构;相关人员和机构根据评估结果,形成制定或修订应急预案、加强资源储备、提升医疗救治能力、优化信息传播机制等具体改进计划。

三、现场安全评估

(一) 准备阶段

根据事件类型及现场调查处置需求,组建由适当专业人员组成的评估团队。例如,传染病疫情的现场安全评估团队应包含传染病学家、生物安全专家、卫生应急专家等。确定现场安全评估的主要目标,如人员安全、环境稳定性等。收集现场安全评估所需的相关信息,例如地理位置、环境条件、历史事故记录等,为评估做准备。

(二) 初步评估

完成前期准备后,对现场进行快速视查,识别显而易见的危险,同时结合从第一响应者、目击者和相关人员处收集的一手信息,识别最主要或最明显的风险。

(三) 详细评估

对初步评估中已识别的风险进行详细分析,包括风险的性质、可能的影响、影响范围等。同时,进一步收集信息,全面评估所有可能的风险,并根据风险发生的可能性和后果的严重性进行排序。重点确定可能会受到风险影响的人员,例如,应急响应人员、现场受害者、周围社区居民等。

(四) 制定和实施安全措施

根据风险评估结果,尤其是风险排序结果,确定安全优先事项,并制定具体的安全措施,如设立安全警戒区、疏散人员、提供个体防护装备等;制定紧急情况下的应急响应计划(应急预案),例如逃生路线、救援点等。同时,持续监控和定期报告现场风险状况,做好随时调整安全措施的准备。

(五) 复盘和改进

事件结束后,评估安全措施的效果,总结经验教训。

四、多部门协调

多部门协调的典型范例是我国在多次重大疫情应对中所采用的联防联控机制。须组建领导小组,一般由政府牵头,在主责部门(例如卫生健康委员会)内部常设管理办公室,负责统筹协调各部门行动。具体工作包括明确各部门的职责与任务,梳理各部门可供调配的人员、设备、物资等资源;组织各部门共同制定工作方案和应急预案,并定期组织培训与演练;定期召开跨部门协调会议,讨论应对策略,解决协作过程中出现的问题;建立信息共享机制,实时更新事件进展和资源需求情况;建立联络员机制,各部门须及时向应急指挥小组报告工作进展和存在的问题。

多部门协调工作最好具备明确的法律依据,同时可辅以财政补贴、表彰奖励等政策激励措施。此外,多部门协调的进展和成果也可向公众公开,以此提升政府公信力和公众信任度。

第三节 ｜ 主要干预和处置措施

一、病例治疗与隔离

(一) 治疗

当遇到由传染病、媒介或寄生虫引发的疾病等特殊情形时,临床专家与公共卫生专家会共同拟定临床治疗方案,并依据临床诊疗和防治指南,结合病情变化及时更新方案。对于存在特效治疗药物的疾病,优先为患者使用特效药物,例如抗流感病毒的神经氨酸酶抑制剂类药物、药敏有效的抗生素等。用药时尽量按照推荐方法,比如建议在 48 小时内使用神经氨酸酶抑制剂类药物。对于尚无特效治疗药物的疾病,如埃博拉病毒病,以支持性治疗为主,涵盖呼吸、循环等生命支持措施。针对孕妇病例、免疫缺陷人群(如 HIV 感染者)等特殊人群,须给予特别的医疗护理,保障母婴安全,或采取更为严格的防护和治疗手段。

(二) 隔离

隔离方式一般分为集中隔离和居家隔离。集中隔离通常用于有临床表现,或处于潜隐期和传染期的病例;当疫情规模有限,医疗机构或集中隔离场所尚有容纳空间时,也可用于所有感染者(包括病例、轻症和无症状感染者)。在任何情况下,重症患者或需要特别护理的患者都应在指定医疗机构集中隔离治疗。集中隔离期间,务必做好生活、心理和医疗服务保障。居家隔离一般用于轻症或无症状感染者居家自我健康观察;当疫情规模过大,医疗机构和集中隔离场所超负荷时,不得已对所有感染者实施居家隔离。

隔离期限依据疾病的潜伏期和传染性设定,不可随意缩短或延长。采取隔离管理措施时,针对高传染性疾病或处于传染期的病例转运,应尽量做到一人一车,保证司乘人员不暴露于感染风险中;高传染性的呼吸道传染病患者集中隔离时,要确保不会因通风或空调设置致使病原体在集中隔离点内部传播扩散。隔离点工作人员须做好个体防护,必要时还应对隔离点内部环境,以及隔离点对外排出的气体、污水、垃圾和排泄物等进行消毒处理。

二、风险人群识别与管理

(一)密切接触者追踪与管理

密切接触者(简称密接)因存在明确的传染源暴露史,感染发病风险极高。通常由疾病控制专业人员通过访谈病例或知情人识别确定密接,再通过电话等方式联系密接并对其实施隔离管理(详见本节病例治疗与隔离)。

由于传统方式耗时耗力、效率较低,近几年引入卫星导航定位、手机 app 或蓝牙信号等数字追踪技术,可自动记录个体间的近距离接触事件,极大提高了密接判定和追踪效率。例如,新加坡在新冠疫情应对中开发并推广使用的手机 app,利用手机蓝牙信号记录用户之间的接触历史,一旦某个用户确诊,就能迅速通知所有近期接触过的人就近就医或主动报告。不过,新技术的应用引发了公众对个人隐私受侵犯的担忧,因此需要严格的数据管理和匿名化处理。多个国家的政府和国际组织制定了相关法规,规范数据的收集、使用和分享,如欧盟的《通用数据保护条例》(General Data Protection Regulation,GDPR)和美国的《健康保险流通与责任法案》(Health Insurance Portability and Accountability Act,HIPAA)。许多国家推行匿名化和数据最小化原则。在技术开发阶段,采用安全的编程实践、加密技术和访问控制机制,也是保护用户隐私的重要举措。

此外,密接判定标准的设定是现场干预的潜在挑战,对隔离场所,调查人力、物力、财力等资源调配的干预决策影响较大。所以,设定密接判定标准时应在风险评估的基础上,兼顾科学性与可行性。

(二)健康高风险人群识别与管理

对存在潜在暴露感染发病风险人群的识别,通常与密接人群判定存在一定关联。一般来说,与病例、传染源或相关环境有直接或间接暴露等流行病学关联,但又不符合密接判定标准的一般接触者,可判定为该类人群,进而在一定时期内(如一个最长潜伏期)对其进行健康监测(自我监测或集中管理),以便及时发现潜在感染者。

对于重症死亡高风险人群,须进行现代健康风险评估。随着新技术发展,除医学检测和临床评估外,还可运用大数据分析、人工智能算法等技术手段,但同样存在新技术应用与隐私保护的平衡问题。例如,利用可穿戴设备动态收集分析电子健康记录,掌握某种疾病的重症死亡风险因素变化情况。

三、海关检疫与边境控制

边境口岸常用措施包含体温筛查、健康检查和旅行史调查等。体温筛查是常用的初筛手段,能快速识别可能的疑似感染者(传染病患者通常伴有发热症状)。入境旅客健康检查一般包括医学症状观察和个人健康申报。当发现可疑旅客时,在采取隔离措施的同时,通过问卷调查和航空电子信息系统详细了解旅客的旅行背景,重点排查与疫情相关的敏感区域旅行史,以及可疑病例或野生动物暴露史等信息,并做好信息通报、样本采集和向定点医疗机构转运的准备。

实施海关检疫与边境控制措施时,应注重平衡严格性与流动性。要依据不同国家和地区的疫情动态风险评估结果,及时调整海关检疫措施的严格程度;提前制定清晰统一的操作流程和标准;制定应急预案,以便在发现可疑人员甚至疑似病例时,海关各部门及所在辖区医疗疾控机构能够迅速联动;尊重旅客的基本权利和尊严,向公众和旅客清晰阐释检疫措施的必要性和法律依据,为需要隔离或进一步医疗观察的旅客提供必要的信息、语言支持、食物供应和医疗服务等援助。在处置涉外事件时,加强国内不同部门之间,以及与其他国家及国际组织的合作与信息共享。

四、污染物及污染环境处置

常用措施有清洗、消毒和污染物处理三种方式。清洗可使用水、肥皂、防腐剂、去污剂擦洗,或用真空吸尘器去除病原体或物体表面有利于病原体生存及繁殖的有机物,从而减少病原体数量和降低传播危险。消毒可采用化学或物理方法杀灭或去除物体表面和环境中的病原体,应优先选用对环境影响较小的消毒剂。污染物处理可通过追踪、召回、收集等方式,分类收集不同类型污染物,再根据污染物性质,采取销毁、焚烧、填埋等专业处理方法进行清理。尽可能采用可持续性处理方法,并严格按照环保标准和安全规范处理污染物,防止污染物进入环境造成二次污染。

五、媒介生物和动物传染源控制

在涉及媒介或动物传播的传染病疫情(如禽流感、登革热、狂犬病)调查处置时,卫生、农业、林业等相关部门须在联防联控机制基础上,采取媒介生物和动物传染源控制措施。对于媒介生物控制,通常在利用药物、媒介生物天敌或病原微生物控制数量或杀灭的同时,对相关环境进行处理,如采取清除媒介生物孳生地的措施,包括排干积水、清理垃圾等,破坏其生存和繁殖环境。应尽量使用对人类和非靶标生物毒性较低的农药,减少对生态系统的破坏。可通过设置诱捕站或生态数据收集技术等手段,动态掌握媒介生物种群状态,及时预警并调整控制策略,精准施策。对于动物传染源控制,要对疑似患病或已确诊动物进行隔离治疗或扑杀,防止病原体扩散;对事件波及区域的相关家禽、宠物及野生动物加强监管,定期接种疫苗,并通过健康宣教强化养殖户和公众正确的动物养护和疾病预防知识,降低人畜共患病风险。

六、应急疫苗接种与药物预防

(一)应急疫苗接种

首先依据流行病学数据和疫情趋势,科学制定应急接种计划和时间表,然后根据疫情严重程度和影响范围,迅速调配和分发疫苗资源。同时确定优先接种群体,通常包括医护人员、老年人、儿童以及患有慢性疾病的人群。一般采取集体接种、设置流动接种点和延长接种时间等复合策略。甲型 H1N1 流感疫苗这类疫情应对期间研发上市的新疫苗,还会面临疫苗全球范围公平分配问题,应通过世界卫生组织等国际机构进行协调,避免垄断,尤其要考虑低收入国家的需求。还应根据实际情况及时调整接种策略,如在疫情突变时迅速扩大接种范围,同时开展广泛的宣传活动,消除公众疑虑,提升接种意愿。

(二)药物预防

为无法立即接种疫苗、重症死亡高风险或高暴露风险(如一线医疗卫生应急队员)等人群提供预防性药物。预防性用药必须有明确的用药指南,涵盖剂量、用药时间和可能的副作用,还要对预防性药物的使用进行严格监管,防止滥用和不当使用引发抗药性问题。同时,加强药物研发,寻找更多有效的预防和治疗手段,为应对未来疫情做好准备。

七、个体防护与暴露后预防

所有可能接触患者、媒介、可疑动物、被污染的物体,或进入污染环境、需要进行高风险操作的人员,均须穿戴个体防护装备(详见第八章)。一旦暴露于病原体,如被抓伤或刺伤、触摸或被血液、体液等喷溅,应立即用肥皂和水清洗皮肤,并使用消毒剂对受污染物品进行消毒,同时采取应急接种疫苗、注射免疫球蛋白、服用化学药物(如受体拮抗剂)等必要的暴露后预防措施。暴露后人员还应即时开始医学观察(持续至少一个最长潜伏期),并在必要时进行病原体检测。应提前制定详细的暴露后处

NOTES

理流程,包括何时报告、向谁报告、采取什么措施等,还应为暴露后人员提供心理咨询和支持。

八、风险沟通与健康教育

风险沟通是任何疫情暴发和紧急卫生事件的核心公共卫生干预措施。应急处置中的风险沟通尤其要遵循平等、诚实、清晰、倾听、回应等基本原则(详见第二章)。在突发公共卫生事件应急处置过程中,主要的健康教育方式包括通过各种媒介普及健康知识,以及组织社区居民或集体单位人员培训和应急演练,提高公众对于公共卫生紧急事件的认识和应对能力等(详见第三章)。

九、非药物性干预

非药物性干预(non-pharmacological interventions,NPI)措施通常包括隔离传染源、密接追踪与管理、旅行限制和取消群众集会等增加社会距离的措施,以及洗手和戴口罩等个人健康行为改进措施。部分NPI措施在上文中已有提及,此处主要介绍常用的三类增加社会距离的措施:通过旅行限制、居家令或就地隔离等措施,限制人员流动,减少病原体传播机会,如新型冠状病毒大流行期间采取的航班阻断、停发签证、小区静默等措施;暂时关闭学校、商场、娱乐场所等人员密集的公共场所,停止大型集会,降低人群密度和接触频率,例如停课、停工、停学,取消或推迟体育赛事、音乐会等;封锁疫情严重区域,禁止人员进出,集中资源进行疫情防控,如新型冠状病毒大流行应对早期的封城措施、鼠疫疫情划定疫区等。

采取增加社会距离措施时,应充分评估社会经济影响,必要时,为受影响行业和企业提供财政补贴或税收减免,减轻经济负担;确保封锁区域的食品、医疗用品和生活必需品等物资供应;关注公众心理,必要时提供心理咨询服务;建立有效的信息发布机制,确保居民及时了解疫情动态和防控措施;强化社区参与和合作,动员社区资源,形成联防联控机制,提高社区自我管理能力;提前制定预案,逐步放宽限制,有序恢复,避免因突然解封导致疫情反弹。

十、长期健康管理与康复服务

在突发公共卫生事件,尤其是大规模疫情之后,长期健康管理与康复服务可为受疫情影响的人群提供全面的卫生健康服务,助力他们尽快恢复正常生活和工作状态,减少疫情对社会的长期影响。比如,某些疫情大流行之后,需要为受疫情影响的人群提供长期健康监测服务,包括定期身体检查、生理和心理健康状况评估等,由于可能需要随访数年甚至数十年,通常需要建立健康数据库,便于长期追踪和分析;可利用现代信息技术,如移动健康应用和远程监测设备等,提高监测效率和准确性;还可为需要康复的人群提供专业的物理治疗、心理辅导和职业康复服务,例如社区康复服务自助小组、社区活动或家庭医生康复咨询服务等。

开展长期健康管理与康复服务会面临资源投入和随访对象依从性等挑战,需要政府和社会各界提高重视程度,卫生、疾控、社会保障、民政等相关部门协同合作,在增加对长期健康管理与康复服务经费投入的同时,加强专业人才培养,还要通过健康教育与宣传,提高公众对长期健康管理和康复服务的认识,消除对受影响人群的歧视,促进社会包容和支持。更进一步,可通过制定法律和相关政策,确保受疫情影响的人群能够平等获得必要的健康监测和康复服务,保障受影响人群的权利。

在应对突发公共卫生事件时,现场干预与处置至关重要,不仅需要坚实的理论支撑和扎实的实际操作技能,还须事先进行周全的应急计划和演练。突发公共卫生事件现场干预与处置的全过程通常涉及决策过程、干预策略和具体措施等方面。此外,为更好地应对不断变化的病原体和新的公共卫生挑战,现场干预与处置融入了最新的科研成果和技术。未来的公共卫生专业人员应系统学习并掌握相关知识,培养应急响应能力和危机管理技能,从而有效识别、评估和应对突发公共卫生事件,守护和促进公共健康。

(周　蕾)

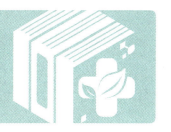

第十九章 | 调查报告撰写

现场流行病学调查在传染病、食物中毒等突发公共卫生事件防控中扮演着至关重要的角色,尤其是在面对如新型冠状病毒大流行疫情时,现场流行病学调查在疫情溯源、传播链确认和阻断、密接追踪管理、环境消毒处理等防控策略制定和防控措施实施等方面发挥了重要作用。现场流行病学调查报告是流行病学实地调查的核心产出,它不仅为专业人员及时总结疫情态势、控制效果及处置进展提供依据,也是决策者分析疫情、制定防控策略的关键参考,同时满足公众知情权,指导公众预防控制,并促进国内外公共卫生同行间的经验交流与共享,服务于当前及未来疫情防控。以下是呼吸道传染病疫情期间一份常见的现场流行病学调查报告框架。

> **疫情调查报告框架示例**
>
> ## 某地呼吸道传染病疫情现场调查报告
>
> 调查报告的背景信息:介绍事件的发现和报告过程,以及开展疫情调查处置的行动概况。
>
> ### 一、疫情概况
>
> 描述事件病例总数和分类(包括确诊病例、疑似病例和无症状感染者);重症及死亡情况,包括发病数、死亡数和病死率等。还可以加入疫情发生地的一些背景信息。
>
> ### 二、疫情特点
>
> **(一)三间分布**
>
> 分别描述疫情的时间、地点、人群分布情况,结合流行曲线和地图等多种展示形式。
>
> **(二)重点病例**
>
> 对首发病例和/或指示病例、死亡病例以及流行病学判断有意义的重点病例的基本情况(姓名、年龄、性别、职业、发病时的居住地址、身份证号)、发病和诊疗经过、临床表现、疫苗接种史、标本采集和检测情况、病情进展及转归情况、暴露史、密切接触者、发病后活动轨迹、个体防护措施情况等进行重点报告。
>
> **(三)疫情传播扩散特点**
>
> 1. 分析整个暴发疫情的传播扩散特点,绘制病例关系图、时序图等。
>
> 2. 对其中有流行病学意义的聚集性疫情情况重点报告调查结果,包括每起聚集性疫情的概况、分布特点、传播链、溯源调查以及危险因素相关的病例对照研究或队列研究结果等。在溯源调查相关部分还应描述暴露场所的环境、共同暴露人数、人员接触和防护情况。必要时,可绘制暴露场所平面图。
>
> 3. 还可以结合时空分析、数学模型等新方法,分析疫情传播扩散相关的流行病学特点和关键参数,如基本繁殖指数、代间距等。
>
> ### 三、实验室检测结果
>
> 人、环境、动物等不同来源、不同类型的样本采集和检测结果,一般会有一张一览表作为附件。

四、密接追踪与管理

描述病例与其密切接触者的关系、接触方式和频率、最早和最后接触时间,确定密切接触者总数、转归情况及人数。一般会有一张一览表作为附件。

五、采取的措施

描述针对此次聚集性疫情采取防控措施的种类、时间及落实情况。

六、调查结论

结合所有调查结果,给出本次暴发疫情规模、影响和传播代际以及传播链的判断,明确传染来源和传播途径,对疫情发展趋势给出分析研判的结论。

七、建议

基于本次疫情调查结果和发现的问题,提出针对性防控建议。

撰写人(团队)及其单位署名

报告撰写日期

第一节 | 目的与基本要求

编写现场调查报告是流行病学实地调查的核心环节,其作用因读者、受众和使用者不同而有所区别。参与现场调查处置和应对的专业人员作为现场调查报告的撰写者和第一使用者,需要通过撰写现场调查报告来及时总结和反映疫情态势、控制措施效果以及应急处置工作进展。决策者作为现场调查报告的关键读者,需要通过研究现场调查报告,分析调查结果和重要发现,掌握疫情动态,探究疫情原因,并由此提出进一步现场调查研究建议以及防控决策建议,因此,现场调查报告是分析决策的重要依据。公众作为现场调查报告的受众,需要通过现场调查报告来理解疫情发生发展变化的过程及可能的原因,从而满足公众的知情权。此外,更重要的是,需要通过阐释调查结果,提出公众应该采取的预防控制措施。因此,现场调查报告还是应急处置风险沟通工作的必要基础。国内外公共卫生领域的同行作为现场调查报告的核心受众,需要通过现场调查报告来交流调查发现、共享调查经验乃至教训,以便为现时或未来类似疫情的预防、调查和控制服务。现场调查报告应遵循以下基本要求。

一、科学性

现场调查报告的撰写一定要遵循科学原理,基于科学事实、客观数据和详尽的资料信息,采用科学的分析方法,通过逻辑推理,得出合理的科学结论,最终反映现场调查的真实情况,避免主观臆断。

二、真实性

撰写调查报告的过程本质上是一个基于客观事实认知和阐释所调查事件的过程。即使调查结果暂时不明确或与现有知识相矛盾,也应准确记录和客观报告,确保真实反映现场情况。真实性是调查报告的基石。

三、规范性

现场调查报告撰写应遵循相应的写作规范,例如,报告内容包含所有关键的调查方面;报告结构包括调查背景、方法、过程、结果、结论以及建议措施等部分;使用专业术语和统一的度量单位;格式、引用和参考文献符合相关规范;使用清晰、简洁的语言编写,易于非专业人士理解等。规范性确保了调查报告的专业和权威。

四、时效性

现场调查报告是进行深入调查和做出快速决策的重要基础。调查报告尤其是初次报告和进程报告,必须在完成调查或获取最新信息后迅速撰写。我国对突发公共卫生事件的信息报告管理规范明确指出了现场流行病学调查报告的类型和时间要求。

五、针对性

现场调查报告常用于解决当下正在面临的传染病疫情控制等实际问题,具有明确的针对性,需要以问题为导向,突出重点,为现场调查和应急处置服务,切忌简单罗列所有调查到的信息(尤其是与解决问题无关的信息)。

六、实用性

现场调查报告能即时指导当前公共卫生工作,提供具体、实用的应对策略。同时,调查中的发现应对当前整体或全局公共卫生工作具有指导意义,具备更广泛的公共卫生实用价值。因此,通常会将调查发现及时转化为科学论文进行发表,以使更多人了解和掌握调查与处置情况,从而带来更广泛和深远的影响。

第二节 ｜ 不同类型调查报告的撰写要求

调查报告可以根据事件的发生、发展过程,以及调查进展和报告撰写时间,分为初次报告、进程报告、阶段小结、专题分析报告和结案报告等5种不同类型,以满足不同阶段现场调查和处置需求。5种类型调查报告的主要特点及要求见表19-1。

表 19-1　5种类型调查报告的主要特点及要求

报告类型	撰写时间	核心内容	作用和目的	特点
初次报告	突发事件初步核实后立即撰写	初步判断事件类型和性质;当前已知情况和趋势分析	及时报告事件相关情况,为后续调查控制提供依据	简洁明了,快速完成
进程报告	在获得最新信息后尽快完成	反映关键进展、控制效果、发展趋势以及前期工作效果评估结果等	为后续工作提出建议	即时性动态反映变化和进展
阶段小结	事件处置关键阶段或重大进展时,需要对控制策略和措施进行重大调整时	总结评估之前的调查处置工作、分析趋势	为决策提供依据和建议	全面、及时
专题分析报告	当发生特殊事件或调查处置中有特殊发现时	围绕某一特定主题分析和总结,回答事件调查处置过程中某一特定问题	为决策提供依据和建议	信息内容准确,有针对性,可在处置任何环节和阶段撰写
结案报告	事件调查处理结束后(通常2周内)	对整个事件调查处置工作的全面回顾与总结	为今后类似事件调查处理提供参考,满足资料存档要求	内容全面、信息完整、数据准确

一、初次报告

一旦突发事件初步核实后,应迅速基于初步调查结果撰写初次报告,为后续调查控制提供依据。初次报告要求快速完成,简洁明了,应包含事件名称、初步判断的事件类型和性质、发生地点和时间、

NOTES

发病和死亡人数、主要临床症状、可能的原因、已采取的措施,以及报告单位、报告人及联系方式等内容。

具体撰写要求:①简要描述事件的发生、发现过程。②对已知的事件特征,如时间、地点和人群分布进行概况描述,并简要分析研判事件性质、影响范围和危害程度。③根据当前情况和趋势分析,说明已开展的工作和已采取的措施,并提出进一步行动建议。

二、进程报告

进程报告的主要目的是持续反映特定事件在调查处置过程中的关键进展、控制效果、发展趋势以及前期工作效果评估结果等,并据此为后续工作提出建议。进程报告应在获得最新信息后尽快完成,确保内容的即时性和迅速的信息传递。进程报告的撰写频次通常没有统一要求,基本原则是及时动态反映变化和进展,但是,对于重大及特别重大突发公共卫生事件调查处置,在《国家突发公共卫生事件相关信息报告管理工作规范》中明确要求至少按日进行进程报告。

具体撰写要求:①描述事件的最新发展和处置进程。②提供事件的最新诊断信息,分析报告可能的原因及其影响因素。③评估事件当前的态势。④评价已实施的控制措施效果。⑤提出后续工作建议。

三、阶段小结

如果突发公共卫生事件的调查处置持续时间较长,如大流行疫情通常持续一年以上,尤其当事件调查处置达到某个关键阶段,或事件调查处置取得重大进展,或需要对现场调查控制策略和措施进行重大调整时,均需要撰写阶段小结。

一般从以下5个方面全面、及时地对调查处置工作进行阶段小结:①全面审视和总结之前的调查处置工作;②对事件处置情况进行阶段性评估;③预测事件的发展趋势;④对未来工作方向提出建议;⑤分析论证重大措施的调整。

四、专题分析报告

专题分析报告是针对特殊事件或调查处置中的特殊发现,围绕某一特定主题撰写的分析报告,其主要作用是对某一特定主题进行全面、深入、细致的分析和总结,回答事件调查处置过程中某一特定问题,进而为决策提供参考依据。专题分析报告可以在事件处置全过程的任何环节和阶段进行撰写,要求信息内容准确,报告有针对性。

五、结案报告

结案报告是在事件调查处理结束后,对整个事件调查处置工作的全面回顾与总结,要求内容全面、信息完整、数据准确。虽然通常没有统一的时间规定,但是,按照《国家突发公共卫生事件相关信息报告管理工作规范(试行)》要求,达到《国家突发公共卫生事件应急预案》分级标准的突发公共卫生事件结束后,应由相应级别的卫生行政部门组织评估,在确认事件终止后2周内完成结案报告。

具体撰写要求:①全面梳理和总结事件的发现、报告、调查、处置全过程。②详细描述现场调查采用的方法、数据来源及收集过程、数据分析方法、研究结果及其解读等。③阐述事件调查处置中采取的公共卫生学措施及其效果评价的方法和结果。④分析总结事件发生的原因及其相关影响因素。⑤总结调查处理过程中出现的问题和宝贵的经验教训,提出对未来类似事件的处理建议或预防措施等。

第三节 | 基本格式

现场调查报告在格式上具有较高的灵活性,没有严格的字数限制。根据内容的需要、使用目的和实际工作需求,报告的长度和详细程度可以有所不同,侧重点也可依据具体情境进行调整。通常,调查报告更注重描述事件的发生、发现和进展,深入探讨关键科学问题,分析现场工作中的问题,研判、分析事件的发展趋势,以及提出针对性的预防和控制措施。尽管具有较好的灵活性,调查报告的撰写仍应遵循一定的基本结构,通常包括标题、摘要、前言、正文 4 个部分。

一、标题

标题应明确而简洁,能够反映现场调查的主要内容即可,如"2009 年 7 月某县 O139 霍乱暴发调查",根据需要,可以省略时间和地点。应确保标题与内容匹配,避免标题过于宽泛而内容不足,或内容与标题不相关。

二、摘要

摘要部分应在完成整个调查报告的正文后撰写,它简要介绍了事件的概况、调查的主要发现和结论及其意义。摘要的目的是让读者能快速准确地理解整个调查报告的核心内容。不是所有调查报告都要有摘要,但通常在结案报告中应包含摘要。此外,紧急情况下,为了迅速决策,也应提供摘要,以便决策者能快速掌握关键信息。

三、前言

前言部分应简洁地(几百字)介绍调查的背景和基本情况。通常需要阐述 4 个方面的内容:①调查的紧迫性,包括疫情的发生、报告过程,事件影响范围及严重性(病例数、死亡数)等;②赶赴现场前的初步处理情况,涉及前期调查结果、已采取的措施及其效果,以及待解决的问题等;③调查的授权和目的,说明是基层请求、上级指派还是事件本身的需求驱动本次调查;④目前调查进展,包括现场工作开展情况,调查时间、地点、参与人员、方法和初步结论等。

四、正文

这部分内容是调查报告的主体和核心,一般包括以下 6 个方面。

(一) 事件背景

简要描述事件发生地的相关背景信息,以展示事件发生的自然环境、社会人文等客观背景。可突出强调与事件直接相关的背景情况,如地理位置、环境气候、人口结构、社会经济状况、卫生服务状况、既往疾病流行情况、当地预防接种情况等,以及一些与事件性质和可能原因有关的特殊背景信息。例如,虫媒传染病疫情的调查报告中,应提供媒介的种类、数量及其变化情况;肠道传染病疫情的调查报告中,应重点介绍当地的食品、饮用水等卫生状况;集体单位传染病突发事件的调查报告中,应提供该集体的人员构成和日常活动模式等基本情况。背景部分应避免交代不清或混淆无关细节;背景部分的最后还应明确说明调查目的和重要性。

(二) 调查方法

清晰、明确地简述此次现场调查采用的主要方法,包括病例定义、病例搜索、发病诊疗信息收集方法、暴露调查和测量方法、分析性研究设计、实验室采样检测方法、现场卫生学调查方法,以及统计分析方法等。

 案例 19-1

本次调查的病例定义为"2013 年 6 月 3—23 日,某社区居民中出现腹泻(大便次数 ≥3 次/24h 且粪便性状改变)症状者"。通过查阅当地社区医院的就诊记录,并在社区工作者带领下逐一走访居民家庭进行病例搜索。

NOTES

（三）调查结果

调查结果部分是整个调查报告的核心，通常包括事件总体情况，病例临床特点（含临床辅助检查结果），流行病学特征［如时间分布、地点分布、人群分布，相关流行病学因素调查或现场卫生学调查，实验室检测结果，形成假设并验证假设（分析流行病学结果）］，处理过程及效果评价，问题与建议等 5 个部分。资料整理和数据分析结果的展示内容要与调查方法部分保持一致。应全面、客观地列举所有相关材料（也包括阴性结果），而不仅仅介绍支持结论的资料和结果。

1. **事件总体情况**　描述事件的全貌或疾病的流行情况，通常包括疫情的强度、影响范围和严重程度，如病例数、发病率或罹患率、重症/危重和死亡人数、死亡率、病死率及波及范围等。同时，应根据调查方法中定义的病例诊断标准，明确区分疑似、可能（临床诊断）和确诊病例的数量。

 案例 19-2

共搜索到麻疹病例 19 例，其中 17 例为确诊病例，2 例为疑似病例，均在同一村庄，该村所在街道及邻村无麻疹病例报告。

2. **病例临床特点**　描述患者的临床症状、体征和临床分型的特征，以及各种临床辅助检查的结果，通常采用频数分布表来展示数据。

 案例 19-3

2009 年 4 月某市某小学水痘疫情临床症状以 5 种表现为主，其中，所有病例均有出疹且以丘疹为主的症状，63% 的病例出现发热，部分病例有厌食、头痛、咽痛等症状，具体分布见表 19-2。

表 19-2　2009 年 4 月 5—10 日某小学水痘疫情临床症状

症状	病例数/人（$n=16$）	比例/%	症状	病例数/人（$n=16$）	比例/%
出疹	16	100	发热	10	63
丘疹	11	69	厌食	7	44
水疱	10	63	头痛	7	44
红色斑疹	9	56	咽痛	7	44

3. **流行病学特征**　描述疾病的流行强度和影响范围，包括总病例数、罹患率、死亡数、死亡率和病死率等。尽可能使用率进行描述，并采用图表来简化表达，以清晰展示事件的波及范围和时间、地点和人群分布特征。

（1）时间特征：通常采用流行曲线来描述事件或疫情的时间分布特点，进而识别疫情的流行高峰和传播模式。在绘制流行曲线时，横轴为时间轴，一般用发病时间（在分析病例报告及时性时也会用报告时间），时间间隔应尽量与疾病潜伏期匹配，纵轴为病例数。在流行曲线上，通常会突出标记首发病例和末例病例的发病时间，还会标注疫情发现、报告、指示病例发病，以及主要控制策略和措施实施的关键时间节点。

 案例 19-4

某地发生麻疹疫情，首发病例为 1 名 28 月龄女童，6 月 4 日从外地到达该地，当晚出现发热症状。6 月 14 日—8 月 3 日共发生了 18 例续发病例，流行曲线呈典型的人传人模式（图 19-1）。

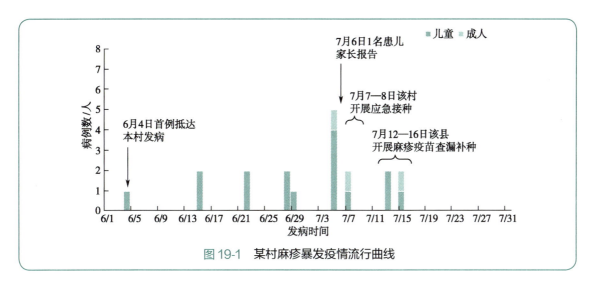

图 19-1　某村麻疹暴发疫情流行曲线

（2）地区分布：地区分布的特点能够通过表格或地图呈现。地图凭借其清晰、直观的特性，便于使用者快速识别和比较不同地区间的差异，也有利于展示空间发病趋势或地区聚集性，所以通常是描述与解释地区分布数据的最佳方式。绘制地图时，可以借助 ArcGIS 等软件，在标准地图的基础上进行绘制；也能够依据现场调查结果，自行绘制示意图。需要注意的是，使用标准地图时，务必遵循相关法律法规。

 案例 19-5

　　图 19-2 是某校学生胃肠炎暴发疫情的平面示意图，学生宿舍共 4 栋，A、B、C 栋相对集中，并距学生食堂较近，D 栋在教学区的东侧，距离较远，须步行 20 分钟才能到学生食堂就餐；宿舍罹患率调查显示 A、B、C 3 栋宿舍楼的罹患率明显高于 D 栋，经访谈得知 A、B、C 3 栋楼的学生主要在学生第 1 食堂就餐，D 栋学生在校外餐饮街就餐比例相对较高；调查还发现教师在教工食堂用餐，与学生分开就餐，教师罹患率也较低。

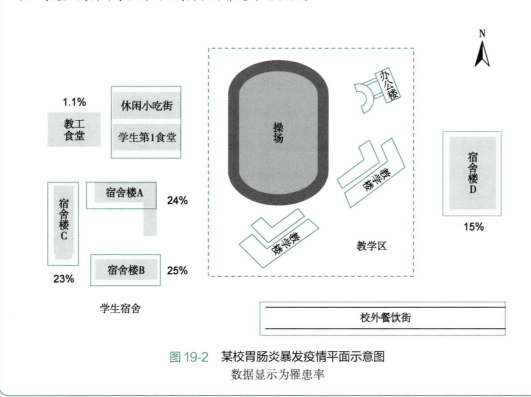

图 19-2　某校胃肠炎暴发疫情平面示意图
数据显示为罹患率

（3）人群分布：通常使用率来表示人群分布特点，如不同年龄、性别、职业、班级、本地或外地人口的罹患率等，可以通过文字描述或表格形式呈现。

 案例 19-6

19 例患者均为流动人口，3 例成人（18~22 岁），16 例儿童（8 月龄~7 岁）。罹患率以 1~2 岁组为最高（13%），其次为 8 月龄~1 岁组（12%）及 2~3 岁组（7%）。

 案例 19-7

2011 年 4 月 7 日至 20 日某县某小学流感暴发疫情中，143 名学生中共 21 人发病，总罹患率为 14.7%，其中，一年级 15 人发病，远高于二年级（5 人）和三年级（1 人），年级别罹患率由高到低分别是一年级 28.8%、二年级 11.6%、三年级 2.1%，详见表 19-3。

表 19-3　2011 年 4 月 7 日至 20 日某县某小学流感疫情分年级罹患率

班级	发病数/人	总人数/人	罹患率/%
一年级	15	52	28.8
二年级	5	43	11.6
三年级	1	48	2.1
合计	21	143	14.7

（4）相关流行病学因素调查或现场卫生学调查：在传染病疫情的调查报告中，通常需要报告可能的来源及其危险因素，如可疑传染源、可疑暴露行为或途径、密切接触者情况、易感人群疫苗接种史、当地民众饮水和饮食情况、公共卫生管理措施以及当地卫生状况等。对于食品安全事件，还应重点报告现场环境的卫生状况、食品卫生和加工使用环节等调查结果。

 案例 19-8

Y 酒店有餐饮服务许可证，近年来未发生过食物中毒事件，从业人员均持有健康证，凉菜为该酒店加工制作，5 月 12 日婚宴用凉菜多是提前制作并冷藏。婚宴当天下午 4 时，从业人员从冰箱中取出凉菜，切好并装入盘中，由于数量较多，装盘后的凉菜未冷藏，晚上 7 时菜品被提供给客人食用。当日该地区白天气温最高达 31℃，凉菜间温度较高且未使用空调。酒店虽然有单独的凉菜间，但厨师对热菜制作和凉菜制作都要负责。在婚宴当日准备热菜的过程中，厨师曾处理过甲鱼、蟹、基围虾等。厨师在制备凉菜的过程中，均不戴手套，因此有通过手交叉污染的可能。

（5）实验室检测结果：描述标本的采集时间，转运、检测机构，检测方法，检测日期和检测结果等情况，按照标本种类（如呼吸道、消化道病例标本等）、来源（如患者、可疑宿主动物、媒介、外环境等）、检测目的（如病例诊断、密接排查、溯源等）分别汇总，注明各类标本采集单位、采集份数、送检单位，以及分别开展的检测项目（含方法）、检测份数、阳性数和阳性率等。有时根据需要，还须对阳性结果进行详细阐述，例如人禽流感疫情事件的调查报告中，患者和患者密接的阳性结果及其解读一般还需要详细撰写。

常见的病例标本包括血液、尿液、粪便、鼻拭子、咽拭子、鼻咽拭子、痰液等；环境标本包括物体表面拭子（餐具、厨具、笼具等）、污水、水、空气等；食品标本包括原材料、菜品等。此部分在报告正文中的位置相对灵活,可放在后面和卫生学调查的实验室结果一起,也可根据需要放在报告中任何合适的位置。如果实验室检测部分内容过细过多,还可以在正文中用文字概括主要结果和发现,其他详细内容用附件的形式附在报告最后。

 案例 19-9

采集 15 份病例的血液,采用 Tubex 法进行伤寒 IgM 检测,结果均为阳性。11 份病例的粪便标本进行伤寒沙门菌培养,结果均为阴性;9 份病例的血液标本进行伤寒沙门菌培养,结果也均为阴性。

(6)形成假设并验证假设:在综合病例临床和流行病学特点,以及现场卫生学调查和实验室检测结果的基础上,提出病因或流行因素假设。例如,麻疹与潜伏期内医院暴露有关,腹泻与使用二次供水有关,胃肠炎与食用×月×日午餐有关等。验证假设一般采用病例对照或回顾性队列研究的方法,在选择时须综合考虑研究目的、疾病特点、研究对象的可获得性等多种因素。在现场完成研究设计,收集关联强度、剂量-反应关系等相关数据,对传染来源与相关因素调查结果、综合干预效果等进行分析,最终根据分析结果,推断病因或流行因素,进而做出可能的结论判断,并阐述排除其他可能性的理由。在呈现分析流行病学研究结果的时候,通常采用表格的形式。

 案例 19-10

某市副伤寒暴发疫情现场流行病学调查开展的病例对照研究结果显示,现场调查发现的 6 种可疑食物和饮食因素中,虽然病例和对照均有不同程度的暴露,但仅有 1 种可疑食物及其进食地点与本次感染发病有关,且比值比 OR 值及其 95% CI 均大于 1,即"在外吃贝类"(OR=2.4, 95% CI=1.2~4.6),提示"在外吃贝类"可能与本次副伤寒暴发疫情的源头和发生有关,病例对照研究结果详见表 19-4。

表 19-4 2010 年 7 月 10 日至 24 日某市副伤寒发病危险因素病例对照研究

危险因素	病例数/人(%)	对照数/人(%)	OR 值	95% CI
在外吃贝类	26(55)	51(35)	2.4	1.2~4.6
在家吃贝类	22(47)	93(63)	0.52	0.27~1.0
吃街边卤料	24(51)	54(37)	1.8	0.94~3.5
吃超市卤料	8(17)	36(24)	0.65	0.26~1.6
吃街边拌面	21(45)	55(37)	1.4	0.70~2.7
吃刨冰/炒冰	6(13)	18(12)	1.1	0.39~2.8

 案例 19-11

某镇霍乱暴发疫情现场流行病学调查开展的回顾性队列研究结果显示,现场调查发现的多种可疑菜品中,虽然暴露组(食用)和未暴露组(未食用)的就餐者中均有不同数量的人发病,但仅有 2 种可疑菜品与本次疫情有关,且相对危险度(RR)值及其 95% CI 均大于 1,分别是"菜品 1"(RR:3.58,95% CI=1.10~11.68)和"菜品 2"(RR:3.09,95% CI=1.19~8.04),提示"菜品 1"和"菜品 2"可能与本次霍乱暴发疫情的源头和发生有关,回顾性队列研究结果详见表 19-5。

表 19-5　2009 年 7 月 14 日至 20 日某镇霍乱暴发可疑食物的回顾性队列研究

菜品	食用			未食用			RR	95% CI
	病例数/人	就餐者数/人	罹患率/%	病例数/人	就餐者数/人	罹患率/%		
菜品 1	21	180	11.7	3	92	3.3	3.58	1.10~11.68
菜品 2	19	150	12.7	5	122	4.1	3.09	1.19~8.04
菜品 3	18	152	11.8	6	120	5.0	2.37	0.97~5.78
…	…	…	…	…	…	…		…

4. 处理过程及效果评价　通常包括以下几方面内容：①描述当前已采取的各种技术措施的落实情况，包括采取措施的时间、范围、对象和过程等；②选择过程性指标进行描述，如疫苗接种率、传染源的隔离率等；③防治措施实施后，应对其效果做出评价，以进一步验证调查结果的正确性；④如果效果不佳或发生续发病例，应说明原因，以及需要修正的控制措施。此部分内容撰写时，应分别描述已采取的和即将采取的防治措施，切忌混为一谈。

5. 问题与建议　根据调查结果、流行因素分析、措施落实情况及效果，综合事件的复杂程度等各方面情况，分析预测该事件的可能发展趋势，指出调查处置中值得重视的问题（如传染病突发事件的发生发展及现场调查处置中暴露的防控问题和不足），提出针对性建议，如进一步调查研究的建议和针对待解决问题的对策与方法，以及根据该起突发事件的病因调查和控制实践经验提出类似事件防范建议等。最后，还应指出此次调查处置工作存在的局限性。应紧密关联调查结果，不应过度讨论调查结果以外的内容，也应避免与结果部分内容重复。

（四）结论或结语

结论部分应综合整个调查结果，对此次事件的性质及其原因做出判断。例如，在对所有调查结果进行深入细致分析的基础上，直接根据正文形成结论；在整个调查报告的基础上，高度概括和凝练，综合阐明调查报告的主要发现和观点，深化报告主题；简单阐述调查主要发现，侧重于针对调查过程中发现的问题，提出建议或可行性方案。

（五）署名和日期

调查报告常用于向政府、同级或上级卫生行政部门以及上级疾控机构汇报，或向相关单位报告。因此，报告署名时，通常由直接负责此次调查的单位（如一个或多个疾控机构）签署。在向派出机构汇报时，调查报告还应署具体的单位（部门）及个人名字。另外，应该在调查报告的末尾署上调查报告撰写的日期，个别事件进展较快，调查报告更新频次高的，还应具体到调查报告撰写的时刻。现场调查报告应重视审核环节，在正式提交前，必须由责任机构相关负责人审定。

（六）参考文献

由于现场调查工作往往时间紧迫且条件有限（没有网络或无法查阅文献），初次报告和进程报告可以不引用或明确注明参考文献。但对于阶段小结或结案报告，一般应注明参考文献。

第四节　｜基本步骤

一、资料收集整理

撰写前须收集的资料通常包括病例相关资料（如病例信息一览表、实验室检测结果一览表、密切接触者一览表等）、背景信息（如地理、环境、社会人口学特征等）、相关行业或领域信息（如体制结构、行业状况、相关政策文件等）以及现场照片等。还应完成数据统计分析和图表绘制（如流行曲线、地理分布图、人口学特征分布图表等),为报告撰写做好准备。

二、拟定提纲

根据收集和整理的资料拟定提纲,经反复修改与完善后再开始撰写初稿。提纲一般应尽可能细化到三级目录,便于撰写初稿时不遗漏关键信息,还可利用提纲进行撰写内容分工,提高效率。

三、撰写初稿

建议先写背景、方法和结果,把内容和表达方式固定,梳理明确主要研究发现和公共卫生学意义后,再撰写前言和讨论。写作全程应注意遵守调查报告的格式和内在要求,并根据报告的用途、预期读者和事件特点,选取最适合的材料(不是所有材料都利用上的才是好报告)。

四、修改定稿

修改调查报告时应遵循"全面、准确、简洁"的原则。整体审视报告(多次默读或多人交叉核查),确保报告内容的完整性和前后内容的一致性,避免遗漏。仔细核实数据和信息,防止使用错误数据和信息。核查报告的结构布局、语言文字以及标点符号等,仔细斟酌措辞和文风,行文简洁精确,避免多余词语,减少模糊表达,确保流畅性和可读性。

现场调查报告是呈现现场调查成果的核心文档,它不仅是与决策者、公众以及专业人士沟通交流的主要渠道,更是卫生应急响应中不可或缺的重要组成部分。一方面,现场调查报告详细记录了关键的调查结果以及疫情处理措施,为事件提供了可追溯的真实记录与法律证据;另一方面,它还推动了流行病学调查方法的不断完善,促进了卫生应急工作的进一步发展。编写现场调查报告是流行病学实地调查的核心环节,须遵循六项基本要求。在根据现场工作需求确定合适的报告类型后,应严格按照步骤及要求进行撰写。

(周　蕾)

NOTES

第六篇

公共卫生案例分析

本章数字资源

第二十章 | 传染病防控案例分析

传染病防控是公共卫生体系的关键组成部分,其核心目标在于降低传染病的发病率、死亡率以及传播风险,以此保障人群健康,维护社会稳定。本章将通过剖析部分常见传染病防控的典型案例与实践,助力读者熟悉并掌握传染病的报告流程、流行病学调查方法、处置手段以及预防控制措施,深入分析成功经验、现存问题及改进策略,为未来传染病防控工作提供科学依据与实践指导。

第一节 | 呼吸道传染病防控

呼吸道传染病是指主要通过呼吸道途径传播的、由病原微生物(如细菌、病毒、真菌等)或其他病原体引起的传染性疾病。这类疾病通常以鼻腔、咽喉、气管、支气管和肺部等呼吸道结构为主要侵害部位,并可通过飞沫、气溶胶、直接接触或间接接触传播。常见呼吸道传染病包括新型冠状病毒感染、麻疹、肺结核、流行性感冒、水痘、流行性脑脊髓膜炎、人感染新亚型流感等。以下为肺结核防控相关案例(案例 20-1)。

一、病例报告

2018 年 7 月 15 日 16 时,某区疾控中心接到区人民医院 1 例活动性肺结核病例报告。该病例来自本区某高中,于 6 月 29 日因 "咳嗽、咳痰 10 余天" 在区人民医院呼吸内科就诊,胸部 X 线片和 CT 均提示结核可能性大,遂转入该院结核病门诊就诊,并把痰液标本送公共卫生医疗中心进行 DNA 检测。7 月 14 日市公共卫生医疗中心报告痰标本结核分枝杆菌 DNA 阳性,确诊为肺结核。7 月 15 日区人民医院予以网络报告,同时电话告知区疾控中心。区疾控中心接报后,立即前往该学校进行相关调查与处置工作。

【问题 1】发现学生肺结核病例,开展现场调查前有哪些准备工作?

二、基本情况调查

经调查得知,该学校共有师生约 3 567 人,其中高中部有 2 160 名学生,分属 45 个班级;附属初中部有 993 名学生,分属 20 个班级。此次发现的 1 例肺结核病例为原高二(13)班学生,为走读生。因新学期升入高三后重新分班,遂对原高二(13)班进行调查。该班级共有 53 名学生,其中男生 27 人、女生 26 人,住宿生 6 人,走读生 47 人。教室位于 3 楼 5 个班级的中部位置,每间教室配备 2 台空调和 4 台吊扇,空调为挂机,分别安装在教室两端。该校共有 6 幢宿舍楼,每间宿舍设有 6 张床位和 1 台空调,卫生间配备排风设施。

【问题 2】发现学生肺结核病例,为何须前往学校开展现场调查?

三、接触者调查

鉴于报告病例为原高二(13)班走读生,7 月 24 日,区疾控中心组织该班师生开展第一轮密切接触者筛查。7 月 27—28 日,区人民医院诊断并报告了 7 例临床诊断肺结核病例和 11 例疑似病例,所有病例均为学生。7 月 28—30 日,区疾控中心对原高二(13)班教室和宿舍的同楼层师生等密切接触者开展第二轮筛查,发现 1 例疑似病例。截至 8 月 1 日 16 时,已发现肺结核确诊病例达 10 例(其中病原学阳性 3 例),且均为原高二(13)班学生。8 月 1 日 17 时,区卫生健康委组织专家讨论,确认此次疫情为一起学校肺结核突发公共卫生事件,事件级别判定为一般突发公共卫生事件。

【问题3】肺结核的传播途径和易感人群是什么?

【问题4】学校结核病突发疫情等级判断依据是什么?

8月15日,继续对原高二年级未筛查的10个班级以及原高一年级全体师生进行筛查。截至8月23日,累计发现并诊断肺结核病例16例(其中病原学阳性病例7例),均为原高二(13)班学生。10月15日,区疾控中心对第一次界定的密切接触者进行复查,新诊断1例肺结核病例(病原学阴性),该病例同样为原高二(13)班学生。2019年1月14日,市级结核病定点诊疗医院通过因症就诊途径发现并报告1例该校学生肺结核病例(病原学阳性),为原高二(14)班学生。至此,该中学累计报告18例学生肺结核病例(其中病原学阳性8例)。

【问题5】结核病的发现途径和诊断方法有哪些?

四、三间分布特征

除首发病例和末例病例是通过因症就诊发现的,其他病例均通过密切接触者筛查发现,且所有病例均为学生。原高二(13)班累计出现病例17例,班级学生罹患率达32.1%,其中男生罹患率为29.6%(8/27),女生罹患率为34.6%(9/26),走读生罹患率为31.9%(15/47),住校生罹患率为33.3%(2/6)。发病学生的座位主要集中在教室中间区域,呈现出一定的空间聚集性。原高二(14)班出现病例1例,班级学生罹患率为2.2%。

【问题6】开展流行病学特征分析可以给本次疫情原因分析提供哪些提示?

五、疫情原因分析

进一步对2018年7月15日确诊的首例病例进行调查,该生5年前曾罹患过肺结核,经过6个月的抗结核治疗后判断为治疗成功。近半年来时有间断性咳嗽,肺部影像学提示活动性肺结核,痰标本检查发现结核分枝杆菌。区疾控中心专家根据病例信息、流行病学调查资料等,综合分析认为该生可能是本次疫情的传染源。

【问题7】造成此次校园结核病传播的可能原因是什么?

六、卫生宣教和公众风险沟通

此次校园结核病疫情发生后,学生和家长普遍出现心理恐慌情绪,他们认为肺结核病情严重、难以治愈,且治疗过程中药物的副作用较大。许多接受预防性服药的孩子,其家长误以为孩子已被确诊患病,同时认为学校内实际患病孩子人数远超想象,因此要求教育局和学校给予学生相应赔偿。其他年级学生的家长甚至直接让孩子在家休息,部分家长还提出让孩子转学。针对这一情况,区疾控中心联合结核病医院及时开展卫生宣教工作,鼓励学生积极参加户外活动,并邀请心理学专家为学生和家长进行心理疏导。区卫生健康委联合教育局多次召开新闻发布会,向广大家长和学生公布疫情处置工作进展。

【问题8】学校结核病突发疫情现场卫生宣教的目的、形式和内容有哪些?

【问题9】学校结核病突发疫情公众风险沟通有哪些形式?

七、疫情处置工作

学校肺结核疫情发生后,区委、区政府高度重视,迅速成立应急处置工作指挥部,印发《××中学结核病突发公共卫生事件应急处置方案》,明确各部门职责和分工,建立例会制度,全力推进疫情防控工作的有效落实。区卫生健康委随即成立应急处置领导小组,并印发应急处置方案。区疾控中心联合区人民医院、市级结核病定点诊疗医院,严格落实结核病突发疫情的具体处置措施,有效防控了此次校园疫情。经过后续监测,未发现新发病例。

【问题10】学校结核病突发疫情的处置措施包括哪些?

第二节 | 消化道传染病防控

消化道传染病是指由病原微生物（如细菌、病毒、寄生虫等）经消化道传播，并以胃肠道为主要侵袭部位的传染性疾病。这类疾病通常通过摄入被污染的食物、水或接触被病原体污染的物品传播。常见的消化道传染病包括霍乱、手足口病、细菌性痢疾、诺如病毒感染等感染性腹泻、甲型病毒性肝炎和戊型病毒性肝炎、脊髓灰质炎、伤寒和副伤寒。以下为诺如病毒感染防控的相关案例（案例20-2）。

一、疫情报告

4月13日傍晚，疾控中心接到报告：路过本地的一艘豪华游轮上，多名游客出现不同程度的呕吐、腹泻等症状。该游轮共有225个房间，搭载游客423人，船员132人（其中厨师28名）。游轮于4月10日23时从某地始发，4月13日7时抵达该地。考虑到事件发生场所特殊，波及人群较多，当地疾控中心随即派遣专业人员赶赴现场，开展流行病学调查。

【问题1】游客集体出现呕吐、腹泻等症状，可能的疾病有哪些？

二、病例搜索

市疾控中心制定了病例定义，并通过查阅游轮医务室、医院的就诊记录，以及对游客及船员逐一访谈的方式进行病例搜索。对搜索到的病例开展流行病学调查，详细了解基本人口学信息、发病及就诊信息、就餐情况等，并采集了相关标本进行检测。

【问题2】病例定义应包括哪些内容？
【问题3】你认为本次的病例定义是什么？

三、描述性分析

共搜索到101例病例，临床表现主要为腹泻（87%）、呕吐（74%），部分病例伴有腹痛、恶心、头晕、头痛等症状，发热比例较低。多数病例症状较轻，29例症状较重的病例前往人民医院接受了治疗。首例病例于4月12日11时发病，末例为4月14日6时发病，发病高峰时间为4月12日20时至13日0时，流行曲线提示为点源传播模式。病例年龄最小为2岁，最大77岁，其中60岁及以上者占65%。游客罹患率为24%（100/423），船员罹患率为0.76%（1/132）。女性游客罹患率高于男性，各年龄组和各客房楼层均有病例发生。本次发现的101例病例中，仅有1例为船员（4月12日发病），该船员主要负责游客房间的清扫工作，在4月12日下午多次处理呕吐物，均未佩戴口罩和手套。

【问题4】绘制流行曲线可为现场调查提供哪些信息？

四、食物和供水情况调查

游轮采取集中供水方式，所有房间统一供水，房间内配备烧水壶，但未提供桶装水和直饮水。船员和游客的供水方式一致。游客在登船前无共同就餐史，登船后食用游轮统一供应的自助餐（一日三餐，包括凉菜和热菜），而船员食用员工餐（厨房、厨师、菜品与游客均不同，每餐仅提供2~3个热菜）。

【问题5】通过调查，你能形成什么假设？

五、病例对照研究

为查找可疑的餐次和食品，调查组随机抽取了65例游客病例，对照组则从与病例居住同一楼层且未出现腹泻、呕吐的游客中，按照方便抽样原则，选择年龄相近、性别相同者，共调查55名。对4月11日的三个餐次进行分析，结果如表20-1和表20-2所示。

表20-1　某游轮急性胃肠炎病例和对照的食物品种分析

11日餐次	食物品种	病例组/人	对照组/人	OR（95% CI）	P值
早餐	热菜	65	55		
午餐	热菜	65	55		
	凉菜	57	12	25.5（8.8~77.3）	<0.001
晚餐	热菜	65	55		
	凉菜	45	13	7.3（3.0~17.9）	<0.001

表20-2　某游轮急性胃肠炎暴发病例和对照的可疑食物叉生分析

11日午餐凉菜	11日晚餐凉菜	病例组/人	对照组/人	OR（95% CI）	P值
+	+	40	6	80.0（16.3~484.8）	<0.001
+	−	17	6	34.0（6.5~217.1）	<0.001
−	+	5	7	8.6（1.2~64.7）	0.005
−	−	3	36	1.0	

【问题6】基于表20-1和表20-2的结果，可以初步得出什么结论？

进一步对4月11日午餐和晚餐供应的7种凉菜进行单因素和多因素Logistic回归分析，结果如表20-3。

表20-3　某游轮急性胃肠炎暴发病例和对照的可疑菜品单因素及多因素分析

11日餐次	菜品	病例组/人	对照组/人	单因素分析 OR（95% CI）	多因素分析 aOR（95% CI）
午餐	风味野菜	41	4	22.0（7.0~68.1）	14.0（2.2~93.3）
	香油蒜薹	40	8	9.4（3.8~23.2）	26.1（4.9~138.1）
	生菜沙拉	18	7	2.6（1.0~6.9）	1.5（0.6~2.3）
晚餐	凉拌蚕豆	33	3	18.2（5.1~63.3）	5.8（1.2~26.2）
	凉拌黄瓜	27	6	5.8（2.2~15.2）	14.2（2.3~84.3）
	丰都麻辣鸡	23	8	3.2（1.3~8.0）	
	生菜沙拉	9	2	4.3（0.9~21.1）	

【问题7】引起本次急性胃肠炎的菜品可能是什么？为什么？

六、现场采样与检测

现场采集了15例病例的粪便、肛拭子或呕吐物标本，以及28名厨师的肛拭子标本和4份凉菜间环境标本（包括台面、水龙头表面、水果刀和菜板）。检测结果提示，15例病例的样本中均检出诺如病毒GⅡ型核酸，3名厨师的肛拭子标本为诺如病毒GⅡ型核酸阳性（其中1名为游客厨房加工凉菜的厨师，另外2名为员工厨房加工热菜的厨师），1份凉菜间菜板涂抹样本为阳性。此外，对标本还进行了蜡样芽孢杆菌、沙门菌、志贺菌、霍乱弧菌、肠致病性大肠埃希菌、副溶血性弧菌等检测，结果均为阴性。

【问题8】根据上述描述，给出本次急性胃肠炎暴发的原因。

七、卫生学调查

该游轮厨房位于船体1层，为游客制作菜品的厨房和为员工制作菜品的厨房是分开的，供应不同的餐食。28名厨房从业人员均持有健康证。在游客厨房现场观察，发现地面潮湿，室内通风较差，尤其是凉菜间没有自然通风,温度明显高于室外,无专用手消毒设施,无更衣间,冰箱内生熟食品未分开存放。游客厨房的凉菜共由 3 名厨师负责,一般每日 9—10 时、14—15 时左右将菜品煮熟后放置在凉菜间菜板或冰箱内,放置 2~3 小时后,在午餐和晚餐前直接加入调料后由升降机送至自助餐厅出菜间。凉菜厨师在菜品制备过程中均为徒手操作,未戴手套和口罩。调查组针对游轮调查结果,提出了一系列预防控制措施,随后该游轮急性胃肠炎暴发疫情得到控制。

【问题 9】对本次急性胃肠炎暴发疫情发生原因进行分析。

【问题 10】调查组提出的预防控制措施可能包括哪些内容?

第三节 | 血液及性传播疾病防控

血液及性传播疾病是指通过血液传播、性接触传播或垂直传播方式传播的疾病。这类疾病的病原体包括病毒、细菌和其他病原微生物,通常能够感染血液、精液、阴道分泌物等体液,具有较强的传染性和特定传播途径。常见的此类疾病包括艾滋病、乙型病毒性肝炎、丙型病毒性肝炎、猴痘等。以下将介绍艾滋病防控的相关案例(案例 20-3)。

一、调查目的

艾滋病病毒(HIV)感染者/艾滋病(AIDS)患者是艾滋病传播的唯一传染源。一旦感染 HIV,病毒将终身携带。受多种因素影响,不同个体的传播风险存在差异。某市疾控中心拟通过流行病学调查,分析本市 HIV/AIDS 高传播风险发生率及其影响因素,从而为制定针对 HIV/AIDS 人群的精准防控策略提供科学依据。

【问题 1】可采用哪些流行病学研究设计分析该市 HIV/AIDS 高传播风险发生率及其影响因素?

【问题 2】艾滋病病毒感染者与艾滋病患者的区别是什么?

二、随访队列构建

市疾控中心依据文献参数,估算了随访队列的样本量,并决定纳入自 2017 年 3 月起本市确诊的 HIV 阳性者,且这些阳性者须符合低传播风险者标准(无高危性行为史、无梅毒感染、规范接受抗病毒治疗且病毒载量<50 拷贝数/ml),以此构建了 HIV/AIDS 低传播风险人群队列。每年开展 1 次传播风险评估调查,观察终点日期设定为 2022 年 3 月。结局事件为研究对象被评估为高传播风险者(有高危性行为史、未接受艾滋病抗病毒治疗、未治疗的梅毒现症患者、1 年内最近一次病毒载量结果≥50 拷贝数/ml 或两年内无病毒载量检测结果)。

【问题 3】随访队列样本量估算应考虑哪些因素?

【问题 4】如何提升随访队列的质量?

三、队列人群基本情况

本次 HIV/AIDS 低传播风险人群队列共招募 2 671 人。经过 5 年的随访,有 300 人失访(未观察到结局事件的失访或死亡)。与失访人群相比,随访人群在性别、年龄、婚姻状况、职业、检出途径(主动检测、被动检测)等方面的分布差异无统计学意义。在纳入随访队列的 2 371 人中,转为高传播风险的有 806 例,队列累计随访观察时间为 8 615 人年。

【问题 5】如何降低随访过程中研究对象的失访?

【问题 6】HIV/AIDS 高传播风险发生率是多少?

四、高传播风险发生的影响因素分析

同性性接触传播者的 HIV/AIDS 高传播风险发生率最高,达到 13.77/100 人年;其次是婚姻状况为未婚者(12.68/100 人年)和学历为大专及以上者(11.38/100 人年);男性以及小于 40 岁者的发生

率分别为 10.38/100 人年和 10.35/100 人年。多因素 Cox 比例风险回归分析显示,男性(*HR*=1.459,95% *CI*:1.147~1.856,*P*=0.002)、婚姻状况为未婚(*HR*=1.418,95% *CI*:1.160~1.733,*P*=0.001)和离异或丧偶(*HR*=1.336,95% *CI*:1.099~1.623,*P*=0.004)、同性性接触传播者(*HR*=1.618,95% *CI*:1.361~1.923,*P*<0.001)是高传播风险结局出现的危险因素,而职业为农民(*HR*=0.699,95% *CI*:0.542~0.901,*P*=0.006)是高传播风险结局出现的保护因素。

【问题 7】为何男性、单身、同性性接触者更易由低传播风险转为高传播风险?

【问题 8】Cox 回归与 Logistic 回归的区别是什么?

五、高传播风险因素出现时间分析

在转为高传播风险者中,有高危性行为史的占 39.83%,平均出现时间为 3.25(1.25~3.25)年;梅毒感染占 47.77%,平均出现时间为 1.25(0.25~3.25)年;中断或停止治疗占 3.47%,平均出现时间为 1.25(1.25~2.25)年;病毒载量升高或未接受病毒载量检测的平均出现时间为 0.25(0.25~1.25)年。调查还发现,他们对"检测不到等于无传染性"("U=U")理念的认知仍处于较低水平。

【问题 9】高传播风险因素及其出现时间分析对该市健康宣教有何启发?

【问题 10】简述"检测不到等于无传染性"理念的含义。

第四节 | 虫媒传播传染病防控

虫媒传播传染病,又称节肢动物传播传染病,是指经节肢动物机械携带和吸血叮咬来进行传播的一类传染病。其传媒媒介包括蚊、蝇、蜱、螨、蚤等。这一大类疾病包括疟疾、登革热、流行性乙型脑炎、新型布尼亚病等。本节以登革热为例介绍虫媒传播传染病防控案例(案例 20-4)。

一、病例报告

2018 年 9 月 11 日 9 时,YZ 市疾控中心接到该市 Q 县疾控中心电话报告:该县中心医院收治了 9 例不明原因发热病例。采集患者血样 8 份,送县疾控中心检测,结果显示登革病毒核酸可疑阳性。YZ 市疾控中心立即派出机动队前往 Q 县开展调查处置。

【问题 1】进行现场调查前,需要做好哪些准备?

【问题 2】针对目前情况拟从哪些方面进行初步调查?

二、初步调查

进入现场后,工作组查阅了医院相关资料,听取了医院和病例居住社区有关方面的情况介绍,并查阅了当地有关登革热的历史资料及自然和社会因素情况。发现医院 9 名病例均来自同一社区,临床表现相似,主要为发热、全身乏力等,未见明显的出血和皮疹症状。工作组对病例居住社区初步进行外环境观察,在约 20 个标准间外环境内,检出各类积水 20 处,阳性积水 12 处。9 月 13 日 15 时,经省疾控中心复核检测,确认 3 份血液样本登革病毒核酸阳性,3 份可疑。Q 县疾控中心于 9 月 13 日 17 时 46 分在突发公共卫生事件管理信息系统进行了网络直报,并向省、市疾控中心进行了报告。

【问题 3】根据初步调查,你认为此次疫情传播风险如何?

【问题 4】本次疫情是否构成登革热暴发? 是否须进行突发公共卫生事件报告?

【问题 5】确认为突发公共卫生事件后,下一步如何进行调查和现场处置?

三、病例搜索

Q 县迅速成立了登革热防控指挥部,并组织了由省、市疾控专家指导的 35 个现场入户防控组,对疫区开展登革热病例搜索和防控宣传。入户防控组累计入户调查 5 234 户,共调查 16 165 人,对可疑病例指导就医检查并进一步确诊。

【问题6】本次的病例定义是什么?

【问题7】此次调查应如何进行病例监测和搜索?

四、三间分布特征

本起疫情累计报告登革热病例 96 例,其中确诊病例 83 例,临床诊断病例 13 例,无重症和死亡病例。症状以发热(85.19%)、乏力(48.15%)、腹泻(25.93%)、呕吐(22.22%)、头晕(18.53%)和肌肉疼痛(18.52%)为主,仅有 7.42% 出现皮疹和鼻血。

1. 时间分布 首发病例为 9 月 2 日发病,发病集中在 9 月 12—14 日,自 9 月 15 后逐渐降低,末例病例为 9 月 27 日发病,报告日期为 10 月 2 日。流行曲线见图 20-1。

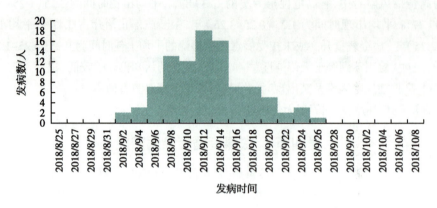

图 20-1 2018 年 9 月 Q 县登革热病例时间分布

2. 地区分布 96 例病例地区分布见表 20-4,其中 BT 街道为临江社区,XS 街道和 CH 街道与 BT 街道相邻,CH 街道在 BT 街道下游,YG 镇和 WE 镇两个乡镇与 CH 街道相邻。

表 20-4 2018 年 9 月 Q 县登革热病例地区分布

地区		病例数/人	社区首发病例诊断日期
BT 街道(城区)	BT 社区	49	9 月 2 日
	HT 社区	28	9 月 13 日
XS 街道(城区)	TH 社区	8	9 月 14 日
CH 街道(城区)	LT 社区	6	9 月 14 日
YG 镇(乡镇)	HS 村	1	9 月 18 日
WE 镇(乡镇)	MY 村	4	9 月 16 日

3. 人群分布 96 例病例中男性 47 例,女性 49 例,职业农民为主(66.67%),其次是学生(11.46%)、教师、离退休人员和其他居家人员各占 4.17%,商业服务人员占 3.13%,其余各种职业均小于 2%。病例的年龄构成见表 20-5。

表 20-5 2018 年 9 月 Q 县登革热病例年龄分布

年龄/岁	病例数/人	构成比/%
≤9	1	1.04
>9~<20	10	10.42
20~<40	14	14.58
40~<60	39	40.63

NOTES

续表

年龄/岁	病例数/人	构成比/%
≥60	32	33.33
总计	96	100.00

【问题8】对三间分布的结果进行描述和分析。

【问题9】目前流行病学调查是否充分,还需进行哪些资料的收集?

五、深入调查

1. 现场环境　病例集中的BT社区位于Q县BT街道,常住人口约9 700人。大部分年轻男性外出广东打工,社区居民以本地老人、妇女和儿童为主。BT街道紧挨江边,是一条老街,房屋陈旧密集。社区卫生环境一般,居民家中蚊、蝇密度较高。部分居民在河边有用水桶、挖坑囤水种菜的习惯,且有用檐坛腌制酸菜的习惯,蚊虫孳生地较多。由于和广东较近,外出务工人员在本地和广东来往频繁。

2. 历史疫情　Q县2000—2013年无登革热病例报告,2014—2017年期间每年均有输入性病例报告,4年累计报告外地输入性病例5例(均为在外地打工人员,发病前15天至发病期间均未回Q县),无本地病例发生。本次发现的96例病例均否认有外出史。

3. 蚊媒孳生及居民防护情况　9月14日起在三个主要社区(BT社区、HT社区、TH社区)开展蚊媒应急监测。20组监测小组入户调查,共入户450户,检出有积水容器,白纹、伊蚊幼虫阳性情况见表20-6。

表20-6　2018年9月Q县主要社区登革热蚊媒孳生情况

指标	BT社区	HT社区	TH社区
入户数	200	150	100
积水容器数	298	284	142
阳性容器数	142	128	62
阳性户数	98	80	45

入户调查显示:15%的居民家中未配备驱蚊药物及防蚊设备,常用的防蚊设备为蚊香(58.2%)、纱门(52.4%)和灭蚊剂(24.35%)。蚊帐(21.4%)和纱窗(16.14%)使用较少。使用蚊香时间主要在夜间。居民没有使用驱避剂的习惯。

【问题10】请根据上述结果计算以下指数并进行评价。

布雷图指数(BI)=伊蚊幼虫或蛹阳性容器数/检查户数×100

容器指数(CI)=伊蚊幼虫或蛹阳性容器数/检查积水容器数×100

房屋指数(HI)=伊蚊幼虫或蛹阳性户数/检查积水容器数×100

六、现场防控及处置

由于前期布雷图指数高,传播风险大,灭蚊压力大。为此,Q县县委、县政府投入防控经费5 000余万元,紧急采购调运防护物资、灭蚊器材、药品、蚊帐等2万余件(瓶),购置喷洒机械设备、大功率雾炮车10余辆。疫情防控指挥部通过电视、互联网、社交媒体和平台,以及张贴海报、悬挂横幅等方式开展宣传,发表电视讲话2次,发放宣传单44万份、政府通告5 000张、短信21万条。动员社会团体共300多人参加志愿者服务,在专业人员指导下参与消杀和灭蚊工作。广泛动员全县人民群众大搞爱国卫生运动,开展环境整治。

登革热防控指挥部采取一般区域定期查、重点区域重点查、问题区域经常查、整改区域隔天查的灭蚊和清除蚊媒孳生地工作。9月15日、9月27日、10月10日、10月25日省、市、县疾控中心专家对本次疫情分别进行了风险评估,9 月 27 日后,各社区布雷图指数均小于 5,经过最长外潜伏期和内潜伏期(25 天),无新发病例(末例病例 9 月 27 日发病),疫情得到有效控制。

【问题 11】总结登革热疫情防控措施有哪些?

【问题 12】如何判断本次事件的性质? 给出相应的理由。

第五节 | 医院内感染性疾病防控

医院内感染,又称为医院感染、院内感染或医院获得性感染,是指发生在医院内的一切感染。具体而言,它是指患者在住院期间或者医务人员在医院内发生的感染。须注意的是,患者住院前已获得感染,入院时处于潜伏期,住院后发病者,不能作为医院内感染;而患者住院期间感染病原体,出院后才发病者,同样属于院内感染的范畴。患者和医务人员均是院内感染的高危人群。本节将讨论一起医务人员院内感染案例(案例 20-5)。

一、病例报告

2021 年 8 月 10 日,某医院感染控制中心报告,该医院呼吸科 ICU 近期陆续发现多名有发热、咽痛等症状,且腺病毒核酸检测呈阳性的医护人员。该市疾控中心随即派出调查组展开调查。

【问题 1】如何判断医院感染暴发?

【问题 2】如何进行医院感染暴发的调查?

二、基本情况

该医院是区域医学中心,同时也是区域临床教学培训示范中心。该医院呼吸科 ICU 专门收治重症肺炎呼吸衰竭患者。ICU 为层流洁净恒温病房,配有一间负压病房及另外 9 张病床,每年收治各种重症患者 300 余例;现有医护人员和工作人员共 83 名,其中医生 49 名、护士 26 名、呼吸治疗师 4 名、护理员 4 名。8 月 1 日,该科室曾收治 1 例腺病毒感染病例(孙某)。

【问题 3】根据上述基本情况,你准备如何开展现场调查?

三、病例搜索

调查组在医院广泛开展调查后,依据收集到的信息,制定了本次聚集性疫情的病例定义,并据此进行病例搜索。

【问题 4】本次的病例定义是什么?

【问题 5】此次调查中如何进行病例搜索?

通过对呼吸科 ICU 83 名医护和其他工作人员进行症状筛查和腺病毒核酸检测,共搜索到 27 例,均为确诊病例,其中医生 11 名、护士 11 名、呼吸治疗师 3 名、护理员 2 名。实验室确诊病例临床症状以咽痛、咳嗽为主。具体症状分布如下:73% 的医生、73% 的护士、100% 的呼吸治疗师和 50% 的护理员出现咽痛。医院感染涉及病例临床症状分布见表 20-7。

本次医护人员聚集性疫情首发病例为该院护理员 M(女,52 岁,8 月 2 日出现咳嗽,8 月 15 日省疾控中心咽拭子采样呼吸道腺病毒核酸检测结果阳性)。

表 20-7 医院感染疫情中病例临床症状频数分布表

症状	发病数/人	症状	发病数/人
发热	12	咳嗽	13
咽痛	20	咳痰	12
头痛	11	恶心	5
肌肉疼痛	11	呕吐	4

四、三间分布特征

27 名确诊医护人员病例中,首例病例发病时间为 8 月 2 日,发病高峰在 8 月 8 日,共 6 例,占发病数的 22.22%,具体发病时间见表 20-8。

表 20-8　医院感染疫情中病例发病时间分布表

发病日期	发病数/人	发病日期	发病数/人
8.2	1	8.12	2
8.7	2	8.13	2
8.8	6	8.14	2
8.9	4	8.16	1
8.10	3	8.17	1
8.11	3		

在腺病毒感染的病例中,男 9 名,女 18 名。11 名是医生(41%),11 名是护士(41%)、3 名是呼吸治疗师(11%),2 名是护理员(7%)。医生、护士、呼吸治疗师和护理员中位年龄分别为 33 岁、31 岁、32 岁和 53.5 岁。具体信息见表 20-9。

表 20-9　医院呼吸科 ICU 腺病毒感染性别、职业类型、年龄段罹患率分析

研究因素	总人数/人	发病数/人	罹患率/%	RR	P
性别					0.830
男	29	9	31.03	1.00	
女	54	18	33.33	1.07	
职业类型					0.064
医生	49	11	22.45	1.00	
护士	26	11	42.31	1.88	
呼吸治疗师	4	3	75.00	3.34	
护理员	4	2	50.00	2.23	
年龄段					0.580
<40 岁	55	19	34.55	1.00	
≥40 岁	28	8	28.57	0.82	

呼吸科 ICU 设置在门诊楼 A 病区 3 楼,25 名医护人员感染者中 11 名医生感染者在有门隔开的相对封闭的医生办公室办公,11 名护士、3 名呼吸治疗师在相对开放的护士站办公。医生办公室和护士办公室不相通。该 ICU 病房平面图见图 20-2。图中,7 床和 10 床为腺病毒感染病例孙某收治床位。

【问题 6】绘制流行曲线,从流行曲线上可以获得哪些信息?

【问题 7】根据三间分布的信息,可以得到哪些线索?

五、感染溯源调查

8 月 1 日,该科室曾收治 1 例腺病毒感染病例孙某。当天接诊和护理孙某的 1 名护理员、2 名护士、1 名医生和 1 名呼吸治疗师后续均发生感染。

患者孙某,男,29 岁。7 月 27 日因发热、咳嗽于当地医院就医,8 月 1 日病情加重转至该综合医院,收住呼吸科 ICU 7 床,2 日呼吸道腺病毒核酸定量检测提示腺病毒感染,8 月 3 日转至负压病房

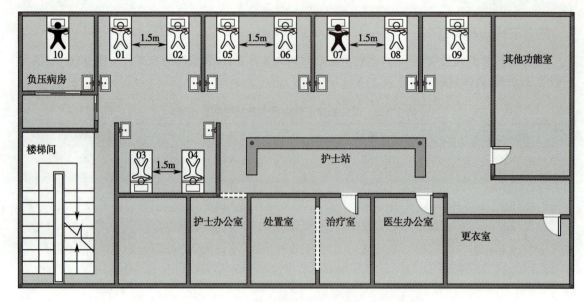

图 20-2 某医院呼吸科 ICU 病房分布平面图

（10床），5日肺泡灌洗液及血液基因测序提示人腺病毒55型感染，8日患者病情好转，转至感染科继续治疗。

为进一步进行感染溯源调查，将下列操作定义为与孙某有高危接触：①在孙某入住ICU期间，对7号床进行床旁打扫，处理7号床相关医疗垃圾和废物；②与患者孙某进行询问交流，对孙某进行查体；③对孙某进行呼吸道侵入性操作、直接接触孙某的其他操作。以发病的27例患者为病例组，其余医护等人员为对照组进行病例对照研究，分析结果见表20-10。

表 20-10 医院呼吸科 ICU 腺病毒暴发原因的病例对照研究

项目	OR	OR 95% CI	P
接触孙某	4.25	1.39~12.99	0.01
手卫生依从性好	0.24	0.08~0.72	0.01
个体防护得当	0.59	0.13~2.76	0.08
职业			
护士	1.25	0.75~1.86	0.57
呼吸治疗师	1.71	1.05~2.03	0.04
护理员	1.80	1.02~3.42	0.04

注：手卫生依从指穿脱PPE前后均按规范洗手。接触孙某包括床旁打扫、处理医疗垃圾和废物、与患者进行询问交流、直接接触患者或进行其他操作、对患者进行查体、进行呼吸道侵入性操作。职业以医生为对照。

【问题8】上述结果说明什么？

【问题9】上述结果是否能说明接触孙某是感染的原因，还需要收集哪些证据？

六、环境卫生学调查

呼吸科ICU有6间病房共10张病床，另有医生办公室、护士办公室、处置室、治疗室等房间。护士站位于病区中间，面对7号病床，背靠医生办公室。医生办公室有门，护士办公室无房门，除负压病房有电子控制隔离门外，其余病房无房门，同病房相邻病床距离约为1.5m。

1. 科室通风及空气消毒 科室配备具有空气过滤和消毒功能的空调系统。病房区域和办公区域空气循环相通，负压病房空气排出室外，不参与病房空气循环。空调系统及配件按规范进行更换和清洗,维修清洁记录齐全。科室未配备其他空气消毒设备。

2. 医务人员手卫生 病床和洗手台配备 2 种消毒剂供医务人员手消毒,病床旁使用免洗手消毒液,以葡萄糖酸氯己定和乙醇为主要有效成分;洗手台旁洗手液主要有效成分为二甲苯醚。

3. 环境及物体消毒 使用病床消毒机对病床进行终末消毒,消毒机购买时间约在 2010 年,无维修、消毒及消毒效果评估记录。地面和桌面消毒由保洁员使用 84 消毒液按照 1∶100 的比例配制消毒液进行湿式消毒,每天 1~2 次,并根据需要随时开展。医疗废弃物由保洁员每天 8 时和 16 时清理,患者排泄物由护士协助护理员即时清理,容器均用清水冲洗后用 84 消毒液进行消毒,医疗废弃物垃圾桶由医院专人定时收走与医疗废弃物一同处理。

4. 个体防护情况 ①医生查房、进行体格检查时穿工作服,戴一次性帽子和一次性外科口罩,戴一次性透明手套,接触患者后使用床旁免洗消毒液进行手消毒,有明显污物时使用流动水清洗消毒,洗手时间足够。进行侵入性操作,则穿一次性隔离衣,戴一次性帽子、戴一次性外科口罩、一次性乳胶手套,操作后用洗手液清洗消毒。②护士平时护理时穿工作服,戴一次性帽子、一次性外科口罩,大多数时间不戴手套;在给患者吸痰、翻身和配合医生对患者进行诊疗操作时佩戴一次性透明手套,仅在可能接触患者分泌物及排泄物时才会戴一次性乳胶手套,护理完成后多会用洗手消毒液清洗消毒。③护理员工作期间穿工作服,戴一次性外科口罩,戴一次性帽子,仅在接触患者排泄物、分泌物时穿一次性隔离衣和戴乳胶手套。完成一次护理更换手套,戴手套之前和脱掉手套后用洗手液洗手消毒。医生、护士及护理人员一次性帽子、口罩半天更换一次,一次性手套每次接触患者后更换,工作服每周一和周四统一更换清洗。

【问题 10】现场卫生学调查的结果说明什么问题?

【问题 11】本次院内感染暴发调查,还需要进行哪些调查和分析?

七、现场采样与检测

8 月 19 日在呼吸科 ICU 负压病房、7 号病床旁、ICU 护士站和医生办公室各采 1 个空气样,同时采集呼吸科 ICU 医务人员等消毒前手样 5 份,桌面、门把手等物体表面样品 10 份,送省疾控中心实验室进行检测。8 月 21 日,实验室反馈 19 个样本检测结果均为腺病毒核酸阴性。8 月 13 日和 15 日对医务人员等进行两轮筛查,一共发现腺病毒阳性者 27 例。其中,9 人咽拭子检测结果为人腺病毒 55 型,与患者孙某一致。

【问题 12】根据上述描述,能否推断引起此次院内感染暴发的原因? 并给出相应的理由。

八、采取措施

调查组根据调查结果和《人腺病毒呼吸道感染预防控制技术指南》(2019 年版),提出了相关整改措施,经过采用基于标准预防措施的暴露预防和飞沫预防措施后,疫情得到控制。

【问题 13】根据本次调查结果,需要采取哪些控制措施?

(唐少文 邓 静)

第二十一章 | 慢性病防控案例分析

本章主要介绍公共卫生领域中常见慢性病防控案例,重点阐述每个案例的背景、事件经过,以及处置或分析等内容,并适时提出相关问题供读者思考,旨在通过案例分析提升学生对专业知识的综合应用能力。

第一节 | 心血管疾病防控案例分析

心血管疾病是一系列涉及心脏和血管的疾病,这些疾病会影响心脏和血管的正常结构与功能。以下是心血管疾病防控案例(案例21-1)。

一、背景资料

1974年起,中国医学科学院阜外医院在某钢铁公司开展了一项心血管疾病流行情况调查,该钢铁公司成为了我国最早开展心血管疾病流行病学调查及人群防治的单位。1987—1995年,研究人员选择了两个分厂,进行了心血管疾病危险因素的膳食结构干预试验。

【问题1】我国心血管疾病的流行病学现状如何?

【问题2】开展实验流行病学研究时,选择研究对象的主要原则是什么?

二、膳食结构干预试验

膳食结构干预试验的研究对象为该钢铁公司两个分厂中18~60岁男性工人。在完成有关心血管疾病危险因素的基线调查评定后,研究人员将两个分厂分别作为心血管疾病危险因素的加强干预厂和一般干预厂(对照)。两个分厂均为整群抽样。

研究对象的基线情况如表21-1所示。

表21-1 加强干预厂和一般干预厂男性工人基线指标比较

检查项目	加强干预厂			一般干预厂			P值
	检查人数/人	均值	标准差	检查人数/人	均值	标准差	
收缩压	662	126.0mmHg	17.2mmHg	542	125.0mmHg	17.0mmHg	0.19
舒张压	662	82.3mmHg	11.3mmHg	542	78.0mmHg	11.3mmHg	0.01
体重指数	658	23.8kg/m²	3.1kg/m²	539	23.5kg/m²	3.1kg/m²	0.08
吸烟	662	12.0支/d	10.5支/d	542	11.0支/d	11.1支/d	0.39
饮酒量	660	875.00g/d	14.80g/d	542	830.00g/d	13.65g/d	0.59
TC	544	4.34mmol/L	0.83mmol/L	439	4.44mmol/L	0.96mmol/L	0.07
TG	542	0.013mmol/L	0.010mmol/L	439	0.012mmol/L	0.009mmol/L	0.18
HDL-C	534	1.25mmol/L	0.30mmol/L	426	1.25mmol/L	0.29mmol/L	0.92
血尿酸	539	321.3μmol/L	59.5μmol/L	437	321.3μmol/L	59.5μmol/L	0.22
血糖	544	4.52mmol/L	0.93mmol/L	434	4.74mmol/L	0.83mmol/L	0.01

注:TC=总胆固醇;TG=甘油三酯;HDL-C=高密度脂蛋白胆固醇。

【问题3】实验研究设计的基本原则是什么?

【问题4】整群抽样的优缺点各是什么?

【问题5】高血压的诊断标准是什么?

【问题6】根据表21-1的信息,如何判断对照组的设置是否合适?

研究人员对加强干预组采用多因素综合干预,包括:①卫生宣传教育与健康促进活动,除就诊时面对面宣传和咨询外,定期发放宣传品。利用厂内闭路电视、厂报和各保健站黑板报进行卫生宣传。②对高血压患者进行分层管理。1987—1990年按正常血压、临界高血压和确诊高血压进行管理,前两类人群主要靠卫生宣教与定期随访进行管理,后者则采用药物治疗。1993年开始,按美国国家联合委员会(Joint National Committee,JNC)第五次报告规定分组管理,对正常血压和正常高限血压加强非药物干预,对轻型高血压患者强调改变生活方式和/或药物治疗,并强调选药个体化的原则。③宣传保持理想体重的益处,并指导超重者减重。④大力宣传吸烟的危害。与厂工会一起鼓励建立无烟办公室,开设戒烟门诊指导戒烟。⑤改善食堂膳食结构与烹调方法。在大力宣传健康膳食重要性的基础上,研究人员深入食堂,培训炊事和采购人员,具体指导烹调时食盐的投放量,鼓励炊事员改用非食盐的酸辣调味品,以减少就餐时酱油和咸菜的消耗量,并指导采购员选用合乎食品卫生又健康的食物品种。

【问题7】高血压可改变的关键危险因素有哪些?

【问题8】本研究属于实验流行病学的哪种类型?这种试验的特点是什么?

三、干预试验结果

经过综合干预,干预对象和食堂人员对合理膳食重要性的认识有所提高,每日食盐摄入量在干预厂从1987年的16.0g下降至10.6g,差异具有统计学意义。根据1987年、1990年、1992年和1995年4次血压均值的统计分析,在控制年龄与体重指数后,比较两厂人群血压均值,结果见表21-2。表21-3则比较了两组中血压在正常范围内的人群,干预前后血压的变化。

表21-2　膳食结构干预对血压均值的影响(含高血压患者)($\bar{x}\pm s$)

项目	1987年	1990年	1992年	1995年	1987—1995年	
					血压下降	血压净下降
加强干预厂						
观察人数/人	662	915	1 176	1 143		
收缩压/mmHg	126.3±17.2	117.7±14.7	120.5±15.0	121.0±16.3	5.3**	1.9**
舒张压/mmHg	82.1±11.3	78.1±10.5	78.0±10.0	79.2±11.0	2.9**	2.2**
一般干预厂						
观察人数/人	542	666	1 089	1 014		
收缩压/mmHg	125.0±17.0	120.1±13.2	118.2±13.7	121.6±15.0	3.4**	
舒张压/mmHg	77.6±11.3	78.5±9.0	76.1±9.4	76.9±10.2	0.7**	

注:**P<0.01。

表21-3　膳食结构干预对血压均值的影响(不含高血压患者)($\bar{x}\pm s$)

项目	1987年	1990年	1992年	1995年	1987—1995年	
					血压下降	血压净下降
加强干预厂						
观察人数/人	476	736	912	896		

续表

项目	1987 年	1990 年	1992 年	1995 年	1987—1995 年	
					血压下降	血压净下降
收缩压/mmHg	118.6±14.8	112.8±11.5	115.3±10.1	115.2±10.3	3.4**	2.5*
舒张压/mmHg	77.1±9.2	74.1±7.3	74.0±6.8	75.2±7.6	1.9**	2.2*
一般干预厂						
观察人数/人	411	533	953	832		
收缩压/mmHg	117.7±14.0	115.7±10.6	115.1±10.1	116.8±10.3	0.9	
舒张压/mmHg	73.5±8.0	75.4±10.4	74.1±7.2	73.8±7.4	−0.3	

注：*P<0.05，**P<0.01。

【问题 9】为什么重点关注干预前后食盐的摄入水平变化？

【问题 10】比较血压正常人群,干预前后血压均值变化的意义是什么？

【问题 11】反映高血压防控水平的重要评价指标"三率",指的是什么？

依据该钢铁公司人群疾病监测资料,按 1974 年、1978 年、1982 年、1986 年、1990 年、1994 年和 1998 年时间分段,该人群脑卒中标化发病率分别为 147.9/10 万、93.6/10 万、104.2/10 万、70.2/10 万、89.7/10 万、89.8/10 万和 67.0/10 万;脑卒中死亡率则分别为 61.9/10 万、26.6/10 万、15.1/10 万、13.0/10 万、19.9/10 万、18.4/10 万和 15.9/10 万,表明该人群脑卒中标化发病率 24 年来降低了 54.7%,死亡率则下降了 74.3%。急性心肌梗死标化发病率为 18.4/10 万、31.3/10 万、20.6/10 万、11.8/10 万、27.8/10 万、18.2/10 万和 31.4/10 万,冠心病猝死标化发病率为 3.0/10 万、8.5/10 万、17.9/10 万、9.24/10 万、6.4/10 万、7.5/10 万和 7.8/10 万。结果表明,通过人群干预,改变生活方式已使脑卒中发病率和死亡率均有明显下降,说明其针对生活方式开展的一系列综合干预切实可行,有科学依据,初见成效。

【问题 12】发病率的定义是什么？与患病率的主要区别是什么？

【问题 13】WHO 倡导的健康生活方式是什么？

第二节 | 肝癌防控案例分析

肝癌是全球范围内最为常见的恶性肿瘤之一,具有死亡率高的特点,且早期症状并不明显,很多患者在确诊时已处于中晚期,从而错过了最佳治疗时机。开展肝癌防控工作,对于提升居民健康水平、减轻疾病负担而言,具有重要意义。以下是肝癌防控案例(案例 21-2)。

一、背景资料

肝癌在发生早期通常没有任何特异性的临床症状和体征,临床确诊时大多已处于晚期。大规模人群癌症筛查能够提高癌症的早诊率,进而提升生存率、降低死亡率。一项研究对 2014—2019 年某城市癌症早诊早治项目人群的肝癌筛查结果进行了分析,比较了不同特征筛查队列人群的肝癌发病风险,为国家制定精准有效的肝癌筛查和早诊早治策略提供了证据支持。

【问题 1】我国恶性肿瘤发病率的年龄和性别分布有什么特点？

【问题 2】我国肝癌的流行病学特点有哪些？

二、研究方法

本研究以该市 6 个区 80 个筛查项目实施街道为研究现场,采用整群抽样的方法,将街道/居委会所辖的 40~69 岁该市户籍常住居民,共计 88 044 名,纳入研究范围。采用国家统一制定的调查问卷,收集研究对象的基本信息、癌症相关暴露因素和混杂因素。依据国家项目组开发的高危评估模型,判定肝癌问卷初筛是否呈阳性。结合我国常见癌症流行病学资料,通过多学科专家小组讨论达成共识,确定我国成年人癌症发病的主要危险因素及相关赋值。通过对危险因素进行量化评分，筛选出肝癌高风险人群，并判定为问卷初筛阳性。问卷初筛阳性者须前往临床筛查定点医院，接受腹部超声和甲胎蛋白（alpha-fetoprotein，AFP）联合筛查。

【问题 3】肝癌发生的危险因素有哪些？

【问题 4】什么是肿瘤筛查？我国肝癌的筛查策略是什么？

【问题 5】在我国，肝癌高危人群主要包括哪些？

三、研究结果

在 88 044 名研究对象中，12 848 例（14.59%）被评估为肝癌问卷初筛阳性人群，其中 50~59 岁组人群问卷初筛阳性率最高，为 16.51%。问卷初筛阳性者中，5 744 例（44.71%）接受了腹部超声和 AFP 检测。

研究共计随访 524 788.9 人年，平均每人随访观察（5.97±1.40）年，随访期间共确诊肝癌 125 例，累积发病率为 142.15/10 万，发病密度为 23.82/10 万人年。男性肝癌发病密度为 42.49/10 万人年，女性为 12.32/10 万人年，女性肝癌发病风险低于男性，风险比——HR（95% CI）为 0.29（0.20~0.42）；肝癌发病风险随年龄的增长而升高。与 45~59 岁人群相比，60~64 岁组人群肝癌发病风险增加，HR（95% CI）为 2.96（1.25~7.00）；65~69 岁组人群肝癌发病风险最高，HR（95% CI）为 3.18（1.33~7.60）。

问卷初筛阳性人群发病密度为 51.60/10 万人年［95% CI:（37.85~70.34）/10 万人年］，与问卷评估阴性者相比，问卷阳性者肝癌的发病风险 HR（95% CI）为 2.71（1.86~3.95）。AFP 检测阳性者的发病密度为 553.76/10 万人年［95% CI 为（138.49~2 214.18）/10 万人年］。与 AFP 检测阴性者相比，在随访期间内 AFP 检测阳性者确诊肝癌的风险明显增加，HR（95% CI）为 11.94（2.73~52.23）。

【问题 6】累积发病率和发病密度有什么区别？

【问题 7】我国男性肝癌发病风险高于女性的可能原因是什么？

【问题 8】问卷阳性者肝癌的发病风险 HR 为 2.71，说明什么？

四、防控措施

近年来，国内团体陆续推出多部肝癌防控相关指南共识，在筛查时须考虑的危险因素方面大致达成共识。各地区肝癌筛查项目均以努力提高肝癌的早期诊断率、早期治疗率为目标。随着公众肿瘤预防意识的提升以及医疗条件的改善，越来越多的居民主动参加肿瘤体检及国家筛查早诊早治项目，更多的肿瘤病例得以被及时检出。

《健康中国行动—癌症防治行动实施方案（2023—2030 年）》明确了我国癌症防治工作的主要目标，即到 2030 年，癌症防治体系进一步完善，危险因素综合防控、癌症筛查和早诊早治能力显著增强，规范诊疗水平稳步提升，癌症发病率、死亡率上升趋势得到遏制，总体癌症 5 年生存率达到 46.6%，患者疾病负担得到有效控制。为实现这一目标，该方案指出，应继续控制危险因素，降低癌症患病风险；完善癌症防治服务体系，加强信息共享；推广癌症早诊早治，强化筛查长效机制；规范癌症诊疗，提升管理服务水平。

【问题 9】肿瘤筛查和早诊早治的意义是什么？

【问题 10】肝癌的一级预防和二级预防措施有哪些？

第三节 | 慢性阻塞性肺疾病防控案例分析

慢性阻塞性肺疾病（chronic obstructive pulmonary disease，COPD，简称慢阻肺）是一种常见的、可预防和治疗的疾病，其特征为持续存在的气流受限以及相应的呼吸系统症状。以下是慢性阻塞性肺疾病防控案例分析（案例 21-3）。

一、调查监测

《中国居民营养与慢性病状况报告（2020年）》显示，2019年我国因慢性病导致的死亡占总死亡的88.5%，其中心脑血管病、癌症、慢性呼吸系统疾病的死亡比例为80.7%。以COPD为首的慢性呼吸系统疾病，因其高患病率和死亡率，已成为全球重要的公共卫生问题之一。

2014年，慢阻肺监测被纳入中国居民慢性病与营养监测体系，并作为中央补助地方公共卫生专项慢性病防控项目在全国范围开展。中国疾病预防控制中心慢性非传染性疾病预防控制中心于2014—2015年在31个省份的125个监测点组织实施了中国居民COPD监测工作。

我国COPD监测对象为：调查前12个月在监测点地区居住6个月以上，且年龄≥40岁的中国国籍居民。有以下情况者除外：①居住在功能区中的居民，如居住在工棚、军队、学生宿舍、养老院等；②精神疾患或认知障碍者（包括痴呆、理解能力障碍、听障人士等）；③新近发现和正在治疗的肿瘤患者；④高位截瘫患者；⑤妊娠期或哺乳期女性。

【问题1】COPD的诊断标准是什么？

【问题2】我国COPD的流行病学现状如何？

【问题3】我国COPD监测对象为什么是≥40岁的中国国籍居民？

【问题4】确定COPD监测点时，应采用什么抽样方法？

监测内容包括以下几个方面。

1. 询问调查 包括家庭情况调查以及个人问卷调查。家庭情况调查内容包括家庭记录、家庭成员登记及相关联系记录，用于抽取调查对象。个人问卷调查内容包括人口统计学资料、慢阻肺知识知晓情况、个人与家族疾病史、呼吸道症状、呼吸道疾病管理、COPD危险因素和肺功能检查禁忌证。

2. 身体测量 包括身高、体重、胸围、腰围、臀围、血压和心率测量。

3. 肺功能检查 测量指标主要包括第1秒用力呼气容积（forced expiratory volume in one second，FEV_1）、6秒用力呼气容积（forced expiratory volume in six second，FEV_6）和用力肺活量（forced vital capacity，FVC）等。调查对象首先完成基础肺功能测试，然后进行支气管舒张试验，吸入支气管扩张剂沙丁胺醇气雾剂400μg，15分钟后重复测定肺功能。对肺功能检查中存在气道阻塞的调查对象（FEV_1/FVC<70%）做胸部正位X线片检查，并完成COPD评估测试（COPD assessment test，CAT）问卷。

【问题5】COPD相关危险因素可能有哪些？

【问题6】开展COPD监测的意义是什么？

二、防控措施

一项基于中国慢性病前瞻性研究（China Kadoorie Biobank，CKB）的某项目点数据的研究，在剔除基线气流受限及基线调查时自报患有慢性支气管炎/肺气肿/肺心病的个体后，最终纳入分析45 484人。该研究采用Cox比例风险回归模型筛选影响队列人群COPD发病的危险因素。Cox比例风险回归分析显示，年龄增长（HR=3.78，95% CI：3.32~4.30）、曾经吸烟（HR=2.00，95% CI：1.24~3.22）、当前吸烟（<10支/d，HR=2.14，95% CI：1.36~3.35；≥10支/d，HR=2.69，95% CI：1.60~4.54）、有呼吸系统疾病史（HR=2.08，95% CI：1.33~3.26）、每日睡眠时间过长（HR=1.41，95% CI：1.02~1.95）与COPD发病风险增加相关；文化程度为小学及以上（小学/初中，HR=0.65，95% CI：0.52~0.81；高中及以上，HR=0.54，95% CI：0.33~0.87）、每日食用新鲜水果（HR=0.59，95% CI：0.42~0.83）、每周吃辣食（HR=0.71，95% CI：0.53~0.94）与COPD发病风险降低相关。

COPD患者主要症状为呼吸困难、慢性咳嗽、咳痰，早期患者可无明显症状。COPD诊断的"金标准"是肺功能检查。目前，我国COPD患者多因出现明显呼吸道症状才首次就诊，此时FEV_1已降低大半，多数重度患者已经错过了最佳治疗时机。究其原因，与COPD起病隐匿、早期肺功能损害轻微有关，而这些患者往往首诊于基层医疗机构。因此，基层医疗机构是COPD防控的关键，应发挥基层医疗机构对 COPD 的筛查、随访、综合管理和转诊等作用。

2024 年 9 月,国家卫生健康委公布《关于做好 2024 年基本公共卫生服务工作的通知》,其中提到,在基本公共卫生服务高血压、糖尿病两种慢性病患者健康服务基础上,加强呼吸道疾病防治,组织开展慢性阻塞性肺疾病患者健康服务,并配套发布了《慢性阻塞性肺疾病患者健康服务规范(试行)》。

【问题 7】该项目点的自然人群队列研究中,与 COPD 发生有关的因素有哪些?

【问题 8】对于一般人群,预防 COPD 的措施有哪些?

【问题 9】对已确诊的 COPD 患者,需要建立个人及家庭健康档案纳入慢性病综合管理,这里所说的综合管理应包括哪些方面?

第四节 | 糖尿病防控案例分析

糖尿病是一种常见且多发的慢性代谢性疾病,全球发病率呈上升态势,已成为影响人类健康的重要公共卫生问题之一。糖尿病的治疗与管理给社会医疗资源带来巨大压力,因此其防控工作尤为关键。糖尿病对个人的危害体现在身体健康受损、生活质量下降、经济负担加重、社会功能受限以及心理压力增大等方面。所以,预防慢性非传染性疾病的发生与进展,以及做到早期诊断和治疗极为重要。以下是糖尿病防控案例(案例 21-4)。

一、病例报告

病例 1:男性,51 岁,因"多尿、多饮、消瘦半年,发现血糖升高 9 天"于 2024 年 7 月就诊。检查结果显示:静脉血葡萄糖 14.06mmol/L↑、餐后两小时葡萄糖 22.29mmol/L↑、糖化血红蛋白 11.1%↑。在病程中,患者存在双上肢麻木症状,但无疼痛、尿急、尿痛以及发热现象。经询问得知:患者半年前体重指数(body mass index,BMI)为 28kg/m²,属于中心型肥胖(腰围 92cm),不爱运动,其母亲有糖尿病病史。患者自述身体一直感觉良好,近 3 年从未进行过任何身体检查。

病例 2:男性,51 岁,既往有 2 型糖尿病病史 5 年,接受口服糖尿病药物治疗,于 2024 年 6 月因"呕吐半天"就诊。患者平时用药不规律,未进行饮食控制及运动等生活方式干预,且未定期监测血糖。2024 年 6 月 3 日,患者无明显诱因出现恶心、呕吐约 8 次,呕吐物为淡黄色胃内容物,无腹痛、腹泻及发热症状。急诊就诊后,给予抑酸止吐对症治疗,症状有所缓解。急诊检查结果显示:尿常规中尿葡萄糖+++、酮体+++、尿蛋白+、隐血-;血清 β-羟丁酸 4 250.9μmol/L(↑);动脉血气分析结果为 pH 7.230(↓)、二氧化碳分压 26.1mmHg(↓)、氧分压 81.6mmHg、钾 5.0mmol/L(↑)、钠 134mmol/L(↓)、氯 107mmol/L、全血葡萄糖 10.2mmol/L(↑)、乳酸 1.5mmol/L、实际碳酸氢盐 10.9mmol/L(↓)、标准碳酸氢盐 13.7mmol/L(↓)、总二氧化碳 9.7mmol/L(↓)、实际碱剩余 –14.7mmol/L(↓)、标准碱剩余 –16.7mmol/L(↓)、氧饱和度 95.5%。最终诊断为"2 型糖尿病酮症酸中毒"。

【问题 1】糖尿病的定义及分类如何?

【问题 2】为什么近年来糖尿病呈现年轻化趋势?

【问题 3】为了更好地了解糖尿病的流行病学特征,做一个简单的调查设计。

二、筛查与诊断

病例 1 近 3 年从未进行过任何身体检查,也未做过糖尿病筛查。该患者 BMI 为 28kg/m²,属于中心型肥胖(腰围 92cm),甘油三酯为 3.22mmol/L,且不爱运动,母亲有糖尿病病史,因此判定该患者为糖尿病高危人群。

病例 1 出现多尿、多饮、消瘦等症状,持续半年。检查结果显示:静脉血葡萄糖 14.06mmol/L(↑)、餐后两小时葡萄糖 22.29mmol/L(↑)、糖化血红蛋白 11.1%(↑)。根据上述临床症状及辅助检查,诊断为"糖尿病"。

【问题 4】成年、儿童和青少年糖尿病高危人群包括哪些?

【问题5】如何进行糖尿病的筛查？

【问题6】糖尿病的诊断标准是什么？

三、并发症

病例2已确诊为"2型糖尿病"5年，接受"口服药（具体不详）"降糖治疗至今。患者平时用药不规律，未进行饮食控制及运动等生活方式干预，也未定期监测血糖。根据病史、临床表现及辅助检查，结合糖尿病酮症酸中毒（diabetic ketoacidosis，DKA）的诊断标准，可诊断为"2型糖尿病酮症酸中毒"。

DKA是一种由于胰岛素不足和升糖激素不适当升高引起的糖、脂质和蛋白质代谢严重紊乱的综合征，其主要临床特征为高血糖、高血酮和代谢性酸中毒。1型糖尿病患者易发生DKA，2型糖尿病患者也可能出现这种情况。DKA的发生常与以下诱因有关：急性感染、胰岛素不适当减量或突然中断治疗、饮食不当、胃肠疾病、脑卒中、心肌梗死、创伤、手术、妊娠、分娩、精神刺激等。

【问题7】糖尿病的并发症有哪些？

四、防控措施

糖尿病在全球范围内依然是一个重大的公共卫生问题，在中国尤其如此。随着人口老龄化和生活方式的改变，糖尿病的发病率预计还会继续上升。预防和管理糖尿病需要个人、家庭、社区和政府共同努力。有效的糖尿病防控管理不仅依赖于医疗机构的积极参与，还需要社会各界协同合作。通过建立完善的健康教育体系，提升公众对糖尿病的认识和自我管理能力，能够有效降低糖尿病的发病率。此外，针对高风险人群的筛查与干预、制定个性化的饮食与运动方案，以及定期的健康检测与随访，都是糖尿病管理中不可或缺的环节。

【问题8】如何预防糖尿病？

（刘　欢　李文丽）

本章数字资源

第二十二章 环境与健康案例分析

环境是一个庞大且复杂的系统,它深刻影响着人类的健康与生存发展,其涵盖自然环境、生活环境、劳动环境,以及与食品和营养相关的环境等多个方面。尽管各类环境中的环境因素丰富多变,但其中也存在着不变的规律。本章以人群健康为核心,针对职业环境、自然环境、生活环境、食物等与健康的关系展开案例分析。

第一节 生产性毒物引起的职业中毒案例分析

一、职业性正己烷中毒

职业性有机溶剂中毒,是指劳动者在职业活动中,因接触有机溶剂而引发的急性或慢性中毒现象(案例 22-1)。

(一)发病过程

刘某某,女,2010 年 10 月进入某市一家电子厂从事插件工作。2013 年初,厂里新设专门擦洗主板的工作岗位,安排刘某某和张某某负责。1 个月后,刘某某面颊部突然出现大片红色斑疹,伴有灼热感。刘某某以为是普通皮肤病,前往个体门诊就诊,医生诊断为季节性皮疹。经过 1 个月治疗,红疹却愈发严重。刘某某又尝试皮肤病偏方治疗,依旧无效。她开始怀疑是工作中接触的物质导致皮炎,便到电子厂询问,厂方坚称刘某某用来擦主板的液体绝对无毒,但拒绝提供液体成分。

【问题1】擦洗液中可能含有哪些毒物?

【问题2】刘某某的皮炎与职业有关吗? 依据是什么?

(二)疾病进展

刘某某 5 月初回老家自行治疗。皮炎症状有所缓解,但她时常感觉头疼、恶心、乏力、食欲差,家人发现她肤色发黄。5 月 12 日,刘某某到当地医院就诊,肝功能检查显示,谷丙转氨酶(GPT)301U/L,黄疸指数 396μmol/L。医生考虑可能是肝炎,刘某某立即入院治疗。住院 20 天,肝功能略有好转,但仍未恢复正常。随后刘某某病情加重,于 6 月 14 日去世。刘某某去世 1 个月后,其前工友张某某出现同样的皮肤症状,被送进医院,确诊为过敏性皮炎,考虑可能与职业有关,但张某某肝功能检查各项指标均正常。

【问题3】刘某某肝功能为什么会异常? 是职业病危害因素引起的吗?

【问题4】回老家后,刘某某的皮炎有所减轻可能的原因是什么?

【问题5】分析刘某某死亡可能的原因。

【问题6】如何确定刘某某的疾病属于职业病?

(三)现场调查主要结果

相关部门组织调查组对该电子厂进行现场职业卫生学调查,查阅原料清单发现,用来擦洗主板的液体中含有正己烷;车间没有机械通风设施;工人徒手操作;未配备任何防毒面具、防护手套等;该厂接受过职业病危害预评价和控制效果评价,但增加擦洗主板生产线未经过职业病危害评价;电子厂工人有上岗前职业体检资料,但无在岗期间的职业健康检查资料。现场检测空气中正己烷浓度为 195mg/m³。

【问题7】该电子厂存在哪些职业卫生问题?

NOTES

325

【问题8】如果你去该现场进行职业卫生监督工作,会采取何种监督措施?

【问题9】该电子厂生产现场职业卫生应该从哪些方面进行整改?

【问题10】该电子厂擦洗主板岗位人员应该配备何种个体防护用品?

【问题11】正己烷对健康有哪些危害?刘某某的肝损害是否与正己烷接触有关?

(四)诊断与处理

根据《职业性皮肤病的诊断 总则》(GBZ 18—2013)和《职业性慢性正己烷中毒的诊断》(GBZ 84—2017),两名女工均被诊断为由正己烷引起的职业性皮肤病(药疹样皮炎)。刘某某死于急性肝损伤,与正己烷接触存在直接或间接的关系。

【问题12】根据《中华人民共和国职业病防治法》,对这两名职业病患者,电子厂应该履行哪些职责和义务?

【问题13】根据职业病防治法,两名职业病患者享有哪些权利?

【问题14】职业卫生监督部门对职业病患者保障的监督内容有哪些?

【问题15】结合职业卫生三级预防原则,应如何预防这类事故的发生?

二、职业性铅中毒

职业性铅中毒,是指劳动者在职业活动中接触铅及其化合物而引发的中毒(案例22-2)。

(一)背景资料

2019年5月以来,某市卫生部门陆续收到市职业病防治院的多个职业性铅中毒职业病报告,患者均来自同一蓄电池生产厂,市疾病预防控制中心对此高度重视,立即对该厂开展职业卫生学现场调查。典型铅酸蓄电池工艺过程介绍如下:铅酸蓄电池主要由电池槽、电池盖、正负极板、稀硫酸电解液、隔板及附件构成。板栅铸造,通常用重力铸造的方式将铅锑合金、铅钙合金或其他合金铅铸造成符合要求的不同类型各种板栅。极板制造,用铅粉和稀硫酸及添加剂混合后涂抹于板栅表面再进行干燥固化。极板化成,正、负极板在直流电的作用下与稀硫酸通过氧化还原反应生成氧化铅,再通过清洗、干燥即是可用于电池装配所用正负极板。

【问题1】蓄电池厂常见的职业病危害因素有哪些?

【问题2】作为疾控中心的工作人员应如何开展调查工作?

(二)现场调查主要结果

该蓄电池厂属私营企业,1999年建厂,主要生产多种汽车用蓄电池,此前,该企业无职业病报告。蓄电池生产过程中,板栅是活性物质的载体,也是导电的集流体。普通开口蓄电池板栅一般用铅锑合金铸造,免维护蓄电池板栅一般用低锑合金或铅钙合金铸造,而密封阀控铅酸蓄电池板栅一般用铅钙合金铸造。第一步:根据电池类型确定合金铅型号,放入铅炉内加热熔化,达到工艺要求后将铅液铸入金属模具内,冷却后出模,经过修整后码放。第二步:修整后的板栅经过一定的时效后即可转入下道工序。板栅主要控制参数:板栅质量、板栅厚度、板栅完整程度、板栅几何尺寸等。在生产过程中,铅在高温的作用下以铅蒸气、铅烟的形式存在于作业环境中,市疾病预防控制中心现场调查人员采集了作业场所空气中的样品,送实验室检测,结果显示板栅生产场所空气中铅含量为 $1.29mg/m^3$。

【问题3】根据上述资料分析该公司生产过程中存在的职业病危害因素。

(三)铅接触水平及中毒诊断

对所有接触铅作业人员进行体检,发现尿铅为 $0.192\sim0.476mg/L$。对极板生产不同作业状况中的铅烟浓度进行检测,结果显示:板栅铸造8小时的时间加权浓度范围为 $0.32\sim1.55mg/m^3$,极板制造8小时的时间加权浓度范围为 $0.17\sim0.79mg/m^3$。2005年1—12月,100名工作人员中先后诊断慢性轻度铅中毒35人,年龄28~59岁,工龄5个月~7年。

【问题4】上述哪些方面可以体现出危害的严重性?

【问题5】分析造成这次铅中毒事件的原因。

【问题6】根据中毒原因提出相应的改进措施。

【问题7】铅作业人员职业性健康检查包括哪些? 必须做的实验室检查项目有哪些?

三、职业性苯系物中毒

苯系物是苯的衍生物的总称,主要包括苯、甲苯、二甲苯等,属于芳香烃类化合物,在工业上应用广泛(案例22-3)。

(一) 背景资料

2015年7月某医院职业健康体检中心,对某印刷厂的员工进行职业性健康检查,发现4名使用"信那水"(由多种有机溶剂按一定比例混合而成)的工人皮肤有散在的"皮下出血",血常规检查提示异常,怀疑为职业性苯系物中毒。立即向上级卫生行政部门汇报,卫生行政部门要求市疾病预防控制中心对该厂进行现场职业卫生学调查。

【问题1】疾控中心的职业卫生工作人员将从哪些方面开展调查?

(二) 健康检查

4名患者均为男性,年龄27~35岁,分别于2009年1月和2011年10月进入该印刷厂工作,在过油磨光车间从事过油、磨光等印刷作业,未进行过上岗前职业性体检。2015年7月初的职业性体检发现:这4名员工均有头晕、乏力症状,呈贫血貌,双上肢有瘀斑,皮肤苍白。血常规检查:血红蛋白40~45g/L,白细胞(0.4~2.3)×10⁹/L,中性粒细胞(0.5~0.8)×10⁹/L,血小板(12.5~27.8)×10⁹/L。体检机构考虑苯中毒可能,建议到省职业病防治院进行进一步诊断与治疗。省职业病防治院先后4次检测患者的血常规,均与上述结果一致。2名患者眼底检查发现存在视网膜出血;骨髓涂片显示增生活跃,骨髓病理活检显示增生极度减低,脂肪占髓腔面积的82%~96%;叶酸正常,铁蛋白略升高,维生素 B_{12} 减低。

【问题2】要确定这4名作业人员是否患有职业性苯中毒,还需要收集哪些资料?

(三) 现场职业卫生学调查主要结果

该印刷厂为乡镇企业,2004年7月投产,主要生产彩盒,有员工351人,其中女工252人。接触职业病危害因素的工人136人,其中女工55人。主要生产工艺流程为:切纸→印刷→过油→磨光→啤压→浆合。4名患者均在过油磨光车间工作,车间内有3台过油机、4台磨光机。过油磨光车间所进行的过油和磨光工作涉及使用和接触"信那水"。供货商提供其主要成分为甲苯、乙酸乙酯、乙酸丁酯和丙酮,每天的使用量约为273kg。工人每天工作时间平均为9小时。3台过油机的出口、入口及4台磨光机入口上方,安装有局部抽风设施,现均已损坏且不能正常运转,4台磨光机出口上方未安装局部抽风设施。该厂在投产前未进行职业病危害预评价,未进行职业卫生防护设施设计专篇审查,投产后未进行职业病危害控制效果评价,未向当地卫生行政部门申报产生职业病危害的项目,未给劳动者配备个体防护用品。现场调查时该厂已经处于停产状态,为摸清过油磨光车间生产过程中职业病危害因素的存在情况,对该车间过油机入口、磨光机出口设2个点进行模拟操作试验,采样2份,检测结果如下:过油机入口处苯2 367mg/m³、二甲苯652mg/m³;磨光机出口处苯2 102mg/m³、二甲苯553mg/m³。甲苯、正己烷均未检出。

【问题3】依据上述哪些资料可诊断4名患者为职业性苯系物中毒? 中毒属于哪一级? 需要做劳动能力鉴定吗?

【问题4】分析产生这次职业中毒事件的主要原因。

四、生产性粉尘引起的尘肺病

(一) 尘肺病诊断和鉴定案例(案例22-4)

1. 背景资料　张某自2000年3月到某地下开采的煤矿工作,起初在地下开采作业面从事综采工作,2010年4月起,在综采作业面从事设备维修工作。2013年6月,该煤矿扩能改造后,张某调入井下作业面的综掘队,从事综掘工作至今。

2. **健康检查**　2023 年 8 月张某参加该煤矿组织的在岗期间职业健康检查,检查 20 天后,该煤矿以及张某均收到职业健康检查机构出具的《疑似职业病告知书》,告知其此次体检中,胸部 X 线片结果显示双肺多发点状密度增高影,界定其为疑似职业性尘肺病。随后,该煤矿安排张某去 A 市某职业病诊断机构进行诊断。

3. **煤尘检测结果**　该煤矿从 2010 年以后,每年委托有资质的职业卫生技术服务机构进行职业病危害因素定期检测,每三年委托有资质的职业卫生技术服务机构进行职业病危害现状评价,在以上检测和评价资料中,该煤矿综采作业面及综采司机、综掘作业面及综掘司机的煤尘检测结果如表 22-1。

表 22-1　煤尘检测结果

场所或工种	总粉尘浓度 /（mg/m³）	呼吸性粉尘浓度/（mg/m³）
综采作业面	15.82~37.64	9.62~18.37
综掘作业面	16.43~38.92	11.86~20.33
综采司机工作环境	6.23~13.87	4.93~9.25
综掘司机工作环境	5.92~18.33	5.67~12.52

4. **职业病诊断**　结合张某职业史以及张某历年的职业健康检查资料,A 市职业病诊断机构最终诊断张某为"职业性煤工尘肺 I 期"。该煤矿对张某的职业病诊断结果有异议,遂向 A 市的卫生行政部门提出申请,对张某进行职业病鉴定。

【问题 1】张某及其所在煤矿在职业病诊断中需要向 A 市职业病诊断机构提供哪些材料?

【问题 2】简述张某的职业病危害因素接触水平。

【问题 3】该煤矿张某所在工作场所存在粉尘超标,你认为应该采取哪些防尘措施?

【问题 4】职业性尘肺病 I 期诊断标准是什么?

【问题 5】具体阐述如何预防职业性尘肺病的发生?

【问题 6】根据《职业病诊断与鉴定管理办法》,职业病鉴定实行几级鉴定制? 分别是什么?

（二）尘肺病案例（案例 22-5）

1. **背景资料**　1990—2010 年期间,某乡镇十几个自然村的 500 多名农民,陆续前往某市的多个金矿打工。他们主要从事地面和地下金矿开采、矿石输送、破碎筛分等工作。10 年后,不少人陆续出现肺部疾病,且陆续有人因肺部疾病死亡。这一情况引起了当地疾病预防控制中心的重视,随后展开职业流行病学调查。

2. **职业病诊断**　近 10 年,该乡镇从事过金矿井下作业的有 591 人,其中累计从事井下作业两年以上的有 286 人,一至两年的有 121 人。经疾病预防控制中心诊断,这批打工者中有 65 人被确诊为尘肺病,其中Ⅲ期、Ⅱ期、I 期发病率分别为 2.7%、5.4%、2.9%。目前,已有 19 人死亡,疑似患者有 40 余人。

调查发现,此乡镇工人在金矿大多从事井下风钻工、破碎筛分工等接触粉尘的工作。他们中不少人因咳嗽不止到医院检查,初诊断为肺结核,但经多次治疗无效,随后才进一步诊断为尘肺病,其中 5 人于确诊后两年内死亡。

3. **环境检测**　该市的金矿大多数属于私营小型金矿,井下开采主要采用风钻打眼放炮的掘进方式。井下通风设备简陋,井下开采、地面破碎筛分和皮带输送等基本没有防尘设施,各金矿也未为劳动者配备防尘口罩。经疾控中心检测,各金矿开采和破碎筛分等作业场所粉尘中游离二氧化硅含量介于 15%~30% 之间,劳动者的时间加权平均接触浓度均超过国家职业卫生接触限值。

【问题 1】什么是尘肺病? 尘肺病的致病因素有哪些?

【问题 2】尘肺病的职业流行病学调查的调查对象、调查内容主要有哪些?

【问题3】结合以上素材,分析此案例中职业危害的严重程度,并作具体说明。

【问题4】具体阐述如何预防职业性尘肺病的发生。

(三) 速发型尘肺病案例(案例 22-6)

1. 背景资料　某省某铁矿于 1985 年建矿,铁矿开采能力为 700 万吨/年。该矿采矿主要工艺为露天爆破开采、矿车运输,选矿主要工艺为矿石破碎、筛分、湿式球磨、磁选等,产品为精铁矿粉。该矿在地面开采和矿石的破碎、筛分、运输过程中主要产生粉尘和噪声,但各粉尘岗位均未设置除尘设施;在湿式球磨、磁选过程中主要产生噪声。该铁矿未为接触粉尘的劳动者配备防尘口罩和防噪声耳塞。

2. 职业病诊断　李某于 1992 年 10 月入职该铁矿,工种为选矿的破碎工,主要负责矿石破碎和皮带输送作业场所的巡检和操作。该矿每年组织接触粉尘作业的人员进行职业健康检查,主要检查项目为常规项目和胸部 X 线片。在 1995 年 3 月的粉尘作业人员职业健康检查中,发现李某两肺多发点状密度增高影,体检机构结论为疑似尘肺病。该铁矿随即安排李某到某市的职业病诊断机构进行职业病诊断,李某最终确诊为Ⅱ期矽肺。

3. 环境检测　该矿成立有粉尘检测机构,每月对其各工作场所的粉尘进行自测,其上级集团公司成立有职业卫生检测科,该科室的检测工作人员每季度对该矿的粉尘危害进行检测。1992—1995 年的各项检测资料显示,该矿在选矿的皮带输送、破碎、筛分等工作场所粉尘浓度均超过国家标准规定。经过对该矿采矿和选矿破碎筛分粉尘中的游离二氧化硅含量测量得知,该矿这些工作场所的粉尘中游离二氧化硅含量介于 20%~30%,破碎区域粉尘浓度介于 15~60mg/m³。

该矿在李某确诊为矽肺之后的 10 年间,共有 20 余名接触选矿破碎皮带筛分岗位的劳动者陆续确诊为Ⅰ期和Ⅱ期矽肺。

【问题1】什么是速发型矽肺,速发型矽肺的临床表现有哪些?

【问题2】职业性尘肺病的诊断标准是什么? 李某的矽肺是如何诊断的?

【问题3】生产性粉尘中,针对矽尘的判定标准是什么? 矽尘的职业接触限值是多少?

【问题4】案例中的铁矿在防尘方面存在哪些问题?

【问题5】在防治矽尘和预防矽肺方面,主要采取的综合措施是什么?

【问题6】如何预防和控制速发型矽肺的发生? 对已经确诊为职业性矽肺的患者应该如何处理?

【问题7】如按照现行的法律法规规范标准,作为Ⅱ期矽肺患者,李某应如何进行进一步的维权和申请职业病的相关待遇?

五、生产性噪声引起的噪声聋

(一) 职业性噪声案例(案例 22-7)

1. 背景资料　某街道一个五金压铸厂安排 54 名作业工人进行在岗期间职业健康检查,发现多名工人纯音测听结果异常,经复查后,有 3 名工人被界定为 "疑似职业性噪声聋",最后有 2 名工人诊断为 "职业性噪声聋"。

2. 环境检测　该五金压铸厂成立于 2000 年 6 月,主要生产锌合金的锻造毛坯件、自行车零配件。制造部件的研磨、冲压岗位均存在噪声危害。工作场所噪声强度:研磨岗位 95.7~96.8dB(A),冲压岗位 87.4~91.0dB(A)。五金压铸工艺是一种常见的工业加工技术,它将熔化的金属通过压力锻打成型,可以用于制造各种金属零件,五金压铸工艺流程一般包括模具设计、原材料准备、熔炼和浇铸、冷却和脱模、后续处理等几个关键环节。

【问题1】职业性噪声有哪些来源,各岗位的噪声属于何种噪声?

【问题2】如何对工作场所环境中的噪声危害及其劳动者的接触情况展开调查? 职业卫生现场调查的关键控制环节是什么?

【问题3】噪声测量应选用哪种声级测定方法? 测量中应注意什么?

【问题4】该案例中,生产工艺还存在哪些潜在的职业性危险因素? 如何有效预防?

【问题5】结合案例分析,职业接触环境中如何预防噪声对人体健康的影响?

(二) 职业性噪声案例(案例 22-8)

1. 背景资料 某轧钢厂主要从事不锈带钢轧制,主要生产工艺为不锈钢坯通过加热、初轧制、连续精轧制后,用卷取机卷取成不锈钢热轧卷,热轧卷通过天车吊运至冷轧区域,通过开卷、焊接、冷轧制、退火酸洗(用硝酸和氢氟酸混酸进行酸洗),再通过卷取机卷取成不锈钢冷轧卷后对外售卖。在各级轧制过程中,均可产生噪声。该企业近三年的职业病危害定期检测报告资料显示,在有初轧机、精轧机、冷轧机等设备的工作场所噪声介于 91.0~97.5dB(A),轧制作业工人 8 小时等效声级介于 83.0~87.5dB(A)。

2. 健康检查 张某在该轧钢厂主要从事冷轧制工作,主要的作业区域在冷轧机旁,2000 年 6 月参加工作,2016 年 8 月在岗期间的职业健康检查中发现为疑似职业性噪声聋,遂由单位组织其到该轧钢厂所在市的某职业病诊断机构进行职业病诊断,最终诊断为"中度职业性噪声聋"。

【问题1】中度职业性噪声聋的诊断标准是什么?

【问题2】噪声诊断中针对该劳动者的纯音测听结果如何进行加权处理,并最终获得该劳动者的双耳听力损伤结果?

【问题3】根据本案例的工艺描述,在工艺过程中,还存在哪些职业病危害因素?

【问题4】在本案例的不锈钢轧制工艺中,劳动者如何做好噪声危害的防护?

【问题5】经职业健康检查机构发现为疑似职业性噪声聋后,用人单位和劳动者应该如何选择职业病诊断机构进行职业病诊断?

【问题6】简述工业企业噪声控制的基本原则。

第二节 | 食物对健康影响的案例分析

食物对健康有着至关重要的影响,合理的饮食结构和饮食习惯能够维持身体正常功能、预防疾病,而不良的饮食则可能增加患病风险。

一、健康食谱编制

某市公共卫生部门发现,市内高尿酸及痛风患者人数持续增加,这与饮食习惯密切相关。为帮助这一群体有效管理尿酸水平,市政府与营养专家团队合作,开展了一项针对高尿酸人群的健康食谱编制项目(案例 22-9)。

(一) 背景介绍

高尿酸血症和痛风是由嘌呤代谢紊乱引起的疾病,近年来发病率逐渐上升,虽然在中老年男性中更为常见,但近年来在本市的发病年龄有降低的趋势。饮食是影响尿酸水平的重要因素,因此,制订科学的饮食方案对控制尿酸水平至关重要。市公共卫生部门决定通过健康食谱编制,帮助高尿酸人群进行合理饮食管理,以改善他们的健康状况。

(二) 食谱编制与实施

1. 需求评估 首先,对本市高尿酸人群进行详细的需求评估,了解他们的饮食习惯、生活方式、健康状况和对饮食的认知水平。通过问卷调查、膳食记录和健康检查,收集以下信息:①嘌呤摄入,评估受访者日常饮食中的高嘌呤食物摄入情况,如红肉、内脏、海鲜等。②饮水和酒精摄入,了解受访者的饮水量和酒精摄入习惯,这些因素对尿酸代谢有显著影响。

2. 食谱编制原则 根据需求评估结果,营养专家团队制订了以下编制原则。①食物多样,限制嘌呤。②蔬奶充足,限制果糖。③足量饮水,限制饮酒。④少盐少油,会烹会选。⑤吃动平衡,健康体重。

【问题1】在编制高尿酸人群的食谱时,如何平衡嘌呤摄入与营养均衡,确保既能控制尿酸,又不影响整体健康?

3. **食谱设计**　根据以上原则,营养专家设计了适合高尿酸人群的日常食谱,涵盖早餐、午餐、晚餐及加餐。每份食谱详细列出食材、分量、烹饪方法,并提供营养成分分析。

早餐:燕麦片 40g,水 300ml 煮成粥;低脂牛奶 250ml;煮鸡蛋 50g;苹果 150g。

午餐:蒸鸡胸肉(去皮 100g)、炒时蔬(青菜 100g、胡萝卜 50g、橄榄油 5g)、糙米饭 100g。

下午加餐:无糖酸奶 150g、杏仁 20g。

晚餐:清蒸鱼(低嘌呤鱼类如草鱼 100g)、烤南瓜 150g、蒸西蓝花 100g。

晚加餐:全麦饼干 30g,水 200ml。

【问题2】在设计食谱时,如何确保食材选择既符合低嘌呤饮食要求,又能满足口味和烹饪习惯?

4. **食谱推广与实施**　公共卫生部门通过多种渠道推广高尿酸人群的健康食谱,包括社区讲座、健康手册、线上平台等,帮助患者了解并掌握健康饮食的原则。为患者提供个性化的饮食咨询服务,营养师根据患者的具体情况,如病情、体重、生活习惯等,调整食谱并提出个性化的饮食建议。

【问题3】在食谱推广中,如何提高高尿酸患者的参与度和依从性?

(三) 项目效果评估

项目实施 6 个月后,市公共卫生部门对参与食谱项目的高尿酸患者进行随访和评估。评估内容包括:①尿酸水平变化。通过定期血液检查,监测参与者的尿酸水平变化,评估食谱对尿酸控制的效果。②痛风发作频率:收集患者的痛风发作记录,比较实施食谱前后的发作频率变化。

评估结果显示,超过 70% 的参与者尿酸水平有所下降,痛风发作频率明显降低,生活质量显著提高。

【问题4】如何科学设计随访评估,确保能够准确反映食谱干预的长期效果?

(四) 总结

此次高尿酸人群健康食谱编制项目在控制尿酸水平、预防痛风发作方面取得了显著成效。通过科学的食谱设计和有效的推广策略,项目成功帮助高尿酸人群改善了饮食习惯,提高了生活质量。

二、细菌性食物中毒

2019 年 8 月 16 日晚上,某地疾病预防控制中心接到当地卫生健康委通知,称某旅行社 A 旅游团有 9 名游客出现腹痛、头痛、头晕、恶心、腹泻、乏力、呕吐等症状,正在人民医院就诊。接报后,疾病预防控制中心立即组织了 8 名专业人员抵达现场开展应急处置工作。当晚,疾病预防控制中心又接到当地市场监管局通知,请求协助处置正在区医院就诊的来自同一旅行社 B 旅游团的 13 名怀疑食物中毒的游客。经调查,因两起报告存在高度相似且两旅游团有在同一餐厅共同就餐的经历,当地疾病预防控制中心将两起事件合并为一起食源性疾病暴发事件进行处理(案例 22-10)。

【问题1】《中华人民共和国食品安全法》中食源性疾病的定义是什么?

【问题2】疾病预防控制中心接到上述有关报告后,应该采取哪些措施?

(一) 病例报告

8 月 16 日中午,A 旅游团(35 名游客)、B 旅游团(32 名游客)在各自导游的带领下,抵达该市某海鲜大排档进食午餐。傍晚时分,A 团首例病例出现腹泻、腹痛的胃肠道症状,陆续有 6 名游客因出现腹泻、腹痛、呕吐、恶心等症状前往人民医院就诊。B 团首例病例出现腹泻、腹部绞痛等胃肠道症状,陆续有 12 名游客因出现腹泻、腹痛、恶心、呕吐等消化道症状,在另一家当地医院就诊。经对症治疗后,就诊患者病情皆已好转,无危重和死亡病例。疾病预防控制中心及时赶往两家医院,对当时仍在两院治疗的 18 人进行个案调查。同时,从两团的导游处拿到全体游客联系方式,并对旅行团其他成员进行个案调查。经患者同意后,采集呕吐物 9 份、肛拭子 15 份。因两团有共餐史,所以合并为一起食源性疾病暴发事件进行处理。

【问题3】如何判断是否为食源性疾病暴发事件?

（二）流行病学调查

1. 时间分布　首发病例李某,男,63岁,是来自某省的退休人员。8月16日16时开始出现腹泻、腹痛,伴发热、头痛症状。17时就诊于人民医院急诊科,给予抗炎及补液治疗后病情好转,当晚返回酒店。随后病例数增多,发病高峰出现于8月16日夜间11时左右,发病数为10例,此后发病数开始下降,首例病例与末例病例的发病时间相隔18小时,病例发病流行曲线呈点源传播模式。

2. 空间分布　A和B两个旅游团的活动地点均位于该市某区,且均有在发病高峰的当天中午于同一海鲜大排档就餐史。

3. 人群分布　A和B两个旅游团的罹患率无统计学差异。发病人群中,性别罹患率亦无统计学差异。

4. 临床特征　腹痛主要特征是上腹部或脐周阵发性绞痛,腹泻物以水样便为主,呕吐物以胃内容物为主。

【问题4】简述疾病的三间分布? 本次疫情的三间分布有何特点?

（三）现场调查

1. 环境卫生及餐饮从业人员健康调查　海鲜大排档按规定办理了餐饮服务许可证,餐厅从业人员均具有健康证,当日无员工因病请假。海鲜大排档配餐间和加工间较小,没有明确的生熟分区。加工间有消毒、防鼠设备,但没有空调。餐具采用氯酸铜消毒,并放置于消毒柜。刀具、砧板用自来水冲洗,未严格区分生熟。灶台上与餐碟上均有肉眼可见的污迹,现场整体的卫生条件较差。餐厅为客人提供一次性包装餐具,由专门的供货公司提供。该餐厅的海鲜来源于当地农贸市场定点供应档。馒头、速冻水饺、牛肉丸等来自冷链运输。猪肉、蛋类、调味料等均来源于当地食品市场。

2. 样本采集　现场采集了该餐厅的刀具、砧板、餐具等样品共计9份,以及采集了发病前后两天的未加工完的食品原料。

3. 食谱调查　对A和B两个旅游团的就餐时间、就餐地点和菜单进行了调查。

4. 饮用水调查　该海鲜大排档生活用水由市政自来水公司供应。开水则由电热器加热生活用水提供,有小支瓶装矿泉水提供,发病人员近两日均用过生水。

【问题5】食源性疾病暴发的现场流行病学调查工作包括哪几个方面?

【问题6】食源性疾病暴发时,样本采集、运输、保存过程中应当注意哪些问题?

（四）实验室检测

疾病预防控制中心调查人员对采集到的海鲜大排档的厨房环境、消毒餐具、食品原料、病例样品拭子进行了沙门菌、副溶血性弧菌的分离培养。从2份环境样品、6份(其中A团2份,B团4份)病例样品中检出副溶血性弧菌。环境检出的副溶血性弧菌经血清学分型鉴定为O11:K6,4份病例样品检出的副溶血性弧菌血清学分型为O10:K4,其余的均未检出其他致病菌。

【问题7】如何对副溶血性弧菌进行鉴定?

（五）分析性研究

采用病例对照研究设计,病例组为医院的就诊患者及24小时内出现腹泻次数3次以上的病例。无症状的旅游团成员作为对照组。

1. 可疑食物分析　经调查发现,A和B两个旅游团的游客所吃的菜品中,有三道相同的菜品:凉拌海蜇、蚝仔烙、土豆烧鸡。单因素的分析结果显示,凉拌海蜇可能是发病的危险因素($OR=4.86$,$95\% CI=1.46\sim15.92$),其余菜品均无统计学差异。

2. 可能污染环节分析　海蜇在清洗的过程中未完全洗净;制作过程中,水温未达到杀灭副溶血性弧菌的温度;凉拌过程中未加入食醋或者加入食醋时间不满5分钟;厨房的刀具未消毒或者消毒不到位,生熟餐具未严格分开,可能导致生熟食品交叉污染。

【问题8】计算OR有何意义? 为什么可以判定凉拌海蜇是危险因素?

【问题9】副溶血性弧菌引起的食源性疾病的主要特征是什么?

(六)总结

根据现场流行病学调查结果、患者临床表现和实验室检测结果,结合《副溶血性弧菌食物中毒诊断标准及处理原则》(WS/T 81—1996)和《食品微生物学检验　副溶血性弧菌检验》(GB 4789.7—2013),判断这是一起由副溶血性弧菌引起的食源性疾病暴发事件。可能污染环节是海蜇受副溶血性弧菌污染,厨师烹饪加工过程操作不当。

(七)建议

进一步加强餐饮企业的食品安全监督,防止食源性疾病暴发。进一步规范餐饮企业服务行为,不断增强食品安全意识。餐饮企业采购的食品及材料必须符合食品安全标准;加强对餐饮从业人员的卫生知识培训,严格按规范加工、制作、销售、储存食品,增强预防食物中毒意识;食品储存及加工应做到生熟分开,避免交叉污染;食品加工应做到彻底加热、煮熟煮透;厨具及餐具应严格清洗消毒。进一步加强副溶血性弧菌食物中毒的宣传教育。

三、有毒动植物食物中毒

2020年7月6日,某市某餐饮店发生一起因误食鹿花菌引发的中毒事件。8名顾客在该餐馆食用了误添加鹿花菌的"羊肚菌焖鸡"后,相继出现恶心、呕吐、腹痛等症状。患者主要表现为急性肝损伤、消化道症状以及中枢神经系统症状。经过早期对症治疗和血液净化等措施,部分患者逐渐康复,但仍有1例患者不幸死亡(案例22-11)。

(一)背景

2020年7月7日10时,该市疾控中心接到市卫生健康局报告:李某与朋友共8人在某餐饮店进食午餐后出现腹痛、腹泻、呕吐等消化道症状,并伴有急性肝损伤临床表现,分别在该市第一人民医院和第二人民医院就诊。接报后,市疾控中心立即派出4名专业人员前往现场,对事件进行核实及病因调查。同时,市场监管部门暂停该餐饮店的营业,开展食品安全的溯源调查。

【问题1】哪些类型的食物中毒需要及时报告?

【问题2】发生食物中毒需要及时报告哪些部门?

【问题3】是否可以将此事件视为一起食物中毒暴发?为什么?

(二)基本情况

该餐饮店位于新村G1栋,每天提供午餐和晚餐,店内工作人员共8人,包括厨师2人。店内有5个包厢,可同时容纳50人就餐。7月6日中午,提供了两个包厢供客人就餐,"海棠"包厢有8名顾客,"秋菊"包厢有12名顾客,另有厨工5人,共25人。

(三)流行病学调查

1. 病例定义　自2020年7月6日起,在该餐饮店就餐的人员中,出现腹痛、腹泻(排便≥3次/24h,且伴有粪便性状改变)、呕吐、恶心等消化道症状,或经实验室检查提示急性肝损伤者。

2. 病例搜索　按照病例定义,对7月6日中午在该餐饮店就餐的顾客和厨工进行调查。截至7月7日11时,共搜索到符合病例定义者8人。

3. 卫生学调查　对该餐饮店的厨房设施、卫生状况以及厨工进行调查,以了解7月6日午餐的食物制作流程。

【问题4】现场厨房卫生采样需要注意采集哪些区域?

【问题5】现场厨房卫生采样需要准备的工具有哪些?如何保存、运输?

4. 实验室检测　根据初步调查情况,采集了患者和厨工肛拭子及呕吐物进行致病菌检测,同时对剩余的食物样本进行鉴定。

5. 现况调查　采用描述性分析方法描述事件的流行病学特征,找出本次事件的危害因素。

(四)调查结果

1. 事件发展经过　2020年7月6日12时,李某一行8人到该餐饮店"海棠"包厢就餐。当日"秋菊"

包厢另有 12 名顾客就餐。另有厨工 5 人,共 25 人。李某等 8 人共同进食后,约 13 时,李某首先出现腹痛症状,随后其他人陆续出现腹痛、呕吐、腹泻等症状。于当天 18 时陆续到该市各大医院急诊科就诊,初步诊断为"食物中毒"。截至 7 月 7 日 11 时,共有 8 人发病,罹患率为 32%,病例均为"海棠"包厢顾客。

2. 临床表现　8 例病例的主要临床表现为腹痛、腹泻、呕吐、腹胀、急性肝损伤等。部分患者伴有肝功能异常、黄疸和凝血功能障碍。各项临床表现分布如下(表 22-2)。

表 22-2　8 名病例临床表现分布情况

临床表现	人数/人	占比/%	临床表现	人数/人	占比/%
腹痛	3	37.5	腹胀	3	37.5
腹泻	5	62.5	急性肝损伤	6	75.0
呕吐	5	62.5			

3. 三间分布　①首发病例:李某,男,48 岁,7 月 6 日 13 时首先出现腹痛症状,腹泻 3 次,症状较轻,未服药,休息后于 7 月 7 日痊愈。②时间分布:首发病例出现后,陆续有人出现类似症状,末例发病时间为 7 月 6 日 20 时。③空间分布:7 月 6 日中午,该餐饮店厨工和顾客共 25 人,8 人发病,罹患率 32%。8 个病例均为"海棠"包厢顾客,"海棠"包厢罹患率为 100%;"秋菊"包厢顾客和厨工均无发病。④人群分布:"海棠"包厢 8 人均发病,男女性别比为 1∶1,成年人占多数,另有 1 名老年人和 1 名儿童。

【问题 6】如何确定首发病例?了解疾病三间分布的意义是什么?

4. 现场卫生学调查　①持证情况:该餐饮店持有餐饮服务许可证,但厨工 5 人均未能提供有效健康证。②生活饮用水调查:厨房用水为市自来水有限公司提供的市政供水,近期无管网维修,未使用二次供水系统。厨工和顾客饮用水均为烧开的自来水。③厨房基本情况:餐馆每天经营午、晚两餐,主要提供地方特色菜。厨房设在一楼,储物间存放有即食小食和各种调味品,冷藏柜中存放有生鱼、生肉等,食材、餐具存放未严格分区,卫生条件较差。④可疑食品调查:"海棠"和"秋菊"包厢食谱不同,"海棠"包厢提供的菜品包括羊肚菌焖鸡、蒸黄花鱼、椒盐鸭胗、清炒豆苗、凉拌苦苣、酸辣土豆丝、香菇油菜、红烧豆腐、鱼头豆腐汤、米饭共 10 种食物;"秋菊"包厢则提供包括清炖羊肉、豉油蒸鳜鱼、葱油鲍鱼、蒸黄花鱼、椒盐鸭胗、清炒豆苗、凉拌苦苣、酸辣土豆丝、香菇油菜、红烧豆腐、鱼头豆腐汤、红烧狮子头、米饭共 13 种食物。厨师表示 7 月 6 日午餐的羊肚菌为固定供货商刚进购,首次使用。进一步调查发现,8 名患者均食用了羊肚菌焖鸡,而"秋菊"包厢并未提供该道菜品。

【问题 7】可疑食品的调查结果,说明了什么?

(五)标本采集和实验室检测

7 月 7 日 11 时,采集患者及厨工肛拭子 10 份、呕吐物 3 份,进行了致病菌(沙门菌、志贺菌、金黄色葡萄球菌、邻单胞菌、产气荚膜梭菌、变形杆菌、致泻大肠埃希菌等)检测,结果均为阴性。

(六)流行病学分析

根据现场流行病学调查、病例临床表现、实验室检测结果,结合《中国蘑菇中毒诊治临床专家共识》分析,本次事件为一起典型的食源性毒蘑菇中毒事件。

1. 本次事件为食源性疾病暴发的可能性大　8 名病例均在该餐饮店"海棠"包厢进餐,有共同的进餐史(7 月 6 日进食午餐)。当日就餐的其他顾客及厨工未发病,且未食用同样的野生菌菜品。发病潜伏期为 0.5~6 小时,临床表现为腹痛、腹泻、呕吐等急性消化道症状,并伴有急性肝损伤。

2. 可疑食品　本次事件暴露餐次为 7 月 6 日午餐,地点为该餐饮店"海棠"包厢。调查发现"秋菊"包厢菜品与"海棠"包厢菜品高度一致,由于同属套餐,所以同一批出餐,但"海棠"包厢另点了羊肚菌焖鸡,并且发病 8 人均进食,进食少的症状轻,进食多的症状较重,存在剂量-反应关系,提示羊肚菌焖鸡为可疑致病食品,主要临床表现对照如表 22-3 所示。

表 22-3　8 名病例食用的可疑食物与主要临床表现对照表

患者编号	症候群评分（0~10 分）	羊肚菌焖鸡进食量/g	进食量分级	主要临床表现
患者 1	8	150	高	严重腹痛、腹泻、肝损伤
患者 2	7	120	高	恶心、呕吐、轻度肝损伤
患者 3	6	100	中	腹泻、腹痛、无明显肝损伤
患者 4	5	80	中	恶心、腹泻、轻度肝损伤
患者 5	4	50	低	腹痛、轻微恶心、轻度肝损伤
患者 6	3	40	低	轻微腹痛、恶心，轻度肝损伤
患者 7	2	30	很低	轻度恶心、腹泻，轻度肝损伤
患者 8	1	20	很低	轻度恶心、腹泻

【问题 8】根据表 22-3 的结果，食物摄入量与症状之间是否存在剂量-反应关系？如何判断？

3. 可能致病因子　病例潜伏期为 0.5~6 小时，临床表现为腹痛、腹胀、腹泻、呕吐等急性消化道症状，并伴有急性肝损伤，实验室排除常见致病菌的感染，在流行病学调查中发现羊肚菌焖鸡的进食量和症候群评分呈现剂量-反应关系，怀疑为有毒蘑菇中毒，对采样的羊肚菌进行调查，进一步对比认为该食物样本实际为鹿花菌。鹿花菌和羊肚菌的外观特征相似，鹿花菌的菌盖部分呈不规则脑形，红褐色、紫褐色或金褐色，表面粗糙且多褶皱；而真正的羊肚菌菌盖呈现圆锥状，表面有许多凹坑，与菌柄紧密连接。因此可以判断为鹿花菌中毒。鹿花菌春季至初夏生于以壳斗科为主的阔叶林地上，单生或群生。除了导致胃肠道症状、神经系统症状外，还会造成较为严重的肝损害。

【问题 9】如何根据流行病学调查和实验室检测结果判断可能的致病因子？

（七）结论

根据临床表现、流行病学特点和实验室检测结果，结合《中国蘑菇中毒诊治临床专家共识》，本次事件为一起食用鹿花菌引起的食物中毒事件，羊肚菌焖鸡为可疑菜品。

四、化学性食物中毒

以下为一起亚硝酸盐中毒事件（案例 22-12）。

（一）背景

2021 年 3 月 1 日 14 时许，某市疾控中心接到该市卫生健康局应急办电话通知，该市某医院急诊科收治了以头晕、头痛、呕吐、恶心、胸闷、乏力等症状为主的 32 名患者，部分病例有口唇和/或指甲发绀。患者均自述在该市某学校食堂进餐后，陆续出现上述症状。首发病例出现在 3 月 1 日 12 时 09 分，最后一例病例在 14 时出现。32 名患者被分别送往该市的三家医院急诊科接受治疗，经洗胃、亚甲蓝静脉滴注和支持治疗等对症治疗后，病情逐渐好转。接报后，该市疾控中心立即通知该市市场监督管理局（简称市监局），并组织 8 名调查人员于 15 时赶赴该学校食堂及医院进行流行病学和现场卫生学调查。

【问题 1】疑似食源性疾病暴发事件接报重点是什么？

【问题 2】疑似食源性疾病暴发事件现场调查重点是什么？

（二）基本情况

该学校食堂为学校自营，负责全校师生的餐饮供应，食堂员工共计 32 人，主要负责备餐、烹饪及清洁。食堂内设有多个操作间，分别用于食材的储存、清洗、加工和烹饪。该校食堂员工共 32 人，于 12 时与 13 时分 2 批在食堂进餐，所食食物为芹菜肉丝、豆腐、白菜、土豆、菠菜、紫菜汤及米饭，共 7 种。进餐后一些员工陆续出现上述症状和体征，首发病例出现于第一批餐后 9 分钟，末例出现于第二批餐后 60 分钟。此前，员工们都在各自家中吃的早餐，无共进餐记录。近期与 32 名病例接触过的人员无类似病例报告。

当日该食堂午餐所用原料均由固定商户供应,且员工餐所用芹菜、肉、豆腐、白菜、土豆、菠菜、紫菜均用于供应当日学生午餐,但未与学生餐同时烹制,米饭也与学生餐供应相同。学生无类似病例报告。每天采购的新鲜食材均由固定供应商提供,调料和烹饪用油也从正规渠道购置。食堂内的酱料、调味品等摆放杂乱,有些未用原包装容器盛装,也无标识。发现未标记的红色调料瓶无标识且瓶口有白色粉末,旁边盆中有芹菜肉丝。

(三)流行病学调查

1. **病例定义** 自 2021 年 3 月 1 日以来,自述在该学校食堂进餐后,符合以下标准之一者:呕吐物检出亚硝酸盐阳性;出现头晕、头痛、呕吐、口唇和/或指甲发绀;亚甲蓝治疗有效。

【问题 3】亚硝酸盐中毒的潜伏期为多长时间?

【问题 4】判断是否为亚硝酸盐中毒的方法有哪些?

2. **病例搜索** 根据病例定义,该市疾控中心主动开展现场调查,结合病例就诊医院的报告和反馈,通过相关医疗机构的食源性疾病监测系统,共发现符合定义的病例 32 名,无危重及死亡病例。

3. **调查方法与内容** 通过统一的个案调查表,对所有病例和进餐人员进行逐一调查,收集病例的发病时间、症状体征及其分布特征,以推断可疑的危险因素。①食品卫生学调查方法与内容:疾控中心调查人员赶赴患者共同就餐的食堂,查看现场食品加工情况,询问可疑食品的原料及其加工流程,并填写现场调查笔录。②样品采集:现场采集剩余的芹菜肉丝、大蒜、姜、米以及餐前未处理的潲水样品共 8 份,送至市疾控中心实验室进行亚硝酸盐定量检测。③现场快速检测:现场采集白色粉末样品,酱料、调味品和用水等样品,进行快速检测,评估是否存在污染或误用情况。

【问题 5】化学性食源性疾病暴发重点调查的环节是什么?

(四)调查结果

1. **发病及治疗情况** 首发病例张某,男,35 岁,于 3 月 1 日 12 时 09 分出现头晕、头痛、恶心等症状。32 名患者陆续前往该市的三家医院急诊科就诊。其中,第一医院就诊 18 人,第二医院就诊 9 人,第三医院就诊 5 人。所有患者入院后均接受了洗胃、亚甲蓝静脉滴注和对症支持治疗,截至 3 月 2 日,患者病情已全部好转,无死亡病例。

2. **临床表现及检验结果** 32 名患者的临床表现以头晕、头痛、呕吐、恶心、心悸、乏力等症状为主。部分患者出现口唇和/或指甲发绀。详情见表 22-4。

表 22-4 临床症状分布

症状	人数	症状占比/%	症状	人数	症状占比/%
头晕	24	75.0	心悸	8	25.0
口唇和/或指甲发绀	21	65.6	呼吸困难	6	18.8
恶心	19	59.4	腹痛	5	15.6
呕吐	15	46.9	腹泻	4	12.5
四肢无力	13	40.6	头痛	3	9.4
胸闷	8	25.0	昏厥	2	6.3

检测结果显示,32 名患者的血氧饱和度不同程度降低,部分患者血糖水平及二氧化碳结合力异常。

【问题 6】在 32 名患者中,有 21 人出现了口唇和/或指甲发绀,这种体征是否有助于进一步确定中毒的原因和类型?

3. **三间分布** 从发病时间上分析,发病时间最早的为 3 月 1 日 12 时 09 分,最晚的为 3 月 1 日 14 时。发病高峰在 12 时 30 分至 13 时 30 分,共发病 26 人,占总病例的 81.3%。病例中,男性 12 人,女性 20 人。患者年龄最小的 19 岁,最大的 54 岁,年龄中位数为 35 岁。

【问题 7】时间分布一般采用什么统计图进行描述?

【问题 8】如何根据发病时间推算暴露时间?

4. **实验室检测** 在患者呕吐物、剩余的芹菜肉丝和未标记红色调料瓶中均检出亚硝酸盐(表 22-5),白色粉末样品的检测结果显示其为亚硝酸盐成分。

表 22-5 食品及生物样本中亚硝酸盐检测结果

样品名称	检测结果	样品名称	检测结果
剩余芹菜肉丝 1	1 350mg/kg	张某呕吐物 1	28mg/kg
剩余芹菜肉丝 2	2 430mg/kg	张某呕吐物 2	5.5mg/kg
调料大蒜	<1mg/kg	刘某呕吐物	15mg/kg
王某呕吐物	75mg/kg	赵某呕吐物	3mg/kg
李某呕吐物	12mg/kg	孙某呕吐物	18mg/kg
陈某呕吐物	20mg/kg	红色调料瓶	含量>90%(w/w)

5. **就餐情况及可疑食品的生产和供应情况调查结果** ①就餐情况:本次食源性疾病暴发患者均于 3 月 1 日在学校食堂进餐,食物包括芹菜肉丝、豆腐、白菜、土豆、菠菜、紫菜汤及米饭。所有患者在进餐后 1 小时内出现症状。②可疑食品的生产和供应情况:3 月 1 日中午,食堂员工使用新鲜芹菜、肉丝和其他食材制作了芹菜肉丝菜品。现场检查发现,酱料和调味品混放,未使用原包装容器,白色粉末样品被误认为食盐而使用在烹饪中。③危险因素调查:调料台上发现无标识的白色粉末,经检测确认为亚硝酸盐。调查发现,调味品存放混乱,误将亚硝酸盐作为食盐使用,导致全体员工进餐后出现急性中毒症状。

【问题 9】食品中亚硝酸盐的检测方法是什么?

(五)调查结论

根据临床表现、流行病学特点和实验室检测结果,初步判断这是一起因误用亚硝酸盐作为调料引起的食源性疾病暴发事件。综合现场卫生学调查及实验室检测结果,确定此次事件的中毒来源为食堂误用亚硝酸盐调料。目前已控制该食堂的食品原料和水源,事件无扩大蔓延的风险。

第三节 | 自然、生活环境与健康的案例分析

人一生超过 80% 的时间都是在室内环境中度过的,室内空气污染所导致的健康危害不容忽视。

××工业园区建设给×市带来了巨大的发展动力,也带动了当地居民的就业,然而工业园区运行期间对周边人民群众健康的影响,一直是政府部门关注的重点问题之一。构建室内空气样本采集和分析方案,明确典型工业园区周围居民室内空气中污染物的含量和分布,评估人群暴露水平及其健康风险,对于保障当地居民的人群健康,实现典型化工园区的精细管理意义重大(案例 22-13)。

一、背景介绍

××工业园区是×市代表性新材料产业园区,共有 50 余家工业企业,主导产业为乙烯炼化一体化、化工新材料及化工物流,其中 80 万吨/年乙烯炼化一体化及炼油配套改造项目已经获批建设,各项污染物分别在满足《石油炼制工业污染物排放标准》(GB 31570—2015)、《石油化学工业污染物排放标准》(GB 31571—2015)和《火电厂大气污染物排放标准》(GB 13223—2011)等相关标准对应的排放限值后高空排放,同时强化挥发性/半挥发性有机物、恶臭和有毒有害气体污染管控措施,有效控制无

NOTES

337

组织排放。

××工业园区属半平原、半丘陵地貌,地势由东向西倾斜,逐渐走低,平均海拔约 22m。境域居中低纬度,属亚热带季风气候。境域内四季分明,光照充足,平均气温为 28.8~31.4℃,每年 7—9 月为高温期,12 月至翌年 2 月为低温期,并有霜冻和降雪发生。冬季多西北风,夏季盛行东南风。

二、室内空气质量监测方案制订

在园区内本身就有 4 个居民区(A$_{1-4}$)。此外,在园区的北部有 1 个居民区(B,距离工业园区约500m)、西部有 4 个居民区(C$_{1-4}$,距离工业园区约 2 000m)、南部有 1 个居民区(D,距离工业园区约1 000m)。基于此,工业园区管委会委托第三方机构开展生态环境健康风险评估,聚焦周围居民室内环境,开展室内大气污染物的监测和评估,明确人群暴露水平及其健康风险,打造健康社区,促进化工园区的高质量发展。

【问题1】确定健康风险评估范围时,需要考虑哪些因素?

【问题2】健康风险评估的数据获取方法有哪些?

三、室内环境空气样本的采集和分析

本着健康至上的原则,为准确获取居民室内居住环境中空气质量监测数据,第三方检测机构开展了室内空气样本的入户采集。采样点位的数量根据室内面积大小和现场情况而确定,要能正确反映室内空气污染物的污染程度。针对当地冬季多西北风、夏季盛行东南风的特点,检测机构分别在秋季和春季开展了一次入户采样工作。此外,第三方检测机构也采集了调查点居民的尿液样本,探索尿液样本中污染物的含量和分布。

空气样本的采集方法包含:①直接采样法。根据气态污染物的理化特性及分析方法的检出限,一般采用真空罐(瓶)、气袋、注射器等。②溶液吸收采样法。采样系统主要由采样管路、采样器、吸收装置等部分组成。③吸附管采样法。吸附管为装有各类吸附剂的普通玻璃管、石英管或不锈钢管等。④滤膜采样法。采样系统由颗粒物切割器、滤膜夹、流量测量及控制部件、采样泵、温湿度传感器、压力传感器和微处理器等组成。

空气样品采集的质量保证包含:①采样仪器的检验和标定、动力采样器的气密性检查和采样流量校准;②采样人员的岗前培训;③现场空白检验;④平行样检验;⑤采样体积的校正。

【问题3】如果开展空气中苯系物采集,最优的采集装置是什么?

【问题4】如何开展现场空白检验?

四、实验室检测和数据分析

针对室内空气质量的监测项目,首先选用国家标准分析方法,如《室内空气质量标准》(GB/T 18883—2022)中指定的分析方法开展样本分析工作。例如:室内空气中苯、甲苯、二甲苯含量的测定,可以依据《室内环境空气质量监测技术规范》(HJ/T 167—2004)附录I的要求,结合现场实际情况,选择热解吸-气相色谱法和光离子化气相色谱法。样本测试结果如表 22-6 所示。

表 22-6　居民室内空气中苯、甲苯、二甲苯的污染水平

目标物	样本量/个	中位数/(μg/m^3)	平均数/(μg/m^3)	浓度范围/(μg/m^3)	超标率/%	检出率/%
A$_1$ 区						
苯	245	9.2	8.5	N.D.~82.5	0	98
甲苯	245	5.7	9.5	0.1~171.3	0	100
二甲苯	245	6.3	10.1	0.5~162.4	0	100

续表

目标物	样本量/个	中位数/（μg/m³）	平均数/（μg/m³）	浓度范围/（μg/m³）	超标率/%	检出率/%
B 区						
苯	78	3.1	2.9	0.4~16.1	0	100
甲苯	78	2.9	3.8	0.4~40.8	0	100
二甲苯	78	4.3	3.1	1.0~13.2	0	100
C₁ 区						
苯	123	1.2	2.6	0.7~43.7	0	100
甲苯	123	1.4	2.9	0.9~54.3	0	100
二甲苯	123	2.3	4.5	0.9~133.5	0	100

【问题 5】中位数和平均数的区别是什么？

【问题 6】超标率和检出率的区别是什么？

【问题 7】针对上面的数据，能做哪些统计学分析，得出什么结论？

五、室内空气中苯、甲苯和二甲苯的健康风险评估

参照《化学物质环境健康风险评估技术指南》（WS/T 777—2021）和《生态环境健康风险评估技术指南 总纲》（HJ 1111—2020），采用美国国家环境保护署推荐的"四步法"，评估工业园区附近小区居民室内空气中经吸入途径暴露的化学污染物致癌风险和非致癌风险。

1. **危害识别** 根据流行病学调查、体内试验、体外试验以及（定量）构效关系等科学数据和文献信息，识别目标环境因素的毒性效应及其作用模式或机制。一般步骤分为：数据收集、数据质量评价、证据综合以及证据集成。对于存在令人信服的证据或很可能的证据的健康危害或毒性效应，例如上述研究的苯、甲苯、二甲苯，可以进一步开展危害评估；对于证据不足的，需要确认数据缺口，决定是否需要补充调查、试验或模型数据。

2. **暴露评估** 计算工业园区居民通过吸入途径，摄入室内污染物的日均暴露量（ADD），使用公式 22-1 计算：

$$ADD = \frac{C \times EF \times ED \times ET}{AT}$$

（公式 22-1）

式中：ADD 单位为 mg/m³；C 为空气中化学物质浓度，单位为 mg/m³；EF 为暴露频率，单位为天每年（d/a）；ED 为暴露周期，单位为年（a）；ET 为暴露时间，单位为小时每天（h/d）；AT 为平均时间，单位为小时（h），对于非致癌效应 ED 对应的小时数，对于致癌效应固定为 613 200 小时，即 70 年对应的小时数。

3. **剂量-反应关系** 根据美国国家环境保护署综合风险信息系统（IRIS）毒性数据库信息，苯经呼吸道途径暴露的致癌效应剂量-反应关系参数——吸入单位风险（IUR）为 2.20×10^{-6} m³/μg。根据 IRIS 数据库和美国毒物和疾病登记署数据库信息，苯、甲苯和二甲苯经呼吸道途径暴露的非致癌剂量-效应关系系数——参考浓度（RfC）分别为 0.03mg/m³、5.00mg/m³ 和 0.10mg/m³。

4. **风险表征** 致癌或非致癌风险计算公式如下，其中非致癌风险使用 HQ 表征。

$$HQ = \frac{ADD}{RfC}$$

（公式 22-2）

式中：HQ 为危害商；RfC 为苯吸入途径的参考浓度，单位为 mg/m³。HQ 是一个无量纲数值。如果

$HQ \leq 1$，提示暴露量未超过不良反应阈值，非致癌风险较低。如果 $HQ > 1$，提示暴露量超过不良反应阈值，非致癌风险较高，应引起关注。

致癌风险使用 CR 表征，计算公式如下：

$$CR = ADD \times IUR \times CF$$

（公式22-3）

式中：CR 为致癌风险；IUR 为吸入单位风险，单位为 $m^3/\mu g$；CF 为转换因子，取值为 1 000，单位为 $\mu g/mg$。CR 是无量纲数值，宜采用科学记数法表示。$CR < 1.0 \times 10^{-6}$，则认为其致癌风险较低；CR 介于 $1.0 \times 10^{-6} \sim 1.0 \times 10^{-4}$，则认为其有一定的致癌风险，应引起关注；$CR > 1.0 \times 10^{-4}$，则认为其致癌风险较高，应重点关注。

【问题8】苯、甲苯和二甲苯的暴露途径有哪些？

【问题9】假设苯、甲苯和二甲苯的 $CR > 1.0 \times 10^{-4}$，可采取哪些防控措施？

（吴永会　聂继盛　夏　敏　荆　涛）

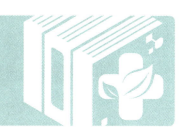

推荐阅读

［1］王建明,倪春辉.公共卫生实践技能［M］.北京:人民卫生出版社,2021.

［2］孟庆跃.公共卫生领导力基础教程［M］.北京:北京大学医学出版社,2021.

［3］傅华.健康教育学［M］.3 版.北京:人民卫生出版社,2017.

［4］李蓉.放射卫生学［M］.北京:军事医学科学出版社,2009.

［5］陈昭斌.消毒学概论［M］.北京:人民卫生出版社,2020.

［6］吕斌,张际文.卫生检疫学［M］.2 版.北京:人民卫生出版社,2015.

［7］裴晓方,于学杰.病毒学检验［M］.2 版.北京:人民卫生出版社,2015.

［8］唐非,黄升海.细菌学检验［M］.2 版.北京:人民卫生出版社,2014.

［9］康维钧.卫生化学［M］.8 版.北京:人民卫生出版社,2017.

［10］李磊,高希宝.仪器分析［M］.北京:人民卫生出版社,2014.

［11］高蓉.卫生检验检疫实验教程:卫生理化检验分册［M］.北京:人民卫生出版社,2015.

［12］孙长颢,刘金峰.现代食品卫生学［M］.2 版.北京:人民卫生出版社,2017.

［13］吕昌银.空气理化检验［M］.2 版.北京:人民卫生出版社,2014.

［14］康维钧,张翼翔.水质理化检验［M］.2 版.北京:人民卫生出版社,2014.

［15］钱万红,王忠灿,吴光华.消毒杀虫灭鼠技术［M］.北京:人民卫生出版社,2007.

［16］吴观陵.人体寄生虫学［M］.4 版.北京:人民卫生出版社,2013.

［17］姜志宽,郑智民,王忠灿.卫生害虫管理学［M］.北京:人民卫生出版社,2011.

［18］吕筠,胡志斌.流行病学［M］.9 版.北京:人民卫生出版社,2025.

［19］王陇德.现场流行病学理论与实践［M］.北京:人民卫生出版社,2004.

［20］吴群红,杨维中.卫生应急管理［M］.2 版.北京:人民卫生出版社,2025.

［21］冯子健.传染病突发事件处置［M］.北京:人民卫生出版社,2013.

［22］汪龙生.工伤预防培训实务［M］.北京:中国劳动社会保障出版社,2023.

［23］顾沈兵,梅灿华,刘武忠.职业健康管理与职业病防治工作实务［M］.上海:同济大学出版社,2021.

［24］王声湧,林汉生.伤害流行病学现场研究方法［M］.北京:人民卫生出版社,2007.